筋膜手法治疗内部功能失调

FASCIAL MANIPULATION
for Internal Dysfunctions

原　著　Luigi Stecco　Carla Stecco

主　译　关　玲　宋　淳　周科华

译　者（按翻译章节排序）

刘小宁　赵清彦　马晓红　李晋垚　王　迎

徐　滨　杨观虎　欧阳晖　孙晓娟　苏　红

张晓君　蓝复生　区晓鹏　王　佳　车筱媛

于　敏　刘　睿　谭晓琳　郑荣强　李晓婷

孙元杰　李源莉　王海鹰　闫新俐　张梦雪

人民卫生出版社

图书在版编目 (CIP) 数据

筋膜手法治疗内部功能失调 /(意)路易吉·斯德科(Luigi Stecco)原著；关玲，宋淳，周科华主译. —北京：人民卫生出版社，2016

ISBN 978-7-117-23934-9

Ⅰ. ①筋⋯ Ⅱ. ①路⋯②关⋯③宋⋯④周⋯ Ⅲ. ①筋膜疾病—诊疗 Ⅳ. ①R686.3

中国版本图书馆 CIP 数据核字 (2017) 第 011199 号

| 人卫智网 | www.ipmph.com | 医学教育、学术、考试、健康，购书智慧智能综合服务平台 |
| 人卫官网 | www.pmph.com | 人卫官方资讯发布平台 |

图字：01-2015-8461

筋膜手法治疗内部功能失调

主　　译：关　玲　宋　淳　周科华
出版发行：人民卫生出版社（中继线 010-59780011）
地　　址：北京市朝阳区潘家园南里 19 号
邮　　编：100021
E - mail：pmph @ pmph.com
购书热线：010-59787592　010-59787584　010-65264830
印　　刷：北京顶佳世纪印刷有限公司
经　　销：新华书店
开　　本：889×1194　1/16　印张：19
字　　数：589 千字
版　　次：2017 年 2 月第 1 版　2022 年 8 月第 1 版第 6 次印刷
标准书号：ISBN 978-7-117-23934-9/R·23935
定　　价：298.00元

打击盗版举报电话：010-59787491　E-mail：WQ @ pmph.com
（凡属印装质量问题请与本社市场营销中心联系退换）

前　言

我非常高兴地为 Luigi Stecco 的《筋膜手法治疗内脏功能失调》一书撰写前言，因为我历来倡导用徒手疗法处理内脏功能失调。而我的这份激情源自使用"内脏手法"所获得的非凡疗效。作为一名整骨专家，我从临床实践中发展出该手法。近年来，许多学者已将注意力从内脏转移到周围的筋膜，而本书则是全面阐述所有内脏筋膜的第一部著作。此外，该书提出了一个生物力学模型，界定了内脏、筋膜和肌肉骨骼系统之间的具体关系，并提供了精美的解剖图像来帮助理解这些关系。

本书探讨了筋膜的方方面面，展示了筋膜如何能在压力下改变形态（适应性），又能在手法操纵下恢复其弹性（可塑性），这是人体唯一有此能力的的组织。

我尤其欣赏"张拉整体结构"的概念。它完美地解释了不同的躯干腔如何与它内部的器官相互作用。事实上，躯干的筋膜是按照张力结构的原理布置的，使躯干在不干扰内部器官功能的情况下能够充分活动。这一概念有效地将治疗师们的注意力从器官本身转移到器官的"容器"，于是治疗过程更专注于重新构建适宜的环境上，使器官能在这样的环境下根据各自的生理节律/节奏而运动。

在我们的书里，我们总是强调内脏器官的移动性和能动性的重要意义。而在 Stecco 这本书中，不仅保持了筋膜原有的指导原则，还把它进一步扩展到各系统（apparatus）和整体系统（systems）之中。

初期变化多端的操作手法也许会让读者望而生畏，然而一旦学会你就会发现，这些手法对于治疗任何病人临床多变的复杂症状都是很有用的。

基于以上考虑，我们就能够理解 Stecco 的这本书为有兴趣使用非药物手段治疗内脏失调的所有治疗师们提供了实用的指导手册。使用药物（如抗酸药，止痛药，解痉药等），往往只能掩盖人体表现出来的症状和体征。

最后，我要特别指出 Stecco 清晰的阐述关于自主神经系统以及它和内脏筋膜之间的关联性。从此意义上所看到的自主神经系统，不再是难以理解的谜团，而是变成一个"外周脑"，通过与内脏筋膜的互动而完美地调节着不同内脏器官的功能。

我真诚地希望治疗师，医生，整骨医师，整脊医师和研究人员要认真考虑本书中提出的建议，既要让我们双手拥有的治愈内部失调的潜能变为现实，又要确保这些想法产生实效。

《筋膜手法治疗内脏功能障碍》一书确切地提出了一个简单而有效的生物力学模式：在破解筋膜解剖的错综谜团中为治疗师的手指引方向。允许我引用"筋膜手法"该书中的座右铭：manus sapiens potens est－一双富有知识的手是强大的。

JP BARRAL
英格兰，梅德斯通，整骨医学欧洲学院毕业
巴黎 Paris du Nord 医学院常任教师
（整骨疗法和手法医学系）

致　　谢

本书大量解剖图是由我女儿 Carla 摄于 Padova 大学和巴黎的 René Descartes 大学的解剖室。她是一位整形外科医生，同时在 Padova 大学任解剖学助教。

还有一些图像由我儿子 Antonio 与 Touro 骨科医学院的解剖学主任 Sushama Rich 医生合作，在纽约大学拍摄。Antonio 是物理治疗与康复医学的医生，就职于 Padova 大学。

同时感谢 M.Piccin 医生允许我使用 Chiarugi G. 和 Bucciante L. 著的《人体解剖学原理》以及 Esposito V. 《人体解剖学》上的一些插图。

感谢将筋膜手法介绍到美国的 W.Hammer 教授允许我使用他的"软组织检查与治疗方法"一书的插图。

感谢工程师 Giuseppe Costa，与他的交流使我明确了张拉结构、悬链和张力等概念。

感谢我的妻子 Lena 所给予的全方位支持。

LUIGI STECCO

（特别感谢 *Lawrence Steinbeck* 和 *Rodney Jackon* 在英文翻译上的全程协助；特别感谢 *Rena Margulis* 在针灸英文术语和其他方面的帮助）

目　　录

第三篇
整体系统

缩 略 语

ACI	Apparatus，circulatory	循环系统
ACR	App.，chemoreceptor（taste-smell）	化学受体系统（味觉，嗅觉）
ADI	Apparatus，digestive	消化系统
AEN	Apparatus，endocrinal	内分泌系统
AF	Apparatus-fascial（sequence）	筋膜系统（筋膜序列）
AFR	Apparatus，photoreceptor（sight）	光感受系统（视觉）
AHE	Apparatus，haematopoietic	造血系统
AMR	Apparatus，mechanoreceptor（hearing）	机械性刺激感受器（听觉）
an	Ante，anterior part	前，前部
an-la	Diagonal or ante-latero tensor	对角线和前 - 外侧的张量
an-la- q	Ante-latero quadrant - cubitus, carpus, …	前外象限 - 前臂，腕
an-me	Diagonal or ante-medio tensor	对角线或前 - 内张量
an-me-q	Ante-medio quadrant	前 - 内象限
AP	Antero-posterior tensors	前后向张量
ARE	Apparatus，respiratory	呼吸系统
AUN	Apparatus，urinary	泌尿系统
BL	Bladder Meridian	膀胱经
ca	Carpus，wrist	腕
cp	Caput，head	头
cu	Cubitus，elbow	肘
CNS	Central Nervous System	中枢神经系统
CV	Conception Vessel，extraordinary meridian	奇经之任脉
cx	Coxa，thigh	髋，大腿
di	Digit，finger	手指
FMID	Fascial Manipulation for Internal Dysfunctions	筋膜手法治疗内脏功能失调
GB	Gall Bladder Meridian	胆经
ge	Genu，knee	膝
gl-cl	Glandular o-f unit in the neck（collum）	颈部腺体器官 - 筋膜单元
gl-lu	Glandular o-f unit in the lumbi	腰部腺体器官 - 筋膜单元
gl-pv	Glandular o-f unit in the pelvis	盆腔腺体器官 - 筋膜单元
gl-th	Glandular o-f unit in the thorax	胸部腺体器官 - 筋膜单元
GV	Governor Vessel，extraordinary meridian	奇经之督脉
HT	Heart Meridian	心经
hu	Humerus，glenohumeral joint	肱骨，盂肱关节
KI	Kidney Meridian	肾经

la	Latero，lateral part	侧面
LI	Large Intestine Meridian	大肠经
LL	Latero lateral tensors	旁侧张量
LR	Liver Meridian	肝经
LU	Lung Meridian	肺经
me	Medio，medial part	内侧
mf	Myofascial	肌筋膜
OB	Tensors of oblique tensile structure	张拉整体结构的斜向张量
of	Organ fascial（unit）	器官筋膜（单元）
PC	Pericardium Meridian	心包经
pe	Pes，forefoot	前足
PNS	Peripheral Nervous System	周围神经系统
re-la-q	retro-latero quadrant（with mobilization）	后 - 外 - 象限（调动法）
re-la-Q	retro-latero Quadrant（with pinching）	后 - 外 - 象限（夹捏法）
re	Retro，posterior	后侧
re-la	Diagonal or retro-latero tensor	对角线或后 - 外张量
re-me	Diagonal or retro-medio tensor	对角线或后 - 内张量
SAM	System，adipose metabolic	脂肪代谢系统
sc	Scapula，shoulder girdle	肩胛骨，肩胛带
SCT	System，cutaneous thermoregulatory	皮肤温度调节系统
SI	Small Intestine Meridian	小肠经
SLI	System，lymphatic - immune	淋巴免疫系统
SPS	System，psychogenic	心理系统
SP	Spleen Meridian	脾经
ST	Stomach Meridian	胃经
ta	Talus，ankle	踝
TCL	Tensile structure，cervical	颈部张拉结构
TCP	Tensile structure，cephalic	头部张拉结构
TLU	Tensile structure，lumbar	腰部张拉结构
TPV	Tensile structure，pelvis	盆腔张拉结构
TTH	Tensile structure，thorax	胸部张拉结构
***o-f* unit**	organ-fascial unit	器官 - 筋膜单元
va-cl	Vascular o-f unit in the collum（neck）	颈部管性器官 - 筋膜单元
va-lu	Vascular o-f unit in the lumbi	腰部管性器官 - 筋膜单元
va-pv	Vascular o-f unit in the pelvis	盆腔管性器官 - 筋膜单元
va-th	Vascular o-f unit in the thorax	胸部管性器官 - 筋膜单元
vi-cl	Visceral o-f unit in the collum	颈部内脏器官 - 筋膜单元
vi-lu	Visceral o-f unit in the lumbi	腰部内脏器官 - 筋膜单元
vi-pv	Visceral o-f unit in the pelvis	盆腔内脏器官 - 筋膜单元
vi-th	Visceral o-f unit in the thorax	胸部内脏器官 - 筋膜单元

引　言

本书介绍了人体脏器系统(apparatus)和整体系统(systems)功能障碍的一系列治疗方法。多个独立的器官联合完成一个功能,形成了"脏器系统"(apparatus)。这里的"整体系统"(system)是按相同方式组织在一起并分布全身的各个部分的总和。

各种整骨疗法中,最早是 Barral[1] 的内脏手法,特别展示了治疗内脏功能障碍的特殊方法。

针灸也被用于治疗本书中提到的所有疾病。

不过,本书不想重复赘述这些治疗方法,而是要着重介绍与内脏功能障碍联系紧密的浅筋膜、深筋膜、脏腑筋膜、血管筋膜、和腺体筋膜。

虽然本书中用到的治疗点与其他深筋膜治疗点相同,但是操作手法不同,选点组合也不同。

治疗骨骼肌肉系统的筋膜手法(Fascial Manipulation FM)作用于肌筋膜,并通过肌梭影响体神经;而治疗内部功能障碍的筋膜手法(Fascial Manipulation for Internal Dysfunctions/FMID)是为了恢复自主神经系统的功能。

针对骨骼肌肉系统内(关节,肌肉,韧带等)的功能障碍,治疗的策略主要是再平衡肌筋膜(myofascial/MF)、肌筋膜序列或相关肌筋膜螺旋结构。

针对内容物的功能障碍,治疗的策略要么是再平衡包绕器官 - 筋膜单元(o-f units)的拉张结构,要么是恢复连接整体系统的浅筋膜象限(见图 26.11,图 26.12)的流动性。

内部功能障碍的筋膜手法(FMID)不仅可用于内脏功能异常,还可用于血管、腺体和整体系统(systems)。所以本书使用术语"内部功能障碍(internal dysfunctions)"而不是用过于局限的"内脏功能障碍(visceral dysfunctions)"。

内部功能障碍的筋膜手法(FMID)不直接作用于器官的筋膜,而是作用于这些器官的"容器"的筋膜,即体腔壁的筋膜。同样,针灸治疗许多内部功能障碍,也是通过将针刺入体腔壁的浅层和深层筋膜,而不是将针刺入器官的筋膜。

本书共分三部分:

第一部分讨论器官 - 筋膜单元(o-f units)。即每个脏器及其与周围筋膜所连接的结构。消化道的壁间与壁外自主神经节在此器官 - 筋膜单元内。激活躯干壁的四个部分——颈、胸、腰和骨盆的拉张结构(见第四章),可以恢复内脏的蠕动。

第二部分研究脏器系统(apparatus)。筋膜序列将每个单独的脏器连接在一起。丰富的自主神经丛沿着这些脏器 - 筋膜序列排列。脏器系统的治疗着重在涉及整个体壁的力(悬链和远端的张力点,详见第 13 章)。

第三部分分析整体系统(systems),诸如神经系统、免疫系统、体温调节系统和代谢系统等。整体系统由体腔内外的不同部分组成,并与浅筋膜相联系。由椎前与椎旁的自主神经节调节脏器以适应体外环境的变动。整体系统的治疗侧重于浅筋膜象限。它们可以被理解为内部自主神经节的"外周感受器"。

筋膜手法的座右铭是"manus sapiens potens est"(一双富有知识的手是强大的),治疗师具备越多的科学知识,其手就越有效。

只有在理解了筋膜在器官 - 筋膜单元、脏器系统和整体系统的重要生理意义后,一个治疗师才能用手正确地处理内部功能障碍。

当然,手法本身也很重要。只有在如下情况治疗才会取得有效的结果:

— 用敏感的触觉处理致密点而不是用暴力;

— 彻底转化(或松解)结点,直到其消失;

— 选择正确的引起问题的筋膜(深或浅筋膜);

— 选择正确的组合点(而不是遵从既定的标准方案)。

器官 - 筋膜单元的治疗基本上是直接的,因为疼痛或功能障碍是位于失调器官的同一身体节段。

---

[1]　我们以往的经验使我们确信,可以通过手法提高内脏功能,在一定程度上建立其特有的运动。(Barral J.P., 1988)

但脏器 - 筋膜序列的整体治疗则较难,因为牵涉痛往往位于原发病灶以远。

在整体系统的治疗中,可见的浅筋膜状态提供了有用的信息,具体手法的应用当以此为依据而变化。

筋膜手法对解剖结构的严重损害无效。但是当筋膜功能障碍失代偿于器官、脏器系统和整体系统时则疗效显著。

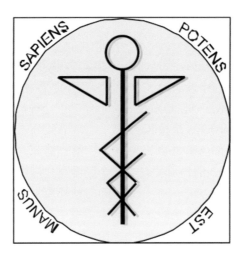

筋膜操作手法的标志

基 本 原 则

多细胞的生物体内，类似的细胞聚合成组织。接着，组织联合形成器官，器官联合形成脏器系统（apparatus）。特殊的、具有全身功能的组织构成整体系统（systems）。

人体组织有四种基本形式：肌肉组织，上皮组织，结缔组织和神经组织。所有这些组织构成了器官多变的成分（图1）。

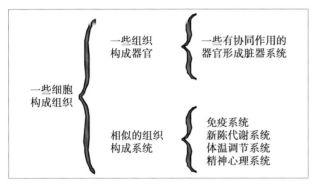

图1 组织、器官、脏器系统和整体系统

肌肉组织分成随意肌（横纹肌）和平滑肌（是很多器官内的肌肉成分[1]），又称不随意肌。它们因在不同的内脏、血管[2]或者腺体而有着不同的结构形式。

平滑肌组织可见于腺囊的内层，例如前列腺的筋膜。而有时候，是肌上皮细胞构成了腺体[3]的平滑肌组织。同所有的平滑肌一样，这些细胞是被自主神经系统支配的。它们的收缩导致分泌物快速地流入腺管里面。

平滑肌的组织和套在器官外面的筋膜密切相关。根据它们覆盖的器官类型[4]，封套筋膜被称为内脏封套筋膜、血管封套筋膜和腺体封套筋膜。

上皮组织由相邻的致密排列的细胞和少量细胞间物质组成。这些细胞被安排为一层或多层。这些层都位于一种被称为基底膜的薄层上。

上皮细胞可以分为三大类（图2）：
— 被覆上皮：皮肤；黏膜（消化道、生殖、泌尿道）；浆膜（胸膜、心包膜、腹膜、睾丸鞘膜）以及血管内皮。
— 腺上皮：外分泌腺（汗腺和胰外分泌部）和内分泌腺（垂体、甲状旁腺、胰内分泌部 / 胰岛和甲状腺）。
— 感觉上皮：味觉细胞和耳蜗内的柯蒂器。

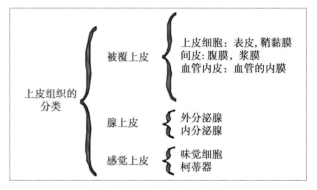

图2 上皮组织的不同形式

相同的上皮细胞在不同的区域可以不同。例如消化道的黏膜有：
— 在口腔和食管表面分层排列的上皮细胞具有保护功能。
— 在胃内，上皮细胞渗入有分泌功能的腺体。
— 小肠内的绒毛上皮具有吸收功能。

上皮细胞从所有三个胚层衍生：
— 内胚层产生大量黏膜的内层上皮细胞（在胃肠）。
— 中胚层产生泌尿生殖道的内膜上皮细胞和肾上腺皮质；它也生成间充质（胚胎的结缔组织），而间充质生成血管和淋巴管内膜的上皮细胞。
— 外胚层产生表皮，还有皮脂腺、汗腺和乳腺的上皮细胞。

---

[1] 非横纹肌，或称不随意肌，其肌肉组织存在于大多数的消化及呼吸器官的脏壁和血管壁及真皮（如竖毛肌）（Gray H.，1993）。
[2] 在其他种类的次分类中尚存在多样的结构差异以示区别，例如，区别血管平滑肌与脏器平滑肌的差异（Gray H.，1993）。
[3] 肌皮细胞是能收缩的细胞，起源于外胚层。它们存在于不同的腺体、腺节和管道内（Gray H.，1993）。
[4] 在平滑肌束的外边界，结缔组织纤维与内筋膜间隔相交织，想必能够传递由单个细胞收缩而产生的力量（Gray H.，1993）。

结缔组织支持和连接所有其他组织和身体不同部分。为了完成这些功能,结缔组织具有多种形态。
— 疏松结缔组织
— 脂肪组织
— 纤维组织
— 间质组织
— 弹性组织
— 网状组织

根据所属区域和功能,这六种形态的结缔组织按不同比例构成人体筋膜。

细胞间质虽然与所有筋膜类似,却在下列结缔组织中呈现独特之处:
— 软骨
— 骨
— 血液

神经组织由神经胶质细胞和神经元组成。它们是神经系统的组织和功能基础。神经系统的主要任务就是传导神经冲动。它分为自主神经系统和躯体神经系统(包含了中枢和周围神经系统)。在本文中,因为自主神经系统的神经元与内脏、血管和腺体的筋膜相互作用,所以会被详细分析。

随意肌筋膜

皮下脂肪组织又被称为脂肪层或皮下组织,位于皮肤的下面。我们可以在两个腹壁的图解中看到(图3,图4)。皮下组织由一个嵌在深浅脂肪层之间的弹性纤维层(浅筋膜)构成。脂肪层中间有皮支持带垂直穿过,它们是由薄结缔组织构成的间隔。

躯干的深筋膜或称肌筋膜,表现了与四肢不同的结构特征。

深筋膜在颈和躯干部又被分成三个薄层。
— 浅层包裹了腹部的外斜肌。
— 中层包裹了腹内斜肌,并且被一层疏松的结缔组织[5]与浅层分开。
— 深层包裹了横向的腹横肌。

腹横肌筋膜是相当致密的结缔组织层,位于腹横肌之下。腹横肌筋膜下面是腹膜外结缔组织层。

疏松结缔组织位于腹外斜肌与腹内斜肌之间以

及躯干的所有大的扁平肌肉之间。Chiarugi 将这些疏松结缔组织称之为筋膜[6],但 Testut 对于这些组织的实际作用仍然持有些疑问[7]。

存在于躯干不同的肌肉平面间的疏松结缔组织可以使肌肉相对独立地滑动,因此是"滑动系统"中的重要组成部分。

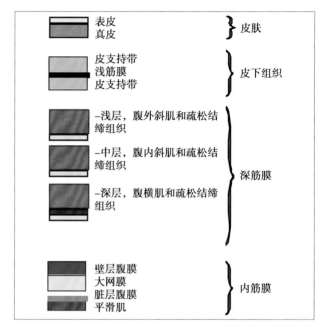

图3 身体腹部的筋膜

肌外筋膜是协调躯干大而扁平肌肉的真正筋膜。肌外筋膜与这些躯干肌肉的腱膜层相延续[8]。例如腹外斜肌的肌外筋膜延伸履盖腹直肌鞘,因此腹直肌鞘是由三块腹肌的腱膜构成的(图4)。

腹直肌鞘并不是腹直肌的筋膜,因为它是由腹斜肌和腹横肌的腱膜(扁平肌腱)所构成的。因此,在所有躯干肌肉,肌外筋膜才是它们真正的筋膜。腹直肌鞘是腱筋膜,与胸腰筋膜类似。这两个筋膜都与肌纤维相续。此类腱筋膜延续存在于身体两侧的腹内外斜肌之间(图5),因此能够通过同步拉伸肌梭而协调身体两侧肌肉的运动。位于肌筋膜中的肌梭对牵张很敏感,它们与肌纤维平行排列。

躯干筋膜的弹性是避免干扰内脏蠕动的关键。

---

[5] 腹部肌肉的筋膜包括:一个结缔组织层,它是腹外斜肌的筋膜,覆盖了肌肉和腱膜两部分;第二层位于腹内外斜肌之间;第三层是在腹内斜肌同腹横肌之间。这些筋膜很薄也不重要(Chiaruqi G., 1975)。

[6] 一层结缔组织位于腹外斜肌与腹内斜肌之间。另外一层结缔组织位于腹内斜肌与腹横肌之间。它们很薄也不重要(Chiarugi G., 1975)。

[7] 覆盖四种夹肌以及肩胛提肌、菱形肌、后上锯肌的简单疏松结缔组织称之为"筋膜"是不恰当的(Testut L., 1987)。

[8] 腹外斜肌由皮肤、皮下组织及它的薄筋膜(封套腱膜)所覆盖。这种封套腱膜延伸至其嵌入腱膜,即它的扁平肌腱(Chiarugi G., 1975)。

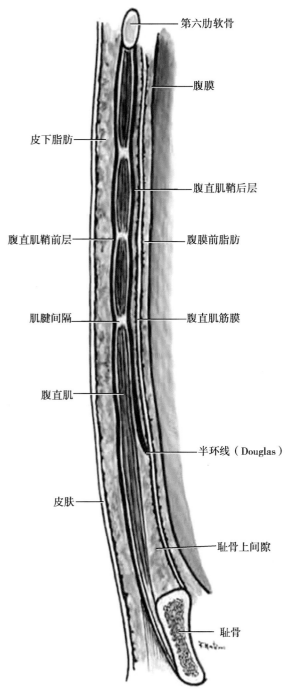

图4　腹壁前位于中线外侧的矢状切面（引自 V. Esposito 等著《人类解剖学》, Piccin Nuova Libraria, 2010）

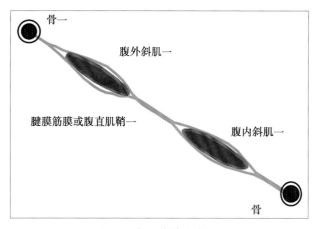

图5　躯干筋膜的连接

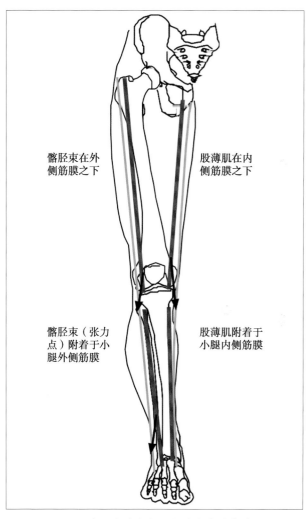

图6　与肌肉走向相平行的肢体腱筋膜

下面研究肢体深部肌筋膜。

由两种组织构成了这些筋膜：一层是纤维性的，或称为腱膜层、结缔组织层，另一层是弹性结缔组织，它附着于肌肉上形成了肌外筋膜或称肌外膜。

在肢体，腱膜层与肌肉平行排列。这些肌肉的肌腱延展最后成为覆盖性的腱筋膜（图6）。

在腿部，我们可以看到皮肤下的皮下组织，更深层为纤维或者腱膜层，它们是由二层或者三层胶原纤维组成[9]。疏松结缔组织分布于这些胶原纤维层之间[10]。

---

[9]　在大多数情况下前臂筋膜是由不同角度交叉的横向纤维及类似的纵向、斜向纤维所组成（Tstutl L., 1987）。

[10]　组织学分析证实筋膜内胶原纤维层之间是疏松结缔组织层（Stecco C., 2010）。

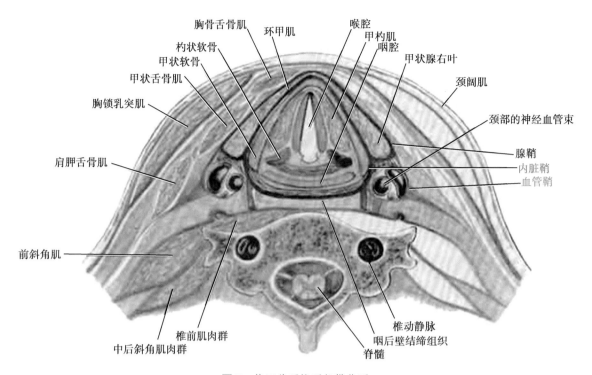

图 7 第四节颈椎颈部横截面
蓝色区域为内脏鞘，粉红区域为血管鞘，深蓝色区域为腺鞘（引自 V. Esposito et al., op. cit.）

在肢体肌肉中，可以见到位于深筋膜与肌外膜间的更坚固的疏松结缔组织层[11]。

能够使相邻两层滑动的疏松结缔组织也存在于肌外膜与其覆盖的肌肉之间[12]。在每块肌肉中疏松结缔组织层是如此之薄，以至于与肌束膜和肌内膜交织一起。

根据其功能可以将肌筋膜分为两种：

— 一种负责力的传导，由腱膜和支持带组成。

— 一种负责协同作用，由肌外筋膜及其肌内的延伸部分（肌束膜和肌内膜）组成，它们共同组成肌筋膜单元[13]。

平滑肌筋膜

即使内脏筋膜的构成都是相同的，但是还是有很多不同的命名。实际上只有几种称为筋膜，例如前列腺筋膜，而大多数有不同的名称，胸膜、腹膜、

被膜、鞘膜、外膜等等。

内脏筋膜包括：

— 富含胶原纤维的如壁层腹膜、血管或者神经鞘。

— 富含弹性纤维的如脏层腹膜、外膜。

覆盖内脏的筋膜同样与内脏实质的胶原性基架或网状支撑相接续。这与肌外膜同肌肉内的束膜相连续是相同的。在脾、淋巴结和骨髓中的胶原网络（基质或间质结缔组织）被称为网状结缔组织[14]。而在血管壁或肺泡附近的网络组织被叫作弹性结缔组织。

由于对内部筋膜缺乏全面的认识，导致它有很多不同的名字。

本文尝试将内部筋膜与三种不同的器官（内脏、血管、腺体）相联系，以对其统一定义。

内筋膜的命名

以下三种内部筋膜可在头颈处找到（图 7）：

— 脏腑类，与内脏相关（喉、咽）。

— 血管类，组成血管鞘（颈动脉和颈静脉）。

— 腺体类，围绕腺体（甲状腺和甲状旁腺）。

---

[11] 光学显微镜观察到在肢体深筋膜下有疏松网状组织层将肌外筋膜与深筋膜分开（McCombeD., 2001）。

[12] 腿后部的二个筋膜间隔由肌肉所占据，细胞脂肪组织将它们分隔，这些组织在腿后肌肉群及腿部深筋膜间形成特殊的疏松层（Testut L., 1987）。

[13] 膝关节痛的时候治疗股四头肌深筋膜也很重要，这些筋膜的改变可以造成膑骨运动不协调（PedrelliA., 2009）。

[14] 在成年人中，某些局部网状纤维会保留网状结缔组织的特征。比如神经纤维网状鞘，腺体和造血器官中的间质网状基质（脾脏、淋巴结、扁桃体等）（Monesi M., 1997）。

本书将会讨论这三种延续到胸部、腹部及骨盆以形成脏腑类、血管类及腺体类序列的筋膜鞘。

所有内筋膜均由含有胶原和弹性纤维的结缔组织构成，并都伴有上皮细胞[15]。

内筋膜通常被称为浆膜，这是因为与厚厚的浆膜下结缔组织或脏腑筋膜相比，内筋膜上皮细胞的特点是能产生浆状液体[16]。

内筋膜，尤其是脏腑类内筋膜通常被分为以下几种类别：

— 脏层的，或依附于实质的内筋膜[17]。
— 腔壁的，或连接到躯干壁筋膜（图8）。

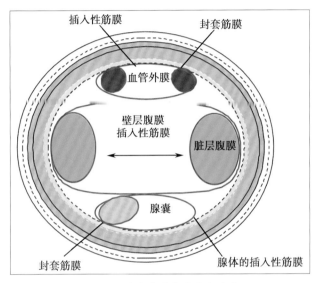

图8　三种内筋膜的名字和分布

这种命名方式是专门与含有脏层腹膜及壁层腹膜的消化器官相关的。不过，以"脏层"筋膜和"壁层"筋膜来定义血管和腺体类内筋膜是不准确的。

对于消化器官本身来说，这些名称的使用也有一定程度上的混淆。比如，咽部壁层筋膜虽然被称为内脏鞘[18]，但实际上其本身应为一种外围插入性筋膜。

为了避免矛盾，本文会用以下专业名称来描述所有内筋膜：

— 封套筋膜指依附在内脏、血管和腺体上的筋膜。
— 插入性（腔壁的）筋膜指连接或附着于躯干壁的内筋膜（图8）。

这些区别是非常必要的，因为所有内脏器官均与以上两种内筋膜有关联。另外，这两种内筋膜也负责执行多种不同的生理作用。

— 封套筋膜连接肠道系统内的壁间自主神经节。
— 插入性筋膜连接肠道系统内的壁外自主神经节。

尤其是插入性筋膜和多种嵌入躯干壁的肠系膜及韧带有关。

在胚胎发育过程中，随着内脏下移入腹膜，它们被内脏浆膜所围绕。内脏浆膜通过肠系膜与壁层浆膜相连（图9）。血管和神经通过肠系膜来达到器官实质。

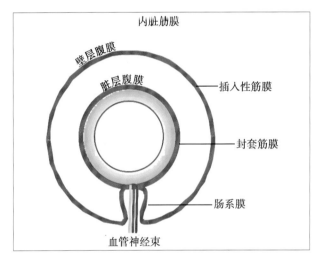

图9　器官与封套筋膜和插入性筋膜关系横截面

以腹膜脏层[19]为例（图10），可以看到与嵌入筋膜相比，封套筋膜更薄和更有弹性。

封套筋膜也会延伸进入器官实质内。因此这些筋膜结构在平滑肌内的作用类似于骨骼肌中的肌束膜。

通过显微镜下观察脏层或封套腹膜（图11），可以看到在上皮浆膜下有一层胶原纤维网。进入更深层的器官，这些纤维越来越与平滑肌纤维以及所有壁内自主神经节混合到一起。

一层薄的疏松结缔组织将一些嵌入筋膜（例如腹膜壁层），从躯干壁上分开（图12）。当然这并不

---

[15] 与外界相通的体内通道表层黏膜（消化道、呼吸道）以及不与外界交流的浆膜（胸膜、腹膜）都不仅仅是由上皮层形成的。他们实际是由上层的上皮组织和下层的结缔组织形成的复合结构（Monesi M., 1997）。

[16] 近代学者在定义筋膜时通常会有充足的界限。如各种形式的结缔组织、骨膜、血管外膜、肌内膜、关节囊等（Schleip R., 2007）。

[17] 壁层腹膜被壁层外结缔组织与腹壁部分分离。它能够牢固地粘贴于横膈膜下表面及腹白线。因为结构紧密，脏层腹膜不能轻易地与其下的组织分离。脏层腹膜的结缔组织层（浆膜下膜）与器官基质的致密结缔组织连在一起的（Gary H., 1993）。

[18] 包围气管和食管的内脏鞘像一条外膜'袖'，由薄而致密的结缔组织组成。它包裹咽肌，因此也被称为颊咽筋膜（Testut L., 1987）。

[19] 厚度的不同将腹膜壁层与脏层区别开来，前者可达90～130微米，后者仅仅是45～67微米。不过，它们确实有一样的结构（Chiarugi G., 1975）。

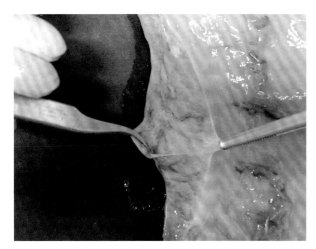

图 10　封套筋膜或脏层腹膜

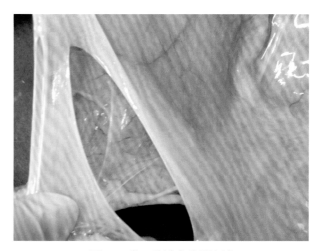

图 12　嵌入筋膜或壁层腹膜

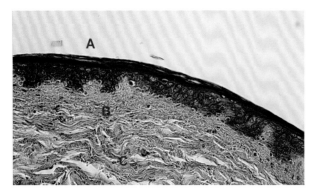

图 11　腹膜脏层（200 倍）：A. 浆膜上皮；B. 胶原纤维；C. 平滑肌纤维

是很清晰、严格的分隔。在肠系膜部分，很多纤维带将腹膜壁层连接到肌肉的筋膜上[20]。

其他体壁或嵌入筋膜完全和肌筋膜黏着在一起，例如在胸膜壁层和胸内筋膜之间。这个例外是由于讲话期间控制呼吸的需要。

嵌入筋膜内有大量胶原纤维。因此，嵌入筋膜比封套筋膜更厚，它构成固定所有内部器官的韧带。例如，子宫的圆韧带、胸膜穿顶的悬韧带、肝脏的镰状韧带[21]和肠系膜。

组织学检查显示在壁层腹膜下面有一层具有大量脂肪细胞的疏松结缔组织（图 13）。

不是所有封套筋膜和嵌入筋膜都像在腹膜内[22]那样彼此分开。血管和腺体的封套筋膜和嵌入筋膜往往互相靠得很近，甚至联合在一起[23]。

血管鞘膜[24]是伴随大血管的结缔组织薄层，构成这些血管的体壁或嵌入部分。

在颈部，血管鞘膜包裹并伴随着颈动、静脉。在四肢和躯干，其他血管鞘膜伴随着动脉和主要的静脉。

在动脉和静脉的封套筋膜或外鞘膜／外膜下面，我们可以找到中鞘膜，它是由平滑肌组织构成的。在血管最内的表面是内膜，由上皮组织构成（图 14）。

在静脉中，与类似的动脉相比这三层的厚度有所不同。深静脉与动脉在鞘内伴行，而浅静脉则处在表层筋膜内。

通常静脉和动脉都附属于环绕的筋膜（图 15）。这样既可以固定血管又能够保持其管腔通畅。

腺体的封套筋膜由黏附在实质的腺体囊组成。较外层的筋膜或称嵌入筋膜，相当于构成腺体间隔的筋膜。

---

[20] 腹膜下结缔组织是一网状层，位于腹膜与腹、盆腔的内部筋膜及封套筋膜之间。在这一间质结缔组织内有多种纤维结构——有序排列的胶原束，有时候还有少量弹性纤维和平滑肌束。腹膜下组织一直连接到腹壁肌肉的肌外膜，进而连接着肌内质结缔组织（Gray H., 1993）。

[21] 镰状韧带包裹着胚胎脐带静脉的纤维残余（肝圆韧带）。这个镰状韧带由被一结缔组织层分开的两层腹膜组成。流向肝脏的淋巴管、静脉和小动脉从这个结缔组织层通过（Testut L., 1987）。

[22] 腹膜腔是一个体腔或者称中胚层的不连续部分，被上皮（间皮细胞）覆盖。失去间皮细胞会引起粘连形成并干扰内脏功能。这一确切证据表明维持内脏分隔以容许其生理移动性是浆膜的一个重要功能（Gray H., 1993）。

[23] 切割表层和中层的颈部腱膜之后，会见到一纤维套管—甲状腺鞘，和所有的内脏鞘膜一样，它被认为是从封套腱膜或者真甲状腺囊之外独立形成的。很多结缔组织薄层从甲状腺鞘的深面延伸到真甲状腺囊。对于这个腺体，它的囊相当于肝脏的肝包膜（Testut L., 1987）。

[24] 颈部的神经血管束被它的血管鞘围着，其次级延伸穿透神经血管束以环绕其中的单一成分。这些次级延伸在颈内静脉周围比较密集，在颈动脉周围比较疏松。血管鞘和中部颈腱膜有附属联系（Testut L., 1987）。

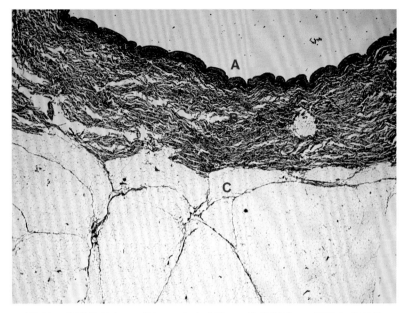

图 13　腹膜壁层（12.5 倍）：A. 上皮浆膜；B. 胶原纤维；C. 脂肪细胞组织

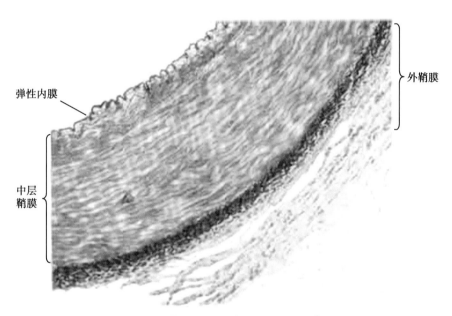

图 14　人类股动脉横断面（来自 V. Esposito 等的作品）

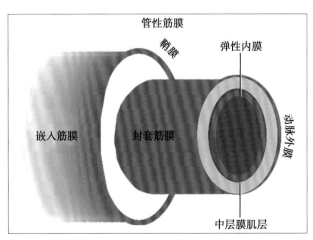

图 15　管性筋膜

每个腺体的筋膜依照其所环绕的腺体而有不同的名字。例如真正的甲状腺囊是包绕甲状腺的，而围甲状腺（或气管前）鞘膜形成了甲状腺隔，位置更偏外（图 16）。

甲状旁腺位于结缔组织囊和甲状腺筋膜之间的间隙中[25]。

围甲状腺筋膜与中部的颈椎筋膜也是分离的[26]。

---

[25]　大量结缔组织膜将甲状腺前鞘膜与甲状腺囊分隔。这些膜从甲状腺前鞘膜的深部延伸到真正的甲状腺囊（TestutL.，1987）。

[26]　切开皮肤，可以探查皮下结缔组织、颈椎浅层和中层的腱膜以及甲状腺。首先遇到的是一个纤维套（围甲状腺鞘膜），然后才是真正的甲状腺囊（TestutL.，1987）。

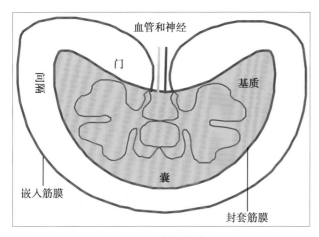

图 16　腺体筋膜

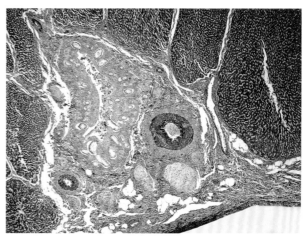

图 17　肝门区域，可见肝动脉和神经的分支。请注意肝门和肝叶之间连续筋膜结构形成的结缔组织膜

因此，两个筋膜可以自由滑移。但是在后部，有两个加固物（外侧和中间甲状腺韧带），把甲状腺维系到气管上。

　　肝脏也被包裹在自己的囊里，名为 Glisson's 囊[27]，它部分被腹膜覆盖。

　　肝脏的膜在解剖上被认为是内脏性的，而在胚胎发育中，它位于腹膜外，在胚胎的原始横膈中形成。

腺体的分泌活动来源于腺上皮或实质性的结构，然而空隙中的结缔组织（或基质）有力学支持功能[28]，血管和神经也在其中穿行（图 17）。

---

[27] Glisson's 囊被间皮覆盖。此囊通过肝门延伸入肝脏。支持神经、血管和淋巴管。

[28] 必须明确一下，分泌功能并不是腺上皮细胞的独有功能。结缔组织细胞也分泌蛋白多糖，构成基质。睾丸或卵巢的间隙细胞，具有结缔组织的特性，分泌性激素（Adamo S., 2006）。

第一篇
器官 - 筋膜单元

在这一部分，我们会将内脏器官和它们的封套筋膜以及自主神经系统放在一起研究。器官、筋膜以及壁神经丛共同构成了器官 - 筋膜单元。

在器官 - 筋膜单元中，内部筋膜使器官能够自由运动，也保持器官的机动性（Mobility），还刺激着壁内和壁外自主神经系统。内部筋膜必须有恰当的张力才能较好地完成这些功能。

躯干的外部筋膜壁形成体腔，与建筑中的张拉结构相似，它们应该不会对内部器官有任何机械性力学干扰。但是任何过度的张量都会干扰内部的筋膜，从而影响自主神经的功能，最终使器官 - 筋膜单元不能恰到好处地工作。

相反，一个不正常的器官也能传递它的不幸给封套筋膜和嵌入筋膜，从而在躯干壁上表现出症状和体征。脏器的功能紊乱引起张力变化，刺激张拉结构变化，也会引发多变的症状和体征。

本书的第一部分将解决一些典型的功能紊乱，例如咽喉的紧张感（颈腔），胸骨的压迫感（胸腔），脐部的膨胀感（腰腔）和下腹部的烧灼感（盆腔）。

在筋膜手法操作中，要用触诊来确认失调的器官 - 筋膜单元的张拉结构中致密化的点。在这些点上操作，直到其生理弹性恢复。治疗要加上体壁后方的锚定点才算完整。这些治疗内脏功能紊乱的点和骨骼肌功能紊乱的点一样，但是这些点之间的联系和治疗方式不同。

第 1 章
器官 - 筋膜单元的解剖

本章重点是内部筋膜作为一个完整的元件，协调着躯体每一节段的器官。例如，在颈部，同一个筋膜包裹着甲状腺和甲状旁腺（图 1.3），咽和喉也在同一内脏鞘膜中（图 1.4）。这些筋膜鞘参与同步自主神经冲动，这种冲动支配同一节段内相互协作的器官。这样就形成了器官 - 筋膜单元（o-f 单元）。

体腔

躯干由四个节段组成：颈部、胸部、腰部和盆部。这些节段包含了四个腔，腔内容纳内部器官（图 1.1 和图 1.2）。

隔膜在躯干节段上进一步划分出腔室：

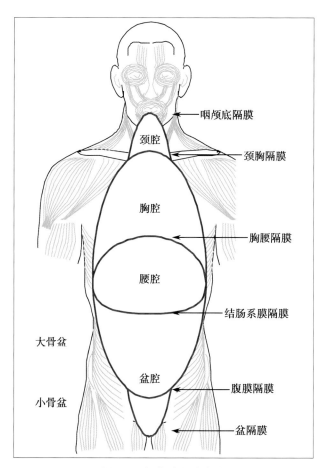

图 1.1 躯体节段的内腔

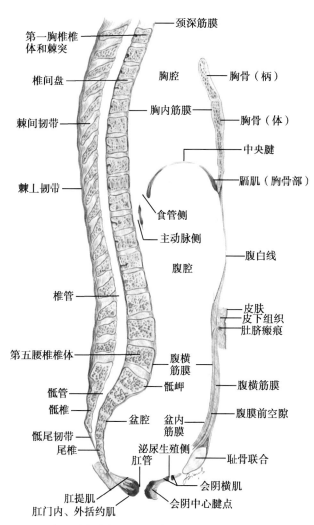

图 1.2 躯干的矢状切面，显示内腔（来自 V.Esposito 等的作品）

— 颈腔（颈）从颅脑底部延伸至胸腔入口，胸膜穹顶部是它的底部。
— 胸腔（胸）包括位于胸膜穹顶之下胸部横膈之上的器官。
— 腰腔（腰）包括位于横膈之下横结肠系膜[1]之上

---

[1] 由横结肠及其系膜构成的横向隔断嵌入腹后壁上，有效地将大腹膜腔分为两个空间：结肠系膜上腹腔和结肠系膜下腹腔（Testut L.，1987）。

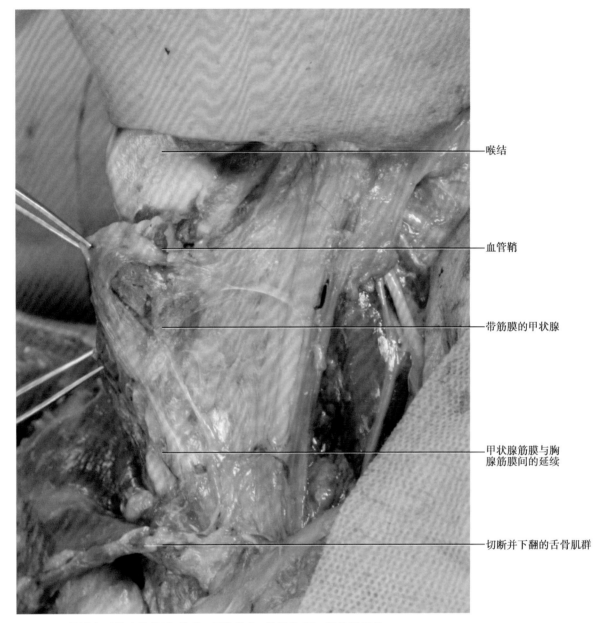

喉结

血管鞘

带筋膜的甲状腺

甲状腺筋膜与胸
腺筋膜间的延续

切断并下翻的舌骨肌群

图 1.3　甲状腺和甲状旁腺筋膜（腺体 - 颈部器官 - 筋膜单元）；颈部侧面观
舌骨肌群延伸到气管前鞘膜上。该鞘膜构成甲状腺的嵌入筋膜，并向下延伸至包裹胸腺的筋膜。这些筋膜之间有一
些疏松结缔组织以利滑动

的器官。

— 盆腔（盆）包括位于横结肠系膜和泌尿生殖膜
之间的器官。

躯干的每一节段可相对于其相邻节段在一定程
度上单独活动。例如，颈部可以转向右侧而躯干保
持原位，反之亦然。这种节段的独立活动是内部功
能失调的筋膜手法（FMID）可集中作用于每一节段
的肌筋膜（或称外部张拉结构），从而影响节段内器
官的原因。

构成腹腔壁的肌肉群和腹腔内容物蠕动之间的
相互依赖是普遍现象。例如，下背痛经常与小肠蠕

动迟缓[2]有关。

因此，恢复某个节段的运动功能可以促进该节
段内脏器的蠕动。

随意肌群维持四个体腔腔壁的张力适中，这些
体腔也被称作颈腔（颈部）、胸腔（胸部）、腰腔（腰
部）和盆腔。

四个体腔内部的筋膜形成三种鞘膜，或称筋膜
间隔。

---

[2]　对 38 000 名女性分年龄组进行的数据分析显示，下背疼痛的发病
率随年龄增长而上升。而且，所有年龄组中，胃肠功能紊乱与下
背疼痛的发生频率呈一致性（Rigoni M., 2009）。

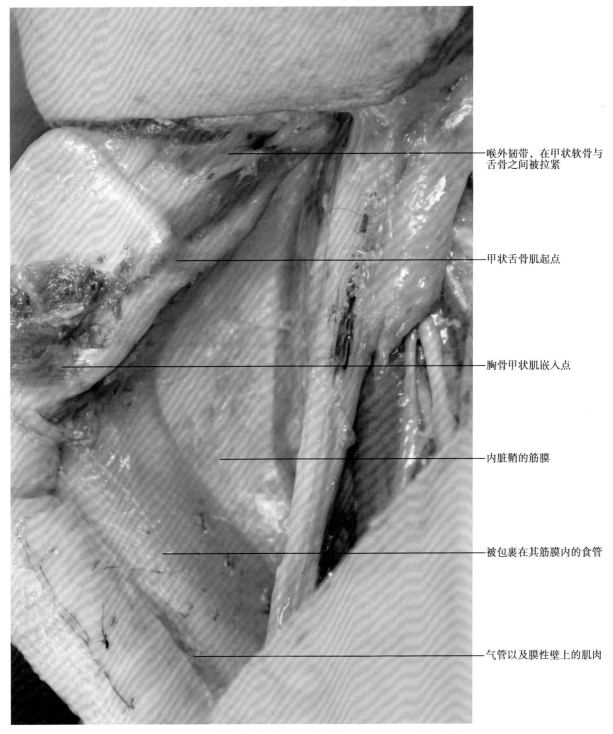

喉外韧带，在甲状软骨与舌骨之间被拉紧

甲状舌骨肌起点

胸骨甲状肌嵌入点

内脏鞘的筋膜

被包裹在其筋膜内的食管

气管以及膜性壁上的肌肉

图 1.4   去除甲状腺与浅表肌层后的咽与喉部筋膜（内脏 - 颈部器官 - 筋膜单元）；颈部侧视
将移位的气管向前推，可以见到在气管、食管与矢状位间隔之间的内脏鞘膜延续。之后可见到此鞘膜嵌入椎前肌肉中。
在内脏鞘膜与椎前筋膜之间，有一层蜂窝结缔组织，以保证这两层膜能够相互滑移

例如，从颈腔开始，有一个管性鞘膜、一个内脏鞘膜和一个腺体鞘膜（甲状腺筋膜）[3]。

对于这些鞘膜的详细描述解剖学家们尚未达成统一。但至少所有人都认识到了这四个体腔中存在着筋膜的次级间隔。

如同前述，颈腔内有三种鞘膜（图 1.5）。将这三种鞘膜用不同的颜色标出。

— 包裹气管与食管的内脏鞘膜为绿色。

[3] 对颈部筋膜处的观察包括鞘膜的筋膜，它们由包裹着部分颈部内脏和神经血管通道的间质结缔组织构成。内脏鞘膜位于中央平面。它是一层状的结缔组织袖，包绕联结着气管与食管，而不分隔两者。它构成了这些器官的外鞘膜（Chirugi G., 1975）。

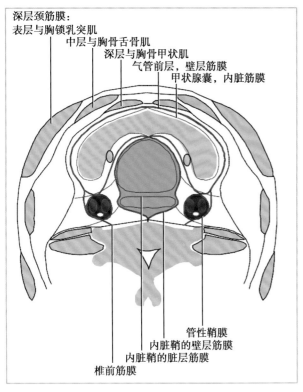

图 1.5　颈部横切面，基于 Testut 的图

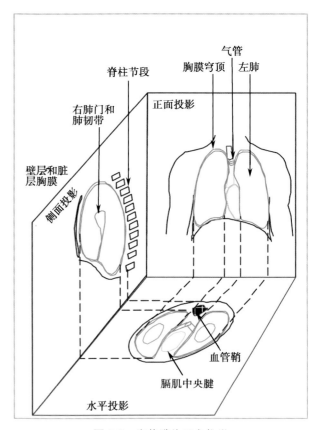

图 1.6　胸筋膜的正交投影

— 包裹动静脉的管性鞘膜为蓝色。
— 包裹甲状腺与甲状旁腺的气管前鞘膜为黄色。
　胸腔（图 1.6）的构造如下：
— 内脏鞘膜同胸膜一起包裹肺、支气管与气管。
— 管性鞘膜或筋膜包裹通往心脏的主要血管。
— 腺体筋膜，由心包膜延伸至胸腺与甲状腺。
　腰腔中的筋膜形成了：
— 内脏筋膜包裹着胃和部分十二指肠。
— 管性筋膜形成腹膜后血管外膜。
— 腺体筋膜形成肝的 Glisson 囊和肾上腺囊。
　在盆腔内：
— 内脏筋膜围绕结肠系膜下的肠道。
— 管性筋膜围绕着连接膀胱的管性结构。
— 腺体筋膜，与性腺和小骨盆内的其他腺体（如前列腺）融合。
　每一个器官 - 筋膜单元具有不同的特征性功能节律。以胸腔为例：
— 肺的节律是每分钟呼吸 20 次。
— 心脏的节律是每分钟跳动 70 次。
— 胸腺在不同时间和不同状态下分泌激素。
　由于有筋膜将这些器官 - 筋膜单元彼此分隔开，它们才可以独立的工作。

　内部筋膜通常独立于外体壁的筋膜。但有一个例外，就是壁层胸膜和胸内筋膜是连在一起的。这是胸部的一个结构特点。这种结构特例仅存于那些需要自主控制呼吸的动物之中。例如，人类在说话时需要调节呼吸，鸟类在歌唱以及犬类在吠的时候也需要调节呼吸。

　虽然如此，内部筋膜同肌肉的筋膜一样，也有固定点。这些固定点允许筋膜被牵拉的同时不会从其生理位置上移开。

　最显著的例子就是壁层胸膜在胸腔肋骨上的固定[4]，保证了肺的扩张运动（图 1.6）：
— 在冠状面，与肋骨一同侧向运动。
— 在矢状面，与胸骨一同向前运动。
— 在水平面，与膈一同下降。
　此外，胸膜穹顶的悬韧带固定在颈椎上，这一结构保证了在膈向下运动时，胸膜不会被拉向腹腔。
　在两层纵隔胸膜之间也存在固定韧带，以防止吸气时肺的侧向牵引。

[4]　肋椎胸膜包裹胸骨、肋骨、胸横肌、肋间肌以及椎体的侧面。肋椎胸膜可以很容易地从这些结构分离。在肋椎胸膜外侧，有一薄层致密结缔组织，称为胸内筋膜（Gray H. 1993）。

所有这些固定点和固定韧带的位置都依据一个相当精确的生理需要。在某种意义上，我们可以说器官 - 筋膜单元是器官生理中筋膜的解剖复合体。

到此为止，内部筋膜的功能被归结为分离不同器官，以保证其各自独立运动时不会产生相互干扰。

但是强调这种分离功能，导致了对筋膜协调蠕动功能的忽视。生理学上，如果内部筋膜的张力不合适，则壁内自主神经节就不会被准确地激活，继而导致器官 - 筋膜单元的功能异常。

器官 - 筋膜单元

想要更全面地了解骨骼肌肉系统，就需要了解整个胶原支架结构（肌外膜、肌束膜和肌内膜），而不是仅考虑肌肉或者四肢的腱膜筋膜。这种胶原支架是**肌筋膜单元**[5]的结构组成和协调成分。

同样的，为了解内脏，我们不仅需要考虑内脏的实质或者腹膜壁层，还要了解腹膜脏层。腹膜脏层深入不同器官的平滑肌之间构成并调节着**器官 - 筋膜单元**。

器官位于具备某一特定功能的躯体节段内，而筋膜将这些器官连接在一起组成了器官 - 筋膜单元。例如，内脏 - 腰部单元包括食管的远端、胃、十二指肠和连接这些器官的筋膜（小网膜）。这一部分的筋膜或者腹膜协调这些器官并组成一个功能单位，其主要作用是通过分泌酶的方式将食物团块变成食糜[6]。

在肠道的横截面（图 1.7）可以看见肠壁是由若干层组成的。封套筋膜或称腹膜脏层构成了内脏壁的胶原支架，并从肌纤维之间穿过，延伸出一定数量的间隔。

因此，无论何时这些肌肉收缩脏层腹膜即受到牵拉。

食物通过刺激自主神经系统，特别是通过肠肌间神经丛（Auerbach's myentericplexus）影响外层纵向肌纤维。如果没有筋膜，这一功能机制就失去了张力参照点。

器官壁内有两到三层的肌肉层，可以在不同的运动中收缩，而且各自独立互不影响。

筋膜的特异结构使其能够协调不同肌肉层的独立运动。同时扮演着下列两个角色：
— 封套筋膜，延伸到内脏壁[7]内，连接内脏中使特定节段收缩的肌纤维。
— 嵌入筋膜，通过不同的韧带协调构成器官 - 筋膜单元的多个器官活动。

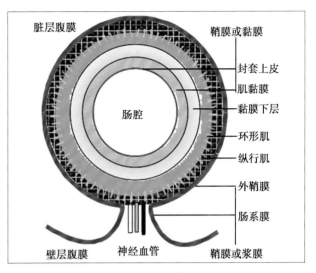

图 1.7 肠的断面

壁层筋膜（嵌入筋膜）可以维持器官在正确的位置，同时不会干扰单个器官的活动。假如内脏直接固定在躯干壁上，随意肌的强大张力会干扰其活动。另一方面，如果没有嵌入筋膜固定器官，它们就会不停地改变位置。

某一壁层筋膜弹性的丧失可以导致各种力学关系的紊乱，导致腹腔壁可以干扰某一器官的活动。

总体上，内部器官可以分为具有固有活动的器官（能够自发产生运动）和受外周作用而活动的器官。

空腔器官（咽、胃、肠道、静脉和动脉、心脏和膀胱）具有平滑肌结构，所以都有固有活动。

肺和肾脏没有自己的肌肉结构，所以这两个器官只有在外周的作用下才产生活动。但是，与肾脏在同一器官 - 筋膜单元的输尿管和肾盂有自己的平滑肌结构[8]。

腺体的包膜内有肌上皮（平滑肌）细胞控制腺体的排出。

筋膜需要具备基础张力以维持功能正常，这种张力仅存在于活的机体内[9]。

器官 - 筋膜单元的命名

在本章中，我们讨论了每一个躯干节段的次级内腔。每一个内腔又可以分成三个结构：一个连接内脏，一个连接管性部分，一个连接腺体。例如，颈部存在一个内脏鞘[10]，一个管性结构鞘和一个腺体鞘。

在其筋膜的协调下同步工作的多个器官被包裹在各个鞘中。

迄今为止，在不同解剖文献中每个器官 - 筋膜单元的组成和界限都各有不同。因此有必要详细描述这些单元的新名称。

不同器官 - 筋膜单元的名称组成如下：
— 某个筋膜鞘的简称（vi，内脏；va，管性；或 gl，腺体）。
— 其所在节段的简称（cl，颈部；th，胸部；lu，腰部；或 pv，盆部）。

在颈部节段有下列器官 - 筋膜单元：
— 内脏鞘（内脏 - 颈部），在吞咽和发声时协调咽和喉的运动。
— 管性结构鞘（管性 - 颈部），允许颈动脉在颈静脉回流的同时工作。
— 腺体鞘（腺体 - 颈部），连接并协调甲状腺和甲状腺旁腺的激素分泌。

在胸部节段有另外三个器官 - 筋膜单元：
— 内脏器官 - 筋膜单元（内脏 - 胸部），包括肺、胸膜、支气管和气管。
— 管性器官 - 筋膜单元（管性 - 胸部），包括心脏和纵隔内的所有血管。
— 腺体器官 - 筋膜单元（腺体 - 胸部），包括胸腺、心包膜和所有连接这些结构到膈肌中心的韧带。

在腰部有：

— 内脏器官 - 筋膜单元（内脏 - 腰部），包括胃、十二指肠和食管下端[11]。
— 管性器官 - 筋膜单元（管性 - 腰部），包括肾、肾盂及环绕这些器官的筋膜，还有下腔静脉、腹主动脉的外鞘膜。
— 腺体器官 - 筋膜单元（腺体 - 腰部），包括肝脏、胆囊及它们的众多管道，还有胰腺、肾上腺。

在骶部有如下筋膜链：
— 内脏器官 - 筋膜单元（内脏 - 盆部），包括三个次级单元：小肠（空肠、回肠、回盲肠瓣）、大肠（阑尾、盲肠、升结肠、横结肠、降结肠）、直肠（乙状结肠、肛门）。
— 管性器官 - 筋膜单元（管性 - 盆部），包括膀胱、尿道、输尿管和供应这些器官的血管以及伴随这些结构的筋膜。
— 腺体器官 - 筋膜单元（腺体 - 盆部），连接生殖器官，特别是其中的腺体。

表 1.1 总结了每个器官 - 筋膜单元内的主要器官及其相应缩写。

头部的器官 - 筋膜单元

颅腔中还散布着其他器官，被称作感觉器官，一般与周围神经系统和颅神经联系。

然而这种联系仅强调了神经部分，而没有考虑到实质组织、肌肉、筋膜和自主神经节。所有这些结构联系起来组成了头部的器官 - 筋膜单元。

颅神经支配这些结构并传递由这些颅部器官 - 筋膜单元产生的信息。

这些器官 - 筋膜单元的很多功能是建立在其筋膜的精确张力上的，而张力反过来又会刺激自主神经丛。

下面所列的是头部的六个器官 - 筋膜单元。这些器官 - 筋膜单元又可以划分为光学感受器（光感系统）、机械感受器（力感系统）和化学感受器（味感系统）三个系统（图 1.8）。

视觉器官 - 筋膜单元包括如下所有使人看到物体、识别颜色、光线和对比度的器官（角膜、虹膜、晶状体、玻璃体和视网膜）。

立体视觉器官 - 筋膜单元涉及空间界定，包括所有可以判定物体形状、其空间深度以及形成通常所谓三维视觉的器官（眼外肌群）。

---

[9] 肠道可以分为两部分：小肠和大肠。尸检时分别长 7 米和 2 米。但是，活体的成人如果吞下一个 3 到 4 米长的管子，就可以从口腔贯穿到肛门了。所以，这证明了肠道在死后尸检时很显著地延长了（Basmajian J.V., 1984）。

[10] 颈部筋膜的检查包括鞘结构。该结构是围绕一些颈部内脏和神经血管束的间质结缔组织。这些鞘被称为内脏鞘和管性鞘，嵌入到中层和深层筋膜之间，并与周围的颈部筋膜有某些联系（Chiarugi G., 1975）。

[11] 大多数解剖学家了解腹膜褶皱悬挂和稳定胃的重要性。被称为肝胃韧带与胃脾韧带的腹膜褶皱将胃与肝、与脾连结起来（Testut L., 1987）。

表 1.1　躯干内的器官 - 筋膜单元

节段	鞘	器官 - 筋膜单元	器官
颈部	内脏	内脏 - 颈部	鼻咽 口咽 喉咽
	管性	管性 - 颈部	颈动脉 颈静脉 淋巴管
	腺体	腺体 - 颈部	甲状腺 甲状旁腺 滤泡旁细胞
胸部	内脏	内脏 - 胸部	支气管 肺 胸膜
	管性	管性 - 胸部	心脏 主动脉 肺循环
	腺体	腺体 - 胸部	胸腺 心包膜 膈中心
腰部	内脏	内脏 - 腰部	食管 胃 十二指肠
	管性	管性 - 腰部	肾 肾盂 输尿管
	腺体	腺体 - 腰部	肝 胆 肾上腺
盆部	内脏	内脏 - 盆部	小肠 大肠 直肠
	管性	管性 - 盆部	膀胱 尿道 循环器官
	腺体	腺体 - 盆部	腺体: 前列腺 性腺

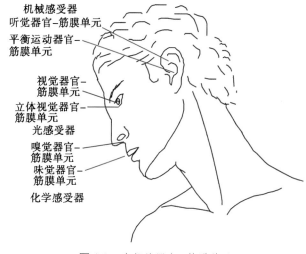

图 1.8　头部的器官 - 筋膜单元

息(椭圆囊、球囊)和判断运动速度方向(半规管)的平衡感受器。

嗅觉器官 - 筋膜单元涉及气味感觉和多种器官(鼻、鼻孔、鼻甲、鼻道、鼻中隔、鼻窦和嗅觉上皮)的合作。

味觉器官 - 筋膜单元由不同器官(上颚和舌头,后者具有对甜、苦、辣和咸敏感的味蕾)的协同能判断物质的味觉。

嗅觉会影响味觉。

只有在自主神经系统被浅深筋膜的张力正确激活时,这些头部的器官 - 筋膜单元才能正常工作。

一些例子包括:

— 在视觉器官 - 筋膜单元中,瞳孔的扩大或者聚焦就是由自主神经系统控制的。

— 在立体视觉器官 - 筋膜单元中,泪腺主要能保持眼球滑动、润滑结膜和促进三维空间运动。

— 在听觉器官 - 筋膜单元中,耳道和鼓膜是一直靠耳垢(耵聍)润滑,后者是由自主神经系统控制的特殊腺体分泌。

— 在味觉器官 - 筋膜单元中,唾液的分泌对功能正常至关重要,唾液能分解不同化学成分,使之与味蕾发生互相作用。

— 在嗅觉器官 - 筋膜单元中,嗅觉上皮靠一种特殊浆黏液腺的分泌物保持湿润状态,这种腺体受自主神经系统支配。

听觉器官 - 筋膜单元由那些将声音振动转化为听觉信号的器官组成,也就是指耳廓、鼓膜、听小骨、外淋巴和内耳的耳蜗。

平衡运动器官 - 筋膜单元包括产生头部位置信

第2章
器官 - 筋膜单元的进化演变

在这一章里，我们将阐述器官 - 筋膜单元内容物的进化过程。包括：
- 脏器实质，是内脏、血管和腺体的基本组成部分，有别于神经和结缔组织。
- 基质或外层封套筋膜，又被称为支持筋膜或内部结缔组织支架。
- 自主神经组织，包括联系实质和封套筋膜的壁神经系统（enteric system）的壁神经节。

实质组织的进化演变

内脏器官 - 筋膜单元是将单一的消化道再次细分而成。

管性器官 - 筋膜单元是由背侧的主动脉和腹侧的静脉组成。

腺体器官 - 筋膜单元来自变位异构细胞，后来根据其基本功能组合在一起。

环节动物（多节虫）的身体是由一系列的节段（体节）组成的。在这些简单的动物体内，中胚层内开始有环形肌形成，随后有四束纵肌：两束位于背侧，两束位于腹侧。环节动物主要是靠皮肤呼吸。空腔又称为体腔，是在中胚层内发育的，它存在于所有脊索动物的内脏中胚层与躯体中胚层之间。体腔有利于身体两侧对称地发展[1]。

间充质缓慢填补体壁和器官之间的空间，从而缩小了体腔。具有排泄功能（原肾管）与生殖功能（生殖细胞）的器官在此空腔内形成。

珊瑚虫和海鞘这类动物利用整个身体的收缩推动食物通过消化道。原口动物（如鱿鱼）的口还有类似肛门的功能，因为水从这里进入，而当食物被滤出后，水又从同一孔窍排出。

与原口动物不同，后口动物（如海参）的消化管入口在头侧区域，而出口是位于身体末端的肛门。

---

[1] 在发育的第一阶段，两个体腔囊形成，一边各一个，中间由背侧和腹侧肠系膜分隔。接下来，腹侧肠系膜消失，两个囊融合成一个腹膜腔（Stefanelli A., 1968）。

众多由隔肌连在一起的肌节构成了原始脊索动物的身体，如文昌鱼。通过对文昌鱼内部纵向和横向从上到下的检查，可以发现以下结构（图2.1）：
- 脊索下方的主动脉是管性器官 - 筋膜单元的起源。
- 躯干中间有消化道，其细分结构是内脏器官 - 筋膜单元的起源。
- 消化道下面的生发细胞和肝细胞是基本腺体器官 - 筋膜单元的起源。

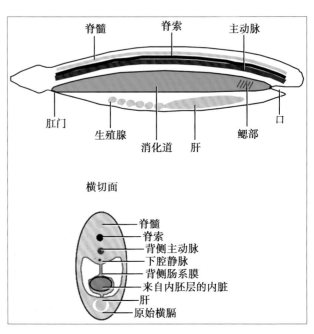

图2.1　文昌鱼的纵切和横切面

内脏器官 - 筋膜单元的构成

内脏器官的活动起初是依赖于躯干动作。然而，这一策略需要超常的力量支出，这种情形今天在鲨鱼身上依然可见。为了供氧的需要，鲨鱼必须让水不断地通过其侧面鳃裂，与硬骨鱼类（有刺鱼）比较，鲨鱼的鳃裂没有任何自主运动。因此，鲨鱼被迫不断地游动，以保证含氧水持续通过其鳃缝。

从进化的角度看，内脏器官的活动与躯干运动分离对机体节省能量至关重要。为此目的而形成了

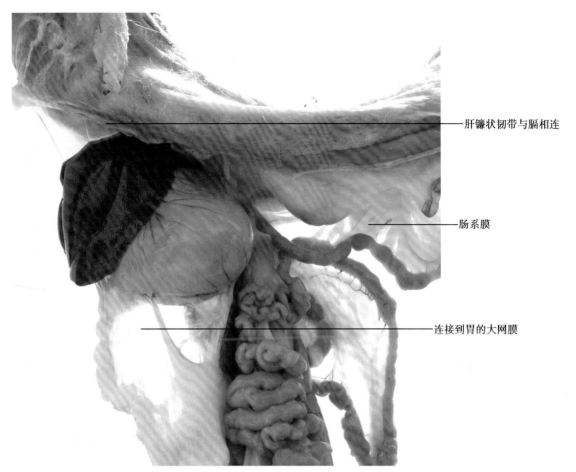

图 2.2　提起的兔子躯干，可见腰部和盆部内脏器官 - 筋膜单元固定在肠系膜处

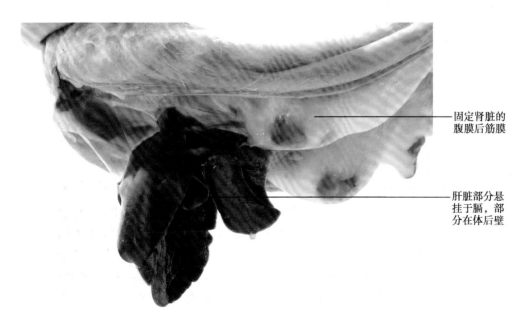

图 2.3　去除内脏后兔子肝脏在膈肌上与后部的固定点

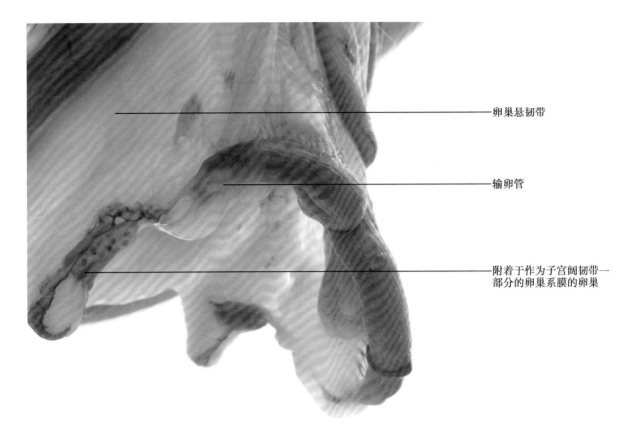

卵巢悬韧带

输卵管

附着于作为子宫阔韧带一部分的卵巢系膜的卵巢

图 2.4　有许多脂肪组织的兔子卵巢和输卵管韧带

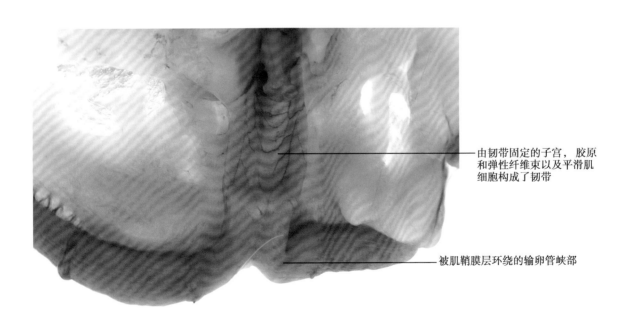

由韧带固定的子宫，胶原和弹性纤维束以及平滑肌细胞构成了韧带

被肌鞘膜层环绕的输卵管峡部

图 2.5　雌兔的子宫、输卵管和韧带

下列结构:

— 担当多种功能的单个器官。

— 既能隔离同时又能协调不同运动的内部筋膜。

— 为平滑肌提供自主神经冲动的自主神经节。

　　文昌鱼的消化道是一个管状结构,其初始部分具有食道样功能,而末端部分具有肠样功能(图2.6)。这种简单的消化道见于脊索动物门,从头索动物如文昌鱼,到最原始的无颌纲脊椎动物(七鳃鳗)。

　　在软骨鱼类(鲨鱼),胃(内脏腰部器官 - 筋膜单元)起始于食管内的扩张部分。在硬骨鱼类(有刺鱼),一个环状结构形成了十二指肠、幽门附件和肠道(内脏盆部器官 - 筋膜单元)的起源。

　　两栖类动物(蝾螈)的消化道生出许多个坏形结构以形成小肠和大肠。消化道器官的不同形状是由于各类动物(食草、食肉或食虫)可能有的不同饮食类型而产生。器官的不同形状决定了蠕动的多样性。换句话说,不同的蠕动节奏取决于形成单个器官 - 筋膜单元之筋膜的构造。

　　除了圆口纲和软骨鱼类外,几乎所有的脊椎动物都有来自咽部[2]的内陷以形成一个或两个气囊(鳔、肺[3])(内脏胸部器官 - 筋膜单元)。

管性器官 - 筋膜单元的构成

　　血液循环最重要的功能是输送营养物质和氧气。

　　扁形动物(扁形虫,如绦虫)不具有循环装置。贝类(软体动物)确实有一种原始心脏,但血管是开放的;因此,血液在循环中直接与器官相接触。

　　文昌鱼体内有会收缩的珠芽或外翻囊,位于背侧主动脉干和腹侧静脉之间。作为这种株芽之一的静脉窦,它的增大是心脏[4](管性胸部器官 - 筋膜单元)形成的前奏。

　　因为只有静脉血液通过心脏,圆口类动物(七鳃鳗)的循环系统结构简单。在这些动物身上,血液从身体的所有区域汇合到一个通向单一心房的静脉窦。心房延续到心室,再从心室延伸出腹侧主动脉。腹侧主动脉连接到鱼鳃为血液充氧,再通过背侧主动脉供应给整个身体。

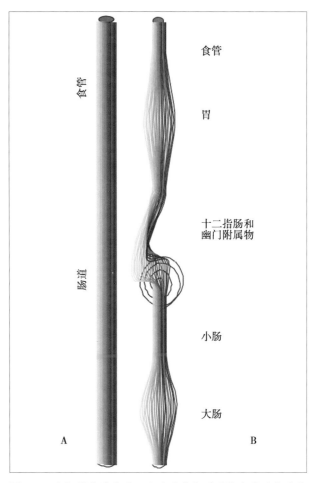

图2.6　七鳃鳗的消化道(A)以及进化到硬骨鱼类后的消化道(B)

　　在两栖类动物变态发育之前,血液循环类似于鱼类。在变态发育之后,有了双循环,但还是不完备。两栖类的心脏有两个心房和一个心室,所以静脉血和动脉血仍旧是混合的。

　　在哺乳动物中,心脏是一个四腔双循环泵。两个心房同时抽吸血液进来,而两个心室同时收缩把血液泵到动脉[5]。

　　主动脉体和颈动脉体(管性颈部器官 - 筋膜单元)参与头部供血的调节。

　　接下来分析其他两个参与血液循环的器官 - 筋膜单元的构成,即管性腰部器官 - 筋膜单元(与肾脏有关)和管性盆部器官 - 筋膜单元(与膀胱有关)。

　　一些海洋生物,如贝类,产生氨水,并立即在水中稀释。其他海洋动物则产生尿素,这是一种毒性较小的化合物。海水中的电解质的浓度比在海洋

---

[2]　四足动物的肺源自咽壁尾端部分不对称的内陷。咽壁的孔是一个被称为声门的纵行裂缝(Kent C.G., 1997)。

[3]　系统发育的演化过程在短期内重复(近似地)自身,显著短于人类个体发育周期。不对称的肺芽在胚胎生命的第一个月由原始咽壁形成,并立即向两侧分叉形成两个囊状扩张物(原始支气管芽)(Beninghoff G., 1986)。

[4]　脊椎动物的心脏是一个肌肉泵。心脏的壁包括心内膜、心肌、心外膜,分别与动脉的内膜层、中层、外膜层相合(Kent C.G., 1997)。

[5]　在生物体,循环器官控制两种体液的循环:血液和淋巴。心脏和一个封闭的管道系统,包括动脉、毛细血管和静脉,形成心血管系统(Bortolami R., 2004)。

动物体内的高。因此，所有这些动物的必须避免积累盐分，而淡水动物由于渗透作用而倾向于吸收水分。肾脏（管性腰部器官 - 筋膜单元）维持血液中水和盐之间的平衡。为了实现这个功能，肾脏发展成了血液流通中的两个滤过器[6]（图 2.7）。

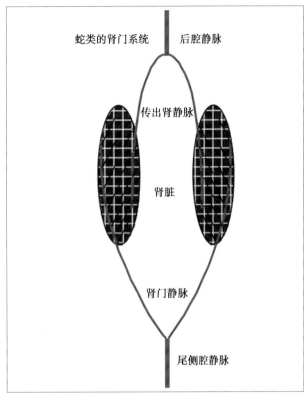

图 2.7 *血流过程中的肾过滤*

鱼有一个肾门系统，来自后部的代谢后血液流经并在此转向，经由毛细血管进入肾脏进行净化。在某种程度上，这种发展使得两栖动物放弃对水生环境的依赖。这种转变在蛙的变态发育过程中也很明显：蝌蚪产生氨，而成年的蛙则产生尿素。

在爬行动物和鸟类，肾脏牢固地附着于后腹壁而它们的导管（输尿管）直接开通到泄殖腔。在许多动物中，膀胱（（管性盆部器官 - 筋膜单元）或收集尿液的囊可能并不存在。在有些爬行动物[7]，有可能在泄殖腔壁找到一种"假膀胱"或称外翻囊、憩室。这种"假膀胱"并不只是蓄积从输尿管排出的水液。其附属作用是湿润爬行动物贮卵的地面。

在鸟类和爬行动物仅有单一的泄殖腔，而在哺乳动物中，由于冠状隔膜的形成，泄殖腔分成背侧（肛门）和腹侧（尿道）两部分。

在成年的有胎盘哺乳动物中，膀胱的远端经由被称为脐尿管[8]的脐正中韧带连接到脐。

腺体器官 - 筋膜单元的构成

在胚胎发育期间，甲状腺和脑垂体与咽弓[9]保持密切的联系。

在低等脊椎动物中，甲状腺（腺体颈部器官 - 筋膜单元）在咽底部内为囊形。它的作用是浓缩碘，然后将其运送到消化系统内[10]。

在原始动物中，胸腺[11]由分开的团块构成，位置靠近咽囊。

在爬行动物和鸟类，胸腺位于颈总动脉附近，而甲状腺位置更低，接近心脏。这些动物的甲状旁腺是与甲状腺分开的。

在哺乳动物中，胸腺下降到心包膜（腺体胸部器官 - 筋膜单元）上面的位置，而甲状腺则上升到颈部抵靠在气管附近。

胸腺很可能与肝脏和神经系统相互作用，因为有肝细胞和神经细胞迁移入胸腺[12]。

在其相对活跃期的全程，胸腺产生的一种激素（胸腺素或淋巴细胞生成素），刺激淋巴器官产生淋巴细胞。

肝脏、胰腺和肾上腺（（腺体腰部器官 - 筋膜单元）是在腰部节段内。在无脊椎动物，肝脏和胰腺形成一个单一结构，被称为肝胰腺，充当消化腺。

在鱼类，肝脏占据了腹腔的腹侧部分，而通过胆总管与消化道的连接往往是不存在的。蛇类已经具有的胆囊在进食低脂食物的脊椎动物（如啮齿

---

[6] 在软骨鱼类的循环系统中，肾门静脉系统由两个尾侧腔静脉的分支组成，其肾内的毛细血管执行必需的净化功能（Kent C.G., 1997）。

[7] 一些淡水龟有大量的起源于泄殖腔的附属膀胱。雌龟利用这些膀胱，使其储存卵的地面潮湿（Kent C.G., 1997）。

[8] 脐尿管位于膀胱的腹侧肠系膜。在成人中，连同腹侧肝韧带（镰状韧带），它构成了胚胎腹侧肠系膜的唯一遗迹，腹侧肠系膜曾延伸到整个胚胎体腔的长度（Kent C.G., 1997）。

[9] 在口咽膜破裂前，基板周围间充质的增殖为基板的起源，基板形成垂体隐窝或腺垂体原基。
后鳃体从第四鳃裂的外胚层分离，为 C 细胞或甲状腺的滤泡旁细胞的起源，在所有哺乳动物中，合成降钙素（Gray H., 1993）。

[10] 在文昌鱼和被囊类动物，内柱生成黏液和碘酸盐，但与甲状腺素不同；这些物质连同食物自然地在消化道输送（Romer P., 1996）。

[11] 胸腺是淋巴上皮器官，也就是说，至少在鸟类和哺乳动物中，对构建免疫系统的基础具有至关重要的作用。这个作用仅限于胚胎期和少年期。
免疫系统可以识别什么是生物体的固有部分并与外来的部分相区别（Kent C.G., 1997）。

[12] 在所有的脊椎动物，胸腺起源于不同咽囊上皮层的增厚；来自神经嵴（基质部分）和胎儿肝脏的细胞随后透入上皮细胞之间（（Kent C.G., 1997）。

动物)中常不存在,而是由胆总管直接排空到肠内。原始动物的胰腺是腺体组织,参与产生通过管道直接流入肠的酶。被称为胰岛的小群细胞已经可以在圆口动物中找到。这些细胞分泌的胰岛素进入血液[13]。在所有的脊椎动物中,胰腺同时具有一个外分泌部,产生胃液;一个内分泌部,对维持血液中葡萄糖的水平恒定起重要作用。

肾上腺由两种组织联合组成。这两种组织在许多鱼类中仍是分开的(图 2.8)。在哺乳动物中,嗜铬性的组织构成肾上腺髓质部分。该组织与交感神经节有着密切的关系。

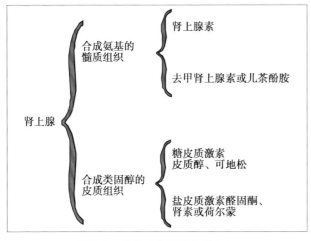

图 2.8　哺乳动物的肾上腺组织

生殖器官(腺体盆部器官 - 筋膜单元)在青春期达到成熟,胸腺则从这一时期开始功能减退。性激素[14]刺激第二性征的发育和分化(如性器官、体毛、鸟类的羽毛和乳腺等)。

生殖可分为无性生殖与有性生殖。更原始的物种通过出芽繁殖保留着无性生殖(单性生殖)方式。在这些物种中(如涡虫和海绵),成虫体形成突起,然后从母体分离出来,形成一个新的与母体相同的个体。

进化程度较高的物种则进行有性繁殖,也就是通过受精即雄性配子与雌性配子相结合产生合子。

---

[13] 在圆口动物的前部肠道壁有胰腺的内分泌滤泡,而在硬骨鱼类的整个消化系统都有此类细胞的小群;在某些鱼类,胰腺的内分泌部分、外分泌部分分别在不同的器官(Romer P., 1996)。

[14] 性腺分泌的性激素是类固醇:主要在睾丸产生的是雄激素,而卵巢产生的是雌激素。
这些类固醇的化学成分与肾上腺皮质激素非常相似。这些腺体的关系是如此接近,以致科学家无法区别它们作为激素生产者的各自角色。肾上腺皮质可以产生少量的性激素,而性腺也可以产生皮质激素。依据其产生的激素类别,雄性和雌性性腺并没有完全的不同(Romer P., 1996)。

在鱼类,受精在体外进行,而陆生动物则是体内受精。性腺及其导管、附属腺体和性器官共同组成生殖系统[15]。

爬虫类可以说是第一批真正意义上的陆地脊椎动物,因为它们把卵储存在干燥的地上。多孔的卵壳使得氧气可以穿透被称为绒毛膜和尿囊的两层壳膜。胚胎由包裹于卵黄膜中的卵黄囊来滋养。卵黄膜浸于被羊膜包裹的羊水中。

在爬虫类,中肾生成附睾和睾丸的不同管道。

在哺乳动物,体腔内陷伴随睾丸下入阴囊。有胎盘的哺乳动物是胎生的,母体与胚胎通过胎盘交换氧气和养分。

封套筋膜的进化演变

现在讨论在上文提到的器官 - 筋膜单元的进化中内部筋膜是如何变化的,这里特别关注一下消化道筋膜的发展变化。

腹膜是衬于体腔内的一层结缔组织膜。当消化道通过腹膜时是陷入其中的,就像一根棍子被大力压入一个充气的气球一样(图 2.9)。这样腹膜包绕着消化道,形成了双夹层的肠系膜。通过这种方式,脏层或称消化道的封套腹膜(内层),与壁层或称嵌入腹膜也就是粘在腹腔壁的外层,连接在一起。

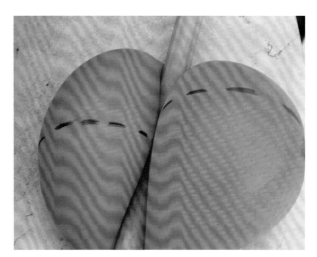

图 2.9　腹膜囊与穿过其中的内脏关系

---

[15] 胚胎的头端和尾端没有体腔空泡,这相当于下列部位:颈椎水平和颅骨(头端)以及直肠下部三分之一、肛管、阴道所在区域以及下泌尿段(尾端)。在所有这些部位,源于这个区域的结构都被包括在躯体 - 内脏的、不分层的混合的间充质中,神经嵴往往参与其中(Gray H., 1993)。

消化道的发育较慢,产生了不同的器官 - 筋膜单元,与此同时,腹膜的筋膜也在改变着自己。

胃从最初的垂直位置下降并自我旋转,胃系膜被拉长,以适应胃渐大的弯曲度(图 2.10)。随着旋绕程度的进展,肠系膜也形成了名义上的十二指肠系膜、肠系膜和结肠系膜。

再进一步的发展是形成诸多封套筋膜的后部附着。

图 2.11 显示了上部腹膜在横膈下方将肝脏隔离开,继而形成网膜囊。箭头代表了从网膜囊到大网膜的转变,虚线代表了转变完成的阶段。最终,两层合并形成一个单独的膜。横结肠通过结肠系膜的根部连接到腰后壁。横结肠把腰段的内脏单元与骨盆段的分开。

在四足动物中,肠系膜和结肠系膜将小肠和大肠固定在体后壁。

在人类,升结肠和降结肠被直接固定在骨盆后壁。

在所有的四足动物中,如前面的兔子解剖图所示(见本章开始部分,图 2.2、2.3、2.4、2.5),内部筋膜被固定在椎前区域。

图 2.12 中显示了马的内部器官排列。心脏看起来像是通过主动脉悬挂在脊柱上,而椎前筋膜把主动脉附着于脊柱。腹膜仅部分包裹肝脏,一部分裸露的肝脏延伸出来直接与脊柱相连。大网膜从胃部悬挂下来,并包裹横结肠。肠系膜从椎前筋膜处将小肠悬吊起来。

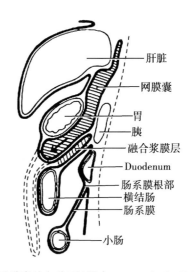

图 2.11 网膜囊的矢状面(源自 A. Benninghoff、K. Goerttler 《功能解剖公约(意语)》Piccin 1986 年版)

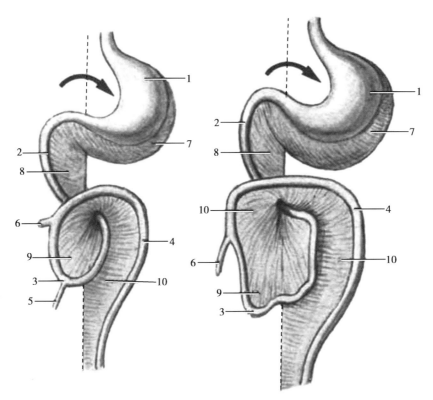

图 2.10 人类胚胎肠系膜的发展阶段

1. 胃;2. 十二指肠;3. 肠的系膜;4. 结肠;5. 卵黄管;6. 盲肠;7. 胃系膜;8. 十二指肠系膜;9. 肠系膜;10. 结肠系膜(出自 G. Chiarugi、L. Bucciante《人类解剖结构(意语)》第 3 卷,Piccin-Vallardi 1983 年版)

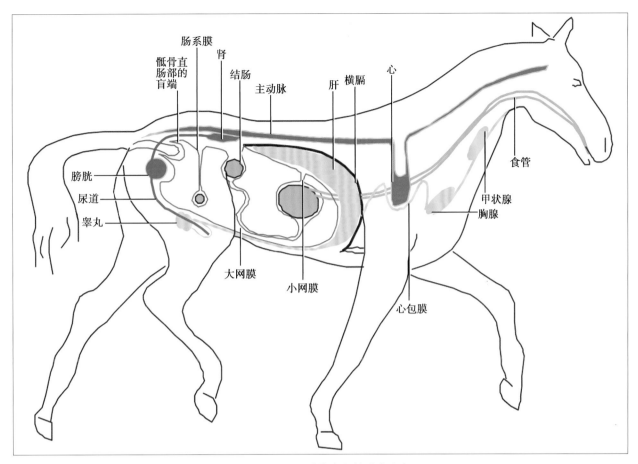

图 2.12　四足动物内部筋膜的分布

　　肾脏与椎前筋膜相接触，而膀胱位于腹膜后。因此，所有的管性器官 - 筋膜单元（图中蓝色部分）均在腹膜后，而内脏器官 - 筋膜单元（图中绿色部分）在腹膜之内而且占据了中轴线。

　　腺体器官 - 筋膜单元（图中黄色部分）普遍位于躯干的下部。它们由起源于原始横膈的筋膜构成。

　　伴随进入直立体位，肠系膜的改变仅在人类发生（图 2.13）。

　　在颈部、胸部、腰部和骨盆节段，筋膜附着部分（固定点）按顺时针方向旋转约 40°。

　　颈腔内的器官减少了它们与椎前筋膜的附着，相反，增加了下列上部筋膜的嵌入：

— 咽筋膜，从内脏鞘延伸而来并嵌入到颅底。
— 茎突舌骨肌嵌入到颞骨茎突。
— 附着在颅底圆孔、破裂孔和卵圆孔周围的血管鞘。

胸部节段内的器官在颈和胸上部附着：

— 椎胸膜韧带和肋胸膜韧带，与小斜角肌共同维持胸膜穹顶。

— 心包膜附着在胸骨之上（胸骨心包韧带）和第一胸椎（椎心包韧带），而四足动物的心包膜坐落在胸骨上。

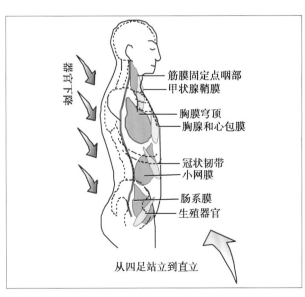

图 2.13　因转变到直立位而引起的内部筋膜固定点改变

腰部体腔内的器官附着于其上位的横膈：
— 肝脏经由其冠状韧带嵌入到膈肌中央腱之下，同时由两个三角韧带嵌入到横膈的两侧。
— 胃经由胃膈韧带与膈肌相连。
— 肾上腺固定在横膈的下表面。
盆腔内的器官都固定在腰部体壁内：
— 小肠有点像是整串地被肠系膜悬挂在第一腰椎。
— 大肠经肝结肠韧带和膈结肠韧带悬挂到横膈上。

壁神经系统的进化演变

解剖学教科书中，自主神经系统通常是按连接中枢神经系统的不同神经而分类研究的。基于此，自主神经系统被划分为两个部分：副交感神经部分，主要与迷走神经相连；交感神经部分，与胸腰部的神经相连（图 2.14）。

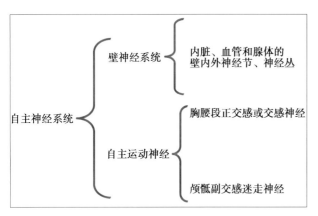

图 2.14　自主神经系统的传统解释

然而，自主神经系统中最早和最大的部分是由壁外（extramural）和壁内的神经节（intramural ganglia）所组成，叫作壁神经系统（enteric system）。壁神经系统的神经元数量和中枢神经系统的一样多。而迷走神经和胸腰神经进入到壁神经丛和神经节的情形仅在更为进化的动物中出现。

节肢动物（昆虫）的神经系统包括两条神经节链：食管上（运动）链和腹侧（交感）链。

当器官 - 筋膜单元形成时，壁神经穿入血管、内脏和腺体的壁[16]形成壁神经丛。

人类的个体发生与种系发生呈镜像。在人类胚胎中，第一个壁神经元（enteric neurons）也是在血管、内脏和腺体的壁上形成[17]。

壁神经节是相对于中枢神经系统独立形成的事实解释了为什么交感神经阻断术并不改变内脏器官的功能[18]。

壁神经系统[19]是由数百万个神经节和神经纤维组成，它们位于支气管、食管、心脏、肝脏和一切内部器官。

壁神经系统按其功能可划分为两类：
1）壁内神经系统，位于脏器、血管和腺体的壁中，包括 Auerbach's 神经节（肌肠神经节）和 Meissner's 神经节（黏膜下神经节），并由封套筋膜协调。
2）壁外神经系统，位于各个器官 - 筋膜单元的关键点（如胃丛、腹主动脉丛和肝丛），可因嵌入筋膜的牵拉而受到刺激。

因此，为了按照功能重新定义自主神经系统，本书将使用下列词汇：
— 副交感神经系统，用来描述涉及控制内脏的自主神经部分。
— 交感神经系统，用来描述涉及控制管性结构的自主神经部分。
— 腺交感神经系统用于描述涉及控制腺体的自主神经部分（图 2.15）。

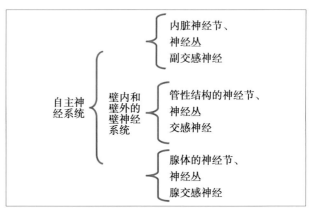

图 2.15　自主壁神经系统划分的新建议

16　壁自主神经系统出现在所有种类的脊椎动物中。相比之下，在圆口类和其他低等脊椎动物中没有自主神经链（Kenneth V.K., 2005）。

17　目前对壁神经系统的形成知之甚少。一些组织学家和胚胎学家认为壁神经元是在间质细胞原位上分化而来的（Chiarugi G., 1975）。

18　壁内神经系统也有自主神经功能。但调控这一机制的实际解剖内涵仍未可知（Chiarugi G., 1975）。

19　壁神经系统是由经交感神经和副交感神经通路与中枢神经系统相连的数百万神经纤维构成（Taber C., 2007）。

小结

— 所有与内脏器官 - 筋膜单元相连的壁内和壁
外神经丛，构成了内脏或副交感壁神经系统
（enteric system）（图 2.16）。

— 所有与管性器官 - 筋膜单元相连的壁内和壁外

神经丛，构成了管性或交感壁神经系统（图 2.17）。

— 所有与腺体器官 - 筋膜单元相连的壁内和壁外
的神经丛，构成了腺体或腺交感壁神经系统
（图 2.18）。

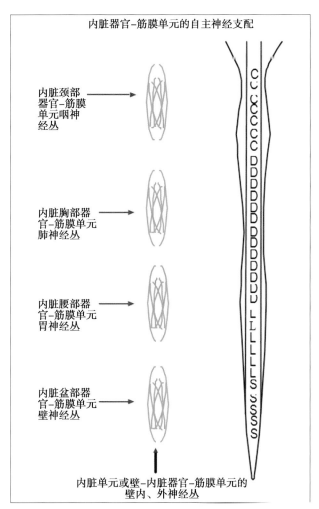

图 2.16　内脏或副交感壁神经系统

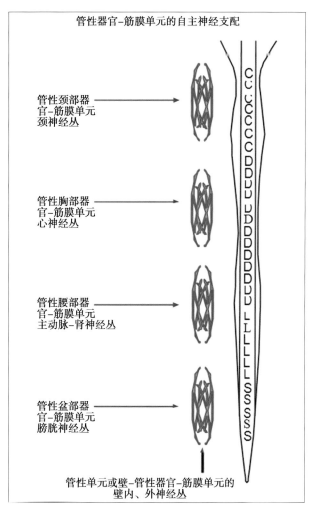

图 2.17　管性或交感壁神经系统

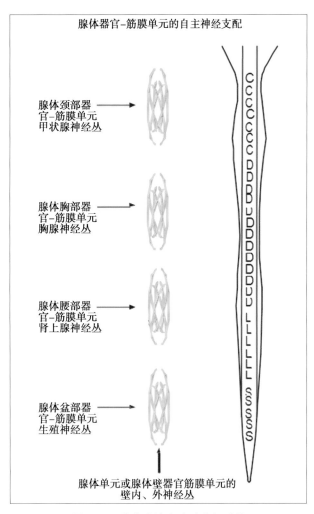

图 2.18　腺体或腺交感壁神经系统

第3章
器官-筋膜单元的生理

内部筋膜会影响壁内自主神经节（entericganglia, itramural autonomic gangli，译者注），从而调节各器官-筋膜单元的神经冲动。这类似于牵拉肌内膜和肌束膜可以影响到肌梭，从而协调了在肌筋膜单元内的运动单元。

腹膜脏层（封套筋膜）与壁内的局部壁神经节相互作用，而部分的腹膜壁层（嵌入筋膜）则参与整个器官-筋膜单元的协调活动。

勇于改变

为了理解器官-筋膜单元，系统-筋膜序列和整体系统的生理，有必要对自主神经系统（ANS）做全新或修正的演绎。

进化论告诉我们（见第2章），壁内自主神经节首先形成，继而中枢神经系统（CNS）的神经分支才到达这些神经节。

相反的是，在解剖教材中，自主神经系统（ANS）作为一个整体，通常被描述为仅由交感神经和副交感神经的分支（图3.1）组成。

而人们常常可以看到，刚被宰杀的动物（如蟾蜍）在除去内脏或心脏后仍然能自主地蠕动，甚至可以达到几个小时。

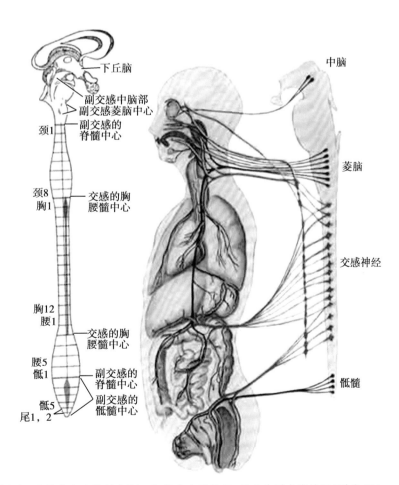

图3.1　内脏的自主神经支配。红色为交感神经，黑色为副交感神经（引自 Chiarugi）

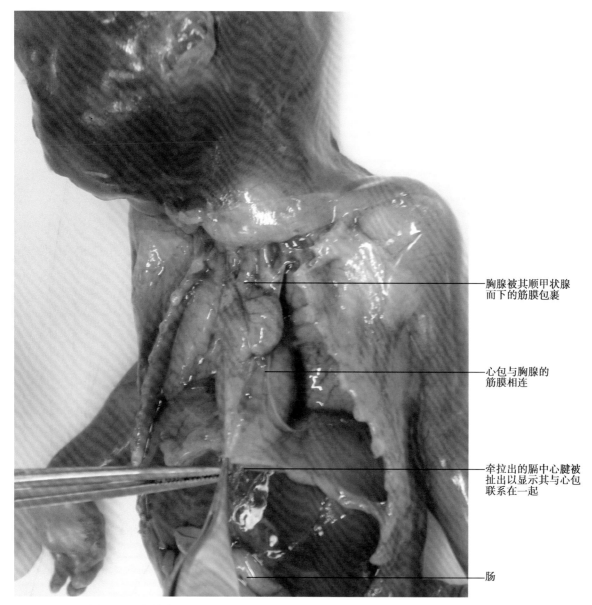

胸腺被其顺甲状腺 而下的筋膜包裹

心包与胸腺的 筋膜相连

牵拉出的膈中心腱被 扯出以显示其与心包 联系在一起

肠

图 3.2 22 周胎儿的胸腔内筋膜
本图突出了胸腺的筋膜及其与心包的连续性。手术钳牵拉心包膜展示出其弹性以及如何嵌入膈的中心腱

这表明，内脏、血管和腺体运动的"驱动力"不是来自交感或副交感神经系统[1]，而是壁自主神经节。

因此，本章只分析壁神经系统。正是这个系统在控制器官-筋膜单元的蠕动。

在本书的第二部分，将分析壁自主神经节如何与交感神经和副交感神经相关联。

壁自主神经节甚至对内脏、血管和腺体壁的最

小牵拉都很敏感[2]。因为它们的壁与内脏筋膜相连。只有精准的调节这些筋膜的张力才可将壁神经节正确的激活，从而顺利地调节器官的蠕动。

任何腹壁（躯干壁）筋膜的僵化可以传导到嵌入筋膜，也可改变其上附着的壁自主神经节所产生的冲动。

通过胃周围网膜的分布可以推断出嵌入筋膜和封套筋膜之间的张力完美平衡是何等重要（图 3.4）。

每日数次食物进入胃会改变其大小和形状。之

---

[1] 自主神经系统（ANS）是神经系统的一部分，控制非自主功能。自主神经系统分为交感神经或胸腰部（椎旁神经节、交通支、椎前神经节）和副交感神经或颅骶部（脑神经 3、7、9、10 的纤维和骶神经纤维）（Taber C.，2007 年）。

[2] 壁内神经系统是按神经丛分布的复杂纤维网络，小的神经节是其中的关键部分，它们位于脏器壁（如心脏、肠、胃、食管、膀胱、子宫、腺体等）（Chiarugi G，1975 年）。

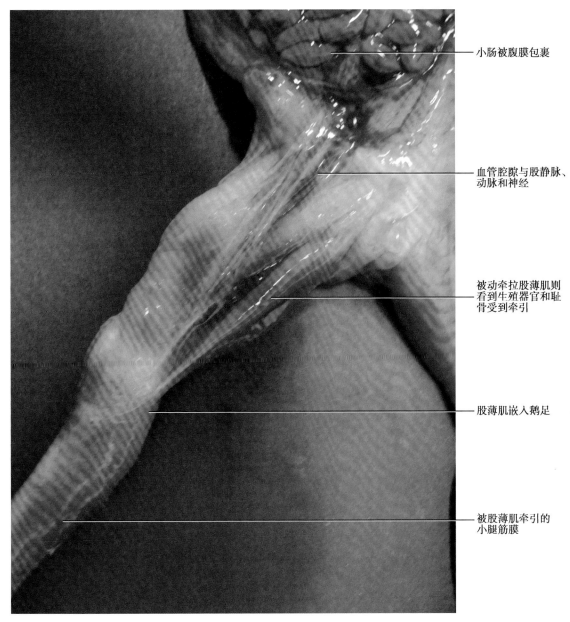

小肠被腹膜包裹

血管腔隙与股静脉、动脉和神经

被动牵拉股薄肌则看到生殖器官和耻骨受到牵引

股薄肌嵌入鹅足

被股薄肌牵引的小腿筋膜

图 3.3　22 周大胎儿的盆腔筋膜及其与下肢血管鞘的连续性
下肢运动对阴囊和部分脏器具有牵引作用。故推测成人的下肢运动应该会对盆、腹腔的内容物产生小幅度的影响

所以有两个网膜首先是因为胃要根据摄取食物的量而扩大。其次，要保持胃对不同食物入量的敏感以适度激活壁自主神经节。基于以上两种原因，网膜不象在其他器官那样直接附着在躯干壁上。

然而，为了在放松的同时又能保持一定的张力，胃的封套筋膜附着到两个可移动的平衡物上：大网膜和小网膜。

通过分析小网膜的形成，就可了解筋膜是如何参与并调节腰部器官 - 筋膜单元的脏器蠕动。

对食管的远端部分、胃、十二指肠和胆囊的研究好像总是将它们按完全独立的器官对待。其实它

们是一起工作的，共同将食物转换为可容易吸收的成分。

围绕食管末端的筋膜[3]（贲门）延续为胃小弯的筋膜（小网膜），与幽门筋膜（胃、十二指肠韧带）和胆囊筋膜[4]（肝胃韧带）形成一个整体。这种筋膜

---

[3]　小网膜在食管贲门区呈致密纤维状，胃小弯部位变薄，嵌入到十二指肠的部分则变宽。双层的小网膜包裹胃部并延续形成大网膜（Chiarugi G.，1975）。

[4]　沿着血管壁，神经纤维抵达并进入肝脏和胆囊的肌膜层，在那里形成一个类似于胃肠道壁内神经丛的网络（Benninghoff A.，Goerttler K.，1986）。

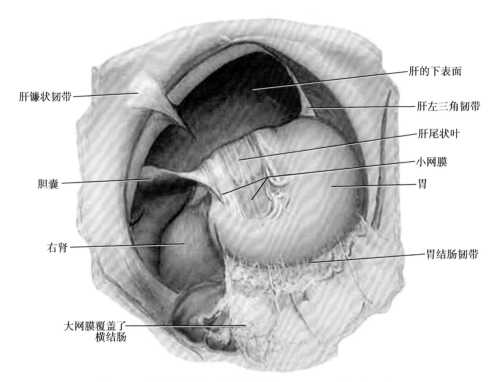

肝镰状韧带

胆囊

右肾

大网膜覆盖了
横结肠

肝的下表面

肝左三角韧带

肝尾状叶

小网膜

胃

胃结肠韧带

图 3.4　腹腔上部与大，小网膜（摘自 V.Esposito 等，第二卷）

连续性保证了机械活动传递到所有上消化道的相关结构。

本章将试图解释筋膜的依次牵张如何决定括约肌的开合及各种酶的释放，这一过程也部分受激素的影响[5]。

内部系统的分段蠕动

这里我们将讨论壁内系统局部的生理，或者更确切地说是小肠、血管或腺管的某个部分的蠕动。

主动吞咽只决定食物进入消化道初始推进力；而后则是靠食管自主的运动。

食管的收缩是由反射诱发的，是食管壁受到牵拉而引起的[6]。

下面，分析壁内神经元是如何由食物通过的方式激活的（图 3.5）。当牵拉激活这些神经元时，它们会将脉冲发送到位于其后的平滑肌上。后方的肌肉收缩，同时将此区域相邻的前方肌肉放松。这有利于食物在肠内的向前移动和继发一个新节段的张力序列。

无论是上皮细胞或平滑肌组织均不能觉察到内脏壁的牵拉：因为上皮细胞是一个不可伸长的基底组织而平滑肌则没有一个固定的大小。封套筋膜是唯一一种组织，既具有预定尺寸，又具有一定的弹性允许它适应牵拉。按照其包裹的结构的不同，封套筋膜有不同名称，如腹膜脏层、外膜或囊。它是由富含胶原蛋白和弹性纤维的结缔组织形成的。筋膜的延长牵拉了壁内自主神经节，后者发送一连串冲动到壁内神经丛。

这一连串的冲动使得局部的平滑肌收缩，并引起脏器内腔窄缩。同样的机制发生在血管和腺导管。

---

[5]　胃部有节奏的搅拌运动，每三分钟发生一次。胃的排空取决于胃和十二指肠内的压力变化。激素刺激调节这一过程（Helmut L.，1986）。

[6]　蠕动是由沿着壁内神经丛传播的冲动引起。即使蠕动可以沿肠的两个方向传播，但"肠道规则"使食物总是向肛门方向移动。这其中的原因可能是由于神经丛的方向"偏振"。如果肠的一部分被牵拉，其近端发生收缩而远端则发生扩张和松弛（Guyton A.C.，1980）。

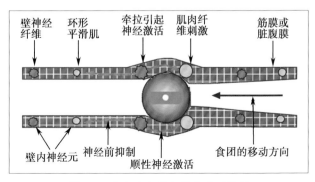

壁神经纤维

环形平滑肌

牵拉引起神经激活

肌肉纤维刺激

筋膜或脏腹膜

壁内神经元

神经前抑制
顺性神经激活

食团的移动方向

图 3.5　自主壁内神经节的激活机制

在生理学教材[7]中也提到，蠕动这一基本过程是一个闭合线路，更准确地说是一个局部的壁内反射线路（图 3.6）。

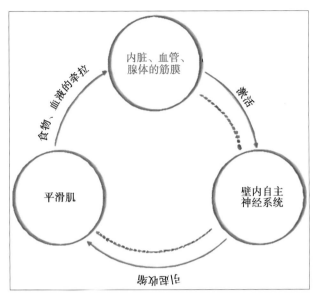

图 3.6　器官 - 筋膜单元的局部蠕动路线

位于肠壁内的肌间神经节都是一样的。它们仅仅发出收缩脉冲，并不适合调整其依附的脏器壁的蠕动速度[8]。以胃[9]为例，其平滑肌排列在几个方向，每一个都在不同时刻被激活，以便执行特定的动作。

胃壁平滑肌的肌膜层的排列分为纵向、横向和斜向。

纵向肌（图 3.7A）和相应的胶原筋膜支架随着胃部食物的填充逐步地被牵拉[10]。此牵拉导致了与上述筋膜相连的壁内自主神经节被激活。

来自神经节的冲动引起纵向肌收缩，使胃底和幽门窦互相接近。因此，胃小弯和胃大弯彼此分开（图 3.7B）。这种分离导致横向胶原纤维的牵拉并且激活连接这些纤维的壁内神经节。

胃体缩窄（图 3.7C）加大了胃底与幽门窦之间的

距离，牵拉了纵向纤维，使搅拌过程得以重复进行。

如果不是因为壁外神经节在大约两小时后中断了这个过程，胃的搅拌动作将持续反复进行下去。在器官 - 筋膜单元内，与各种脏器相连的筋膜按一定形式排列以完成其不同的功能。

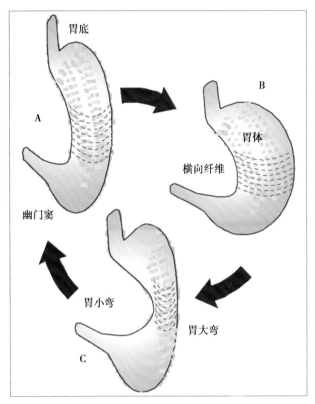

图 3.7　胃的节段性刺激

外部系统与器官 - 筋膜单元的蠕动

只有不同器官 - 筋膜单元的外部封套筋膜可以确保壁外自主神经节被赋予不同的节律[11]。这是由于[12]这些筋膜的结构不同。例如，小肠的壁均匀一致，其蠕动十分快速，而大肠的壁被半月形褶或凹陷分割成段，其蠕动就慢。

让我们重新认识腰部内脏器官 - 筋膜单元的蠕动。它需要协调食管末端（贲门）、胃体、十二指肠（幽门）和胆囊之间的运动。与食管、胃、十二指

---

[7]　食物的通过会引起消化道平滑肌的扩张，这会机械性刺激壁内神经元。反过来，这些神经元激活平滑肌收缩，产生蠕动波（Kenneth V.K., 2005）。

[8]　在所有脏器中可发现多个终末神经节。这些神经节代表延伸到各个器官的神经丛的一部分。它们位于脏器衬里（壁外神经节）或器官的内部（壁内神经节）。在壁内神经丛的交感和副交感神经元具有相同的形态（Kahle W., 1987）。

[9]　胃壁的肌层有三部分：外层是纵向肌细胞，环式中间层是环行肌细胞，内层是斜行肌细胞。当食物摄入时，胃的肌肉会通过神经反射与之相适应（Benninghoff A., Goert-tler K., 1980）。

[10]　在摄取 400 克的防射线物质后，将胃扩张，胃体的轴线移动到几乎垂直的位置。其下端膨大形成幽门窦或小盲端（Benninghoff A., Goerttler K., 1975）。

[11]　在所有的脏器里都发现有众多终末神经节。这些神经节是延伸到各个脏器的神经丛的一部分。它们或位于脏器外衬（壁外神经节）或在脏器内部（壁内神经节）（Kahle W., 1987）。

[12]　一系列的摆动和节段性的运动将肠内容物混合一起，并向前推动。中心对称的收缩可产生连续的蠕动波以保证向前推进肠内容物。蠕动波是沿大部分肠道快速传播的滚动。大肠的蠕动则是缓慢的（Leonhardt H., 1987）。

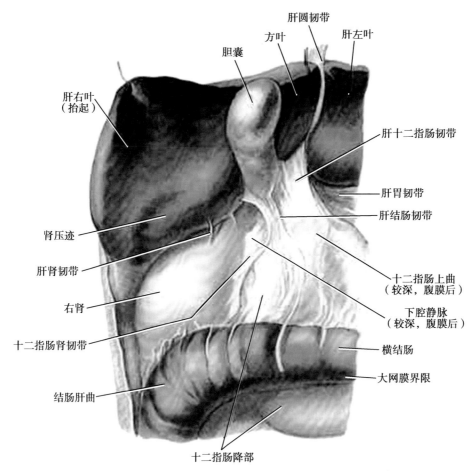

图 3.8 肝胃韧带和肝十二指肠韧带与部分小网膜（源自 V.Esposito 等的作品）

肠和胆总管相连的小网膜筋膜控制该节段的蠕动（图 3.8）。

小网膜在其关键协调部位是增厚并多纤维的，例如在食管的终端部（贲门）和十二指肠起始部（幽门）。这些增厚的部分又被称为肝胃韧带和肝十二指肠韧带。

存在于小网膜组织中的胃上丛[13]有分支延伸到腰部筋膜 - 器官单元的不同脏器。丛内的自主神经节在胃壁运动过程中被部分地牵拉。

有种假说，这些神经节[14]象蓄电池一样可以在每次胃肌收缩时积蓄电能。

壁外神经节一次又一次地产生冲动，形成所谓的胃排空[15]起搏器。当这些冲动到达其动作电位[16]时，会根据胃壁内在肌肉[17]蠕动时所遭遇的不同抵抗程度而发射出来。

经由胃丛，壁外神经节连接到包括三层肌肉的整个胃壁。

这些神经节产生的放电导致全部胃肌的整体收缩（图 3.9），从而把食物的推向幽门[18]。

与此同时，胆汁必须通过由胆总管和胰管组成的十二指肠乳头释放。肝十二指肠韧带围绕胆总管，以保证当幽门和十二指肠蠕动时胆总管受到刺激。

---

[13] 胃上丛附着并伴随胃左动脉沿胃小弯延伸。它接收加入腹腔神经节之前的迷走神经纤维。其发出的分支主要到胃壁和贲门（Chiarugi G.，1975）。

[14] 浆膜是腹膜脏层的一部分，包含两层支持的胃组织。一个是细胞组织层，含有丰富的血管和神经，并联合其下的肌膜层。另外一层是腹膜下层，主要在边缘部分，而在前、后壁部非常薄。因此，浆膜牢固地附着在脏器壁上，而在胃的大小弯部分则不甚坚固。

[15] 胃起搏器区位于胃体约近端三分之一处，它发出的去极化波从该区域扩展到远端（Baldissera F.，1996）。

[16] 细胞动力传导包括将机械信号转化为生化信号的能力。细胞转化在其组织中产生累积效应。这个理论被称为沃尔夫定律（Lindsay M.，2008）。

[17] 根据其可消化性，食物成分在胃中停留时间约为 2～4 小时，液体食物存留时间较短（Benninghoff A.，Goerttler K.，1975）。

[18] 当动作电位的数量在胃窦部逐渐增加时，它们同时变得更加频繁，胃窦收缩的效力倍增。于是，胃窦肌肉的蠕动使得消化进程更快更早结束（Baldissera F.，1996）。

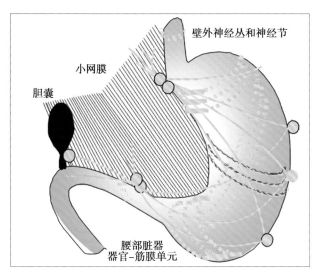

图 3.9　组成腰部脏器器官 - 筋膜单元的脏器、筋膜和神经

生理学教科书提到，激素调节机制刺激括约肌的开放和胆囊的排空。然而，激素信息传播太慢不能在食物经过十二指肠的时候同步释放胆汁。更大的可能是，自主排放来自完整的内脏筋膜 - 器官单元的壁外组分，激活了围绕胆总管的平滑肌。

从以上信息可知，壁内自主神经节对导管、内脏或血管管腔的牵拉是敏感的，而壁外神经节只按特定间隔激活每个器官 - 筋膜单元。

以胆囊为例，只有当胃和十二指肠在活动时才释放胆汁，而在外部的压迫下则不会。

中枢神经系统不能仅仅通过迷走神经控制这些自动反应，周边[19] 的牵张调节才是至关重要的。

每一个器官 - 筋膜单元的不同部分都被筋膜连接在一起。静止时的基础张力是让筋膜能够协调这些不同部分的功能的重要条件。管腔的不同大小可以牵拉筋膜进而刺激壁内和壁外神经节。但是只有在筋膜处于正常张力状态下，这种刺激才是精确的。

骨骼肌肉系统内的肌筋膜被认为是通过其肌梭受到的张力影响而调整其肌筋膜单元内单关节与双关节纤维的同步活动。但是筋膜仅在其基础张力正常的状态下得以协调肌梭的牵拉。同理，内（脏）筋膜通过调控自主神经节可以协调其所属器官 - 筋膜单元内主要和次要脏器的活动。但只有当内筋膜具有基础静态张力时这才有可能。

到目前为止，我们已经描述了激活腰部脏器器

官 - 筋膜单元的胃丛与它的各种壁外神经节。其实每个器官 - 筋膜单元都有各自所属的神经丛以及相应的神经节。

Fazzari 的解剖教材对这些神经节做了如下描述：
— 在脑区，由睫状神经节和神经丛，耳神经节和神经丛，翼腭神经节和神经丛形成壁神经系统（the enteric system）。
— 在颈部，咽喉旁的神经节和神经丛形成壁神经系统。
— 在胸部[20]，由支气管、心脏及血管外膜的神经丛和神经节形成壁神经系统。
— 在腰部，位于消化道壁中的神经丛和神经节是壁神经系统的一部分。
— 在盆腔内，与直肠壁、膀胱壁和子宫壁有关的神经丛和神经节是壁神经系统的一部分。

特别注意，以下这些壁外神经丛连接到每个器官 - 筋膜单元的筋膜上：
— 在颈部，颈动脉丛与颈部管性单元相连；咽喉丛关系到颈部内脏单元；甲状腺丛与颈部腺体单元相连。
— 在胸部，心丛连接到胸部管性单元；肺丛到胸部内脏单元；心包丛到胸部腺体单元。
— 在腰部，肾 - 主动脉丛连接到腰部管性单元；胃神经丛到腰部内脏单元；肝 - 肾上腺丛到腰部腺体单元。
— 在盆腔，膀胱丛连接到盆腔管性单元；肠丛到盆腔内脏单元；生殖丛到盆腔腺体单元。

在每个器官 - 筋膜单元内不同脏器的活动是按逐步整体化的方式由内到外形成的。

以腰部的内脏器官 - 筋膜单元为例（图 3.10）：
— 在肌膜内的黏膜下神经节（Meissner's ganglia）控制腺体分泌到管腔器官的分泌活动[21]。
— 壁内神经丛（也称 Auerbach's 肌间神经丛）位于肌鞘膜（介于纵行和环形肌之间），控制局部肌肉活动。
— 延着胃的大小弯分布有壁外神经节负责协调整个内脏腰部器官 - 筋膜单元的所有脏器（贲门、胃、幽门、十二指肠、胆总管）。

---

[19]　幽门不是胃排空的自主调节器，它实际上与胃窦构成一个功能单位。胃的排空取决于胃窦与十二指肠之间的压力差（Benninghoff A.，Goerttler K.，1986）。

[20]　由神经节发出的交感神经分支和副交感神经的同名分支一起走行，到达肺和食管，形成肺和食管丛（胸部壁内神经系统）（Fazzari I.，1972）。

[21]　黏膜下的麦斯纳神经丛（Meissner）控制分泌活动，而肠系膜神经丛（Auerbach，肠肌间神经丛）控制节段活动（Benninghoff A.，Goerttler K.，1975）。

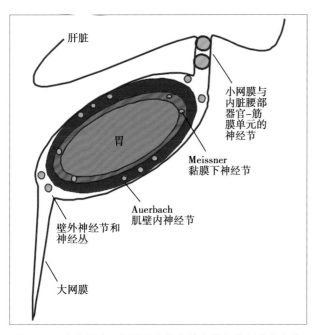

图3.10 每个器官 - 筋膜单元的内神经丛与神经节的分布

因此,通过研究内部筋膜的分布,我们可以更全面地理解与自主神经系统的相互作用以及器官 - 筋膜单元的运动管理(蠕动)。

第4章
张 拉 结 构

内脏、脉管和腺体壁张力的变化可以影响其内部器官的蠕动。

自律神经节产生的神经电脉冲触发内脏平滑肌的收缩。这些神经节通常会被内筋膜的牵拉或紧绷激活。的确,内筋膜特殊的结构特点使它可以感受到张力的变化。当神经节周围的筋膜受到非生理性的张力时,神经节产生的"全或无"的电脉冲就会被改变。

躯干壁有着相似的张拉结构。因此,躯干的运动一般不会影响内脏器官的蠕动。

保持但不受压迫

所有哺乳动物的躯干肌肉都是用来实现两种独特的功能:①使躯干在三维空间运动;②包裹或维持内脏器官位置并使它们在(躯干肌肉)收缩时不被挤压。当肌筋膜有弹性时,这两种功能的实现就没有问题。但是,如果肌筋膜密度增高时,运动即可以引起疼痛,或导致内脏器官不能正常工作。

在对骨骼肌肉功能失调进行筋膜手法治疗时,常用一些运动测试来定位造成肌筋膜疼痛的筋膜增厚点。在对内部功能失调进行筋膜手法治疗时,我们常会从内脏功能失调的具体表现来追溯造成腹腔壁张拉弹性变化的张力点。

虽然颈部、腰部和骨盆的前壁是由肌肉组成的,但它们的腔隙仍可以保证其内部器官的独立运动。这一章将探讨其工作方式。

假设躯干没有张拉结构的构造,腹直肌的收缩就会压迫内脏器官,并干扰它的蠕动(图4.1)。

另外,也就会需要多根弹性绳索来维持体腔的开放状态(图4.2)。

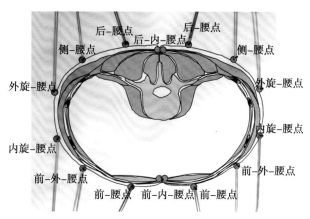

图4.2 腹部肌肉收缩时无法对外骨骼产生杠杆作用

本章将解释,哺乳类动物躯干的张拉结构是怎样保持它的四个体腔开放的同时,又能保证腔内器官不受肌肉收缩的挤压。

张拉结构

在土木工程中,一个建筑的顶棚设计可以有几种不同的结构(图4.3至图4.6)。只有张拉结构对应躯体的解剖构造。

张拉结构的组成包括轻质薄膜以及悬挂在周围坚固结构上的张力索薄膜支架(图4.8)。

在人体中,每一个器官-筋膜单元都有两个互相关联的张拉结构。

— 外部张拉结构,由躯体作为外壁覆盖包裹四个体腔(颈、胸、腰和骨盆)。

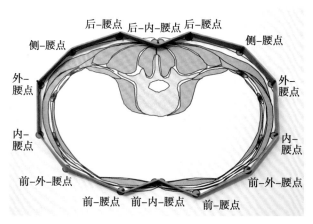

图4.1 腹壁肌肉无法对腹内容物产生杠杆作用

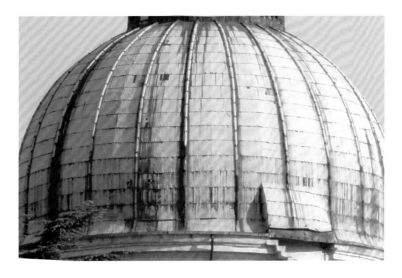

图 4.3 圆顶型结构

圆顶型是弧线围绕它的垂直中轴线旋转时形成的几何体。

它是个静态的结构不具备任何适应性变化。

胸壁和肋骨与圆顶结构的确很相像,但是它们不是静态的,而是在不停地扩展和收缩

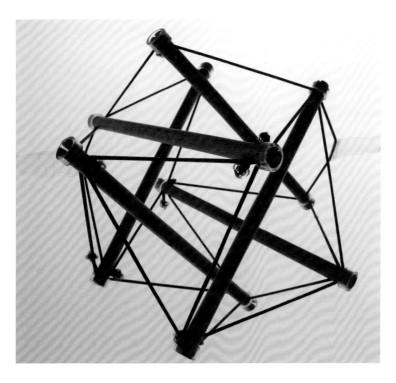

图 4.4 张拉整体式结构

张拉整体式结构建立在张力和压力的协调与平衡的基础之上。

这些僵硬的组成元件并不相互接触,而是由其他的张力元件联合在一起。在人体中,骨骼之间是相互接触的。张拉整体式结构是由张力元件把压力元件连接而形成。相比之下,张拉结构中只有张力元件支撑

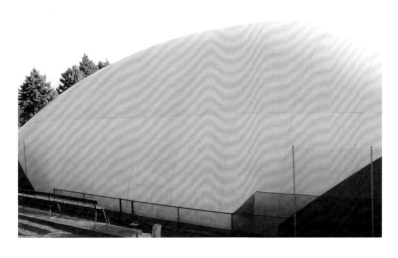

图 4.5 单一静态结构

单一静态结构(充气式)是由一层薄膜(封套)组成,这层薄膜被固定在地面上,当里面的气压比外面高时,薄膜就处于膨胀状态。这层薄膜通常是化纤材料,质轻而坚韧,性能优越。

在人体中,躯干内压与大气压等值。所以,人体与单一静态结构不同

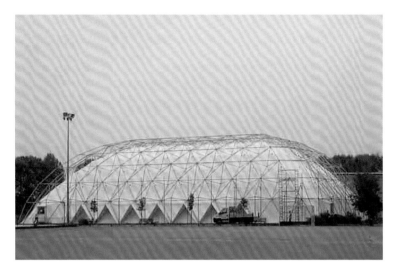

图 4.6　重复构件结构

重复构件结构是基于分区承重的设计。它是由连接内部覆盖层的外部管状支柱组成。其内部和外部的压力等值，但是其柔韧部分既不能膨胀也不能收缩。昆虫类的外骨骼与这种结构很相似

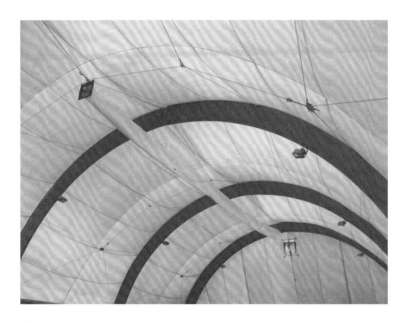

图 4.7　静态压力结构

静态压力结构不同于重复构件结构之处，在于它内部的弓架撑起外部的化纤薄膜（外骨骼）。这种建筑与人体胸部的内骨骼（肋骨）和肌肉组织（薄膜）构成的结构相似

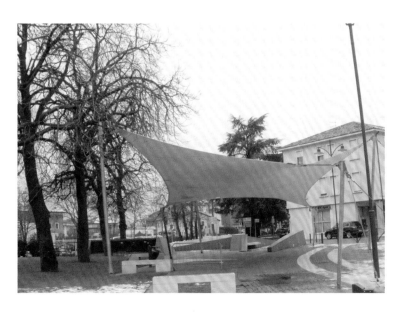

图 4.8　平面张拉结构

张拉结构由一个或多个薄膜组成，这些薄膜被拉力元件固定。张拉结构质极轻，坚韧，易变形。颈部、腰部和骶部类似这种建筑结构。胸部部分像静态压力结构（胸廓），部分像张拉结构（胸膜顶和膈顶）

—　内部张拉结构,由多个不同脏器的固定筋膜(如腹膜壁层)和包裹单个内脏的筋膜(如腹膜脏层)组成。

每个器官 - 筋膜单元都由一个张拉结构构成,它与体表可以触摸到的覆盖张拉结构相互作用[1]。内部功能失调的筋膜治疗手法并不是直接作用于内部张拉结构[2],而是通过对肌筋膜或者说外部张拉结构的作用来恢复内脏的正常生理蠕动。

外部张拉结构或封套张拉结构:消化道、动脉和腺体只能在一个完全没有被挤压的环境内才能扩展。所以,能够保持四个体腔的内压力和外面的空气压力一致就很重要。

躯干壁就像一个多层的膜:颈、胸、腰和盆部都有三层筋膜。每层筋膜中的肌纤维走向并不相同。叠在一起它们组成了一个非常坚固又有弹性的纤维膜状壁,与船帆的结构相似。

躯干的三个肌肉层相当于张拉结构的薄膜部分,同时还包括了固定点、结节点等。任何已知的张拉结构都要有一定的弹性,使它可以适应不同的动态压力,就像船帆适应天气的变化一样。

在人体中,将脏器固定在各自正确位置上的不同韧带就嵌入在躯干壁(外张拉结构)的内表面。

内部张拉结构(嵌入和保持):那些使器官定位的韧带并不直接支撑器官本身,因为如果那样的话,它们就不能感受到器官内存物的变化。这些"肠系膜"成为所有的内脏器官的大包裹。它们依所包裹的内容而被称作脏层腹膜、血管外膜或腺体鞘膜。所有这些筋膜结构配合不同的纤维束一起组成了一系列张拉结构以共同维持内脏、脉管和其他管道的管腔通畅。这种生理性的紧张代表了一种不可缺少的基础张力,从而使内脏器官的筋膜可以觉察到器官内存物的变化[3],进而据此刺激壁自主神经节。

土木工程中的张拉结构

工程学的书籍中描述了两种主要的张拉结构:平面式和鞍式(双曲)。

一个平面式张拉结构是一张轻质的纤维结构膜固定在由张力索构成的支撑框架上,张力索又悬吊在周围的坚固结构上。

薄膜可以是一块纺织品(图 4.8),由本身的经纬纤维来承受拉力,而不需要是一连接拉索或悬吊支撑的预拉伸织物。这块纺织品连接到其周边的支点(图 4.9)。支点是一个旋转杆嵌入固定底座的机械装置。

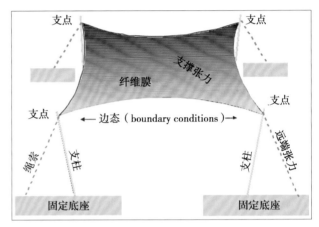

图 4.9　平面张拉结构

比如,门轴就是一个简单的支点,它使门可以绕着固定的门柱转动。在人体中,支点在肩关节和骨盆一带。如果这些枢轴点不能对压力的变化做出调整,力线就会穿越整个薄膜结构并散布开,造成功能失调。

在一个张拉结构中有两种张力:

—　支撑薄膜的张力。
—　使纤维膜处于紧张状态的远端张力(拉杆)。

薄膜固定在锚梁(支柱)上,这些锚梁形成周围稳定系统。

张拉结构的两个重要原则是所有的力必须平衡,张力必须均匀分布。

人体张拉结构的膜必须承受拉力,因此保证不会干扰其所覆盖脏器的正常蠕动[4]。

瞬间的张力变化,例如咳嗽或解大便而导致的腹腔内压力突然增加,不会影响内脏的蠕动。这种张力变化就像风可以使一个张拉结构的膜晃动,却不能改变它的位置。

而躯干的体壁与平面张拉结构的重要区别是躯干壁的张拉结构是弧(马鞍)形的。土木工程中的

1　支持与支撑的方式。因为消化道中气体和液体的共存造成了正腹压,又加上腹壁肌肉的肌张力,使脾脏和肝脏处于它们所应在的位置(Chiarugi G., 1975)。

2　表面张力的定义是一个机体的壁膜对其所限定空间内容物的阻力。以动脉为例,也就相当于血液对血管的压力(Enciclopedia Medicalt., 1988)。

3　脏器的浆膜层黏附在其覆盖的脏器实质上。腹膜脏层和内脏器官是不可分割的,它是内脏器官完美的延续(Hedley G., 2010)。

4　根据阿基米德原则,一个浸入液体中的固体所受到的浮力等于固体所排出的液体的重量。胃浮在肠的上方,肠对胃有一个向上的反作用力。这反作用力的大小和摄入的食物量成正比,而这只有腹腔是一个常态封闭环境时才能产生(Baldissera F., 1996)。

马鞍形结构（双曲或反曲结构）能更精确地描述人体的这种形态。马鞍形结构由两个方向相反的曲面构成，并且在任何一点上两个曲面的半径都相等。马鞍形结构需要有预拉伸索人为地拉紧支撑部，这些拉索可以在不同的天气状况下确保结构的稳定性。

　　在人体的张拉结构中，这些预拉伸索是由肌筋膜系统构成。筋膜部分承受着拉力，而肌肉部分则提供基础张力。即使人处于完全松弛状态时，这种基础肌张力也依然存在。

　　躯干壁的后部和肋缘形成所谓"边态"（boundary conditions）。

　　当自主肌肉收缩时腹腔中的器官并不受挤压，这是因为人体马鞍形张拉结构的边界（耻骨、胸骨以及两侧）保持了腹腔的内空间（图 4.10）。

　　无论是在放松还是肌肉收缩状态，从胸骨延伸到耻骨的前支撑系统（前部空间的张拉）都在参与。当躯体从仰卧姿势抬起时，嵌入耻骨与胸骨的腹直肌保证张力不会被传到腹腔内，以防止腹内容物受压（图 4.11）。

　　让躯干肌肉同时进行这两种不同动作是不可能的。也就是说，躯干肌肉不可能在收缩抬高躯干的同时又避免挤压到内脏器官。只有张拉结构的特殊边界（耻骨、胸骨以及两侧面）构造可以保证肌肉收缩的同时又不会挤压到腹内容物。

张拉结构与体腔

　　躯干肌肉可以在三个空间平面（三个方向）活动躯干的不同部位。人体张拉结构是由同样的肌肉形成体腔。这些肌肉与支撑系统（骨架）按不同方式互动。骨骼肌肉系统中，前面的肌肉群（颈前和腰前肌筋膜单元）与后面的肌肉群（颈后和腰后肌筋膜单元）相互拮抗。当一组肌肉收缩时，另一组必须放松。但是当全身各部分都处于运动状态时，主动肌的激活必然同时部分激活其拮抗肌。这种配合在躯体的张肌群中更为突显。

　　然而，为了形成颈、胸、腰及骨盆部的空腔，主动肌与拮抗肌的共同收缩在前后向、侧向和斜向的张拉结构中尤为明显。

前 - 后向（AP）的张量（tensors）

　　由于**前部张肌**长度的变化，使得躯干后壁更像一个支柱，**前部张肌**形成一个包容系统，后部张肌则是一个稳定系统（图 4.12）。

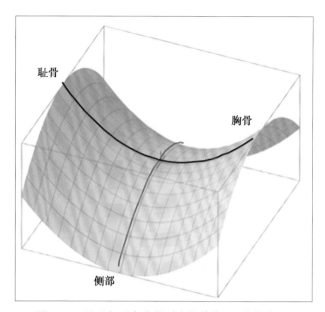

图 4.10　置于躯干内的鞍形张拉结构（双曲抛物面）

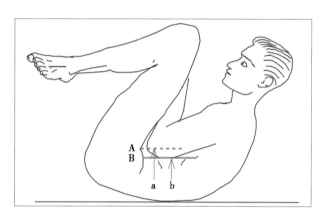

图 4.11　A. 主动抬升躯干时腹壁的位置；B. 放松时腹壁的位置

　　前后张量都在作为固定支点的椎体上产生杠杆作用。这个支点的位置偏后是因为竖脊肌的力量比腹直肌强。这种杠杆臂长短的不同使脊柱成为均衡前后张量的一个平衡杆。

　　前部张量是由多个肌筋膜序列组成，包括前 - 内肌筋膜对角线以及前运动序列和中运动序列。

　　后部张量是由后 - 内对角线以及后运动序列和中运动序列组成。

　　躯干后部的肌肉在整个骨骼肌肉系统中的作用更加重要。即使这样，在分析张拉结构时，还是要先考虑躯干前部的肌肉。

　　另外，在任何一个已知张拉结构中都不只是由一个 CC 点（Centre of Coordination，协调中心点）来协调身体某节段的运动，而是某个特定的张量协调多个点来工作。

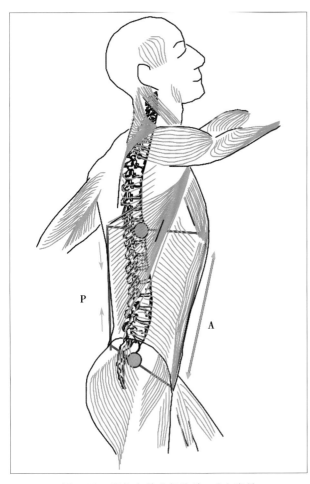

图 4.12   腰部和骨盆部的前 - 后向张量

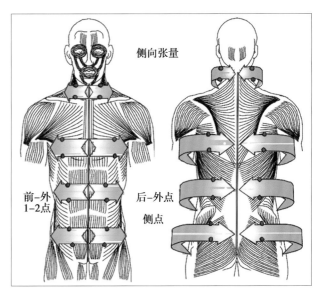

图 4.13   四个节段的旁 - 侧向张量

旁 - 侧向（LL）的张量（tensors）

自然状态下，仅在前后向（AP）平衡躯干隔膜所受的各种力是不够的，也需要旁 - 侧向（LL）力量的平衡。

躯干的四个节段都有由侧向张肌提供的侧方张力（图 4.13）。

请注意，在每一个躯体段都有一个后部张量（posterior tensor）对应于侧运动序列和一个前部张量对应前 - 外肌筋膜对角线。身体一侧的侧向张量和另一侧方向相反的两个张量是抗衡关系。

提供这两个张力协同作用的弹性支柱是腹白线的胶原纤维和棘上韧带，而不是脊柱。

在躯干冠状面的运动中，位于同侧的侧运动序列和前外对角线被激活，同时，对侧的肌肉起支持作用。

旁 - 侧向（LL）张拉结构的激活，再加上对侧的四个躯干张量的支持，使躯体可以在运动的同时保持体腔的开放状态。

斜向（OB）的张量（tensors）

当颈、胸、腰和骨盆部分旋转时，一侧的外旋系列和对侧的内旋序列同时运动产生一对力。同时，另外两个旋转序列并不完全放松而是保持一定的紧张度来维持体腔的开放。

当发生功能失调时，这一复杂的协调机制使得寻找致密点变得十分困难（图 4.14）。

使一个节段的躯体旋转的肌肉是利用相邻节段的对侧肌肉作杠杆的。现在来分析一下前内旋肌肉和后外旋肌肉的延续性：

— 在颈前部，胸锁乳突肌部分嵌入覆盖筋膜以延续到对侧胸筋膜。

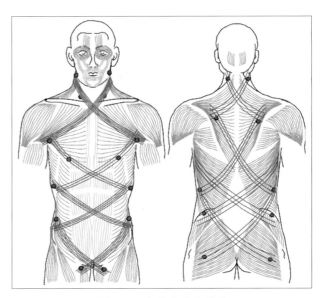

图 4.14   躯体的斜向张量

— 在剑突附近,胸大肌下降的纤维与对侧腹斜肌的上部肌纤维交叉。

— 腹斜肌的中部肌纤维穿过腹白线延伸到对侧的髂嵴。

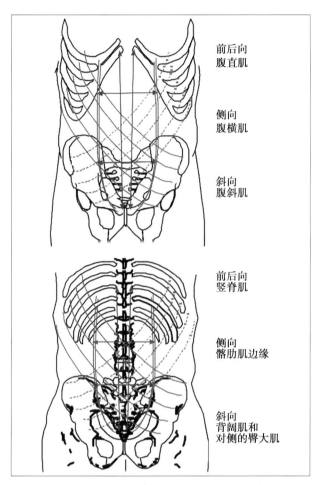

图 4.15 腹壁张拉结构的前部张量和后固定点

— 在耻骨区,腹斜肌的下部纤维跨越(股间纤维)到另一侧,延伸至对侧的髂内 CC(协调中心)点。在躯干后方,斜行的肌纤维的交叉模式与前部类似:

— 一侧的夹肌群延伸到对侧的菱形肌和上后锯肌。

— 斜方肌上行的纤维延伸到对侧胸腰筋膜的上部纤维。

— 背阔肌的中部纤维穿过棘间韧带延伸到对侧的臀中肌筋膜。

— 背阔肌的下部纤维延伸到对侧的臀大肌筋膜。

从解剖到治疗

可以从以下这些易于触到的点来检查每一个张量的张力状态:

— 前 - 后向张量的状态可以沿着躯干的前 - 内线(前 - 内 - 颈点、胸点、腰点和盆点)和后 - 内线(后 - 内 - 颈点、胸点、腰点和盆点)查找。

— 侧向张量的触摸点分布在腹直肌鞘的两侧(前 - 外 - 腰点、盆点)和竖脊肌鞘的两侧(后 - 外 - 胸点、腰点)。

— 斜向张量的触摸点分布在身体的两侧。

查考一下腹壁的水平截面,这些支持索的排列就会更清楚(图 4.16):

— 在腹直肌鞘的两侧,腹肌的三个筋膜汇聚形成左右腰和盆部张拉结构的前 - 外张量。

— 在腹直肌鞘的中间,浅层和深层的腹壁腱膜与筋膜融合成腹白线,腹白线从趾骨联合延伸到剑突(前 - 内 - 腰和骨盆的张量)。

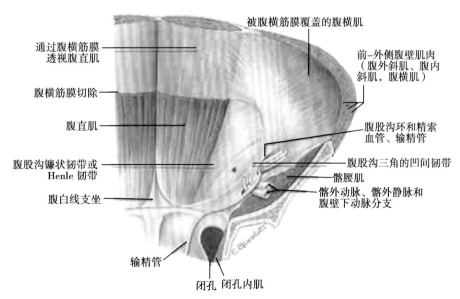

图 4.16 下腹壁内观(源自 V.Esposito 等的作品)

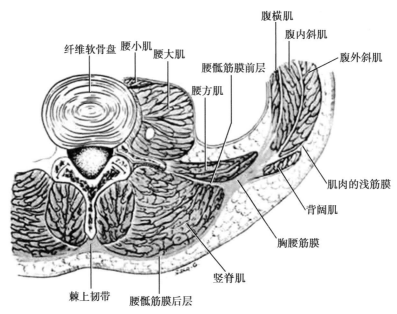

图 4.17　腰部肌群的横切面（源自 G.Chiarugi，L.Bucciante 的作品）

躯干的后部也有类似的索缆分布，但它们主要起着固定索和合页的作用，而不是张拉结构中张量的作用。

腹部肌肉的三层筋膜和腱膜融合在竖脊肌鞘的侧旁（图 4.17）。腰方肌的存在限制住了这一融合线可能对腹内容物产生的影响。即使是这样，后 - 外 - 腰和后 - 外 - 盆点仍然起着重要的固定作用。

另一条固定线是在棘上韧带的旁边。上面分布着后 - 内 - 颈、后 - 内 - 胸、后 - 内 - 腰和后 - 内 - 盆点。

针对前 - 后（A-P）和侧 - 外（LL）张量的手法可在其表面的 CF（融合中心）点上操作。对外旋和内旋的 CC 点（协调中心）实施手法可以治疗斜向张量（图 4.18）。在躯干内，除了被坚硬的肋骨和胸骨妨碍了旋转的胸部，内、外旋 CC 的位置很接近。这有助于它们在旋转运动中作为成对的力协调互动。

在这个躯干的张拉结构中，内旋和外旋的 CC 点同时也是张拉结构的张量点。

从解剖到病理

躯干的四个张拉结构中张量的分布使腹壁在容纳内脏器官的同时，又能适应它们的变化。如果这种适应性受到损害时，腹壁的基础张力和内脏器官的基础张力就会相互影响。

过度使用腹壁筋膜可以导致某个张量点致密化，进而造成胃胀或胃饱满感的症状（图 4.19）。这种不适的感觉常常被归咎于筋膜下脏器，因为它出现在餐后或少量进食后。例如，吃了一个苹果后，就有饱腹感。这不是因为胃胀，而是因为腹壁不能适应内部张力的变化。

但是，如果这种早期的不适感被忽略，变硬的张拉结构就会永久性地改变其下脏器的功能。举个例子，患者开始可能只有下腹部胀满和下坠感。如

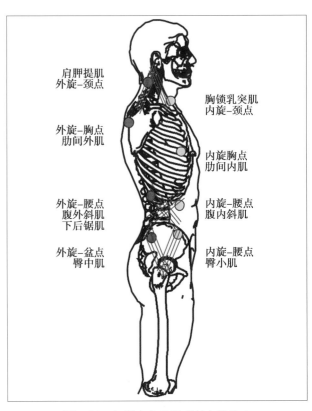

图 4.18　标识在躯干侧面斜向张量点

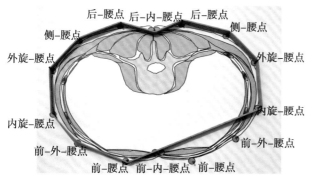

图 4.19　某个张量点的致密化会造成腹腔不能适应其内容物

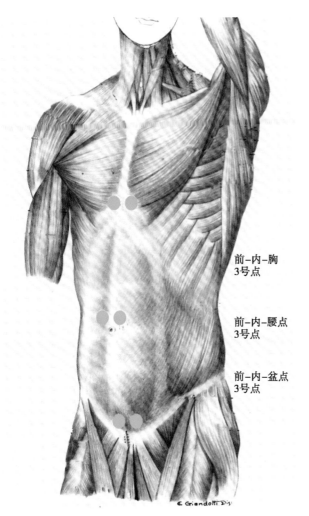

前-内-胸
3号点

前-内-腰点
3号点

前-内-盆点
3号点

图 4.20　躯干前壁上的节点

节点

在胸、腰和骨盆部的张拉结构中张量会形成一些固定的交汇点。一般的解剖图中不会标注这些胶原纤维的交叉（图 4.20），但是它们在尸体解剖时却显而易见。比如，前锯肌的斜向张力点，腹直肌的纵向张力点和胸大小肌的侧向张量点都汇聚在前 - 内 - 胸的 3 号点，这点也是剑突上的一个 CF 点（融合中心点）（图 4.21）。

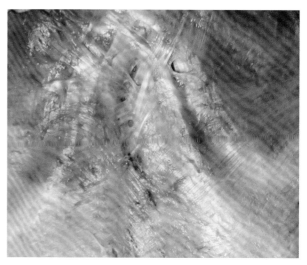

图 4.21　剑突上筋膜的胶原纤维交叉

前 - 内 - 腰 3 号节点也是一个 CF 点，位于所有脐周张力汇聚处。这种情况下，整个腹壁就像一个以脐为中心支点的圆形帐篷。

脐也很像自行车车轮的中心，所有的轮辐都从外周延伸最终汇聚在锁扣样的中心点。外周的轮边就是所有腹肌的骨性附着点。

因为脐处于腹壁的中线上，它与腰和盆部张拉结构的任何一个张量都有关联。

对这个点（前 - 内 - 腰 3 号点）的触诊要检查脐周一圈的所有方向。而治疗则着眼于有阻抗的地方。

前 - 内 - 胸 3 号节点有时会和腰部张拉结构关联。而前 - 内 - 盆 3 号节点总是和骨盆张拉结构有关。

腹白线的纵向纤维、斜肌的斜间纤维和腹横机的侧向纤维都会聚到前 - 内 - 盆 3 号节点。

之所以被称为"节点"[6]，是因为这三个点和三组张量（前 - 后向、旁 - 侧向和斜向）都有关联。在实践中，这些点在触诊检查中表现非常敏感，容易触到。

特别要指出的是正如张量和任何一个器官 - 筋

果这种紊乱没有得到治疗，变硬的盆腔张拉结构就会影响由膀胱直肠筋膜协调的正常蠕动。这种变化会进而造成大便时的尿失禁；反过来也是一样[5]。

---

[5]　人们使用聚丙烯贴来加强盆筋膜的三条主要韧带（耻骨直肠韧带、骶子宫韧带、腱弓）的力量来改善尿失禁和扩约肌的本体感受（Papa Petros P.E., 2005）。

[6]　节点：线或缆相交的点，交叉路口。例如，公路或铁路的交叉口（Dizionario Lo Zingarelli, 2012）。

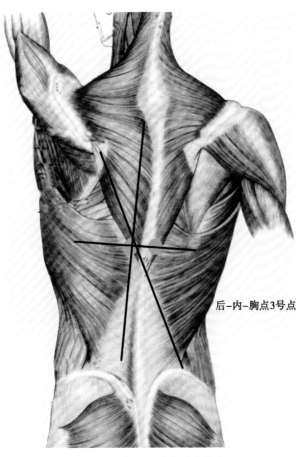

后–内–胸点3号点

图 4.22　躯干后壁上的结节点

膜单元没有专一关系一样，"节点"和其下的任何结构也没有直接联系。

这些"节点"对于恢复张量的正常状态特别有用。

躯干壁后面只有一个节点，就是位于后 - 内 - 胸的 3 号点的 CF 点。来自背阔肌近端侧向和纵向牵拉与斜方肌下部肌纤维的斜向牵拉（后者部分加入对侧胸腰部筋膜）交汇在第九和十胸椎旁边。这个交汇点扮演后部固定点的角色并且和胸部及腰部张拉结构的张量（前 - 后向、旁 - 侧向和斜向）相关联。

第5章
局部牵涉痛

疼痛，是刺激性应激的结果。疼痛可以出现在任何组织中，并且往往呈现不同的特点。

运动会加剧肌肉骨骼的疼痛。而一般来说，源于内部的疼痛更弥散并可在强度上发生突然的变化。

在身体的某一处发生而在另一处被感觉到的疼痛，称为牵涉痛。骨骼肌肉系统内牵涉痛的来源可以是肌筋膜上的扳机点，也可以来自于内脏器官。后一种类型的牵涉痛可出现在躯干壁（局部牵涉痛）或四肢（远端牵涉痛）。

本章内容覆盖了局部牵涉痛，并提供了一份评估表帮助治疗师确认和治疗这类疼痛。

深层痛和壁层痛

内部痛[1]（图5.1）可以划分为：
— 深部痛，这类疼痛来源于与内脏器官直接相关的病理因素。这类疼痛的传入冲动由内脏神经传导到中枢神经系统[2]。
— 腔壁痛，是起始于或者牵涉躯干壁筋膜的疼痛。这类疼痛的传入是由周围神经中的躯体神经传导的。

内脏神经一般被认为是自主神经系统的交感神经分支[3]。

然而，内脏神经实际上是直接从脊髓延伸到内脏器官壁上的。这使他们具有更独立地感知痛觉的功能。它们在下述脏器所包绕的筋膜突发膨胀时发出信号：
— 中空的内脏（如消化道）。
— 血管和尿道。
— 腺体管道（如胆总管）。

---

[1] 前述关于内脏痛的所有内容，一半以上的观点被推翻，被新观点替代，而这些新观点也曾被否认（意大利医学百科，1988）。

[2] 中空器官、浆膜和血管的传入神经是A和C型，它们穿行在内脏神经中，通过外周和椎旁交感神经节，并不形成突触，最终连接到脊神经后根（意大利医学百科，1988）。

[3] 所有的内脏痛觉感受器的神经纤维或属于交感神经系统或属于骶尾副交感神经系统。脑的副交感神经系统即迷走神经中，不存在任何的痛觉纤维（意大利医学百科，1988）。

无论是施行局部麻醉阻滞还是做内脏神经切断，都会造成相应器官的麻醉。由内脏神经传导的深部痛实际上是作为问题的始发点被感知的，因此它不应该被视为牵涉痛。

腔壁痛是内部功能障碍筋膜治疗手法的指征，它可以划分为：
— 躯体-内脏疼痛，这是由躯干壁肌筋膜致密化所导致。这类疼痛类似于一种内部干扰。它可以通过麻醉相关肌肉而消除，这证明它不是通过自主神经系统传导的。
— 内脏-躯体疼痛，是由内部筋膜致密化导致的疼痛。这类疼痛是通过内脏嵌入韧带的张力传递到肌筋膜的。
通常这两种疼痛无法彼此区分。

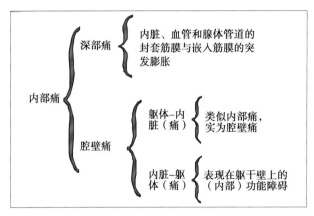

图5.1 内部痛的进一步划分

从外部到内部：躯体-内脏痛

躯干筋膜的致密化，随着时间的推移会造成对内部器官的干扰。起初，疼痛只是局限在躯干外壁，而其全部影响可以表现为一个对内部的干扰。

Rachlin（2002）的研究表明，刺激相应的肌筋膜可以产生类似源于内部器官的症状。刺激下列部位：
— 右侧腹直肌上部，可引起消化不良的感觉。
— 剑突区，引起类似于心脏病发作的疼痛。

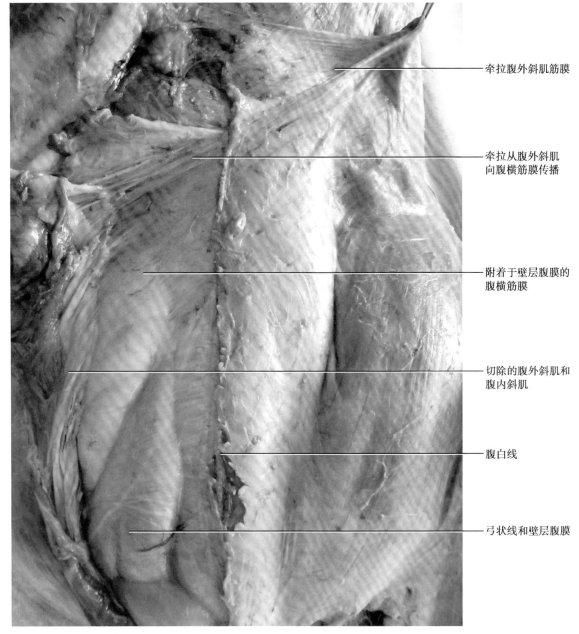

牵拉腹外斜肌筋膜

牵拉从腹外斜肌
向腹横筋膜传播

附着于壁层腹膜的
腹横筋膜

切除的腹外斜肌和
腹内斜肌

腹白线

弓状线和壁层腹膜

图 5.2 移除皮肤和皮下组织的外腹壁筋膜层
筋膜的致密化所造成的牵引力当然没有这里造出的那样强,但它持续存在,会不断地干扰每一次呼吸

— 胁下区域,造成胃的饱胀感。
— 脐周区域的腹直肌,同时引起局部疼痛和肠绞痛。
— 右侧腹直肌下方,会引发类似阑尾炎样的疼痛。左侧则会引起类似肠绞痛的感觉。

从以上信息可以推断,患者经常感觉到的来自内脏器官的症状可能是因肌肉筋膜致密化而来的,这显然发生在真正的内部问题出现之前[4]。这种壁层疼痛因为是由外周神经传导的,故可以通过局部麻醉消除[5]。然而,它有时可能会被错误地当作牵涉痛。

腹壁疼痛或瘙痒的存在,也许是大自然有意促使动物和人类搔抓筋膜发生变化的特定区域,以限制其对内部器官蠕动的潜在影响。

但是基于上述的假设,则来源于内部筋膜的疼痛实在没有存在的理由。没有动物可以用它们的爪子去改变其内部筋膜的组成!

经过治疗师手法调整腹壁,可以造成其张力的

---

[4] 当躯体问题向内里发展时,情况就会恶化(针灸手册,Manuale di Agopuntura,1979)。

[5] 腹壁疼痛伴随着相应的腹壁肌肉挛缩。两者都可以用局部麻醉予以消除或减轻(意大利医学百科,Enciclopedia Medica It.,1988)。

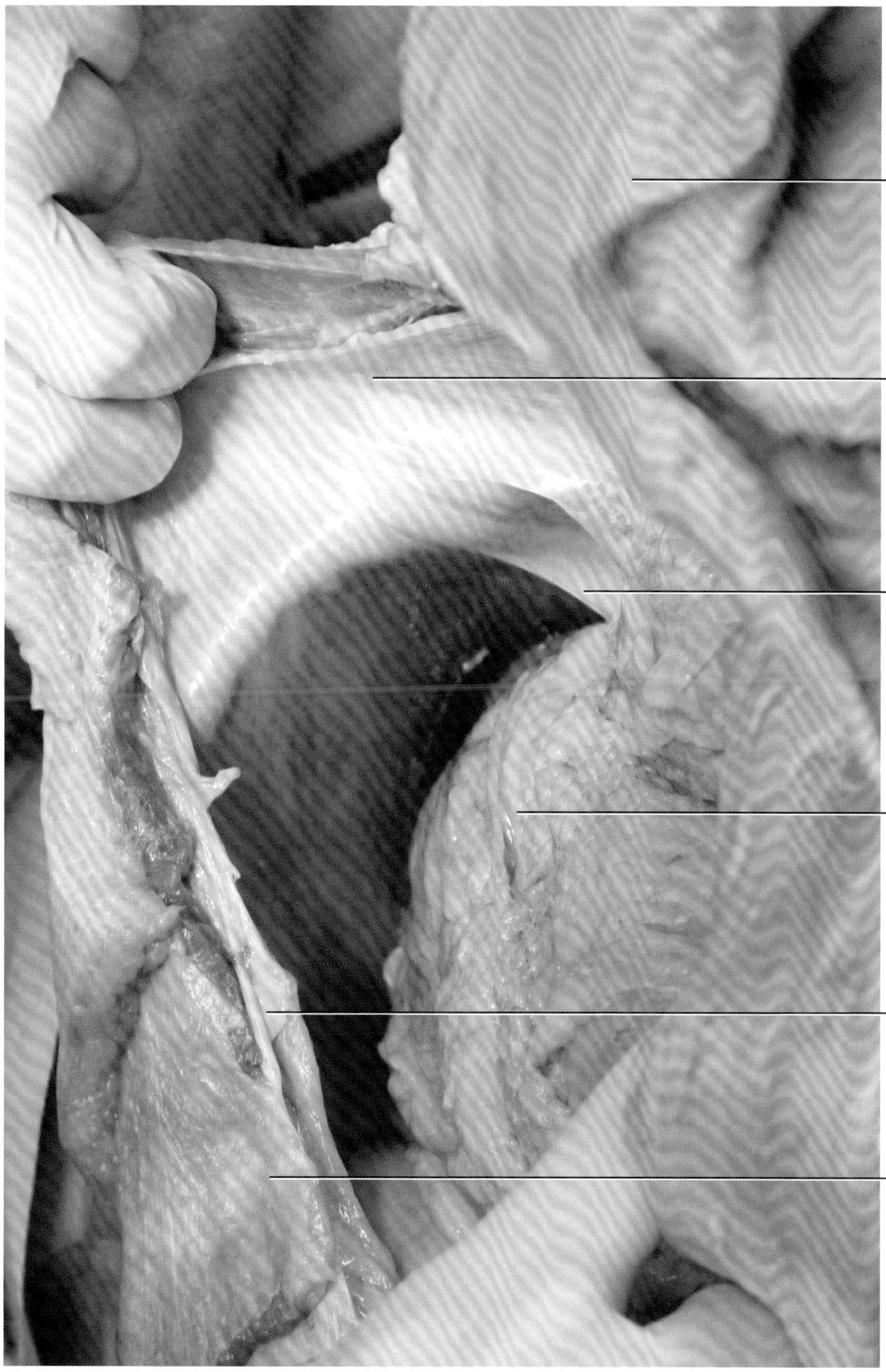

被切断并后翻的前腹壁

附着于膈肌筋膜的壁层腹膜

延伸到脾曲的膈结肠韧带

腹内脂肪组织

腹横筋膜和肋骨壁内肌群

除去脂肪组织后的腹斜肌筋膜

图 5.3　前腹壁被切开并翻转向上以显示横膈穹顶
附着于壁层腹膜和肌筋膜上的各种内部韧带是相当坚实的,这从本图中显示的移动这些筋膜需要的力上就可以看出

变化。如果壁层的疼痛信号被忽略,而没有实施手法干预,那么,身体因为应外部张力改变所造成的空间缩小会在内部器官或其周围形成囊肿、纤维瘤、下垂等异常形态改变[6](图 5.4)。

这些赘生物虽然名称不同,但本质上都是重新建立环绕器官封套筋膜的正确张力。这将有助于恢复正常的生理空间,使壁自主神经系统得以确保正常的器官运动。

当一位病人有某种内部功能障碍时,医学专家通常会开具超声扫描、磁共振或其他检查。这些检查可查出囊肿、纤维瘤或其他赘生物,这些查出的赘生物其实不是问题的原因,而是结果。

---

[6]　肠易激综合征的症状,包括许多与胃肠道紊乱相关的症状。症状是由这些器官不随意肌的功能改变所引起的。肌肉收缩的波是不协调的,这就干扰了推进或蠕动的运动。这些症状和真正疾病引起的症状很相似(医疗指南 Medical Guide, 1994 年)。

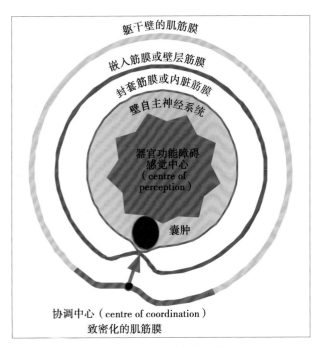

图5.4　躯体 - 内脏间相互作用

遵循特定的指导规范，去治疗造成功能障碍的关键点。这些关键点常常是"沉默"的，这意味着不触摸到它们不会显现疼痛。

骨骼肌肉系统的不协调（图5.5）会表现为关节疼痛（牵涉痛区域），但此时的手法却总是在协调中心点（CC）和（或）融合中心点（CF）上实施。

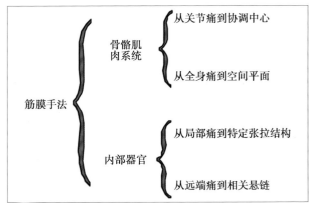

图5.5　肌肉痛和内部功能障碍的治疗

对于器官 - 筋膜单元的功能障碍，评估节段性的疼痛分布有助于选择张拉结构上的沉默点来治疗，而无论该疼痛是躯体 - 内脏还是内脏 - 躯体起源。

从内部到外部：内脏 - 躯体痛

前面的段落集中阐述了肌筋膜的致密化可以表现出类似内脏的疼痛以及如果不及时解决，这些警告信号可以引起其深层的器官功能障碍。

现在要讨论的是一个器官 - 筋膜单位如何可以通过其封套筋膜和嵌入筋膜，将张力和张力造成的疼痛转移到其表层的肌筋膜[9]（图5.6）。

这种类型的内脏痛（内脏 - 躯体痛）可以牵涉下列任何一处：
— 器官表面上的覆层[10]（节段张拉结构）。
— 有一定距离的部位或区域（远端张肌 distal tensors）。

为了解释这两种类型的疼痛，生理学家 A.C. Guyton（1980）采用了两种途径解释—腔壁通路和深层通路："来自阑尾炎的疼痛传入信号是通过腹膜

调整肌筋膜的变化可以消除其下器官的功能异常[7]，继而可以使囊肿或其他赘生物再吸收。因此，治疗的重点是腹腔壁，而不是直接在内部的器官。其作用是在张拉结构上，而不是直接在器官 - 筋膜单元。

躯体 - 内脏痛可以产生多种感觉，如胃痛，患者可能会归因于某个内部器官。然而，这类疼痛可能纯粹只是起因于腹壁筋膜的致密化。

只有触诊能够验证腹腔壁（容器）的哪一点在干扰腹腔内里的正常生理进程。

内部功能障碍的筋膜手法所用的触诊点，和用于肌肉骨骼系统治疗的点相同，只是另外根据张拉结构原理做了系统化和重组。

对内部器官的问题触诊从躯干前壁开始，而于此相反，骨骼肌肉系统则从后壁开始。这种做法是基于这样一个事实：躯干前壁形成包含着内部器官的张拉结构，而后壁肌肉则与脊柱协同支撑身体。

然而，强大的后侧躯干肌肉[8]的筋膜致密化也可以扰乱内部器官的功能，因为它们为前面的张拉结构提供固定点。

内部功能障碍的筋膜手法中最富于创新性的方面在于，不是去治疗内脏疼痛所在的位置，而是

---

[7]　肌肉内的肌筋膜触发点可引起内脏功能紊乱，与内脏器官疾病本身的紊乱非常相似（Travell J., Simon D., 1998）。

[8]　与常规的康复治疗相比，筋膜手法可能是一种治疗亚急性挥鞭伤综合征及其相关的内部失调的更有前途的技术（Picelli A., 2011）。

[9]　内脏疾病可以激活躯体结构的触发点，即使当病人已经从该疾病中痊愈，其症状仍可以持续下来（Travell J., Simmon D., 1998）。

[10]　腹膜脏层没有传入神经纤维。内脏疼痛是由肌肉痉挛、缺血和随后的腹膜壁层的参与引起的。腹膜壁层受特定节段的脊神经的支配，而该脊神经同时支配腹膜壁层浅面的肌肉（Hennessey R., 2004）。

壁层传导的，其疼痛脉冲是通过传导腹壁感觉的同一组神经纤维传导的。内脏通路（深层）用的是迷走神经和交感神经的自主感觉神经纤维。这些传入信号与源自腹壁的信号在进入脊髓时是完全不同的水平，而且它们的表现也在不同的（脊髓）水平上"。

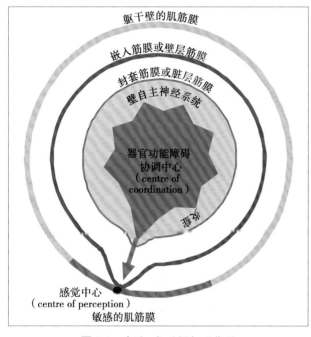

图 5.6 内脏 - 躯干间相互作用

Guyton 提到了迷走神经，但这条神经并不包括痛觉纤维[11]，并且除外了来自内脏神经的传入，有关交感神经的部分也有许多疑问[12]。

因此，来自内脏器官的不适大多数是通过内部筋膜的神经和躯体神经传导的[13]。

内脏 - 躯体痛的解剖学解释

躯体 - 内脏疼痛的分布（"壁层牵涉"痛）可以考虑用封套筋膜和嵌入筋膜之间的连续性以及这两种筋膜与肌筋膜之间的连续性来解释。

在初始阶段，内部疼痛往往是先在接近前正中线处感觉到。随后是在围绕躯干壁的水平带上呈"变位异构型"分布。

胸腔内器官产生的疼痛或不适，往往体现在胸骨后区域，有时是在肩胛间区（图 5.7）。

胃、肝和肾的功能紊乱，可引起从肚脐到剑突沿腹白线的肿胀感，有时可以是椎旁肌群的疼痛。

盆腔器官的功能改变可以表现为从肚脐到耻骨沿腹白线的疼痛或不适，有时也会在骶骨区域。

根据其临床经验，Jarricot 和 Mackenzie（1909）也将源自内脏器官的牵涉痛定位在胸骨和腹白线区域。

在针灸中，募穴和背俞穴能反映出内部器官的疾患。募穴[14] 位于躯干前，多沿着腹白线。下列器官的俞穴[15] 位于特定的脊椎旁：

— 第三胸椎水平，肺；
— 第四胸椎水平，心包；
— 第五胸椎水平，心；
— 第九胸椎水平，肝；
— 第十胸椎水平，胆；
— 第十一胸椎水平，脾；
— 第十二胸椎水平，胃；
— 第二腰椎水平，肾；
— 第四腰椎水平，大肠；
— 第一骶椎水平，小肠；
— 第二骶椎水平，膀胱。

在内部功能障碍的治疗上，中医重视躯干穴位的治疗意义。并建议组合使用位于躯干前后的穴位[16]。

沿着躯干前、后中线分布的疼痛，对应着内部器官的主要悬韧带的嵌入点[17]（图 5.8）。

例如，肝镰状韧带，嵌入到腹膜壁层与腹白线的会合处。沿腹白线并没有疏松结缔组织把腹膜壁层同腹横筋膜以及其他肌筋膜分隔开。因此，腹膜壁层和这些筋膜是融合在一起的。

沿胸骨和腹白线所感觉到的疼痛是由局部痛觉感受器直接触发所致。胸骨心包韧带直接嵌入到胸骨的内表面。心包的改变可沿此韧带传播，最终累

---

[11] 由 Cannon 实施并由外科医生确认的生理实验显示，颅脑的副交感神经和迷走神经确实有传入纤维，但这些纤维并不包括痛觉纤维（医疗指南 Medical Guide，1994）。

[12] 有些人同意 Leirche 所说，在切断交感神经通路后，内脏的疼痛感觉依然存在（医学指南 Medical Guide，1994）。

[13] 肺脏没有痛觉纤维。表现出来的肺疼痛来源于壁层胸膜，这是受来自肋间神经的躯体传入纤维所支配（Benninghoff A.，goerttler K.，1986）。

[14] 中文里募穴的意思是"能量聚集的点"（拉丁语：conquisitorium）。由于这些点分布在胸腹的前壁上，它们清楚地反映了内脏器官的能量状态（Hermann H.C.，1999）。

[15] 在背部，有俞穴（背部感应孔穴）和各器官相对应。这些点具有直接作用，并因此在急性状况时应用。它们在阳盛或阳虚证时使用（Hermann H.C.，1999）。

[16] 募穴在诊断（由于气过盛或气滞而出现该穴的疼痛）和治疗上都有着重要的意义。将募穴与背俞穴结合使用，会获得更好的治疗效果（Hermann H.C.，1999）。

[17] 在前正中线上腹膜壁层牢固地附着于腹横筋膜。而在侧腹区域，两层筋膜可以很容易地徒手分离。相反，前腹正中线的筋膜需要用手术刀才能分离（Hedley G.，2010）。

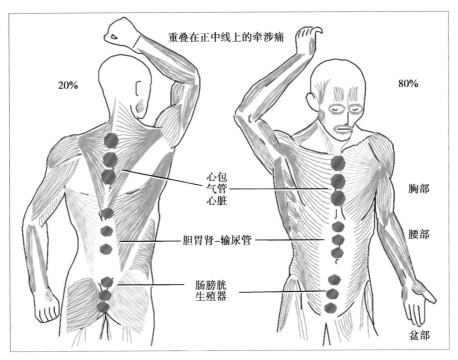

图5.7　正中线上的牵涉痛

及胸骨筋膜[18]。

此外,肠系膜附着在椎前筋膜上和椎旁肌筋膜相延续[19]。

因此,筋膜手法理论认为局部内脏痛是来源于深筋膜的疼痛,并由于多米诺骨牌效应而表现在躯干壁。支持这一假设的事实是局部麻醉可消除这类所谓的"牵涉"痛。如果这种疼痛如同深层痛那样由自主神经系统有效地传导,那么,对躯体感受器实施麻醉不可能消除它。

Harrison(1995)在他的书中认为,内脏痛起初沿着中线显现,随着症状的恶化而围绕着躯干呈带状蔓延。这可以用这样的事实来解释,即一个初始拉伸动作可以影响正中的韧带。随着壁层筋膜的逐渐介入,疼痛可以在整个腹壁上蔓延(图5.9)。例如,阑尾炎的疼痛起初发生在腹部的关键点(肚脐),只有当症状加重疼痛才延伸到整个腹壁[20]、两侧和腰部。

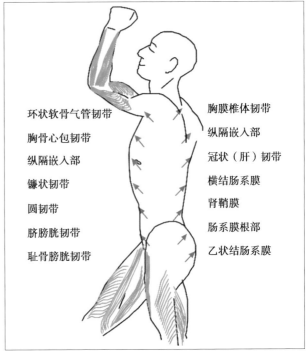

图5.8　位于中线上的内部器官韧带

此外,腹部疼痛的横向带状分布符合大脑的多体节联系。

附着于内部筋膜中的感受器能够发出器官功能障碍的信号,这是由于筋膜具有一定的尺寸和弹性度。由于其大小是确定的,包绕器官的筋膜可以因任何重要和突然的器官体积变化(如炎症、肿胀)而

---

[18] 心包的器官表面因为是壁层表面,故通常对疼痛不敏感。只有壁层表面的靠下部分受一束膈神经的痛觉纤维束支配。与心包炎相关的疼痛被认为是由于附近胸膜壁层的炎症所致(Harrison T.R., 1995)。

[19] 与盆部、腹部及胸部内脏功能障碍相关的疼痛,经常会在脊柱上感觉到。疼痛牵涉支配生病器官的相应脊柱节段的后部。有时腰痛可能是代表内脏功能失调的第一个也是唯一的症状(Harrison T.R., 1995)。

[20] 腹部肿胀可能与体侧、腹股沟区和腰部的拉伸或紧张感有关。单个腹部器官可引起局限性的疼痛(Harrison T.R., 1995)。

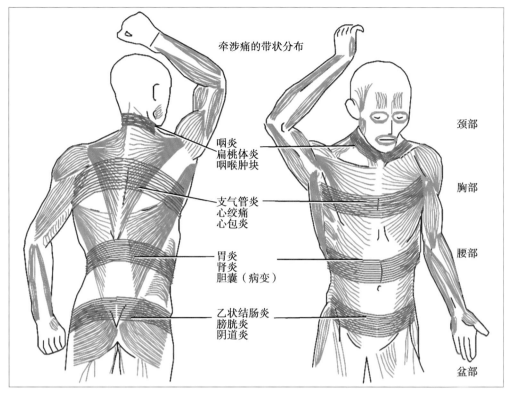

牵涉痛的带状分布

咽炎
扁桃体炎
咽喉肿块

支气管炎
心绞痛
心包炎

胃炎
肾炎
胆囊（病变）

乙状结肠炎
膀胱炎
阴道炎

颈部

胸部

腰部

盆部

图 5.9　环绕躯干的牵涉痛水平带

发出疼痛信号。相反，器官的缓慢萎缩或下垂，或者肿瘤体积的缓慢生长却可以不被察觉。

筋膜固有的弹性度允许筋膜在一定范围内延长或缩短，不超过激活器官壁自主神经节的程度。

当内脏器官的牵涉痛[21]出现在躯干壁筋膜上时，该处筋膜会比在一个健康人身上的相同筋膜对疼痛更加敏感。致密化的痛感区域常常是沉默的，这意味着当它被直接压到时才会表现出特别的痛感[22]。因此，重要的是了解这些关键点所在的位置以便正确地识别它们。

内部器官功能障碍可以在躯干壁上（牵涉痛区域）以颇为含混的方式表现出来。在任何给定节段内，三个不同器官 - 筋膜单元的功能障碍往往会将疼痛投射到躯干壁的同样区域。例如，胸骨后疼痛可以由食管（内脏 - 胸部）、心脏（管性 - 胸部）和胸腺（腺体 - 胸部）的功能障碍而引起。有时，这些器官还可以将疼痛投射到肩胛间区。

一些内部器官及其筋膜是和腹腔壁完全分开的，有的则联结紧密[23]。看起来一个器官的功能越是独立，受随意控制（voluntary control）越少，就和肌筋膜分开得越远，反之亦然。

在颈部，口咽部和喉咽部部分功能是自动的，但他们也受语音调制功能的随意性控制（voluntary control）。一些存在于随意肌筋膜和不随意平滑肌筋膜之间的筋膜束可以实现这种协同作用。

呼吸是随意控制（voluntary control）的，因此，肺的壁层筋膜与其上覆的肌筋膜完全连在一起。

在腹部，小肠蠕动完全独立于随意控制。为此，小肠通过大网膜与腹壁分开。和其他哺乳动物不同，人类的大肠与腹横筋膜直接相连。这使人类能够感知到排泄的刺激，必要时又可以自主抑制。

盆腔内的器官（膀胱、直肠和生殖器）有直接受随意控制的括约肌。因此，这些器官的壁层筋膜与肌筋膜紧密地连结在一起。

---

[21] 内脏疾病可以激活躯体结构上的扳机点，即使当病人已从该疾病中痊愈，这些扳机点的症状仍然持续存在（Travell J., Simons D., 1998）。

[22] 血液和尿液是温和的刺激物，即使渗入腹膜也可以不被所察，除非是在大量和迅速发生的情况下。在腹膜时，触诊或咳嗽都会加重疼痛，这是由腹膜受到的压力增加或腹膜张力的改变（Harrison T.R., 1995）。

[23] 腹膜与腹壁之间存在大量的腹膜外结缔组织。这种组织与包裹腹壁的筋膜相融合。虽然这种组织松散地将腹膜壁层与腹壁和盆腔壁连结，但它在横膈的下表面和腹白线后面却很密集。正因为如此，腹膜壁层才牢固地附着于腹壁上（Gray H., 1993）。

内部功能障碍评估表

骨骼肌肉系统的筋膜手法直接应用于发生改变的组织。内部功能障碍的筋膜手法（FMID）则是通过多米诺式的效应进行干预的（图 5.10）。换句话说，是通过处理外部筋膜而对内部功能障碍起到级联效应。

筋膜间的滑动和平衡对于身体各系统保持正常功能是很重要的。在筋膜内或筋膜间出现致密化时，一层筋膜会在其下层筋膜引发张力代偿，导致级联式的补偿模式（图 5.11）。单一器官 - 筋膜单元的内部功能障碍并没有特定的反应点。在每个个案中，有必要在有功能障碍器官 - 筋膜单元的节段壁上进行触诊，以找出哪些点是致密化的。为每一个病人编制一个评估表，以便确定哪一个节段和相关的张肌需要触诊。

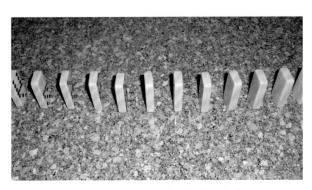

图 5.10　多米诺骨牌之间的平衡态

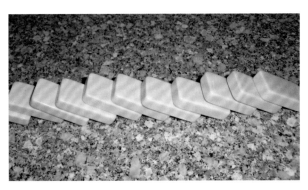

图 5.11　多米诺骨牌级联效应

在内部功能障碍的筋膜手法中，评估表的组成内容一部分是个人资料，其他部分包括症状、假设、验证和结果记录。

在接下来的页面中有一个空白的评估表供临床复印使用（表 5.1）。还有一个已完成的评估图表（表 5.2）。这个例子演示了如何记录有关器官 - 筋膜单元、系统（apparatus）（具有单一功能的器官组合）和整体系统（system）的功能障碍（表 5.1）。

病史及相关数据采集

在这个特定案例中（表 5.2），病人所表达的骨骼肌肉系统症状通常会被称为腰痛。

该评估表的各个部分由治疗师填写，以更精确地确定病人的功能障碍。从呈现的疼痛（主要疼痛）开始，记录了以下几个方面：
— 疼痛节段（SiPa）：疼痛涉及的节段（腰部）。
— 疼痛位置（Loc）：疼痛所在节段内的具体位置（后部）。
— 侧（Side）：疼痛所在的体侧。可以是左侧（左）、右侧（右）、双侧（双）。这一点很重要，它有助于确定已有代偿模式的方向。
— 病程（Chron）：单一病症的发病时间。这个有助于确定哪个原始功能障碍已经失代偿（3 年）。
— 发作（Rec）：记录疼痛反复发作的时间有助于确定其程度。晨僵、午后疲劳等特征也记录于此（上午）。
— 疼痛动作（PaMo）：引起疼痛的活动。这可以表明引起问题的是哪个肌筋膜单元，并有助于监测治疗期间症状的进展。
— 疼痛评分（VAS）：视觉或言语类比评分，用来记录的主观疼痛的强度。

有时，患者也会出现伴发疼痛（次要疼痛）。这种信息要用于"主要疼痛"一样的方式记录在适当的栏内。

所有既往的骨骼肌肉系统功能障碍（例如，已不再存在的骨骼肌肉系统问题）以及患者做过的任何手术都要记录。

内部功能障碍的病史采集与骨骼肌肉系统所涉及的程序相类似。在给定的案例（表 5.2）中，结肠炎被记录在医疗诊断部分。

在第一行的第二列中，列出了张拉结构、系统和整体系统。表现出功能异常的张拉结构是可以用字母 T 加上相关的躯干节段的缩写来记录的。
— TCL＝颈部张拉结构
— TTH＝胸部张拉结构
— TLU＝腰部张拉结构
— TPV＝盆部张拉结构
— TCP＝头部张拉结构

对应医疗诊断的特定器官 - 筋膜单元（内脏 - 盆部）不做记录，因为腹部肿胀的感觉既可以由器

表 5.1 内部功能障碍的评估表

筋膜手法治疗评估表

个人信息

姓名		住址	
职业		运动	
电话		生日	

临床数据

骨骼肌肉系统问题	

	疼痛节段	疼痛位置	体侧	历时	发作	疼痛动作	疼痛强度
主要疼痛							
次要疼痛							

既往骨骼肌肉系统问题	手术史	检查史

临床数据

内部功能障碍	

	张拉结构、系统、整体系统	疼痛位置	体侧	历时	发作	疼痛动作	疼痛强度
主要疼痛							
次要疼痛							

既往病史	手术史	检查史

头部	手/指	足部

假设

治疗计划：患者主要问题是什么？医者需从哪里着手以恢复平衡？

运动检查

额状面	矢状面	水平面

触诊检查

骨骼肌肉系统		张拉结构、张肌、象限	

治疗

日期	治疗点	一周后结果

表 5.2　完成的评估表示例

筋膜手法治疗评估表

个人信息

姓名	Mario Rossi	住址	罗马
职业	工厂工人（站立工作）	运动	自行车（20 公里，每周两次）
电话	0000	生日	1972

临床数据

骨骼肌肉系统问题	腰痛

	疼痛节段	疼痛位置	体侧	历时	发作	疼痛动作	疼痛强度
主要疼痛	腰	后	双	3 年	晨	前屈	7
次要疼痛							

既往骨骼肌肉系统问题	手术史	检查史
右坐骨神经痛 3 年多	半月板切除术右膝 1 年	腰椎 X 线阴性

临床数据

内部功能障碍	结肠炎

	张拉结构、系统、整体系统	疼痛位置	体侧	历时	发作	疼痛动作	疼痛强度
主要疼痛	盆部张拉结构	盆前-外	双	1 个月	持续	下腹肿胀	7
次要疼痛	消化系统	腰、盆前	双	1 年	日 2 次	消化困难	7
	淋巴整体系统	踝、足	右	3 年	下午	踝周 4 厘米（33）	7

既往病史	手术史	检查史
右肾绞痛 2 年，每年一次		结肠镜阴性

头部	手/指	足部
		右足二、三趾感觉异常

假设

治疗计划：患者主要问题是什么？医者需从哪里着手以恢复平衡？

腰痛可能与腹壁的某些致密化有关。

运动检查

额状面	矢状面	水平面
	后-腰双 *	
	后-盆右 **	

触诊检查

骨骼肌肉系统		张拉结构、张肌、象限	
后-腰点双 **			
后-内-盆点右 *		前-内-盆 2、3 点 **	

治疗

日期	治疗点	一周后结果
11\11	双后-腰点、右后-内-盆 1 点、双前-内-盆 2 点	+盆部张拉结构

官 - 筋膜单元引起,也可以是因为腹腔壁筋膜的僵化。在下一列(疼痛位置)中记录了症状所在的位置,本案例的症状位于髂窝(盆前 - 外)。疼痛的强度也有记录(疼痛强度 7)。

接下来的栏目,记录了涉及消化系统(ADI)的全身功能障碍的信息,包括有关淋巴系统(SLI)失调的资料。

有关完成这两栏内容的详细解说请见有关系统和整体系统的章节(见第Ⅱ和第Ⅲ部分)。

将有助于理解当下的功能障碍如何发展而来的信息记录于既往(内脏)病史和检查史栏内。

假设

假设的依据是记录的数据。它可以帮助治疗师制定治疗计划。制定计划要考虑以下问题:
— 该病人想要解决的主要问题是什么?
— 骨骼肌肉的问题是怎样同内部功能问题相关联的?
— 如果这两种功能障碍有关联,那么代偿模式是怎样建立的?
— 如果这两种功能障碍是彼此独立的,那么治疗上应该怎样处理骨骼肌肉的问题?
— 如果只治疗内部功能障碍,那么哪个躯干节段是必须要触按的?

验证

内部功能障碍的运动检查,不会像骨骼肌肉功能障碍的指征那么明显[24]。

必须做运动检查的原因是:
— 有助于确定疼痛的根源。如果疼痛起源于内脏,那么动作不会加剧疼痛。而如果疼痛起源于骨骼肌肉,那么特定的动作更有可能使疼痛加剧;
— 有助于暴露躯干壁在哪个区域有活动限制。这可能由躯干壁层与层之间缺乏滑动(起源)而引起,或由内部功能障碍(结果)所造成。

运动验证在可移动的节段上进行。在给定的案例中,疼痛在运动后腰期间加剧(后 - 腰双 *)。

当直立位上完成运动检查后,下一步是触诊检查,这需要病人在仰卧位进行(图 5.12)。

如果患者不能容忍仰卧位,那么触诊检查和后

续的治疗,也可以在病人侧卧时进行(图 5.13)。

触诊检查开始使用指尖。使用这个小又非常敏感的表面,允许治疗师把注意力集中到组织结构上的任何变化。

如果在各个点上使用指尖感觉不到组织质地上的差别,并且病人报告没有压痛,则治疗师的下一步是使用指间关节。

指关节是用来评估筋膜深层之间的滑动度。触诊是通过比较一侧的 CF 点(融合中心点)和相同节段对侧 CF 点的组织状态而进行的。

触诊从前 - 内 CF 点开始,接着依次为前 - 外点和内点。病人指出哪一点是最痛的。筋膜治疗师必须在病人反馈的疼痛、敏感点与致密化组织之间找到相关性。

四个躯干节段和头部张肌的主要触诊点,以粗体突出显示在表格上(表 5.3)。这个表可以用作触诊检查的指南。

节点触诊也很重要。节点将在有关胸部(见第 7 章),腰部(见第 8 章)和盆部(见第 9 章)张拉结构的具体章节中加以阐述。

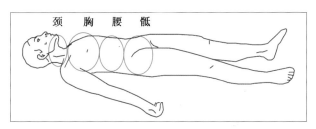

图 5.12 检验躯干部四个张拉结构时病人的体位

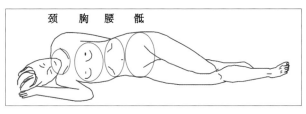

图 5.13 病人在侧卧位的触诊检查

治疗

治疗是针对触诊检查中发现的致密点。治疗取一个或两个前部点,并与前部另一侧的一个或两个点交替治疗。前部点放松后,要就患者的感觉进行初始再评估。然后治疗后部点(图 5.14)。后部点的选择是基于其与先前治疗过的前部点的相关性(表 5.4)。只有那些致密化的后部点需要治疗。

治疗中用力的大小,取决于致密化组织的深度

---

[24] 一般来说,活动脊柱或仰卧位不会改变内脏痛,而牵扯到该内脏的活动却可以。主动脉瘤是这个一般规则的例外情况(Harrison T.R., 1995)。

表 5.3　触诊检查参考表

次序	一		二		三	
张量	前后向		侧向		斜向	
颈部	前 - 内 - 头 3 号点		前 - 外 - 头 3 号点		内旋 - 头 3 号点	
	前 - 内 - 颈点		*前 - 外 - 颈点*		*内旋 - 颈点*	
胸部	前 - 内 - 胸 1		前 - 外 - 胸 1		内旋 - 肩点	
	前 - 内 - 胸 2		*前 - 外 - 胸 2*		*内旋 - 胸点*	
腰部	前 - 内 - 腰 1		前 - 外 - 腰 1		内旋 - 胸远点	
	前 - 内 - 腰 2		前 - 外 - 腰 2		内旋 - 腰垫	
盆部	前 - 内 - 盆 1		前 - 外 - 盆 1		内旋 - 腰远点	
	前 - 内 - 盆 2		*前 - 外 - 盆 2*		*内旋 - 盆点*	
头部	前 - 内 - 头 1		前 - 外 - 头 1		内 - 头 1	
	前 - 内 - 头 2		*前 - 外 - 头 2*		*内 - 头 2*	

表 5.4　后部锚定点参考表

张肌	前后向		侧向		斜向	
颈部	后 - 内 - 头 3		后 - 外 - 头 3		外旋 - 头点	
	后 - 内 - 颈点		后 - 外 - 颈点		外旋 - 颈点	
胸部	后 - 内 - 胸 1		后 - 外 - 胸 1		后旋 - 肩点	
	后 - 内 - 胸 2		侧 - 胸点		外旋 - 胸点	
腰部	后 - 内 - 腰 1		后 - 外 - 腰 1		外旋 - 胸远点	
	后 - 内 - 腰 2		侧 - 腰点		外旋 - 腰点	
盆部	后 - 内 - 盆 1		后 - 外 - 盆 1		外旋 - 盆点	
	后 - 内 - 盆 2		侧 - 盆点		外旋 - 尾点	
头部	后 - 内 - 头 1		后 - 外 - 头 1		外旋 - 头 1	
	后 - 内 - 头 2		后 - 外 - 头 2		外旋 - 头 2	

以及来自病人的关于疼痛程度、对疼痛的耐受性以及牵涉痛的感觉等信息。

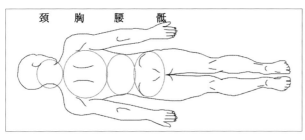

图 5.14　治疗后部张拉结构时病人的体位

结果

一般情况下, 源自肌肉骨骼功能障碍的疼痛在治疗后会立即减缓。

相反, 与内部器官功能障碍相关的症状经常是不连续的或是在某些情况下的感觉。因此, 内部功能障碍的筋膜手法的治疗结果不能在治疗后立即验证。治疗师会发现, 病人症状变化的报告在一周后更可靠。

第6章
颈部的张拉结构

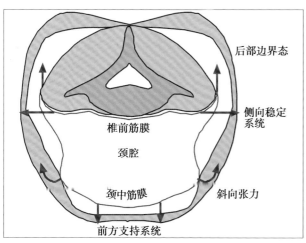

图 6.1 外部张拉结构

颈腔指的是椎前筋膜和中层颈筋膜（图 6.1）之间的空间。

组成颈腔的张拉结构包括：

— 从舌骨延伸到胸骨的前部肌肉支持系统；

— 由肩胛舌骨肌保持的斜向张力；

— 由胸锁乳突肌形成的横向稳定体系。

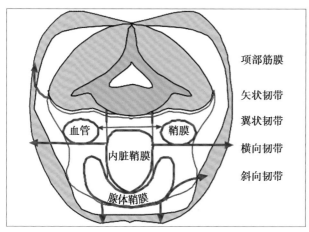

图 6.2 内部腱鞘的嵌入筋膜

颈腔部位有三个嵌入筋膜鞘（图 6.2）。这些筋膜鞘由以下嵌入韧带固定到张拉结构的壁上：

— 从血管鞘延伸到椎前筋膜的矢状嵌入。

— 连接三个鞘筋膜至颈腔侧壁的横向嵌入。

— 连接内部鞘膜到肌肉筋膜上的斜向嵌入。

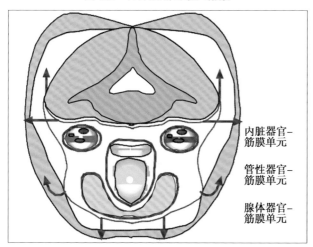

图 6.3 颈部器官 - 筋膜单元的封套筋膜

三个嵌入筋膜鞘内有下列器官 - 筋膜单元的封套筋膜（图 6.3）：

— 内脏颈部的器官 - 筋膜单元（内脏 - 颈部）包括喉部（连气管）和咽部（连食管）。

— 管性颈部的器官 - 筋膜单元（管性 - 颈部）包括颈动脉和颈静脉。

— 腺体颈部的器官 - 筋膜单元（腺体 - 颈部）包括甲状腺和甲状旁腺。

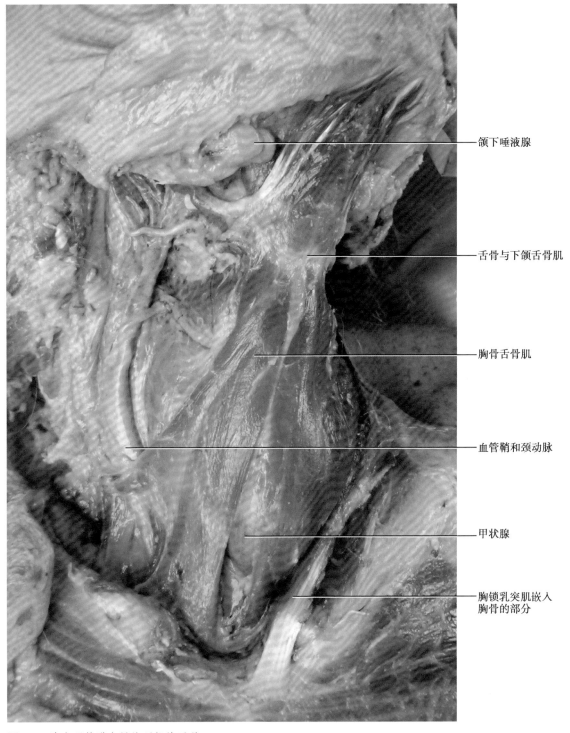

颌下唾液腺

舌骨与下颌舌骨肌

胸骨舌骨肌

血管鞘和颈动脉

甲状腺

胸锁乳突肌嵌入
胸骨的部分

图6.4　除去深筋膜表层的颈部前面观
切除胸锁乳突肌后可见胸骨舌骨肌,该肌形成一囊状结构把甲状腺包裹住。这种结构非常清楚地表明了肌肉张
力的重要性。如果此处肌张力改变,则可能影响甲状腺的功能

在颈部的每个器官 - 筋膜单元有着不同的蠕动方式。只有三个筋膜鞘将这些器官 - 筋膜单元彼此分开时,这才成为可能。

每个器官 - 筋膜单元都具有与其生理相对应的特定运动;因此可通过机械或手法途径来改善功能障碍。手法作用于筋膜上,而筋膜参与组成壁神经系统的框架,并影响不同器官的激活。在内部功能障碍的筋膜手法中,张拉结构的原理是手法的依

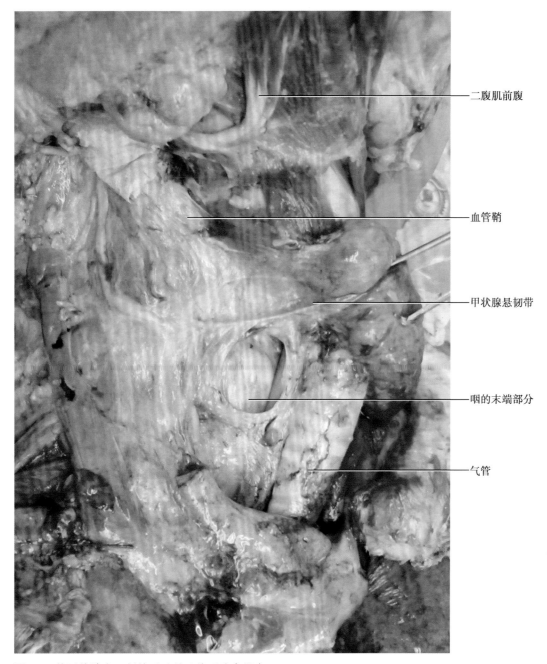

二腹肌前腹

血管鞘

甲状腺悬韧带

咽的末端部分

气管

图 6.5 将甲状腺向一侧拨开后展示的颈腔内器官
众多的胶原束 (空隙处) 把血管鞘膜与内脏和腺体的鞘膜连在一起。类似的连接也出现在三个躯干节段的器官 - 筋膜单元之间。这三个筋膜鞘把三组器官 - 筋膜单元分开以保持独立移动，同时胶原束将它们联合起来并固定在各自位置上。这些连接还通过牵张确保反馈可以传达给自主神经节

据。换句话说，内部功能障碍的筋膜手法旨在重新建立"容器"的适当张力以消除对其内容物的干扰。

患者并不总是能够提供有用的信息以确定其功能障碍是由哪一个具体器官 - 筋膜单元引发。但治疗师在缺乏特定信息的情况下，仍可以通过处理张拉结构以恢复正常张力。张力的正常化使得器官 - 筋膜单元得以恢复正常蠕动和功能。

颈部的内脏器官 - 筋膜单元

内脏 - 颈部器官 - 筋膜单元的筋膜

咽部的肌群可能是全身最复杂的结构 (图 6.6)。
如果每一个咽部肌肉都需要自主控制，那么大脑皮质的运动中枢将无暇它顾。

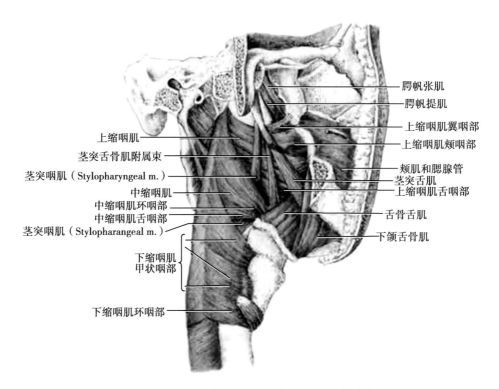

图 6.6   咽部肌肉的右后视图（源自 V.Esposito 等的作品）

幸运的是有包裹着咽和喉的内脏鞘膜[1]协调不同的喉部肌肉乃至肌肉的不同部分。

咽筋膜连接喉肌的肌内膜和肌梭。这种结构的安排允许不经随意控制系统而协调咽部肌群。咽部肌群嵌入到筋膜而非骨头上，筋膜就像一个乐队指挥，指示肌肉的运动。咽筋膜也通过众多隔膜或系膜固定在颈筋膜上。最重要的是，左右两侧这些隔膜是将内脏筋膜固定在椎前筋膜上的矢状延伸。

另外还有横向隔膜延伸到舌骨肌的筋膜并继续延至胸锁乳突肌的筋膜上。

无需特别坚固的粘接，矢状和横向隔膜将内脏鞘膜固定在支撑结构上。这些隔膜像弹簧一样将鞘膜悬吊起来（图 6.7）。通过这种方式，鞘膜可以允许食物（丸）通过，同时将牵张力传导至单一的肌肉上。

每个内部器官都需要被固定在身体的支撑结构上：
— 在横向可以避免向内的塌陷。
— 在近头方向抵抗重力的牵引。
— 在远端方向抵抗因运动造成的过度上移。

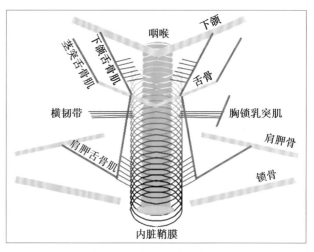

图 6.7   内脏鞘膜的悬吊筋膜

咽颅底膜将咽附着在颅底。跟其他的腱膜[2]一样，这层膜固有的非延展性胶原纤维起到帮助肌肉嵌入的作用。它同时还有胶原纤维延续到咽部的封套筋膜。

咽周筋膜还连接着颊肌[3]和腭帆肌群。这种连

---

[1] 环绕气管和食管的内脏鞘膜是一外膜袖，由薄而紧实的层状结缔组织组成。它内含咽部肌群，有时也被称为颊咽筋膜。该内脏鞘膜的后角发出两个矢状面的延伸，与椎前筋膜交汇。这些延伸将内脏连接在脊柱上，其功能类似器官的悬吊部件（Testut L.，1987）。

[2] 咽部附着于颅底。其全部结缔组织在此处汇入咽颅底膜。这层坚韧的膜牢固地附着在枕骨的咽结节。它延伸到颈动脉管的外口，并朝向蝶骨翼突。由此嵌入到后鼻孔的侧面（Benninghoff A.，Goerttler K.，1986）。

[3] 在侧面，咽周筋膜对应于咽旁（咽下颌）的空间。在前部，两侧的咽周筋膜延续到颊咽筋膜覆盖颊肌（Benninghoff A.，Goerttler K.，1986）。

续性有助于协调咽部与口颈部肌群[4]。

软腭是硬腭后部的肌肉 - 黏膜层。软腭的支撑部分有坚硬的纤维层，被称为腭腱膜[5]。与咽颅底膜类似，腭腱膜起到协调筋膜和腱膜的双重作用。腭帆张肌、腭帆提肌和悬雍垂肌肉都从这层膜嵌入。

咽鼓管开口于鼻咽部的侧面。

内脏 - 颈部器官 - 筋膜单元的功能

上述所有筋膜都在吞咽[6]和呼吸时协调咽喉部。

在吸气的时候，横膈和胸部肌肉的运动制造的负压可达到上呼吸道。该段气道壁的肌肉收缩可以防止管腔塌陷。

吞咽运动时，当食团下降到咽部的同时，鼻咽与喉咽的入口关闭。喉咽入口的关闭由软腭的拉紧与提升（腭筋膜协调）以及上部括约肌的收缩（咽颅底筋膜协调）共同完成。会厌的下降关闭喉的开口。同时，由于下颌舌骨肌、甲状舌骨肌和二腹肌前腹（由咽筋膜和甲状腺膜协调）的收缩也使得喉向上提拉。后一个动作还伴随着口腔底部收缩和喉结抬高。

吞咽动作的第一部分是自主控制的。因此咽与属于自主横纹肌的括约肌直接相连。

咽上部括约肌由四部分组成，均起自正中咽缝：
— 翼咽部，从咽缝延伸到翼突。
— 颊咽部，延伸到翼下颌缝。
— 下颌咽部，一直延伸到下颌骨的下颌舌骨线。
— 舌咽部，延伸到舌的根部。

当咽上部括约肌收缩时不会造成两个骨的靠近而是将与其他肌肉相连的筋膜拉紧。

这四部分括约肌依次（翼突 - 下颌 - 舌）连接到正中咽缝。舌的活动按次序激活附着在此缝内的肌梭。这种运动的外周协调允许吞咽活动在没有皮质控制的情况下也能发生[7]。一般的经验告诉我们，张

口时无法吞咽[8]。这是因为只有在骨结构和肌筋膜结构之间的张力保持很好平衡时，吞咽反射才能被激活。如果这个系统中一部分的张力发生变化，如张口时颊筋膜被拉伸，则会诱发腭筋膜和咽周筋膜的松弛。当筋膜过于松弛时，咽周肌肉的肌梭不能被激活，肌纤维就不能收缩。

内脏 - 颈部器官 - 筋膜单元的功能失调

颈部的内脏器官 - 筋膜单元的功能失调通常表现为咽喉痛（咽炎）、鼻塞和鼻呼吸困难；流涕（常见的鼻炎）；前额饱胀感（鼻窦炎）；声音嘶哑（喉炎）；咽干、吞咽困难和喉中异物感（梅核气）以及经常需要清理喉咙的感觉（刺激感）。

类似症状有夜间咳嗽、食后或仰卧症状加重以及使用支气管扩张药物仍不能很好控制症状，提示呼吸的问题。咽喉烧灼感则可能是因为胃食管反流。

颈部的管性器官 - 筋膜单元

管性 - 颈部器官 - 筋膜单元的筋膜

众多的胶原带从颈动、静脉的外膜延伸到血管鞘壁，再连接到相邻的肌筋膜上。这表明，血管筋膜的作用不仅仅是把血管同周围器官和肌肉分隔[9]（图 6.4）。

翼状筋膜是一个重要的韧带，由连接两个血管鞘内侧面的隔膜构成。每当肌肉收缩侧向牵拉两个血管鞘时，这层韧带或隔膜可以保证两个血管鞘内管腔的通畅。此外，血管鞘由另一隔膜连接到椎前筋膜上，可以在后向保持血管鞘的管腔及其内血管的通畅。椎前筋膜[10]延续到项筋膜和颈中筋膜。Platzer（1979）曾经强调肩胛舌骨肌作为颈中筋膜张肌的事实。它的作用是维持吸气时血管的横向口径。

Testut（1987）也描述了一种被他称为"横颈静脉筋膜"的隔膜。此隔膜从血管鞘延伸到颈外静脉。

在上部，血管鞘牢牢地连接在颅骨的颈静脉孔

---

[4] 咽部肌群由一层外膜结缔组织（咽周筋膜）包裹，将咽部松散地连接到周围的结构上（Benninghoff A., Goerttler K., 1986）。

[5] 软腭的中轴部由坚硬的纤维层组成，也叫腭腱膜，可以认为是硬腭骨膜的延续。包裹软腭咽表面的呼吸道黏膜黏附到这一腱膜的背侧（Benninghoff A., Goerttler K., 1986）。

[6] 只有吞咽的初始阶段受到自主控制。这部分关系到食团到达咽喉峡部前的通道。当食物到达峡的底部时，吞咽过程立即变成反射性和非自主运动（Benninghoff A., Goerttler K., 1986）。

[7] 吞咽只在开始时是自主控制的，其余的是在不知不觉中发生，在死亡的最后一刻还可以观察到吞咽现象。管辖此机制的神经中枢位于延髓（脑干）。吞咽现象甚至存在于无脑畸形者（Benninghoff A., Goerttler K., 1986）。

[8] 吞咽时还通过一个反射动作抑制呼吸。声门闭合避免了食物进入气管。即使不是不可能，但也是困难的在嘴巴张开时下咽食物（Baldissera F., 1996）。

[9] 对颈筋膜的研究必然包括一些环绕颈部的脏器神经血管束的鞘膜。这些鞘膜含有间质结缔组织插入到颈筋膜的中层与深层之间（Chiarugi G., 1975）。

[10] 在内侧，血管鞘与内脏鞘连接，而在外侧则与颈中筋膜相连（Testut L., 1987）。

附近和颈动脉管上（图6.8），并继续往上延伸到（脏颅）筋膜和头部（颅脑）筋膜。

在下部，血管鞘下行延伸至纵隔血管，然后进入主动脉[11]，与附着在胸腔后壁（椎前筋膜[12]）的其他血管联合到一起。

颈内静脉行于胸锁乳突肌后面，与肩胛舌骨肌的中间肌腱交叉。它附着于气管前层（颈中筋膜），此筋膜也充当颈静脉的纤维支架，当颈部屈曲时保持其管腔通畅。

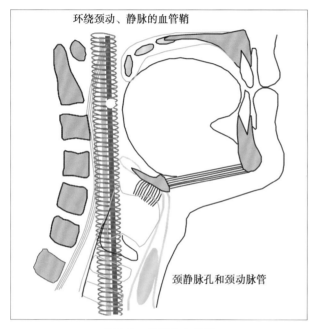

环绕颈动、静脉的血管鞘

颈静脉孔和颈动脉管

图6.8 颈部的血管鞘

管性 - 颈部器官 - 筋膜单元的功能

在颈总动脉分叉成颈内、外动脉的地方，有一个被称为颈动脉窦的扩张部，内有可以探测压力的压力感受器。这些压力感受器组成颈动脉体（血管球）。它们是位于动脉外膜层的游离神经末梢，专门感应血管壁[13]受到的牵拉。为了使压力感受器能够接收压力变化[14]，保持血管鞘的完好弹性尤为重要。颈动脉血管球存在于所有四足动物中。这是因为四足动物头的位置高于心脏。在血管球内血压增高的情况下，心脏活动减慢和血管发生扩张。在低

血压的情况下，该血管球产生冲动引发心脏的节律增加和血管收缩。

如果颈动脉血管球周围的颈筋膜发生僵化或变得致密，压力感受器会发出不适当的自主神经冲动，引起血压升高，特别是流向头部的血压。

管性 - 颈部器官 - 筋膜单元的功能失调

当颈部的管性器官 - 筋膜单元出现功能障碍时，血压的变化会引起头痛、头晕（眩晕）、记忆缺失（健忘）和面部水肿（淋巴循环障碍）。

头痛[15]可以由颅脑中不同痛觉部分导致，包括血液循环部分（脑膜动脉、硬脑膜静脉窦、软脑膜静脉等）。

处理颈部的筋膜点经常可以调和肌肉张力，从而帮助调节血压。

颈部的腺体器官 - 筋膜单元

腺体 - 颈部器官 - 筋膜单元的筋膜

甲状腺和甲状旁腺是位于颈腔内的分泌腺体（图6.9）。

气管前筋膜鞘包裹甲状腺及其纤维囊（甲状腺囊）。隔膜从纤维囊向腺体实质内延伸，将其分割成小叶。每个小叶由被称为滤泡的多个球形单位组成。

甲状腺动、静脉的鞘膜[16]将甲状腺固定在血管鞘旁。

甲状腺的嵌入筋膜（气管前鞘膜）由下列喉外肌群提供张力：
— 胸骨甲状肌（从胸骨到甲状腺膜）。
— 甲状舌骨肌（从甲状腺膜到舌骨）。
— 环甲肌（上述甲状舌骨肌的延续，它嵌入到属甲状腺鞘膜纤维增厚的甲状腺侧韧带）。

甲状旁腺也位于甲状腺鞘膜[17]内。

---

[11] 颈总动脉鞘延续到主动脉弓（Testut L., 1987）。

[12] 椎前筋膜在侧面延展至腋鞘。在上嵌入颅底并向下在颈部长肌肉前延伸到达纵隔上部，并在此加入前纵韧带（Gary H., 1993）。

[13] 在外膜层（例如颈动脉外膜）的游离神经末梢对血管壁的拉伸变化比压力变化更敏感（Baldissera F., 1996）。

[14] 当颈动脉壁的周围结构变得不可延展，腔内压力的变化就无法诱发感受器的脉冲调整（Baldissera F., 1996）。

[15] 头痛可能由以下几个因素引起：颅内外动脉的胀满、收缩或扩张；颅神经的压迫，牵引或炎症；颈部肌肉的痉挛等（Harrison T.R. 1995）。

[16] 甲状腺周围鞘膜是由围绕甲状腺的纤维组织混合形成。这种纤维组织随着甲状腺动脉并沿着甲状腺蒂分布，参与形成甲状腺侧外的韧带，后者将甲状腺牢牢固定并增强其附着。这些韧带是真正的纤维系膜，同正中韧带一起连接到环状软骨和气管上，这些中间韧带也使甲状腺周围鞘膜的局部纤维增厚（Testut L., 1987）。

[17] 甲状旁腺是具有内分泌功能的小器官，发源自胚胎鳃部的结构。它们的位置靠近甲状腺，但也可以移位到纵隔前部，从而与胸腺有着或多或少的关系（Testut L., 1987）。

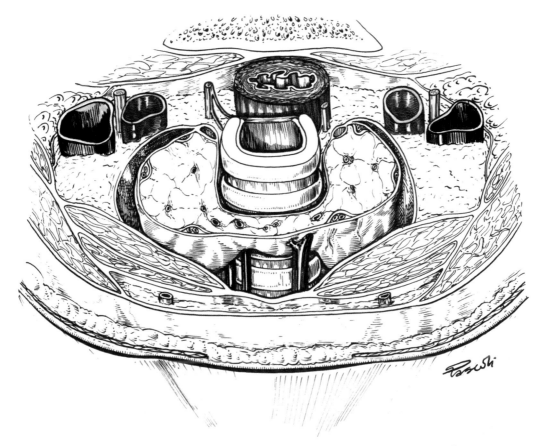

图 6.9　颈部横断面，突出显示与甲状腺筋膜相关的各独立部分（源自 V.Esposito 等的作品）

腺体 - 颈部器官 - 筋膜单元的功能

甲状腺在促甲状腺激素（TSH）的控制下产生甲状腺素（T4）。TSH 由脑垂体产生。

甲状腺对机械性的刺激也产生反应。甲状腺分泌物的细胞外积累在涉及吞咽的动作时可以进入循环系统。此假说得到甲状腺鞘膜与内脏鞘膜有直接接触这一事实的支持。

此外，在早期的脊椎动物，直接释放分泌物进入消化道[18]。

甲状腺素控制身体的代谢（甲状腺素增高导致代谢加快）。

同时，甲状腺[19] 是控制体温调节动态平衡[20]的主要腺体。

那些直接嵌入气管前筋膜的肌肉维持该筋膜的生理张力状态。当这些肌肉过于紧张时，它们会形成类似环绕甲状腺的止血带作用，并诱发腺体实质内的囊肿借以保持腺体周围必要的生存空间。这些囊肿类似支具以产生对抗筋膜限制的反作用力。

甲状旁腺对钙水平的变化很敏感，并可以通过释放甲状旁腺激素纠正血钙水平。因此，甲状旁腺激素的分泌由血清钙水平的变化来控制。这种调节牵涉负反馈环机制。

腺体 - 颈部器官 - 筋膜单元的功能失调

甲状腺功能障碍可分为三种类型：

— 甲状腺功能[21]亢进症：特点是尽管食欲增加而体重下降、烦躁（弥漫性毒性甲状腺肿，又称突眼性甲状腺肿）、震颤、心悸。

— 甲状腺功能减退症：其特点是慢性疲劳、心动过缓、不耐寒冷、运动性疼痛。疲劳常见，可能伴有黏液性水肿。

---

[18] 在文昌鱼的鳃下褶皱和七鳃鳗的咽下区域有少数细胞可以积累碘，然后将其释放到消化道（Kent G., 1997）。

[19] 所有代谢相关的化学反应均跟温度有直接的关系。休息时代谢过程消耗的能量以热的形式散发。当体温下降时，甲状腺和交感神经活性增加促进机体的代谢和产热（Baldissera F. 1996）。

[20] 动脉压的调节依心脏活动的变化而定，后者或关系到体育运动或关系到体温调节。多个整体系统被激活，并以调校的方式向不同神经终端产生并发布适当的刺激信号（Baldissera F., 1996）。

[21] 甲状腺是位于颈前区的蝴蝶状器官。它产生含碘的甲状腺素，控制新陈代谢（医疗指南，1994）。

— 在特定的甲状腺肿大时还可见甲亢甲减交替发生（瘿瘤、结节和甲状腺囊肿）。

甲状旁腺功能障碍的病人通常的症状包括：

— 甲状旁腺功能亢进症：特点是疲劳伴全身酸痛、肾结石 [22]。

— 甲状旁腺功能减退症：特点是手足抽筋般的痉挛、皮肤毛发干燥脆弱。

颈部张拉结构的治疗

对具有治疗骨骼肌肉系统功能障碍经验的筋膜手法治疗师而言，在观察到这些治疗适应证时便可以明确地找到治疗的点位。所有关于这些点的准确位置、所用缩略语的注释以及治疗时的正确定位，读者应该参考《筋膜手法—实践篇》（Stecco 和 Stecco 2009）。

在内部功能障碍的筋膜手法中，新意不是在这些治疗点本身，而在于什么时候可以利用这些点以及这些点之间的相互关联。

比如说当病人临床呈现梅核气症状（咽部癔症球）时，治疗师需要意识到内部功能障碍的筋膜手法可以应用于此类病症。因此，一个使用筋膜手法的治疗师必须明白，用于治疗器官功能障碍的相关点位与治疗骨骼肌肉功能障碍的不同。

这一手法治疗更容易影响那些症状表现相对模糊的器官 - 筋膜单元功能障碍，如咽部癔症球、吞咽困难、持续清喉感以及喉中有痰的感觉。

这些症状是机体唯一的方式来表示三个颈部器官 - 筋膜单元之一出现了异常。这些症状的起因可能是肌筋膜本身或连接某个器官 - 筋膜单元的内部筋膜出现致密化改变。

即使筋膜治疗师不清楚这些症状的确切发源，通过触诊检查"容器"的肌筋膜可以发现致密化的地方。

在触诊检查时病人取仰卧位（图 6.10），医生用食指或中指来寻找颈部筋膜（浅和中层）的改变。通常，只有 CF 点在本书的图和表中被提及，因为这些点与张拉结构的形成关系更密切。而它附近的 CC 点也将在书中列举。

前 - 内 - 颈 CF 点和前 - 颈 CC 点是前后向张量（tensors）的组成部分。位于颈前覆盖胸锁乳突肌的筋膜上。这两点总是同时进行触诊检查。

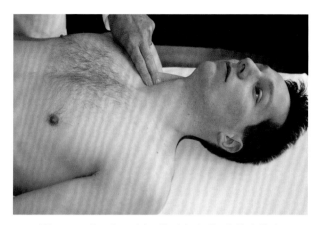

图 6.10 前 - 内 - 颈点（前后向张量）的触诊检查

前部张量不是由单一的点构成，而是一种延伸到下颏的"筋膜索"。前 - 头 3 号 CC 点和前 - 内 - 头 3 号 CF 点位于下颏。

张拉结构的前点与后点协同工作，而非"主动 - 拮抗"关系。因此，在前面的部分出现变化时，也经常需要处理与之协同的后面的点（图 6.13，图 6.15）。

张拉结构前后向张量的后点包括：后 - 内 CF 点、后 - 颈 CC 点（双侧）、后 - 头 3 号 CC 点和后 - 内 - 头 3 号 CF 点。

通常仰卧位触诊检查病人前部的点，而检查和治疗后部时则取坐位。

触诊核查用指尖进行，压力要足以达到深筋膜。指尖非常敏感，任何组织变化都会引起指尖的特殊感觉。操作中，触诊检查内部功能失调时用力比检查骨骼肌肉功能障碍时轻，这是因为我们必须找到那些可能影响张拉结构的"静默点"。

第二步触诊检查侧向张量点，它们是靠前部的前 - 外 - 颈 CF 点和侧 - 颈 CC 点（图 6.11）。

侧向张量的近端点是前 - 外 - 头 3 号 CF 点和侧 - 头 3 号 CC 点（双侧）。

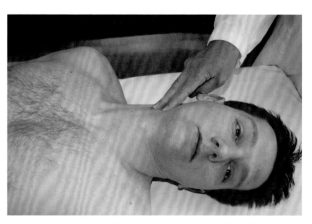

图 6.11 前 - 外 - 颈点（侧向张量）的触诊检查

---

22 甲状旁腺是一个帮助控制骨骼生长的腺体。过量的钙通过肾脏时可以导致肾结石（医疗指南，1994）。

在颈后部，后 - 外 - 颈和后 - 外 - 头 3 号 CF 点构成张量的双侧锚定点，它们与上述前部的侧向张量点协同工作。

侧 - 颈 CC 点虽然属于后部的点，但由于解剖位置的关系，治疗时病人取仰卧位会更加方便。

接下来触诊检查斜向张量。需要检查的前部的点是内旋 - 颈 CC 点，位于胸锁乳突肌的两个头之间（图 6.12），同时检查位于同侧和对侧的内旋 - 头 3 号 CC 点。

斜向张量后面的锚定点包括：位于肩胛提肌脊椎嵌入部的外旋 - 颈 CC 点和乳突下的外旋 - 头 3CC 点。

在触诊过程中，三组诊察点应施以同样的压力（注：前后向的前 - 内 - 颈点、侧向的前 - 外 - 颈点和斜向的外旋 - 颈点），这样患者可以感受到不同点间疼痛的差异。

躯干的各个节段（颈段、胸段、腰段和尾部）张拉结构的前部张量和后部固定点的分布，将在相应章节的示意图中展示。

颈部的张量（图 6.13）用绿色圆圈里的红色箭头表示，请注意颈前部张量与后部锚定点之间的完美平衡。头尾方向的两个箭头代表前后张量。指向近端的箭头尖是前 - 内 - 头 3 号 CF 点，指向远端的箭头是前 - 内 - 颈 CF 点。横向箭头代表侧向张量点（前 - 外 - 颈点和前 - 外 - 头 3 点）。这些张量延续

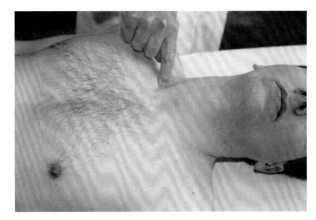

图 6.12　内旋 - 颈点（斜向张量）的触诊检查

到它们在后部的锚定点（后 - 外 - 颈点和后 - 外 - 头 3 点）。斜向张量用从一侧斜行穿过另一侧的箭头表示，近端的箭头尖代表内旋 - 头 3 点，远端对侧的箭头尖代表内旋 - 颈 CC 点。后部的斜向箭头尖代表外旋 - 头 3CC 点和对侧的外旋 - 颈 CC 点。

为了方便定位，将颈部张拉结构的点与肌肉一起展示（图 6.14）。蓝色对应头颈部的前后向张量拉力点；侧向张量点是绿色；而红色对应斜向张量点。

任何时候，当对比触诊法查找到异常点时，随即治疗该异常点，然后应继续检查此点所在张量上的其他点。举例来说，如果右侧的前 - 内 - 颈点有致密化且敏感度增高，在处理好该点后，要进一步

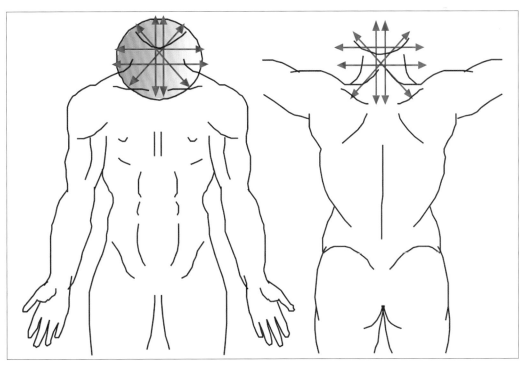

图 6.13　颈部张量固定点概览

触诊检查前后张量上的其他点（如：前 - 颈点、前 - 头3点、前 - 内 - 头3点）。

在病理情况下，后部的反应点（图6.15）可以在该节段的同侧、对侧甚至双侧同时发生改变。

临床病例分析

在临床实践中，治疗可能仅从上述所有点中选取两个。

一个20岁的男性主诉在过去两个月中反复发作

颈部疼痛。另外伴随着任何药物治疗都无效的干咳。

运动检查发现伴随三个空间方向的运动均有轻微疼痛。触诊检查发现双侧的前 - 外 - 颈CF点敏感。

在治疗这些点的过程中，病人反映有向手臂和头部的牵涉痛。当这些牵涉痛消失时，病人报告喉咙刺激感降低，但有明显的后颈部紧张。继而触诊检查颈部张拉结构的后应点。当治疗过双侧的后 - 外 - 颈CF点后，三个空间方向的颈部活动范围正常且疼痛消失。

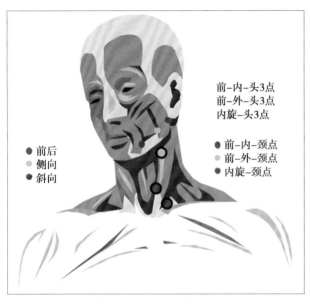

图6.14　颈前的张量点

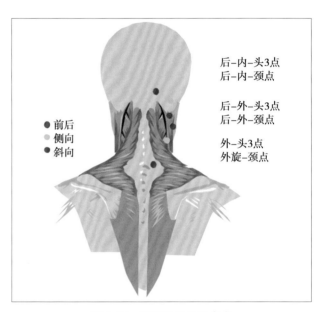

图6.15　颈部张量的锚定点

第7章
胸部的张拉结构

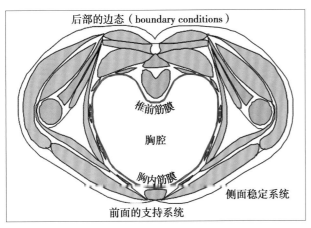

图 7.1 外部的张拉结构

胸腔（图 7.1）是一个位于椎前筋膜和胸内筋膜之间的空间。

形成胸腔的胸部张拉结构的组成部分有：

- 一个包括胸骨和膈肌中部的前支持系统。
- 一个由肋间肌和膈肌周围部分维持的斜向张力系统。
- 一个由背阔肌、胸大肌和前锯肌形成的侧稳定系统。

后部边态能够提供反作用力来调节胸腔前部的运动。

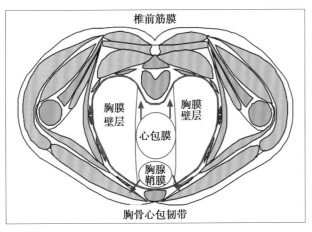

图 7.2 内鞘膜的嵌入筋膜

在胸腔内有三种鞘膜（图 7.2）这些鞘膜通过以下韧带以嵌入方式固定在胸腔壁上：

- 纵向（纵隔胸膜），由胸骨延伸到椎前筋膜。
- 侧向，由胸膜的壁层，中间的支气管心包膜组成。
- 斜向，由膈肌的中央韧带组成。

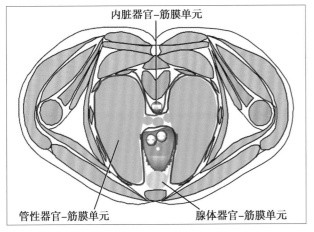

图 7.3 胸部筋膜单元的封套筋膜

在图 7.3 中下列器官 - 筋膜单元的封套筋膜都附着在以上提及的嵌入鞘膜上：

- 胸部的内脏器官 - 筋膜单元包括脏胸膜、食管前筋膜和气管周围筋膜。
- 胸部的管性器官 - 筋膜单元包括主动脉、心脏和参与肺（小）循环的血管。
- 胸部的腺体器官 - 筋膜单元包括心包膜和它的近端、远端延伸到胸腺和膈肌的韧带。

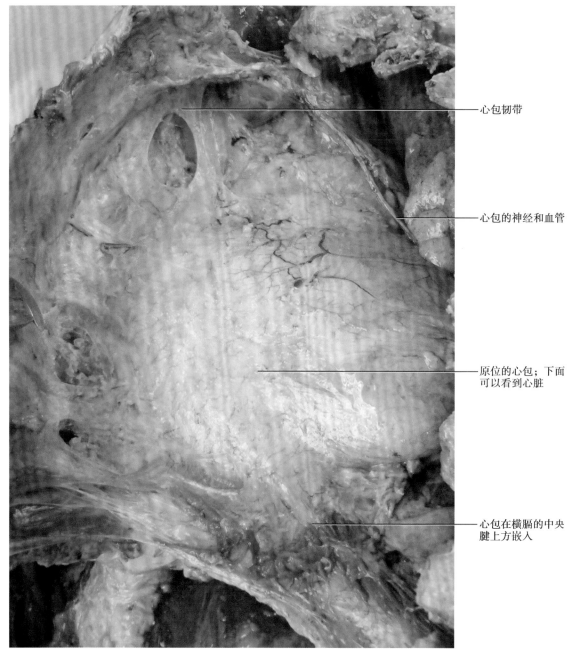

心包韧带

心包的神经和血管

原位的心包；下面
可以看到心脏

心包在横膈的中央
腱上方嵌入

图 7.4　心包膜和它的悬韧带
胸壁被打开并且被拉向左侧显露出心包膜及其悬韧带。心包膜和附着在躯干壁上的胸膜壁层和腹膜壁层的外
观差异很大。同属浆膜腔的胸膜壁层和腹膜壁层与心包膜相比厚度、独立性和血管网都不同。另外，体腔浆膜
的壁层由躯体神经支配，而心包膜由迷走神经、膈神经和交感神经支配

　　肺是内脏胸部器官 - 筋膜单元的主要器官（脏 -
胸）。内脏胸部的器官 - 筋膜单元与其他部位的相
比更依赖于它的容器（胸腔壁）的弹性和能动性。

　　管性胸部的器官 - 筋膜单元包括主动脉体。血
压的控制来自主动脉体，但是只有在纵隔内压力正
常的状态下，主动脉体才能发挥作用。

　　腺体胸部的器官 - 筋膜单元关系到心包膜和膈
肌的中央腱（图 7.4）。它们只有在其基础张力不被
随意肌张力所打扰的情况下才能正常地发挥作用。

胸部的内脏器官 - 筋膜单元

内脏 - 胸部器官 - 筋膜单元的筋膜

　　颈部的内脏鞘膜进入胸腔时分为两部分。气管
部移到纵隔的中央，然后延续到两个支气管[1]。食管
部移到纵隔的后部区域，接着穿过膈肌。还有一些

---

[1]　颈部脏器周围的空间继续延伸到纵隔的气管和食管周围（Testut L.，
1987）。

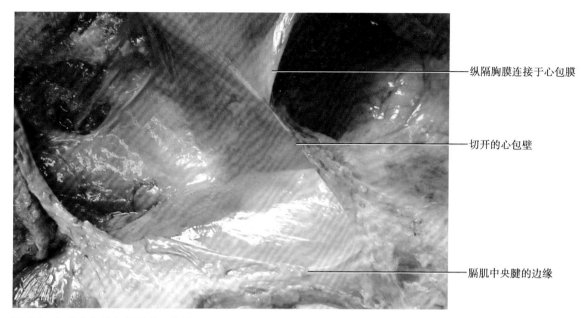

纵隔胸膜连接于心包膜

切开的心包壁

膈肌中央腱的边缘

图7.5　打开的胸腔和切开的心包膜
心外膜的壁层粘在心包膜的内表面上，心外膜的分泌物使心包膜同浆膜在外貌上有相似性

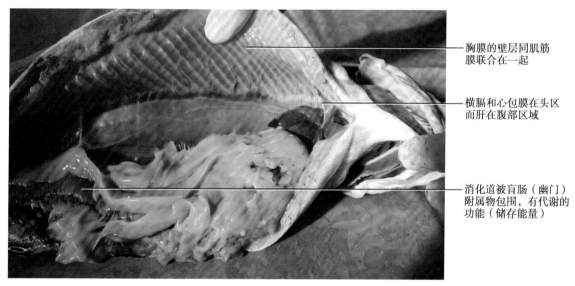

胸膜的壁层同肌筋
膜联合在一起

横膈和心包膜在头区
而肝在腹部区域

消化道被盲肠（幽门）
附属物包围，有代谢的
功能（储存能量）

图7.6　鳟鱼的横膈和心包膜
我们可以把鳟鱼的躯干由鳃部分为两部分，头部包括颈和颚；腹部包括胸部、腰部和盆部

纤维扩展后从内脏鞘膜直接延伸至胸膜[2]。

　　胸膜的壁层粘接胸内筋膜。在外伤如肋骨骨折或感染（如胸膜炎）时，胸膜壁层的感受器产生疼痛信号。而从内脏起源的壁层疼痛会被肌筋膜中的神经末梢感受到[3]。

　　胸膜的壁层（图 7.7）
— 形成上部的胸膜壁层穹顶[4]。
— 粘接下方的膈肌。
— 形成周围的壁层胸膜。
— 形成中央的纵隔胸膜。
　　中央纵隔胸膜被横向的纤维薄层（胸膜间韧带）

[2]　覆盖气管和食管的脏器鞘膜延伸并与胸膜连接（Chiarugi G., 1975）。
[3]　在正常情况下，胸膜是非常不敏感的。胸膜病痛患者所经历的疼痛感绝大多数是由连接壁层的神经（肋间神经）炎症引起的，而不是因为胸膜内的神经束被激惹（Testut L., 1987）。
[4]　胸内筋膜继续延伸至胸膜穹顶和膈肌穹顶。它覆盖了胸骨的内表面，在后部它融入椎体的骨膜，向上延伸到颈椎的椎前筋膜（Testut L., 1987）。

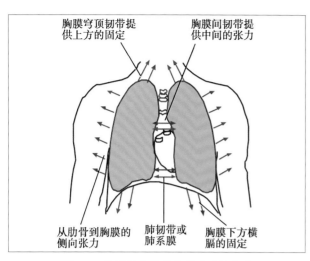

图 7.7　筋膜结构维持肺的物理性张力

拉紧固定在正中[5]。疏松结缔组织把胸膜间韧带同纵隔器官分开，而这些器官紧紧地附着在心包膜上。壁层和脏层胸膜环绕着由两条支气管形成的肺门，进一步形成肺韧带[6]。

内脏 - 胸部器官 - 筋膜单元的功能

我们现在来看一下胸部的张拉结构与其内部的脏腑筋膜之间的联系。胸膜的穹顶通过椎胸膜韧带和小斜角肌往上附着在颈椎（图 7.8）。这种主要存在于人体的结构是保持身体直立的结果[7]。其作用是防止胸膜下垂。

侧面的胸膜壁层与左右两侧的胸腔壁相连。因此，胸膜可以随着胸腔的扩张而向外拉伸。纵隔胸膜的后方嵌入脊椎，前方嵌入胸骨，以保证胸膜的前后向拉伸。嵌入膈的胸膜则保证了肺的斜向扩张。在正常安静呼吸时，膈肌的收缩引起膈肌穹顶向腹部下降，变平，这一移动大约有 2cm。在用力深呼吸时，这一移动可达 10cm。因此，胸腔容积从正常呼吸时的 0.2～0.4L 增加到深呼吸时的 2～4L。同时，肋间外肌的收缩导致肋骨以与椎体连接处为轴向上旋转，从而增加了胸腔的前后及左右径。胸部筋膜上的那些特定点牵引这些相反的力，使所有不同方向的力达成一个单一的目的：胸腔的扩大与缩小。

气管连接颈与胸部，受这两个阶段运动的共同影响[8]。一次突然的咳嗽[9]需要快速收缩的肋间肌、膈肌和气管肌肉之间的协调运动。

咳嗽可以增加胸内压力，并且缩小气管内径。冠状面的管腔缩小是由于气管软骨的挤压，而在矢状方向则是由于黏膜部分的向内弯曲。

咳嗽可以是随意肌的启动或自动反射引起。受损的黏膜纤毛清除活动可诱发这些反射。发生在黏液产生以及纤毛的运动不精确协调时，这是黏液过多累积[10]或分泌不足的原因。

内脏 - 胸部器官 - 筋膜单元的功能失调

在一般的生理状态下，壁胸膜和脏胸膜之间可以相互滑动。这使得胸腔壁产生的力可以被均匀分散到肺实质。如果两层胸膜之间的连接由韧带代替，那么这种力的均匀分解就变得不可能了。任何在胸膜和胸壁之间的纤维瘢痕都会成为这一内部运动生理的干扰因素。

呼吸不充分（呼吸困难）或者无明显原因的持续咳嗽，是内脏 - 胸部器官 - 筋膜单元功能失调时患者常常表现出的症状。

其他时候，病人可能会诉说有肋间痛、嘶哑的咳嗽、声音改变（慢性气管炎）或呼吸阻滞感。

甚至如肺气肿和复发性支气管炎等慢性病理过程的症状，也可以从内部功能失调的筋膜手法中获益。

胸部的管性器官 - 筋膜单元

管性 - 胸部器官 - 筋膜单元中的筋膜

心脏壁由以下三层组成：心内膜、心肌和心外膜。心内膜包裹心肌的里面，心外膜则封套在心肌的外面，它们都是由上皮细胞构成的黏膜（图 7.9）。

5　纵隔胸膜在主动脉下部位形成两个盲端。联结两个盲端的细胞脂肪组织增厚形成横向纤维薄层（胸膜间韧带），将盲端牢固锁定（Testut L., 1987）。

6　脏胸膜在肺门的水平移行为壁胸膜，这条反折线向膈肌延伸，形成位于冠状面的肺系膜，继而形成肺韧带（Leonhardt H., 1987）。

7　在人类胸膜穹顶通过张力维持其形态，这是因为有较之于其他哺乳动物更加发达的韧带（Esposito V., 2010）。

8　头部的屈伸可以影响气管，而胸腔掌控肺容量的变化。气管在头后伸时延长是因为它一方面通过喉和舌骨连接到下颚，另一方面通过咽连接到颅底（Benninghoff A., Goerttler K., 1986）。

9　咳嗽的时候，在气管支气管树里会发生下面的情况：伴随最初的吸气是声门关闭，同时呼吸肌张力同步增加，从而引起胸腔内压力的明显升高。声门打开时咳嗽的（通气）速度随气管、支气管管腔变窄而进一步增加。气管腔变窄，在冠状面是由于双侧气管软骨的挤压；在矢状方向是由于黏膜部分的向内弯曲（Benninghoff A., Goerttler K., 1986）。

10　黏膜纤毛清除功能受损是抽烟而造成的最初肺损害之一。上皮纤毛逐渐被（分泌黏液的）杯状细胞取代；因此，黏液的转运越来越困难而出现持久的咳嗽（MedicalGuid, 1994）。

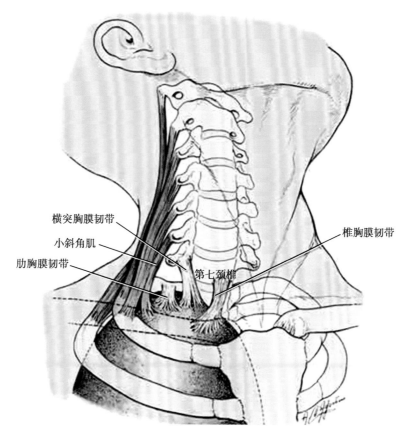

横突胸膜韧带

小斜角肌

肋胸膜韧带

第七颈椎

椎胸膜韧带

图 7.8　右侧胸膜穹顶的韧带（引用自 V.Esposito 等）

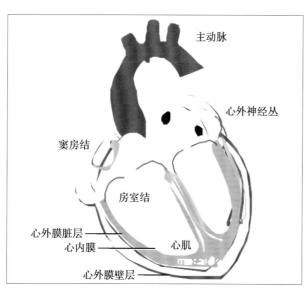

主动脉

心外神经丛

窦房结

房室结

心外膜脏层

心内膜

心肌

心外膜壁层

图 7.9　心脏的筋膜及其支配

心外膜又分为两层：一层粘接在心肌（脏层），另一层粘接在心包（壁层）[11]。

与心外膜[12]连接的壁外神经丛由交感神经系统支配。心包神经丛绝大多数由膈神经支配。

壁内神经丛由窦房结[13]、房室结和房室束组成。这些神经结和神经丛位于心肌内。它们按在心脏收缩时被牵拉的顺序排列，从而产生神经冲动。

结缔组织把心房肌和心室肌分离开来。这是构成心脏基本架构的结缔组织的一部分。心房和心室肌共同镶嵌在这一有两个纤维环的胶原架构上面。房室瓣被植入在与主动脉的纤维外膜相连接的这两个环里。

主动脉和上腔静脉的血管外膜与椎前筋膜接触，并借此把心脏固定在躯干的后壁上[14]。

解剖书上时常强调血管把心脏固定在胸腔后壁

---

[11]　心包浆膜是衬在心包纤维囊内的封闭囊。心脏套在这个囊里面，因此形成了脏层和壁层。脏层（心外膜）包裹心脏和大血管，并且折返形成壁层。壁层粘在心包纤维囊的内表面上（Gray H.，1993）。

[12]　自冠状丛发出的分支甚至能够在宏观上追踪到。它们延伸到心外膜下结缔组织。在这个组织里面，它们由细丝形成丛，部分延伸到心外膜（心外丛）、心肌和心内膜（Chiarugi G.，1975）。

[13]　引发心肌收缩的刺激源自心脏自身（心脏的自主运动）。它们自动产生局部的节律刺激（Leonhard H.，1987）。

[14]　大静脉通过一个交叉的固定系统将心脏的底部固定：上腔静脉把心脏固定在颈部和上肢的筋膜上，下腔静脉把它固定在肝脏上，肺静脉把它固定到肺上（Leonhardt H.，1987）。

上[15]。更精确的说法是血管外膜固定了心脏[16]，因为对血管的直接牵拉会干扰其不同的节律[17]。心内膜与动静脉的内鞘有连续性。在心肌束之间有着一种非常细的结缔组织架构给血管和神经以支持。这个架构把心外膜和心内膜联合在一起。这种结缔组织在房室结合部担当了重要的角色，在那里它增厚形成环形和三角形纤维结构。

血管被固定在稳定的结构上面，如胸椎、近端的锁骨（如锁骨下静脉）和颈部（如颈静脉和颈总动脉）。锁骨下筋膜延续到锁胸筋膜。

在后面，胸腹主动脉在主动脉裂孔水平[18]的固定是最重要的结构。膈肌脚延续到竖脊肌的筋膜。

管性‑胸部器官‑筋膜单元的功能

主动脉弓的压力感受系统含有延其外膜分布的游离神经末梢（图7.10）。这些主动脉的上下副神经节并不是在心包里面，而是在嵌入筋膜的里面；因此，他们是外部神经节。任何时候当动脉壁因为压力增加而发生弹性变形时，这些受体末梢会被拉伸[19]。传入支在加入迷走神经前先与主动脉神经联合。只有当血管的封套筋膜被完美牵张时，感受器才能接受细小的压力变化从而影响动脉压力的动态平衡。主动脉弓的感受器位于大循环（也称为系统循环）开始的位置。

筋膜手法其实是作用于外周筋膜以影响上述感受器。

决定动脉压的心脏输出其实是一个变量，它总是倾向于达到"一个平衡点"，而不受神经影响[20]。心脏是一个泵，它能够适应血流动力的负荷，静脉回

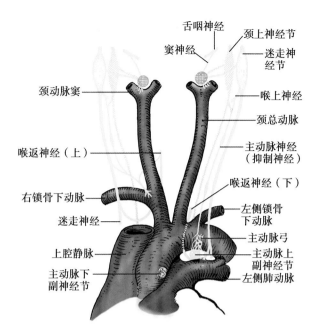

图7.10　颈动脉球和主动脉的上下副神经节（源自 V.Esposito 等）

流直接影响其收缩力。在舒张期心脏接受的外周静脉血越多，在收缩期就会泵出更多。

中央静脉的感受器（肺心感受器）能够促进心率并且抑制血管收缩状态（心肺反射控制容量的变化）。

这些感受器能够感知到胸腔内血容量微小的变化，并且激发反射性的血管舒张以回应这些变化。

心房的机械感受器是游离的神经末梢。这些神经末梢在肺循环进入心房的区域形成分支。

将一只装有可膨胀气球的套管置入到心房，用人工刺激可以导致心动过速和尿量增加。

为了感受这些张力的变化，所有的胸腔内心脏循环感受器必须附着在一个维持良好基础张力的筋膜上。

管性‑胸部器官‑筋膜单元的功能失调

一般而言心动过速和心动过缓与自主神经系统的过度兴奋和过度抑制有关。过去把这些不同形式的心律失常与自主冲动联系起来，而从未认识到自主冲动会受附着有感受器的筋膜影响[21]。

---

[15] 由主动脉发出的血管被一个叫做血管袖的血管腱膜系统所包围。心脏被由它底部发出的大血管固定在现在的位置（Testut L., 1987）。

[16] 外鞘膜由许多弹性纤维的结缔组织和纵形肌肉细胞组成。它在富有弹性的动脉血管里面成比例的增厚（Benninghoff A., Goerttler K., 1986）。

[17] 疏松的脂肪细胞组织层把不同的纵隔内器官分开。这些隔层方便一些器官的持续节律运动，如心脏和大血管以及另一些自主的阵发运动，如食管和气管。这些纵隔器官的持续复杂运动依赖于疏松的结缔组织保持一个正常的状态，以将之分隔从而防止它们相互影响（Testut L., 1987）。

[18] 位于后部的颈椎腱膜（椎前筋膜）向下延伸进入胸腔。在下方，纵隔后部通过膈肌与腹膜后腔相沟通。主动脉通过主动脉裂孔，并且在前方紧紧地粘接在这个出口上（Testut L., 1987）。

[19] 主动脉感受器沿着主动脉弓的外缘分布，向上到达右锁骨下动脉的起点。主动脉和颈动脉的感受器对生理水平内的压力变化非常敏感（Baldssera F., 1996）。

[20] 内在控制很强大，即使是心脏被除去神经支配的比赛用犬，在竞技中也只是比具备正常神经的犬略差一点点而已（Badissera F, 1996）。

[21] 包绕纵隔的疏松结缔组织常常被解剖学家忽视。但是，在病理的角度来看它很重要，它被略厚筋膜分割成次级隔室。就数量和坚硬度而言，它是可以变化的。这些变化可以调节其包绕的许多器官的功能（Testut L., 1987）。

内部功能失调的筋膜手法可以通过肌筋膜影响心律，这是因为自主神经末梢附着在这些筋膜内，并且会因为非随意肌的痉挛而受到刺激。恢复这些筋膜的弹性可以通过多米诺效应，阻断导致心律异常的自主神经冲动。

大量非结构性变化的心律失常患者会在筋膜手法中获益。

如果病人瓣膜功能的失调是由于风湿导致的纤维瘢痕引起的，那么治疗不能够修复瓣膜的纤维，但是通常能够改善伴随症状，例如在高强度运动过程中可能出现的胸骨压迫的感觉。

胸部的腺体器官 - 筋膜单元

腺体 - 胸部器官 - 筋膜单元的筋膜

心包膜通常是与体腔浆膜（胸膜或腹膜）有关[22]。但是作者在一种鱼上进行的多次解剖显示心包膜始终是在腹膜腔的外面（图 7.6）。

心包膜是胸腺筋膜和膈肌中央腱的延续[23]。这些筋膜结构起源于原始横膈[24]。一些别的腺体包括肝和胸腺在此生成。

胸腺通过血管（图 7.11）和共有筋膜与甲状腺相连，并且它还接触右膈神经[25]。在头侧，胸腺靠近甲状腺，有时直接与它相接触，有时这种头侧延伸则被结缔组织索替代。附在心包膜上的胸腺有免疫作用，尽管其功能随青春期一起消退。

直到最近，胸腺被认为在青春期后经历一个完全的退化。但是，Chiarugi 等已经证实，在一个有限的程度上，胸腺的实质[26]在整个生命过程中都持续起作用

心包的底部借心包膈韧带与膈肌中央腱重合（图 7.12）。

心包囊纤维的扩展部分在纵隔的疏松结缔组织内延伸，把心包膜连接到胸骨（胸骨 - 心包上、下韧

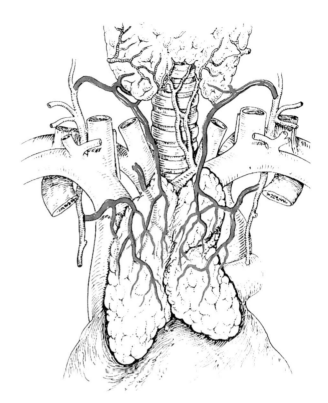

图 7.11　甲状腺下方的血液供应及到达胸腺的内胸动脉（源自 V.Esposito 等）

带[27]）和脊柱（脊椎心包韧带）上面。心包的后部参与气管心包膜的组成。这层膜由自心包后壁延伸到气管分岔处的拮抗纤维束、膈肌中央腱的后缘和大血管的外膜组成。中央颈筋膜在胸骨的水平上分为两部分；里面的部分延续到心包膜[28]，同时气管周围筋膜延续到支气管心包膜。中央颈筋膜更进一步延续到纵隔上部围绕胸腺的筋膜上[29]。

心包膜一般被描述为心脏的浆膜（图 7.12A）。其实它是一个强大的筋膜，联结着中央颈筋膜、胸腺筋膜、支气管心包膜和膈肌中央腱。其内表面附着在心外膜，能分泌浆液（图 7.12B）。

---

[22] 如心脏、肺和消化道这类经常有容积改变的器官，都存在于浆膜腔（心包、胸膜腔、腹膜腔）内（Leonhardt H., 1987）。

[23] 在上方，心包膜的纤维囊直接与胸腺接触，并且连接到气管前筋膜（Gray H., 1993）。

[24] 在四周大的胚胎，心脏位于原始的胸膜 - 心外膜腔内。这个腔有一部分同腹腔被原始横膈分开（Salder T.W., 1990）。

[25] 胸腺受迷走神经、交感神经和膈神经发出的小纤维支配，这些纤维进入髓质。神经在皮质部分没有显示（Chiarugi G., 1975）。

[26] 甚至在老年人，在替代胸腺位置的胸骨后脂肪组织中也可以找到该器官的功能遗迹（Chiargi G., 1975）。

[27] 圆锥形的心包的尖部包围着进出心脏的大血管（动脉和静脉）。部分融入这些大血管的外膜，部分与纵隔上方的结缔组织合并。从心包囊的上端延伸到胸骨上（颈静脉）切迹（胸骨心包悬韧带）的纤维分隔恰在这同一区域被发现。有趣的是可以注意到纵隔胸膜与心包膜不直接粘接，而是有细胞脂肪层分隔其间（Testut L., 1987）。

[28] 中央颈筋膜在嵌入胸腔的水平上，向颈部的大静脉延展出弹性较大的筋膜，这个筋膜也可以延伸扩展至升主动脉，直至远达心包膜（Testut L., 1987）。

[29] 即使气管外鞘膜非常薄，但是它提供一层包围甲状腺的筋膜；它嵌入环状软骨弓上，然后继续同甲状腺下静脉一起进入纵隔上部（Gray H., 1993）。

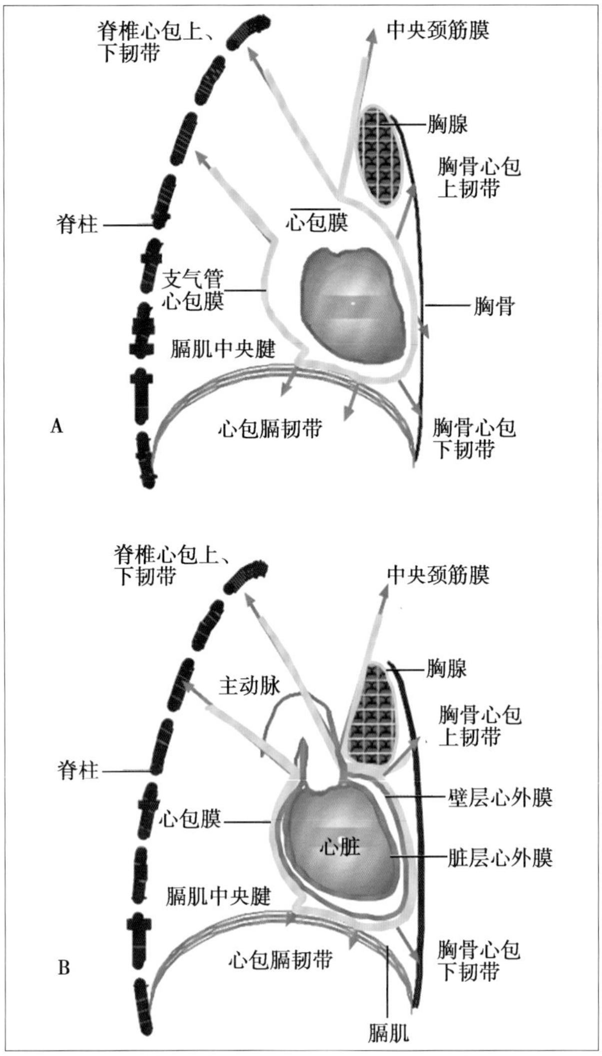
脊椎心包上、
下韧带
中央颈筋膜
胸腺
胸骨心包
上韧带
心包膜
脊柱
支气管
心包膜
胸骨
膈肌中央腱
A
心包膈韧带
胸骨心包
下韧带
脊椎心包上、
下韧带
中央颈筋膜
胸腺
主动脉
胸骨心包
上韧带
脊柱
壁层心外膜
心包膜
心脏
脏层心外膜
膈肌中央腱
B
心包膈韧带
胸骨心包
下韧带
膈肌

图 7.12 心包的悬韧带，注意胸腺被包在心包的上方

腺体 - 胸部器官 - 筋膜单元的功能

胸腺[30]同其他的内分泌腺以及免疫系统相互作用[31]。在胚胎发育过程中，甲状旁腺同胸腺一起形成，并共同起源于鳃（咽）囊[32]。

左右的心包横膈韧带将膈肌和心包相连接，因此膈肌的位移可以引起心包膜运动。

由于支气管心包膜连接，支气管的运动也会影响到心包。这种特殊的连接方式在心脏 - 呼吸协同运动中起重要作用，类似在突然冲刺时，需要同时快速地增加呼吸和心率。虽然肺和心脏有着各自的节律，但是，其中一个节律增加，另一个不可避免地会跟着改变。在开始任何体育活动的时候，呼吸肌与运动肌两者的激活会成比例地同步。这种同步不仅仅依靠化学感受器的信号。比如，在突然冲刺跑的例子里，缺氧还没有发生，而由外至内的筋膜张力增加可能会激活这个同步运动。

[30] 性荷尔蒙和肾上腺糖皮质激素分泌可以使胸腺体积明显缩小。相反，肾上腺分泌不足和甲状腺功能亢进会让胸腺体积增大（Bortolami R.，2004）。

[31] 这种集中的淋巴退化首先可以消除淋巴细胞的自身变态反应性。自身免疫疾病很显然是由这些不被能消除的因素引起。统计显示，只有少数淋巴细胞转化为 T 淋巴细胞（Benninghoff G.，1986）。

[32] 在胎儿发育的第五周，第三咽囊的上皮细胞分化成甲状旁腺和胸腺。在幼儿时期，胸腺占据了一个相当大的空间，位于心包的前面（Sadler T.W.，1990）。

腺体 - 胸部器官 - 筋膜单元的功能失调

在古代，“胸腺的”含义是指一个人的情绪和精神。这个含义来源于希腊词汇“thumos”，意思为感情、思想和感情。

胸腺不仅仅是免疫系统正常生长必需的一个淋巴器官，而且还与其他的内分泌腺有大量关联，同时也对许多荷尔蒙敏感。任何时候，当动物体内肾上腺糖皮质激素或垂体促性腺激素占支配地位的时候，胸腺的体积会明显缩小。相反，当动物的性腺被切除，胸腺会变肥大。除去新生动物的胸腺会造成生长缓慢和骨折愈合不良。给两栖动物的幼虫注射胸腺提取物，会让它快速成长但完全丧失变形过程。

上述可见胸腺的内分泌功能：与甲状腺拮抗。甲状腺功能亢进引起两栖动物过早变形。

胸腺功能减低的病人有下列症状：循环和呼吸功能紊乱，强烈地情绪刺激或突然的温度变化均会引起晕厥。

心包的功能失调能够引起类似膈神经痛的胸痛（慢性心包炎）以及心率的增加或受干扰（如心悸、心动过速）。

最近的研究[33]已经证实了来自心外膜和心包膜的“脂肪”组织可以分泌“荷尔蒙”。

胸部张拉结构的治疗

病人对胸部器官 - 筋膜单元的功能失调的表达往往不清楚。更多的时候，他们会说有胸骨受重压的感觉或胸部的束带感。通过恢复张拉结构内筋膜的运动性，治疗可以重建器官 - 筋膜单元正常功能所必要的空间。

[33] 我们要研究心脏手术病人的心外膜脂肪组织在抗胰岛素激素分泌中的作用（Dremen J.，2006）。
在具有高心血管疾病风险的肥胖病人中，心外膜脂肪分泌许多促炎因子，本身被巨噬细胞、淋巴细胞和嗜碱性粒细胞浸润（Sacks H. S.，2007）。

鉴别触诊检查从前 - 内 - 胸 2CF（融合中心）点开始（图 7.13），这是前后向胸部张拉结构的诊断点。

触诊也可以进一步延伸到近端的前 - 内 - 胸 1 点和前 - 内 - 胸 3 点（节点）。

在胸部，触诊检查的顺序可以改变，从前 - 内 - 胸点直接到内旋 - 胸点（斜向张量）然后再到前 - 外 - 胸点（侧向张拉结构）。

内旋 - 胸 CC（协调中心）点，是胸部诊断内斜张量的点（图 7.15）。组成斜向张拉结构的肌肉从一个节段延伸到另一个节段。因此，在功能失调时你可能会发现一侧的内旋 - 胸点与另一侧的内旋 - 肩 CC 点都需要治疗。

前 - 外 - 胸 1 和 2CF（融合中心）点是侧向张拉结构的诊断点。它们位于前锯肌上（图 7.14）。该肌通过后部肌群的杠杆作用可以使多根肋骨向外、向上错位。

在上面的三张图（图 7.13 至图 7.15）中，治疗师用手指尖做触诊检查。触诊应当非常轻柔以找到隐性点，同时不应当因为压痛而混淆病人的感觉。

触诊在这些照片里只显示了一侧，其实总是双侧一起检查。

胸廓张量示意图（图 7.16）突显了左右、远近以及斜向应力点之间的协同作用。

在前部肌肉的示意图（图 7.17）中，粗体表示的是胸部的触诊点。

这些关键的点能够帮助确定受影响的张量，因为它们与其下器官 - 筋膜单元的运动有更近的关联。也位于一个容易劳损的区域[34]。前 - 内 - 胸 2CF 点在胸骨的中部，该区域在呼吸中受到持续的前后应力（劳损）。内旋 - 胸 CC 点位于肋骨有较大水平位移动的区域。

前 - 外 - 胸 CF 点主要受到侧向的持续应力。

肋骨连接脊柱，外在张拉结构张量的锚定点位于躯干的后方（图 7.18）。

后 - 内 - 胸 1、2CF 点位于第二和第四胸椎棘突旁。

后 - 外 - 胸 CF 点位于斜方肌下缘。而侧 - 胸 CC 点就在其略下方。

在胸部、腰部和盆部张拉结构中，侧 - 胸 CC 点与后 - 外 CF 点相协调以管理三个内腔的侧轴。

---

[34] 在吸气过程中，呼吸运动涉及胸腔容积的增加，在垂直方向是由于纵隔变平，而在矢状面和冠状面方向则是由于肋骨上移。随着肋骨的外移，下方的肋骨参与了肋膈机制（Benninghoff A., Goerttler K., 1986）。

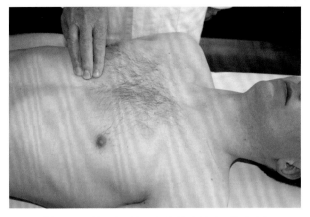

图 7.13　前 - 内 - 胸 2 点的触诊检查（前后向）

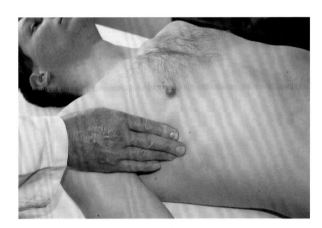

图 7.14　前 - 外 - 胸 2 点的触诊检查（侧向）

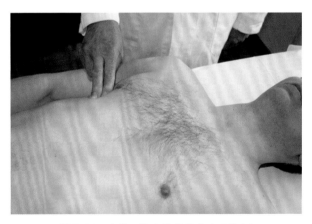

图 7.15　内旋 - 胸点的触诊检查（斜向）

在胸部有一个前节点（前 - 内 - 胸 3 点）和后节点（后 - 内 - 胸 3 点）。由于它们与前后向、侧向和斜向张量都有联系，故这些点很灵活。它们位于不同方向的肌纤维相互交叉的位置。例如，后节点（后 -

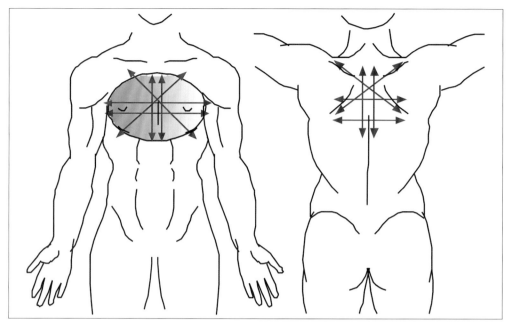

图 7.16　胸部外在张拉结构的张量、节点和锚定点概览

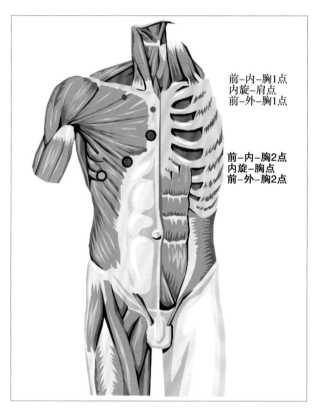

图 7.17　胸前的张量点

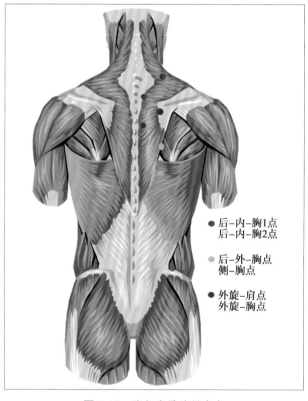

图 7.18　胸部张量的锚定点

内 - 胸 3 点)位于第九和第十棘突旁与斜方肌[35]下腱膜、背阔肌上腱膜以及深层的竖脊肌筋膜相接触。

---

[35] 斜方肌通过短的腱膜纤维嵌入到脊椎上面。另外一个四边形的腱膜把这块肌肉同枕骨粗隆联合在一起(上腱膜);一个半椭圆的腱膜层把它同第一胸椎联合(中间腱膜);一个小的三角形的腱膜在下端嵌入(下腱膜)(Chiarugi G., 1975)。

临床病例分析

D.L. 是一个 50 岁男病人。曾不只一次接受过筋膜手法治疗骨骼肌肉系统的问题。

在一次电话交流中,D.L. 报告他胸骨后疼痛伴呼吸困难已发作 2 天。他首先咨询了他的家庭医生,并被安排紧急约见心血管专科医生。心电图检查正常,除了有少许的食管灼热感外,其他所有的症状都消失了。但胸痛在第一次发作后一个月又复发。这次伴有轻微的心动过速。去看内科专家后被诊为食管炎反射痛。抗酸药消除了灼痛的感觉。但是 D.L. 还是在深呼吸时感到吃力。

这时 D.L. 预约了一次筋膜手法治疗。

资料显示本病涉及所有容纳肺、食管、心脏和心包的器官 - 筋膜单元。我们假设有一个由三个胸部器官 - 筋膜单元对支气管 - 心包膜的异常牵拉。因此在评估表上仅记录了疼痛的位置:TTH(胸部张拉结构)而没有描述所有三个功能失调的器官 - 筋膜单元。

前胸点的触诊检查证实了前节点(前 - 内 - 胸 3 点)明显敏感以及前 - 内 - 胸 2CF 点轻度敏感。第一个点的治疗就完全解决了问题,当然第二个点也就没有再治疗。

让病人俯卧位,处理后 - 内 - 胸 2CF 点。随后是双侧后 - 内 - 胸 1CF 点(病人坐位)。这两个点触诊时都很敏感。治疗后,D.L. 立刻能够深呼吸,完全扩展胸部,也没有感到有任何的胸骨后疼痛。

一个月后 D.L. 报告没有再发生过心动过速,抗酸药也已经停用。

第8章
腰部的张拉结构

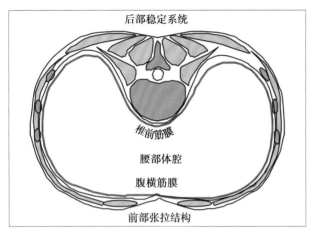

图8-1 外部张拉结构

腰部体腔（图 8.1）位于椎前筋膜和腹横筋膜之间。

腰部张拉结构通过以下方式保持这个体腔：

— 由腹直肌的脐上部分形成的前部支撑系统；

— 由腹内和腹外斜肌提供斜向张力；

— 由腹横肌和锯肌的下部形成的一个侧向稳定系统；

— 后部边态能够提供足以适应前部运动的拮抗力。

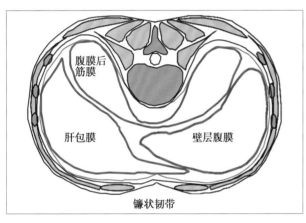

图8-2 内鞘膜的嵌入筋膜

在腰部体腔（图 8.2）有三个筋膜鞘。这些筋膜鞘由下列韧带镶嵌固定于张拉结构的壁上：

— 矢状面上，由腹膜后筋膜、肾脏鞘膜和肠系膜组成；

— 侧向，由右侧的（肝三角韧带）和左侧的壁层腹膜（膈 - 脾韧带）组成；

— 斜向，由膈下各种韧带和肠系膜形成。

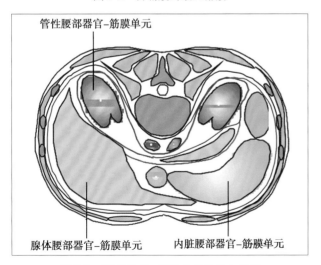

图8-3 腰部器官 - 筋膜单元的封套筋膜

在上述的嵌入筋膜鞘内可以看到以下的器官筋膜单元的封套筋膜（图 8.3）

— 内脏腰部器官 - 筋膜单元（vi-lu），其中包括食管远端部分，胃和十二指肠与外分泌胰腺；

— 管性腰部器官 - 筋膜单元（va-lu），其中包括腹主动脉、肾脏和输尿管；

— 腺体腰部器官 - 筋膜单元（gl-lu），包括肝脏、内分泌胰腺和肾上腺。

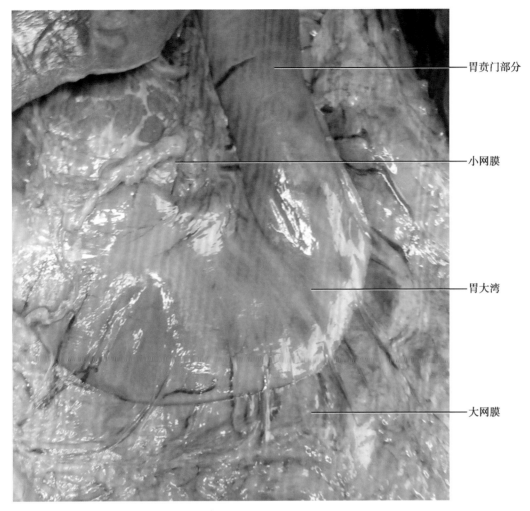

胃贲门部分

小网膜

胃大湾

大网膜

图 8-4 胃由腹膜覆盖,悬浮于小大网膜之间

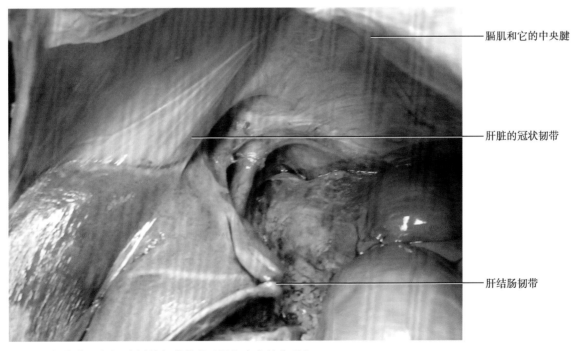

膈肌和它的中央腱

肝脏的冠状韧带

肝结肠韧带

图 8-5 肝的前 - 后向,由冠状韧带悬吊于膈肌中央腱的下方

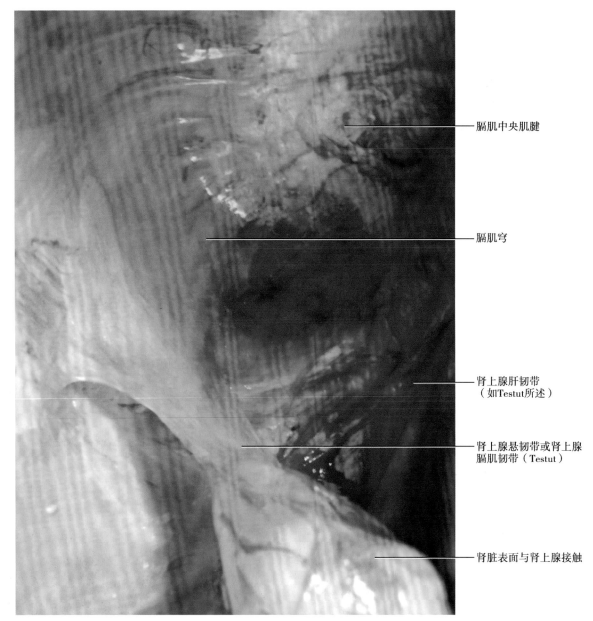

膈肌中央肌腱

膈肌穹

肾上腺肝韧带
（如Testut所述）

肾上腺悬韧带或肾上腺
膈肌韧带（Testut）

肾脏表面与肾上腺接触

图 8-6　人体膈膜的下部分有肾上腺悬韧带。在此照片中，插入韧带貌似支持内脏，但内脏其实是由腹壁的肌张力支撑，而不是肠系膜。血管并不总是通过肠系膜。肠系膜维持器官在其正确位置，并接受壁外自主神经节的刺激

　　腰部的筋膜通常被当作仅由腹膜形成。但是，在记住三个腰部器官筋膜单元的同时，该区域的横截面（图 8.7）可以看到：

— 腹膜筋膜包裹部分胃、肝脏（脏 - 腰）。

— 腹膜后筋膜（胰前部），连同胰结肠韧带、肝十二指肠韧带和肝胰韧带[1]，连接胰腺、脾脏和肝脏（腺 - 腰）。

— 后胰筋膜由内侧的胰头后筋膜[2]和外侧的肾筋膜前部（Toldt 膜）[3]加强。

— 肾筋膜（管 - 腰）是由后筋膜和前筋膜形成。

---

[1]　在一个 2mm 的人类胚胎，横膈的背缘位于第二颈椎段的水平。当心脏增大，横膈移向尾部。当肝脏发生时，肠系膜这部分的横膈延伸出来形成早期的肝冠状韧带、三角韧带和镰状韧带（Gray H.，1993）。

[2]　虽然胆总管依附在腔静脉上，但它被胰头后筋膜（Treitz）与该静脉分开。该纤维层保持胆总管附在胰腺的后表面处（Testut L.，1987）。

[3]　在结肠的部分，肾前层被称为 Toldt 筋膜特殊的结缔组织层来加强。此筋膜由原始结肠系膜与壁层腹膜由融合或聚结而成（Testut L.，1987）。

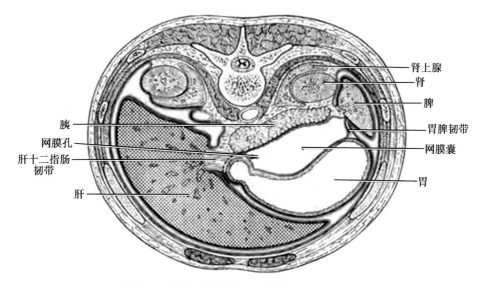

图 8-7　升结肠肠系膜区腹部横切面（来自 V.Esposito et al., op. cit.）

腰部的内脏器官 - 筋膜单元

内脏 - 腰部器官 - 筋膜单元的筋膜

内脏腰部器官 - 筋膜单元位于膈和横结肠系膜之间，它包括食管的远端部分（贲门）、胃、十二指肠（幽门）以及胰腺外分泌部和肝脏（胆总管）。

当食道穿过膈，它与膈肌密切相连[4]。如果在膈食管膜有任何张力，由于来自膈上方牵拉或者膈下面压力，很容易形成食管裂孔疝。

胃是内脏腰部器官 - 筋膜单元的主要器官，它位于腹膜的两层膜之间（图 8.8）。这两种膜向上延续到小网膜（通过肝十二指肠韧带和肝胃韧带），向下延至大网膜（结肠韧带或大网膜）。

大网膜是由排列成小束的结缔组织形成。平滑肌细胞、神经、血管和淋巴管沿着这些小束延伸。在肥胖者，还可以发现脂肪组织的聚集。大网膜有时可以向下延伸到耻骨联合。

内脏 - 腰部器官 - 筋膜单元的功能

内脏腰部器官 - 筋膜单元的各部分可进行有节

律的收缩，其收缩节律各不相同[5]。胃的节律性节段性运动是由十坏形肌肉的收缩产生；而局部纵向肌肉的收缩产生摆式运动；至于广泛收缩波产生的蠕动则可搅拌并推动食糜向前。笔者假设这些发生在特定时间和间隔的运动是通过肌筋膜结构进行调节，而不是由体液反应进行调节[6]。参与打开贲门[7]的自主运动主要由筋膜引发，由于食团通过扩张该处筋膜组织从而引发组织内受体产生自主神经冲动。

当食物到达胃的时候，肌层松弛。胃充满后大约间隔一小时胃活动开始增加。食物存留在胃内的时间长度取决于食物的数量和性质，从短如液体的大约一小时到肉类的大约四小时。

当胃蠕动开始时，其运动传导到胰腺，胰腺位于胃后方[8]。

胃的蠕动波是自发性的，不受迷走神经支配。即使分离出这些组织中的一条，也可以再现这些蠕动波。

在胃的近三分之一处有一起搏神经节，它可产生分布广泛的去极化波，从而调节胃的排空。外部张拉结构（腹腔罐）不应干扰这种类型的神经节。

---

[4]　一薄层纤维和弹力组织从膈肌的食管裂口边缘延伸插入食管本身并延续至其外部鞘膜。此膈肌食管膜可以抗衡由于食管纵向纤维收缩而导致的食管上升。贲门闭合的调节机制与食管和食管裂口间的解剖结构有密切关系。这一机制的功能失常与下列病理变化有关，如贲门痉挛（食管失弛缓）和胃食管反流（由于胃酸反流引起的反流性食管炎）。此外，食道裂孔疝和反流性食管炎有多种联系（Testut L., 1987 年）。

[5]　胃的外部肌层沿两条曲线的发展。它是不连续的，在角切迹的水平中断。这样形成了两个功能不同的部分：消化管道和排空管道（Benninghoff A., Goerttler K., 1986）。

[6]　当食糜进入十二指肠时受到神经和体液因素的复杂处理（Bald-issera F., 1996）。

[7]　食管的外膜结缔组织（鞘膜或外筋膜）中有成束状的平滑肌纤维。从食管伸延至膈肌裂孔的结缔组织膜使贲门保持在松弛状态（Kahle W., 1987）。

[8]　十二指肠与胰腺间的复杂相互作用要归功于在前面包围它并在后方隔离它的腹膜以及胰头后筋膜（Treitz）（Testut L., 1987）。

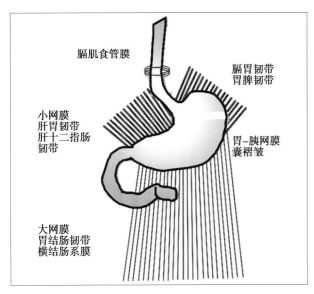

图 8.8　内脏腰部器官 - 筋膜单元的嵌入筋膜

腹肌的基础张力形成了对内脏强大、有弹性的支持。这些肌肉在排便、排尿和分娩时增加腹内压，在吸气时减低压力。它们也与椎旁肌相互作用以保持正直的体位。

腹部肌肉保持和约束内脏的能力取决于该肌肉的锚定点[9]。如果外部封套筋膜任何的一点纤维化后，将会对腹部器官的自然扩张产生病理性拮抗力。这种限制，尤其在它持续过久时，可以触发肌间神经丛的痉挛。

内脏 - 腰部器官 - 筋膜单元的功能失调

胃 - 十二肠反流的胃酸与呼吸道之间的任何接触可引起如喉炎、咳嗽或哮喘等症状，哮喘是较为常见的症状。与胃 - 十二指肠反流有关的哮喘之主要临床表现为：餐后和仰卧位加重，夜间咳嗽以及使用支气管扩张药不能有效控制症状。咳嗽反过来也可以造成反流，与反流引起咳嗽相似。由于反流引起的咳嗽通常是在夜间发生，并当人改变体位时，无痰但可以与喉咙刺激有关。

饭后两小时内服用碱性物质可以减少症状时，可以怀疑是分泌过盛的消化不良性胃炎。

伴有腹部饱胀的餐后疼痛更像是分泌不足引起的消化不良。

伴有嗳气的消化缓慢反映了胃扩张，这种扩张

是由神经性消化不良导致的吞气症（aerophagia）引起。

在腰部，腹横筋膜和腹膜壁层发挥对腹腔脏器的控制力。即使这种力仅略有增加，患者就会有不适的感觉[10]，如腹胀或胃痞满。这些感觉可能是由于封套筋膜变硬，但也可以由神经系统的内部压力过大来解释。

大网膜[11]和小肠之间粘连，或大网膜和腹横筋膜之间粘连，可以在胃壁腹膜产生异常的张力。

腰部的管性器官 - 筋膜单元

管性 - 腰部器官 - 筋膜单元的筋膜

管性腰部器官 - 筋膜单元包括所有的腹膜后血管，肾脏、肾盂和输尿管（图 8.9）。这些器官都位于腹膜后筋膜之内[12]。

肾作为循环装置的过滤器，而心脏则如同该套装置的泵。

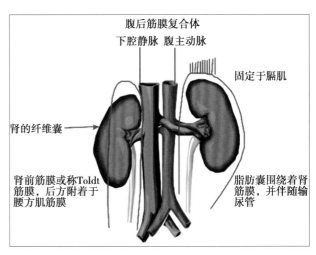

图 8-9　管性腰部器官 - 筋膜单元的嵌入筋膜。右肾的筋膜在前 - 后向，而左肾筋膜更偏侧向

9　整个腹横肌可以增加腹部内压力并支撑内脏。其中每一部分都具有特定功能：上部稳定肋骨，中间的部分拉紧胸腰筋膜，下部补偿骶髂关节的运动。
腹斜肌也被间隔为三个区（Urquhart D., 2005）。

10　良性肿瘤可以造成此器官从它们的正常位置移开，但它们不一定限制其机动性（Mobility）。另一方面，由于其浸润性，恶性肿瘤很快将器官固定，导致它们失去其相对典型的机动性。这种情况在那些导致内脏周围疏松结缔组织增厚炎性过程中同样也可以看到（Testut L., 1987）。

11　防御机制分为局限性和全身性。炎症过程可以因粘连而受到限制，大网膜一般通过此种方式参与包裹感染（即"清洁布"效应）。经常在炎症发生的部位可以见到大网膜，这是因为发炎的肠襻丧失了活动能力，由于附近肠襻的移动（因蠕动和抗蠕动运动），使大网膜移向发炎部位（Beninghoff A., Goerttler K., 1986）。

12　腹后壁的腹膜下结缔组织不与肌肉 - 腱膜壁直接接触。骨盆内器官位于该空间的下部，而肾脏、输尿管和大腹部的血管占据上部（腹膜后空间）（Testut L., 1987）。

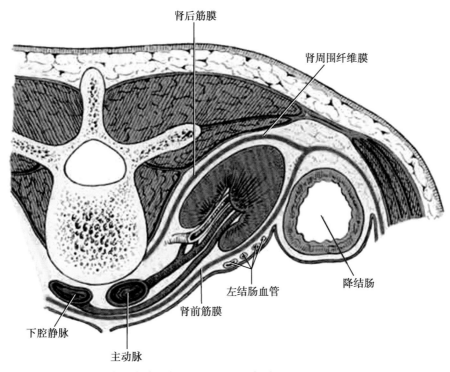

肾后筋膜

肾周围纤维膜

左结肠血管

降结肠

下腔静脉

肾前筋膜

主动脉

图 8-10　由前后筋膜形成的肾周围纤维膜（来自 V.Esposito etal., op. cit.）

在管性器官 - 筋膜单元中，肾脏被嵌入腹横筋膜上而固定于后部[13]。

包裹主动脉和输尿管的鞘膜是腹膜后筋膜的一部分。其下部终止在直肠后间隙的筋膜上[14]。

每个肾覆盖着坚实的纤维结缔组织套，称为纤维囊，它附于肾实质。囊内有弹性纤维及少量的平滑肌纤维。感觉神经纤维控制此囊及肾盂。

两个肾脏被一层脂肪组织包围，其表面则由肾筋膜包裹。肾筋膜附着到膈上（图 8.10）。

该筋膜的后膜延伸到腰方肌并附着于椎体上[15]。该筋膜的前膜延伸到壁层腹膜后，并与对侧相同的筋膜相联[16]。

在下方，两膜并不结合在一起，而是消失在腰大肌的筋膜内。肾周（脓肿）脓液的聚集可以在两个薄膜层之间下移，并在股骨三角的水平发现。

在显著体重减少的情况下，肾脏可以下降（肾下垂），将连接肾前后膜的两个薄带在下部分开。

管性 - 腰部器官 - 筋膜单元的功能

由于与膈肌的紧密关系，肾随着呼吸产生某种程度的运动。当深吸气时，肾会下移，其运动轨迹是一个曲线，即肾的顶端外移而底端内移。输尿管也参与这一运动[17]。在直立位，两个肾脏向下移动的距离大致相当于一个椎体的高度。

肾的主要功能包括维持水盐平衡，排泄含氮的废物（尿素）及代谢酸。

输尿管，最初包埋在肾筋膜的脂肪组织中，随后进入位于壁层腹膜后面的疏松结缔组织中。在大小骨盆之间，在骨盆分界线水平两个输尿管汇合在一起，并延续到膀胱的底部（基底）。输尿管管腔有三个部位，肾结石可能会卡住。在嵌入的肾结石阻断尿流的情况下，输尿管的肌肉活动大大增加并引起锐痛（肾绞痛）。

输尿管肌层的平滑肌细胞分内层纵行和外层环

---

[13] 右肾被肝曲牢牢固定。高出 1.5cm 的左肾由脾曲固定。右左肾筋膜连接在一起，这有助于解释它们共同的机械病理。每个肾的筋膜被分成前后两层。前层通过 Toldt 筋膜（肾前筋膜）加强。这两层在肾上腺上融合在一起，并与膈的下筋膜结合（Testut L., 1987）。

[14] 由覆盖骶骨凹陷的骶动脉的纤维鞘及位于腹直肌后方的直肠动脉的纤维层形成直肠后空间的前界，而它的两个侧界则由髂动脉的纤维膜形成。该空间的上方则与椎前间隙相连（Testut, L., 1987）。

[15] 肾后膜，也被称为 Zuckerkandl 筋膜，覆盖了腰方肌和髂腰肌并延伸附着于脊柱的前侧部分（Testut L., 1987）。

[16] 肾前膜在伴随着壁层腹膜的过程中，在结肠水平，与称为 Toldt 筋膜（肾前筋膜）的结缔组织层结合。Toldt 筋膜是由原始结肠系膜和腹膜壁层融合而形成（Testut L., 1987）。

[17] 对仰卧位的受试者用放射线检查，可观察到在呼吸活动时肾脏向下移（Benninghoff A., Goerttler K., 1986）。

形两层。结缔组织形成外膜（输尿管鞘膜[18]）在这些肌肉束之间穿过。

输尿管的运动类似肠道的蠕动，以每分钟一次，一个波接着一个波规律地蠕动。

它主要是受腹腔神经节、小内脏神经以及来自邻近的交感链纤维支配。

肾实质不受神经控制。类似肾盂疾病引起的急性肿胀会引发疼痛，其原因是肾纤维囊受到牵张。

管性 - 腰部器官 - 筋膜单元的功能失调

肾功能障碍时，病人通常会报告肾区疼痛且往往扩散到腹股沟区域、生殖器和髂嵴的部位。这种疼痛位置与输尿管筋膜的分布相同，并不能排除在腰肌和肾筋膜之间的髂腹股沟神经有受累。

其他肾功能异常表现为尿的减少（无尿、少尿）。首先受到肾功能障碍影响的脏器系统是循环系统，表现如高血压、水肿等。这证实了肾脏与脉管序列的关联。

肾结石表现为在侧面或背后面剧烈的疼痛，并可以延伸到腹股沟和血管鞘。

由于明显的肾倾斜以及压迫肾盂内的输尿管，肾积水阻碍尿液流动，它可引起剧烈的腰痛和排尿困难。

腰部的腺体器官 - 筋膜单元

腺体 - 腰部器官 - 筋膜单元的筋膜

腺体腰部器官 - 筋膜单元包括腰部的三个腺体：肝、胰和肾上腺。韧带及其他的筋膜结构将这三个腺体联接到一起。

肝由内包膜（肝包膜或称 Glisson 囊）所围绕，这个包膜延续至肝实质。肝也有外包膜（腹膜），它形成膈下韧带[19]固定于肝脏。膈肌的侧壁由肋间神经支配，肋间神经接收插入膈肌下表面的多条韧带受到任何异常牵引所产生的信号（图 8.11）。

右三角韧带支持肝脏右叶而左三角韧带支撑左叶。镰状和圆韧带似乎不具有支持或固定的作用。

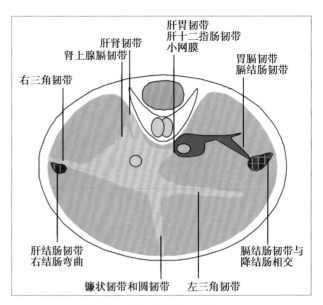

图 8-11 插入到膈下表面的韧带

腹膜并不完全包裹肝，因为它在冠状韧带处终止[20]。膈肌的中央腱在该韧带之上，这一排列与连接膈肌和心包的心包 - 膈韧带近似完美地对应。

腹膜覆盖部分胆囊，肝脏的肝内胆管与左右肝胆管相联，这些汇合形成肝总管，然后加入胆囊管（源自胆囊）。胆囊管与胰管一起在肝胰管壶腹部（十二指肠乳头）进入十二指肠。奥狄括约肌调节十二指肠壶腹的胆汁释放。

胰腺位于横结肠系膜根部的后面。横结肠系膜将腹腔分成上部和下部。在原始的脊椎动物，胰腺由两个不同的腺体构成：内分泌部分靠近肝脏，外分泌部分位于肠管[21]。

最初，这些腺体有单独的导管。常见的胰腺仅在羊膜动物（四足卵生脊椎动物），它位于腹膜后区，网膜囊后[22]。类似胰腺，低等脊椎动物的肾上腺也包括两个不同的腺体：一个内髓质部和一个外皮质部[23]。

肾上腺鞘膜位于肾脏的顶部，但疏松结缔组织实际上将鞘膜和肾脏分开。这意味着，即使当肾下

---

[18] 外膜呈现或多或少的连续纤维包裹层，从肾窦延伸至膀胱并穿入直肠膀胱凹陷。在它的下端，外膜内含了源自膀胱的肌束，它构成了所谓的输尿管鞘（Benninghoff A., Goerttler K., 1986）。

[19] 肝脏有二个重叠的膜包裹：浅表的膜来自腹膜，形成冠状和镰状韧带，更深层（纤维鞘膜）称为肝包膜。后者牢固的附着于腹膜并进入肝脏形成分支到门静脉和胆管的鞘膜（Testut L., 1987）。

[20] 在侧方，三角韧带来源于冠状韧带，左三角韧带止于纤维性的末端。右三角韧带形成钝角；它的下侧称为肝肾韧带（Leonhardt H., 1987）。

[21] 成年七鳃鳗的内分泌胰腺在靠近胆管的位置，它与沿着肠道延伸的外分泌胰腺分离（Kenneth VK, 2005）。

[22] 网膜囊提供胃在其中可以移动的空间。其前壁是由小网膜构成，后壁由附着胰腺和十二指肠的壁层腹膜构成，下壁由横结肠系膜构成（Leonhardt H., 1987）。

[23] 皮质部分来自泌尿生殖嵴的体腔中胚层，而髓质部分与交感神经节一样来自神经嵴的神经外胚层（Benninghoff A., Goerttler K., 1986）。

降时，肾上腺仍保持其在肝下的位置[24]。

肾上腺的悬韧带连接右肾上腺与膈的裸露位置（图 8.6）（肾上腺膈韧带）。

肾上腺表面覆盖的结缔组织囊在某些点位进入腺体内而形成薄的分隔膜。

实验动物在除去肾上腺髓质部分后仍可生存。但这妨碍了它们充分处理紧急情况（逃跑或应战）。髓质部分分泌两种儿茶酚胺激素：肾上腺素和去甲肾上腺素（后者持续地分泌）。

腺体 - 腰部器官 - 筋膜单元的功能

肝脏的主要功能是代谢，涉及糖原和不同的蛋白质的形成。事实上，肝脏已经发展为以糖异生为主的器官，而胆汁的合成则更边缘化。从进化的角度来看，胆总管形成的较晚[25]，只是在某些动物中才有。

代谢功能每日重复。它的吸收阶段在食物摄取之后开始，并在凌晨两点达到高潮[26]。在这一阶段，糖原在肝叶的中心累积，并且随后朝向外围延伸。胆汁分泌阶段在周边部开始，向不同肝叶的中心延伸。这一代谢周期会受睡眠、体温和激素影响。

分解激素（甲状腺素、胰岛素、雌激素和睾酮）和分解代谢是肝脏的另一种功能。由于胆囊的纤维肌层的收缩和激素刺激，胆汁通过胆囊管从胆囊流出[27]。

在肝胰腺壶腹的括约肌（奥狄括约肌）位于胆总管的顶点周围。由于上游对奥狄括约肌的压力，胆汁流出胆总管进入肠道。

腰部另外的腺体——肾上腺，仅在感知危险的情况下分泌肾上腺素。肾上腺素增加心脏的输出量和搏动频率，使流向肌肉的血液加倍并增加新陈代谢。

腺体 - 腰部器官 - 筋膜单元的功能失调

肝功能不全可引起右季肋部隐隐作痛、不能耐

---

[24] 肾上腺的基部位于肾脏，但由疏松结缔组织将其分开。由于这两个器官之间没有紧密的联系。当肾脏从它的自然位置移开时，肾上腺并不随之移动，而是保持其通常位置。肾筋膜在肾和肾上腺之间延伸形成隔膜。隔膜在新生儿尤为明显（Chiarugi G., 1975）。

[25] 胆总管的壁有它自己的肌肉组织，它的发生独立于肠的肌肉组织并在其后（Benninghoff A., Goerttler K., 1986）。

[26] 消化大约在凌晨两点完成，在这个最后的阶段，肠道完成吸收，而处于吸收阶段的肝脏摄取水，蛋白质和碳水化合物，其结果是肝细胞体积和肝脏重量的增加（Benninghoff A., Goerttler K., 1986）。

[27] 胆囊排空也受神经垂体激素（经由血液运输）和胆囊收缩素调节（Benninghoff A., Goerttler K., 1986）。

受某些食物、皮肤病湿疹和瘙痒、右肩不适的感觉和食欲下降。

胆总管参与消化，代表肝脏的外分泌部分。

由胆结石或痉挛引起的胆囊堵塞产生如恶心、黄疸和急性疼痛的症状。

脂肪浸润（肝大、脂肪肝）是由于肝细胞被脂肪、甘油三酯、磷脂和胆固醇浸润。这种退化状态可引起消化不良。

任何胰腺外分泌功能的障碍都是导致消化不良的根源。其特点为胃的饱满或坠重并伴随打嗝、胀大、恶心、食欲缺乏和肚脐以上的腹痛。

有时，消化不良可伴有面部潮红、搏动感和饭后即刻全身不适感。再加上血管舒缩障碍（脸红），胃或食管痉挛也可能出现，所有这些都显示自主神经系统的刺激改变。

肾上腺功能异常导致活动减退或亢进。在髓质功能亢进的患者（嗜铬细胞瘤），即使是非常轻微的压力也会引起大量儿茶酚胺的释放，导致以高血压、出汗、面色苍白、瞳孔散大及高血糖为特点的阵发性发作。肾上腺皮质的其他功能将与内分泌系统一起讨论（见第 17 章）。

腰部张拉结构的治疗

在内部功能障碍的筋膜手法中，腹壁触诊的目的是要找到致密化的外部张力结构，而不是去发现胃、肝或肾的功能障碍。筋膜致密化会干扰内脏、血管和腺体的运动。

触诊从第一诊断点前 - 内 - 腰 2 点开始。这是前后张拉结构的一部分（图 8.12），位于脐和剑突之间腹白线的附近。

第二个诊断点是前 - 外 - 腰 2 点。它是侧外张

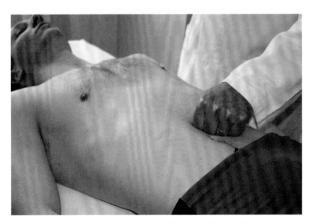

图 8-12　前 - 内 - 腰 2CF 点触诊（前后张量点）

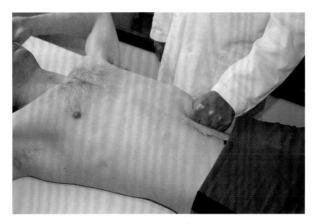

图 8-13　前 - 侧 - 腰 2CF 点触诊（侧外张量点）

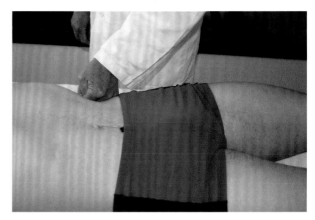

图 8-14　触诊内旋 - 腰 CC 点（斜形张量点）

拉结构的一部分，位于腹直肌的外缘在前 - 内 - 腰点外侧（图 8.13）。

在结肠系膜以上的腹内器官被固定在膈的下壁。因此也有沿肋骨边界下的近端点：

— 前 - 内 - 腰 1 点，位于剑突下方。

— 前 - 侧 - 腰 1 点，位于肋骨之下在第八肋骨水平。

触诊检查的第三点是内旋 - 腰 CC 点（协调中心）（腰内点）。这是斜形张拉结构的诊断点，它位于第十一肋的末端的下方（图 8.14）。斜形张力的近端前点位于第七肋间，称内旋 - 胸远点。

处理内旋 - 腰点时让病人对侧侧卧。

腰外筋膜协调中心的处理（后部固定点）也是让病人对侧侧卧。

腰内外点的处理可调节膈下壁的张力。

当使用内部功能障碍的筋膜手法时，躯干前壁的触诊检查更为重要。而在治疗骨骼肌肉系统时，运动检查更重要，躯干后壁的触诊也受到重视。

在本书的第二部分脏器系统的检查中，重点是在腹壁的套封（容器）功能。

在第一部分中，我们重点在腹壁的脐上部分和脐下部分之间的分隔。临床实践和内部筋膜的分布都证实了这种分隔存在。患者经常在脐上或者脐下部分有令人不适的肿胀感。在腹内，横结肠系膜将腰部空腔与盆腔相分隔。这种分隔使各部分的前部张拉结构及其相关联的后部固定点（图 8.15）具有独立性。

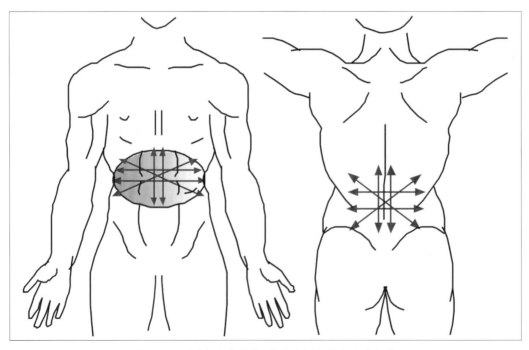

图 8.15　腰外部张拉结构、节点和腰部锚定点的概览

始终使用指间关节进行腰前部张拉结构的触诊检查。这是因为腹部的脂肪层会妨碍识别深层肌筋膜的致密化，指间关节则可以触到更深。

通常也用指间关节进行治疗。但是，也可以在更强壮的患者身上使用肘尖。

应当指出的是，与变化的诊断点相关联的近端点往往也需要治疗（图 8.16）。此治疗过程可以应用到身体的一侧或两侧，取决于哪个点发生了变化（致密化）。

即使是在躯干的后壁，最终也是由触诊检查决定治疗是单侧还是双侧。后壁的锚定点包括：后 - 内 - 腰 1，2 点（前后张力点）；后 - 侧 - 腰点、侧腰点（侧外张力点）以及外 - 胸远点、外 - 腰点（斜形张力点）（图 8.17）。

在腹前壁，脐的正上方有一个节点。它对应于前 - 内 - 腰 3CF 点（前 - 内 - 腰 3 点）。腹斜肌纤维和腹直肌鞘[28] 腱划之间的交点与这点重合。

在前 - 后方向上，前纵张力点（前 - 内 - 腰 2、1 点）必须持续地与后固定点（后 - 内 - 腰 2、1 点）平衡（图 8.17）。

在一侧的侧外张力点（前方的前 - 侧 - 腰 1、2 点；后方的后 - 侧 - 腰点、侧腰点）必须具有与其对侧相应的张力点相同的张力。

前部所有的斜形张力点都与两个节段交互作用：
— 内旋 - 颈点与内旋 - 头 3 点交互作用。
— 内旋 - 肩胛点与内旋 - 胸点交互作用。
— 内旋 - 胸远端点与内旋 - 腰点交互作用。
— 内旋 - 腰远端点与内旋 - 盆点交互作用。

类似的情形也发生在后部锚定点：
— 外旋 - 颈点与外旋 - 头 3 交互作用。
— 一侧的外旋 - 胸点与外旋 - 肩胛点交互作用。
— 外旋 - 胸远端点与外旋 - 腰点交互作用。

临床病例分析

妊娠 7 个月的三十三岁孕妇表现为右季肋部疼痛，已经持续了 40 天。在过去 7 天里，她还有右侧肩胛间疼痛。她的妇科医生解释其疼痛只是由于她怀孕所致。

该患者从未患过任何肝脏或肠功能的紊乱。

在触诊检查时，发现其右侧腰部的所有斜形张拉结构（内旋 - 胸点、内旋 - 腰点、外旋 - 胸点以及

[28] 鉴于腹直肌腱划与纤维鞘前膜融合可在躯干侧弯时避免肌肉侧移（Benninghoff A., Goerttler K., 1986）。

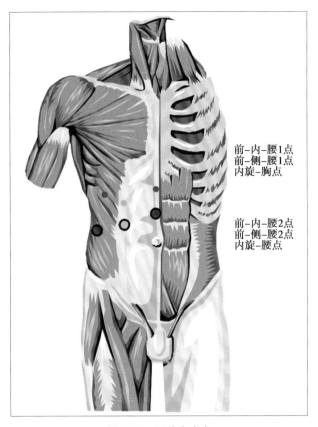

前–内–腰1点
前–侧–腰1点
内旋–胸点

前–内–腰2点
前–侧–腰2点
内旋–腰点

图 8.16　腰前张力点

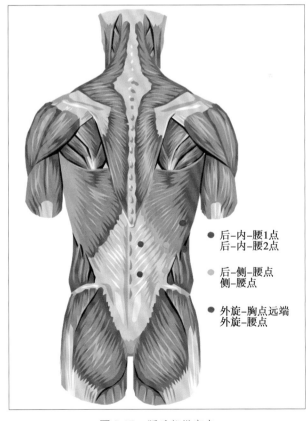

● 后–内–腰1点
　后–内–腰2点

● 后–侧–腰点
　侧–腰点

● 外旋–胸点远端
　外旋–腰点

图 8.17　腰后部锚定点

外旋 - 腰点）非常敏感且致密化。为了避免干扰胎儿，治疗从肋骨附近的两个点（内旋 - 胸远端点和外旋 - 腰点）开始。当这两点解决之后，病人感觉右季肋部下方的压力减轻。

于是决定等一个星期再治疗胸点和前部的腰内点。

复诊时患者报告说，右季肋部疼痛消失了，但在肩胛间的疼痛有所加剧。

于是对右侧的外旋 - 胸 CC 点和外旋 - 肩胛 CC 点进行治疗，患者报告说立即有所改善。

在这里提出这个病历是为了说明即使在怀孕期间可以应用筋膜手法。

在妊娠过程中出现体位改变集中表现在肌筋膜的隐性僵硬。这表明许多表现为源自内在的扰乱实际上可以由容器（腹壁）对其容量变化不适应引起。

第9章
骨盆的张拉结构

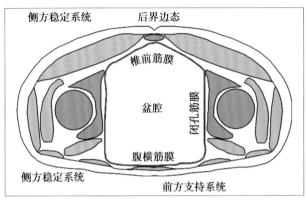

图9.1 外部张拉结构

盆腔（图 9.1）位于椎前筋膜与腹横筋膜、髂筋膜和闭孔筋膜之间。这些筋膜与躯干肌共同形成盆部张力结构，包括：
— 前方支持系统，由腹直肌的脐下部分构成。
— 斜形张力肌，以腹内和腹外斜肌为代表。
— 侧向稳定系统，由腹横肌和臀肌构成。

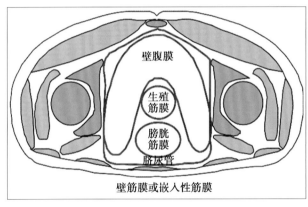

图9.2 内部鞘的嵌入性筋膜

盆腔内有三层嵌入性筋膜鞘（图 9.2）：
— 在大骨盆内，腹膜壁层覆盖着下面的筋膜（直肠膀胱陷凹）。
— 膀胱的筋膜壁层位于腹膜下。
— 男性的精囊、前列腺和尿道球腺位于膀胱以下。

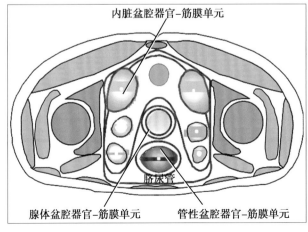

图9.3 盆腔器官 - 筋膜单元的封套筋膜

下面三种器官 - 筋膜单元所覆盖的筋膜位于上述嵌入性筋膜鞘内（图 9.3）：
— 内脏盆腔（vi-pv），包括小肠、大肠、乙状结肠和直肠。
— 管性盆腔（va-pv），包括动脉、腹膜后静脉、膀胱和尿道。
— 腺体盆腔（gl-pv），包括性腺以及与性腺相连的结构。

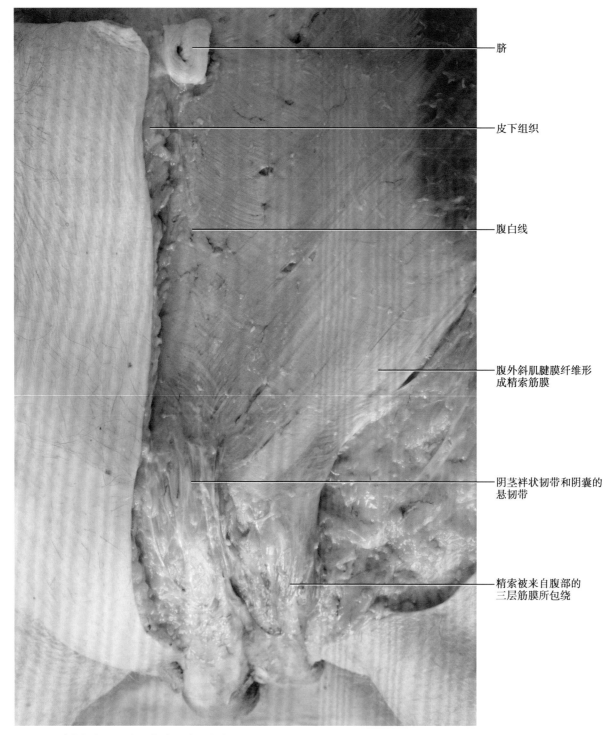

脐

皮下组织

腹白线

腹外斜肌腱膜纤维形
成精索筋膜

阴茎袢状韧带和阴囊的
悬韧带

精索被来自腹部的
三层筋膜所包绕

图 9.4　剥除身体一侧的浅筋膜后暴露的前盆壁
盆壁皮下组织改变或增密可导致男性阴茎或阴囊疼痛（在女性则为阴蒂和大、小阴唇），原因是阴茎悬韧带与阴茎和阴
囊的筋膜相延续。阴茎海绵体的筋膜白膜或鞘白膜位于阴茎筋膜之下

　　在大骨盆内，肠被腹膜包绕，并通过肠系膜（嵌
入性腹膜）固定于脊柱（图 9.6）。

　　Chiarugi 描述了小骨盆内的各种筋膜（图 9.7）。
根据器官 - 筋膜单元的三层筋膜鞘（内脏、血管和腺
体），小骨盆筋膜可分为以下部分：

—　直肠筋膜，内脏盆腔器官 - 筋膜单元所属的
　　延续[1]。

---

[1]　坐骨直肠窝含肛门外括约肌和肛提肌。这些肌肉被盆膈下筋膜
　　覆盖。侧面为闭孔内肌下部，被覆筋膜，外侧为坐骨（Leonhardt
　　H., 1987）。

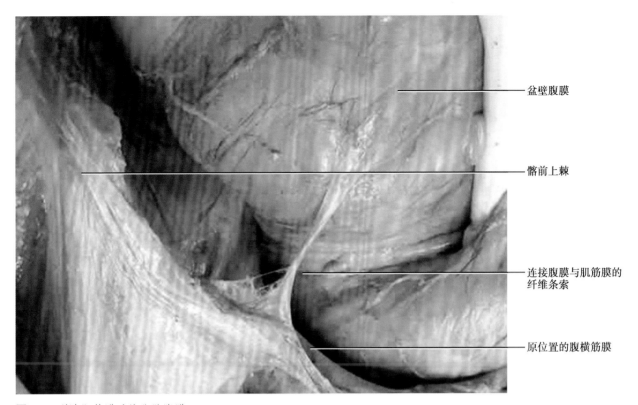

图 9.5 剥除肌筋膜后的盆壁腹膜

盆壁腹膜

髂前上棘

连接腹膜与肌筋膜的
纤维条索

原位置的腹横筋膜

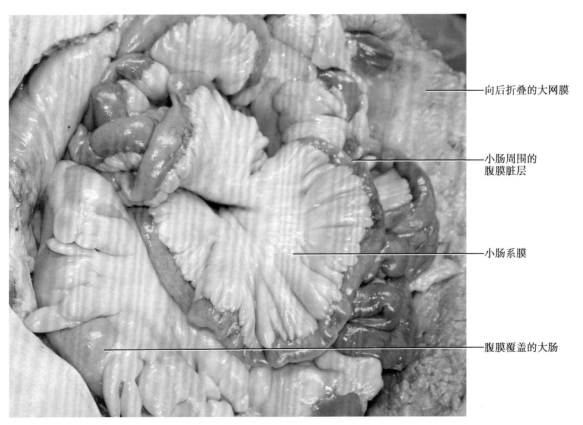

图 9.6 剥除壁腹膜大网膜后的脏腹膜和肠系膜

向后折叠的大网膜

小肠周围的
腹膜脏层

小肠系膜

腹膜覆盖的大肠

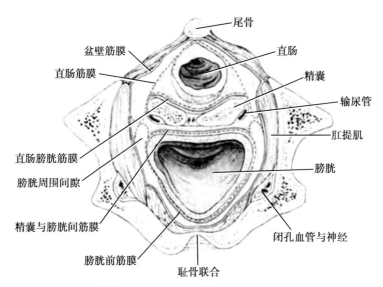

图 9.7　男性骨盆的水平切面（引自 G.Chiarugi, L.Bucciante）

— 盆腔内腺体器官 - 筋膜单元的筋膜，在男性包绕精囊，在女性包绕子宫和卵巢。
— 膀胱的筋膜，为腹膜后筋膜的延续（管性盆腔器官 - 筋膜单元）。

在图 9.7 中，红色虚线代表小骨盆的三层筋膜，红色实线代表它们的三层加强结构：
— 直肠筋膜前方的加强结构来源于直肠膀胱腹膜陷凹底部的融合。
— 精囊筋膜前方的加强结构来源于精囊的腹膜陷凹的盲端。
— 脐膀胱筋膜前方的加强结构为膀胱前筋膜，该筋膜与脐尿管和脐动脉相连。

盆腔的内脏器官 - 筋膜单元

内脏 - 盆腔器官 - 筋膜单元的筋膜

腹膜壁层覆盖着髂筋膜，一层疏松结缔组织将其隔开。升结肠和降结肠的一部分以及乙状结肠的髂骨部分位于该层中，该层也被称为腹膜下结缔组织。因此，腹膜使升结肠和降结肠与后腹壁相连。肠系膜的根部位于后腹壁的中央区，起自十二指肠空肠曲，向回盲瓣延伸，终止于右侧骶髂关节前方[2]。进出肠的血管均在肠系膜中穿过。

横结肠位于结肠右曲和结肠左曲之间[3]，是腰部脏器和盆部脏器的分界线。肝结肠韧带固定升结肠的上角（结肠肝曲）。膈结肠韧带固定降结肠的左上角（结肠脾曲）。乙状结肠系膜将乙状结肠牢牢固定，作用类似于肠系膜根部。结肠系膜在第三骶椎水平终止于直肠。

内脏 - 盆腔器官 - 筋膜单元的功能

肠的蠕动节律取决于封套筋膜的特殊构造：
— 大肠有结肠带和结肠半月皱襞，因此蠕动非常缓慢。
— 平滑的小肠壁可以使蠕动波沿大段肠壁迅速传播。

观察一段小肠的截面（图 9.8）有助于解释内脏蠕动机制。肠内容物有两种运动形式，一种是局部的节段性搅拌，另外一种是迅速的大范围运动。第一种分节运动受壁内神经节和神经丛控制，它们与环形肌层相连。第二种蠕动性收缩每隔一定时间发生一次，沿小肠迅速而大范围地扩展。这种更为广泛的运动形式受壁外神经节和神经丛控制，它们作用于纵行肌层。

壁内神经节通过神经丛之间的少量自主神经纤维与壁外神经节相连。壁外神经节有点类似电池或电容器，在肠分节收缩时可缓慢充电，一旦达到动作电位阈值，则可产生长距离的滚动状蠕动波。

黏膜肌层内的黏膜下神经节仅在小肠绒毛运动时发生电活动。

在器官 - 筋膜单元中，各节段封套筋膜和整体嵌入筋膜之间以及壁间和壁外神经节之间存在相互作用。蠕动波为肌源性或自发性，不依赖于外来迷

---
[2] 在季肋部的小肠为空肠，肠系膜较长的小肠降入小骨盆内为回肠（Chiarugi G., 1975）。
[3] 结肠左曲被腹膜覆盖。膈结肠韧带为腹膜皱襞，通过膈的嵌入束将结肠左曲与胸腹壁相连（Chiarugi G., 1975）。

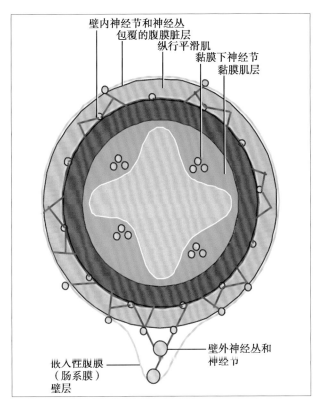

壁内神经节和神经丛
包覆的腹膜脏层
纵行平滑肌
黏膜下神经节
黏膜肌层

壁外神经丛和
神经节

嵌入性腹膜
（肠系膜）
壁层

图 9.8　小肠切面

走神经支配。

回盲瓣调节食糜进入大肠的过程，正常情况下为闭合状态，但在回肠蠕动波的激发作用下可暂时开放。回盲瓣与蠕动波协调作用，避免了食糜的反流。结肠中的粪便物质与食糜相比具有更高的密度和黏度。

结肠既有分节运动也有推进运动。相邻节段每几十秒交替发生收缩和放松，从而对结肠内容物产生搅拌和推进作用。

升结肠主要为搅拌和推进运动，速度约为每小时 5cm。横结肠和降结肠每天发生 1～3 次收缩。这些收缩与蠕动波类似，但是持续时间更长。它们将粪便物质向直肠推进，并决定排便刺激。

直肠终止于在外的肛门括约肌[4]。排便时，腹肌收缩的同时相应地肛门括约肌受到抑制。这种抑制并非神经冲动导致，而是来源于肌筋膜紧张对各种肛门肌肉的协调作用（图 9.9）。

内脏 - 盆腔器官 - 筋膜单元的功能失调

许多因素可导致肠蠕动改变，很难将便秘或腹泻等症状归因于肠的某个部位。

懒肠综合征患者常主诉便秘与腹泻交替发生、白舌苔、腹胀和食欲不缺乏。

这些症状的典型诊断包括慢性肠炎、结肠炎、便秘等。

髂窝区腹痛与憩室或结肠激惹有关。

但是，息肉和憩室并不一定表现出症状，可能仅在结肠镜下发现。

肠蠕动紊乱时，患者可能主诉腹胀感。这通常伴随菌群增多，原因是肠的肌张力缺乏导致肠活动减弱。

在肛门区，肛门外括约肌痉挛以及乙状结肠肿胀或发炎会引起里急后重（图 9.9）。

针灸可用于治疗肠炎[5]、阑尾炎[6]和结肠炎[7]。使用内部功能障碍筋膜手法时，与其关注可能尚未清楚了解的病理，不如在开始治疗之前先通过触诊分析每个患者的腹壁情况。

盆腔内的管性器官 - 筋膜单元

管性 - 盆腔器官 - 筋膜单元的筋膜

盆筋膜包绕小骨盆，附着于骨盆的骨性结构、闭孔筋膜以及盆膈下筋膜[8]。腹膜下间隙由三层肌筋膜形成。这三层肌筋膜形成三层膈结构，将小骨盆的脏器包绕在内。图 9.9、图 9.10 和图 9.11 分别在冠状面、矢状面和横切面显示小骨盆筋膜[9]。

脐正中韧带（与脐尿管有关）和脐内侧韧带（胎儿脐动脉残留）与膀胱前筋膜相延续，其中一些

---

[4]　两个括约肌维持肛门的闭合，一个由直肠远端的环形平滑肌形成，另一个由肛门括约肌的横纹肌形成。当直肠壶腹充满粪便时，由平滑肌构成的括约肌放松，而由横纹肌构成的括约肌收缩。如果未发生排便，则内括约肌再次收缩，肛门闭合，以适应壶腹部的内容物（Baldissera F., 1996）。

[5]　针刺疗法建议采用以下穴位治疗肠炎和回肠炎：三焦俞（BL 22），胞育（BL53），商曲（K 17）（Manuale Agopuntura, 1979）。

[6]　针刺疗法建议采用以下局部穴位治疗阑尾炎和乙状结肠炎：天枢（ST25），府舍（SP13），三焦俞（BL22）（Manuale Agopuntura, 1979）。

[7]　针刺疗法建议采用以下穴位治疗结肠炎：小肠俞（BL27），魂门（BL47），胞育（BL52）和BLC8（Manuale Agopuntura, 1979）。

[8]　盆膈上筋膜与盆膈下筋膜在肛提肌起点处汇合。在该点内侧，盆筋膜脏层与盆膈上筋膜汇合。耻骨膀胱韧带为小的纤维束，可以加强盆筋膜。盆筋膜与梨状肌筋膜相延续（Leonhardt H., 1987）。

[9]　一系列的间隔将腹膜下间隙进一步划分为更小的间隙：呈矢状排列的髂内动脉的骶 - 直肠 - 生殖 - 耻骨韧带（鞘）；在冠状面排列的直肠韧带、男性的前列腺膜筋膜和女性的子宫阔韧带以及脐膀胱前筋膜（Testut L., 1987）。

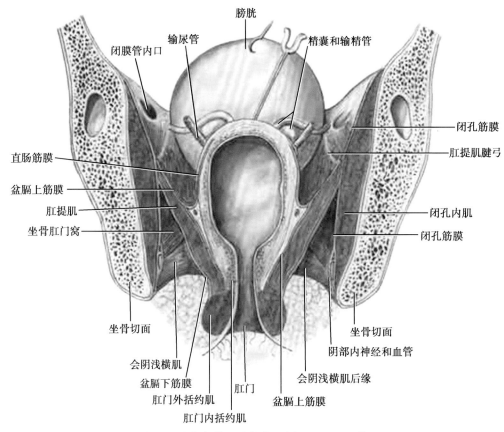

膀胱
输尿管
闭膜管内口
精囊和输精管
闭孔筋膜
肛提肌腱弓
直肠筋膜
盆膈上筋膜
肛提肌
坐骨肛门窝
闭孔内肌
闭孔筋膜
坐骨切面
坐骨切面
会阴浅横肌
盆膈下筋膜
肛门外括约肌
肛门
阴部内神经和血管
会阴浅横肌后缘
盆膈上筋膜
肛门内括约肌

图 9.9 盆部额状面的筋膜（引自 V.Esposito 等）

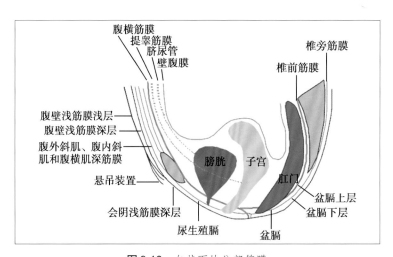

腹横筋膜
提睾筋膜
脐尿管
壁腹膜
椎旁筋膜
椎前筋膜
腹壁浅筋膜浅层
腹壁浅筋膜深层
腹外斜肌、腹内斜肌和腹横肌深筋膜
膀胱
子宫
肛门
悬吊装置
盆膈上层
盆膈下层
会阴浅筋膜深层
尿生殖膈
盆膈

图 9.10 矢状面的盆部筋膜

纤维并入膀胱筋膜。膀胱后方由直肠膀胱韧带支持[10]，该韧带与腰筋膜相延续。

在远侧，膀胱前方由耻骨前列腺韧带（男性）或耻骨膀胱韧带（女性）固定。这些支持韧带位于膀胱前方或者膀胱底，目的是使膀胱上部可以扩张和膨胀[11]。膀胱是一种膜性兼肌性容器，既能够储存尿液，又能够通过收缩排出尿液。

膀胱周围被前列腺腹膜腱膜（后方）、提肛肌、闭孔内肌和闭孔外肌（两侧）、耻骨膀胱韧带（下方）以及腹膜（上方）所包绕。膀胱充盈时腹膜上提。

---

[10] 膀胱的附属结构还包括直肠膀胱韧带，该韧带也含有一些平滑肌纤维（直肠膀胱肌），从直肠筋膜延续至前列腺囊（Benninghoff A., Goerttler K., 1986）。

[11] 膀胱在最大充盈时几乎可到达脐水平。在这种情况下，腹膜下沉到腹壁与膀胱之间，形成耻骨膀胱间隙（Benninghoff A., Goerttler K., 1986）。

管性 - 盆腔器官 - 筋膜单元的功能

膀胱的功能是收集并储存尿液,而尿道的功能是排出尿液。膀胱和尿道均为腹膜后器官。大血管也位于腹膜后[12]。膀胱由膀胱颈和球形的膀胱体构成。尿液经两条输尿管进入膀胱,输尿管的蠕动节律约为每分钟十次。为了限制尿液反流,膀胱与输尿管的连接处(括约肌)仅在输尿管蠕动波到达该部位时开放。膀胱肌层(逼尿肌)与腹部肌肉同步收缩可使膀胱完全排空。因此,腹壁紧张可干扰膀胱排空。尿潴留或排空不完全也可以归因于封套筋膜紧密。

尿道外部的传入神经纤维一旦自发启动,可自动增强排尿过程。尿道内部与膀胱颈相延续,该部位存在多束平滑肌纤维(逼尿肌、尿道内括约肌)和横纹肌纤维(尿道外括约肌,由耻骨膀胱肌形成)。当这些肌肉收缩时,尿道呈关闭状态。

如果发生高位脊髓损伤(如脊柱截瘫病人),膀胱扩张将导致强烈的心循环系统反应(血压升高、心动过速),但原因尚不明确。了解膀胱筋膜与循环器官之间的延续性或许可以解释该现象。

管性 - 盆腔器官 - 筋膜单元的功能失调

与尿道相连的韧带即使发生微小位移也可产生显著影响。例如,尾骨向前弯曲可导致会阴纤维松弛,降低括约肌张力,引起尿失禁[13]。

膀胱功能障碍的患者可能主诉下腹坠胀感,频繁排尿或排便,和(或)腹股沟区、会阴以及肛门疼痛。导致这些症状的原因一般是膀胱炎,首选治疗通常包括抗生素的使用。但是,相同症状可能会复发。复发的可能原因是封套筋膜缺乏弹性。例如,腹部筋膜僵硬可引起尿意,即使膀胱仅充盈一半。只有当筋膜大小固定时,这种筋膜内的问题才会突显。

谈及这一部位的功能障碍时,患者经常会感到尴尬,所以最好提前准备具体问题,如:

— "是否有过突然想排尿的经历,有时伴随疼痛、烧灼感、压迫感或痉挛?"

— "是否有过这样的经历,排尿结束后仍感觉膀胱充盈或膀胱中还有尿液?"

盆腔内的腺体器官 - 筋膜单元

腺体 - 盆腔器官 - 筋膜单元的筋膜

该器官 - 筋膜单元的解剖结构包括固定和包绕盆腔腺体尤其是性腺的所有结构。

性器官可以分为:

— 性交器官(阴茎、阴道)。
— 受精器官(卵巢、睾丸、精囊)。
— 妊娠器官(子宫)。

首先讨论**女性生殖器**。腹膜和子宫阔韧带封闭小骨盆的上部区域(腹膜下腔),而盆膈的上筋膜形成该腔的底。

阔韧带[14]位于膀胱上腹膜中。输卵管走行于该韧带的游离缘。

双侧阔韧带从子宫延伸到卵巢和盆侧壁,横向固定子宫上部。

卵巢的固定装置包括:

— 卵巢悬韧带(连接卵巢与盆侧壁)。
— 卵巢系膜(融合两种腹膜)。
— 卵巢固有韧带(起自子宫阔韧带并与其相延续)。

输卵管靠输卵管系膜固定,该系膜为子宫阔韧带的一部分。子宫颈靠子宫主韧带固定(相当于男性的前列腺系膜[15])。

尿生殖三角浅部(图 9.11)位于会阴前区,由坐骨海绵体肌和会阴浅横肌形成。尿生殖三角深部包含会阴深横肌,会阴深横肌形成尿生殖膈。

会阴后区与坐骨肛门窝的联系包括两侧的臀大肌、中间的肛门外括约肌以及深层的肛提肌。

圆韧带起自子宫外上角,沿腹股沟管下行,终止于大阴唇外部。

在矢状面,耻骨膀胱韧带、子宫膀胱韧带和骶子宫韧带固定子宫颈。

阴道通过一系列纤维间隔与附近器官相连,分别是膀胱阴道隔、尿道阴道隔和直肠阴道隔。

女性外生殖器包括大阴唇和小阴唇,大阴唇为

---

[12] 盆部的腹膜下脂肪组织含大量平滑肌纤维。这些纤维主要排列在血管周围,形成纤维血管层。这些平滑肌纤维伴随血管走行至不同结构和内脏周围,形成纤维鞘。这些鞘对内脏有重要的支持作用(Testut L., 1987)。

[13] 人们对慢性泌尿生殖系统疼痛综合征的了解往往较少。该部位的疼痛对患者来说有些尴尬,因而患者常常对家庭成员或医务人员隐瞒症状。泌尿生殖系统疼痛综合征的病因目前尚不明确。因此,治疗以经验为主(Wazzelmann U., 1999)。

[14] 子宫阔韧带为腹膜皱褶,横向包绕子宫,并从子宫向两侧延伸,到盆壁,与壁腹膜相延续(Chiarugi G., 1975)。

[15] 前列腺腹膜筋膜包绕精囊和输精管。侧面与一些纤维束相延续,这些纤维束可扩展到直肠、膀胱以及坐骨棘附近的闭孔内肌和肛提肌腱膜(Testut L., 1987)。

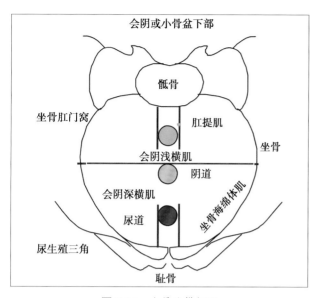

图 9.11 小骨盆横切面

皮肤结构，对应男性的阴囊，小阴唇终止于阴蒂包皮。阴蒂通过自身的悬韧带附着于耻骨联合。

男性生殖器与以下筋膜相连：

— 腹部浅筋膜经弹力层向远侧延续，形成阴茎袢状韧带和阴囊悬吊装置；该层浅筋膜含平滑肌纤维，构成阴囊肉膜。

— 深筋膜浅层形成阴茎悬韧带；该韧带附着于阴茎海绵体的白膜下方。

包绕精索和睾丸[16]的筋膜包括（图 9.12）：

— 提睾肌筋膜，为腹外斜肌筋膜的延续。

— 提睾肌，为腹内斜肌筋膜的延续，呈扇形包绕睾丸。

— 总鞘膜（精索内筋膜），为腹横肌筋膜的延续，包绕精索和睾丸。

— 真鞘膜，源自壁腹膜和脏腹膜。

睾丸通过自身重量固定于阴囊内。有时强烈的肌痉挛或病理因素可使睾丸在阴囊内上升。

尿道的骨骼肌纤维与前列腺腹侧面相连。前列腺还通过耻骨前列腺韧带与耻骨联合相连。前列腺侧面与肛提肌相连。结缔组织鞘在前列腺后方及两侧包绕前列腺。该鞘与盆腔脏筋膜相延续，源自盆壁筋膜。尿道、两条射精管以及前列腺囊均从该鞘穿过[17]。精囊与前列腺有密切联系。这两种腺体均

与输精管相连，其分泌物组成精液的一部分。

腺体 - 盆腔器官 - 筋膜单元的功能

阴茎由皮肤和筋膜覆盖。该纤维弹力层包绕三条可勃起结构（两条阴茎海绵体和一条尿道海绵体），并深入固定于白膜。勃起时，球海绵体肌收缩牵拉阴茎筋膜。这些肌肉部分嵌入阴茎筋膜。因此，其筋膜可压迫阴茎背深静脉，促进勃起时的血液聚集[18]。这些联系表明，筋膜可能在勃起功能障碍患者中具有非常重要的意义。

射精包含坐骨海绵体肌和球海绵体肌的一系列节律性收缩，促进精液进入外尿道。

内分泌成分与生精成分共同存在于睾丸中。前者包括间质细胞（产生睾酮的睾丸间质细胞），后者包括生精上皮细胞（支配生殖细胞营养的塞尔托利细胞）。

女性腺体器官 - 筋膜单元的功能与卵巢和子宫在月经和妊娠期间的活动有关。

子宫肌层形成子宫的肌肉鞘。可以滑行的平滑肌纤维分布于疏松结缔组织基质上。子宫肌层在妊娠、分娩（产生强烈收缩）和月经（适度收缩，促进经血排出）期间较为活跃。在月经前期，结缔组织充血，肌细胞肥大。

子宫的肌纤维呈螺旋形排列。妊娠四个月时，肌纤维相互分离，以适应胎儿生长。这需要包绕肌纤维的结缔组织和悬吊子宫的韧带具有充分的弹性。

腺体 - 盆腔器官 - 筋膜单元的功能失调

在女性可发生一系列与子宫、卵巢或阴道相关的功能障碍。腹痛是月经失调最常见的症状[19]。痛经表现为下腹痛，以及腰部和（或）大腿部复发性疼痛。女性还可出现腹部坠重、经期延长（月经过多）或阴道白色分泌物（白带）增多。

筋膜纤维化可引起子宫韧带异常牵拉。这种情况可通过组织过度增殖或形成囊肿（子宫内膜增生、纤维瘤、卵巢囊肿和子宫肌瘤）得到部分代偿。筋膜牵拉可导致子宫偏移（如子宫后屈），并且可能影响女性的妊娠。

16　睾丸和精索有四层被膜：①提睾肌筋膜与腹外斜肌相延续；②外提睾肌与腹内斜肌相延续；③总鞘膜与腹横筋膜相延续；④真鞘膜，源自壁腹膜和脏腹膜（Benninghoff A., Goerttler K., 1986）。

17　前列腺囊是一种不规则囊性结构，位于人体的正中线，因而被认为是男性的子宫（Benninghoff A., Goerttler K., 1986）。

18　由于与血管形态关系密切，阴茎筋膜被认为在勃起机制中发挥一定作用（Benninghoff A., Goerttler K., 1986）。

19　子宫受双重神经支配。子宫体的一些神经纤维来自腰背部，引起女性经期腰痛。当然，在这种情况下，筋膜处于最大饱和状态，经期充血足以引起痛经。子宫颈受腹下神经丛支配，当其扩张几厘米时，可产生剧烈疼痛（Pauletti S., 2002）。

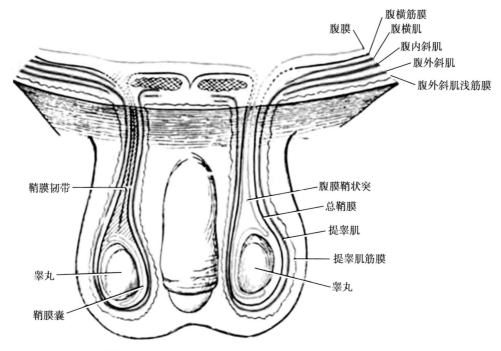

图 9.12　精索和睾丸的筋膜（引自 G.Chiarugi, L.Bucciante）

阴道功能紊乱可表现为大阴唇瘙痒、小溃疡（外阴炎、外阴皮疹）、湿疹以及盆底和外阴阴道肌肉的痛性收缩（阴道痉挛、外阴疼痛）。

在男性可发生与前列腺、睾丸或阴茎相关的功能障碍。

前列腺失调引发的症状包括排尿困难、会阴坠重感和尿频等。常被诊断为前列腺增生或尿道周围和尿道中央腺体增生所导致的腺瘤。

无明显原因的勃起功能障碍可能与阴茎海绵体筋膜内纤维组织浸润或循环问题有关。

腹股沟区、大腿以及会阴疼痛通常与会阴部筋膜异常牵拉有关。

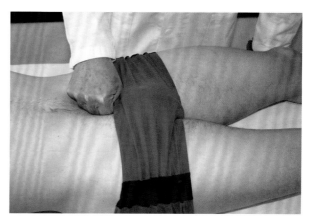

图 9.13　前 - 内 - 盆 CF2 点（前后张量点）的触诊

骨盆张拉结构的治疗

张量结构上的点很少自发产生疼痛，因此只能通过直接触诊发现问题所在。各点的触诊应使用相同的力道，筛选出增密的点，从而减少治疗时间和患者的不适。

盆部张量结构的触诊从前 - 内 - 盆 CF2 点开始，位于耻骨联合与脐连线的中间水平，腹白线旁边（图 9.13）。

下一个触诊点是前 - 外 - 盆 CF2 点，其体表位置对应腹直肌鞘，耻骨结节以上（图 9.14）。让患者判断两个点中哪个更为敏感。

患者仍保持仰卧位，检查下一个点，即内旋 - 盆

CC 点，该点位于臀小肌肌腹上方（图 9.15）。让患者判断各点的压痛程度。

举例来说，如果患者判断内旋 - 盆 CC 点的压痛较为严重，那么下一步就是触诊远侧的内旋 - 腰 CC 点，该点位于髂嵴上缘，正当第十一肋下缘的方向。该点与女性生殖器的嵌入性筋膜相延续。

一旦确定了发生功能障碍的张力点，则需检查前 - 内 - 盆 3 的前节点。该点的体表位置刚好对应腹外斜肌的脚间纤维与腹直肌鞘纵行纤维相交叉的部位。内部刚好对应小骨盆的腹膜筋膜[20]。

---

[20]　小骨盆的腹膜下脂肪组织含大量平滑肌纤维，形成纤维血管层或纤维鞘，即下列间隔或韧带：骶 - 直肠 - 生殖 - 耻骨韧带，直肠侧韧带（直肠蒂），直肠膀胱筋膜前列腺部（前列腺会阴腱膜），子宫阔韧带以及包裹膀胱脐血管的脐膀胱前筋膜（Testut L., 1987）。

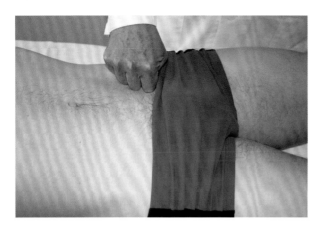

图 9.14 前 - 外 - 盆 CF2 点（侧外张量点）的触诊

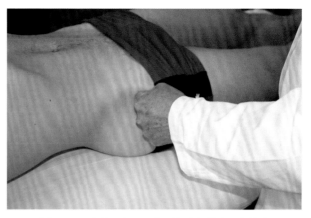

图 9.15 内旋 - 盆 CC 点（斜形张量点）的触诊

治疗师在治疗时应牢记张拉结构的组成（图 9.16），将右侧点与左侧点相联系，近侧点与远侧点相联系。正常情况下，这些点只有在筋膜的敏感度和（或）弹性发生改变时才需治疗。

图 9.17 示前方盆部张拉结构点的位置（蓝色：前后张量点；绿色：旁 - 侧张量点；红色：斜形张量点）。

后方锚定点的位置如下：

— 后 - 内 - 盆点 1，位于延续到第一骶孔处筋膜上。
— 后 - 内 - 盆点 2，位于延续到第三骶孔处筋膜上。
— 后 - 外 - 盆点，位于髂后上棘周围的臀肌筋膜。
— 侧 - 盆点，位于臀大肌筋膜，位置对应臀大肌上缘。

— 外旋 - 盆点，位于臀中肌筋膜，当髂嵴最高点下方。
— 外旋 - 髋点，位于大转子后方，梨状肌筋膜方向。

治疗前三个锚定点时，患者取俯卧位，而治疗后三个点时，患者取侧卧位。

临床病例分析

患者女性，45 岁，在过去的十年中因反复腰痛每年接受两次筋膜手法治疗。最后一次治疗时，问及患者是否存在相关的内脏问题，出人意料的是，患者称在腰痛发作的 2 周时间里，她经常不得不用泻药缓解症状，而其他时候并未发生过这种情况。

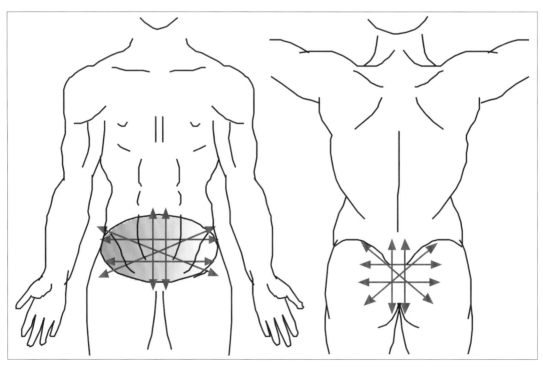

图 9.16 腹腔的外部张力结构、节点与盆部锚定点的概览

患者还称她一般未出现过腹痛，仅有几次腰痛时伴随左腹股沟区紧张。

　　由于运动检查的结果存在矛盾，提示矢状面运动时的疼痛位于体侧，因此决定对患者进行触诊鉴别。

　　当骨骼肌肉系统功能障碍与内脏功能障碍的强度相同时，最好从腹壁（张力结构）开始触诊，而不是从更强壮的后部肌肉。

　　盆部诊断点的触诊提示双侧前 - 外 - 盆 1CF 点

和左前 - 外 - 盆 2 点敏感度增加。使患者取仰卧位，对上述三点进行治疗。完成治疗后，让患者站立，患者惊讶地表示腰痛有了明显改善。

　　使患者取俯卧位，通过对双侧后 - 外 - 盆 CF 点和侧 - 盆 CC 点进行手法治疗以平衡盆部张力结构。这些点在触诊时均发生增密和压痛。

　　患者在完成治疗后称，与之前仅治疗后部的点相比，这次的治疗对症状的改善更加明显。

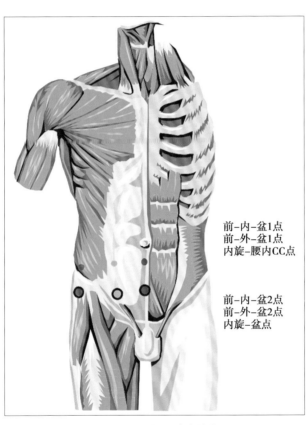

前–内–盆1点
前–外–盆1点
内旋–腰内CC点

前–内–盆2点
前–外–盆2点
内旋–盆点

图 9.17　盆部的前张量点

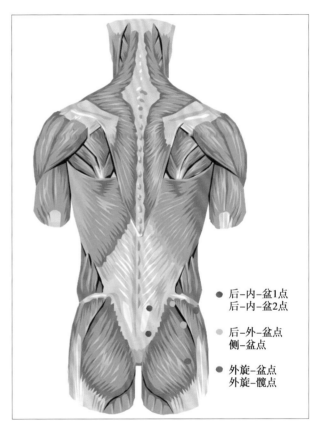

后–内–盆1点
后–内–盆2点

后–外–盆点
侧–盆点

外旋–盆点
外旋–髋点

图 9.18　盆部张量的后锚定点

第10章
头部张拉结构

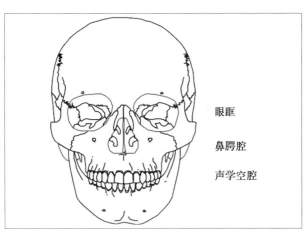

图 10.1　头颅腔室

头部的拉张结构包括以下（图 10.1）骨腔：
— 眼眶，边框和壁由额骨、蝶骨、颧骨、上颌骨、腭骨、筛骨和泪骨的一部分组成
— 鼻腔，边框由上颌骨和腭骨组成并把它和口腔分开。筛骨和蝶骨骨嵴形成鼻中隔的骨性部分
— 耳腔，它是由三个独立的腔形成的：外耳道，鼓室（听小骨所在）和内耳。

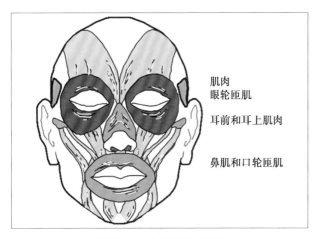

图 10.2　头颅腔室的轮匝肌

头部这些在浅筋膜内的肌肉处于头颅腔室之外（图 10.2）。这些肌肉与头颅腔室筋膜的关系如下：
— 眼轮匝肌筋膜和眼球筋膜（Tenon's 囊）相联
— 耳前、耳上和耳后的肌肉牵拉着耳朵的耳廓
— 鼻肌拉张鼻孔，口轮匝肌拉紧嘴唇。

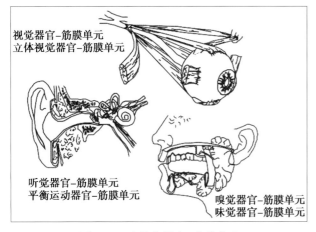

图 10.3　头部的器官 - 筋膜单元

以下器官 - 筋膜单元的封套筋膜在嵌入筋膜的鞘中（图 10.3）：
— 视觉和立体视觉器官 - 筋膜单元位于眼腔（眼眶）内
— 听觉和动态平衡的器官 - 筋膜单元位于耳腔内
— 嗅觉（气味）的器官 - 筋膜单元是在鼻腔内，味觉的器官 - 筋膜单元则在口腔内。

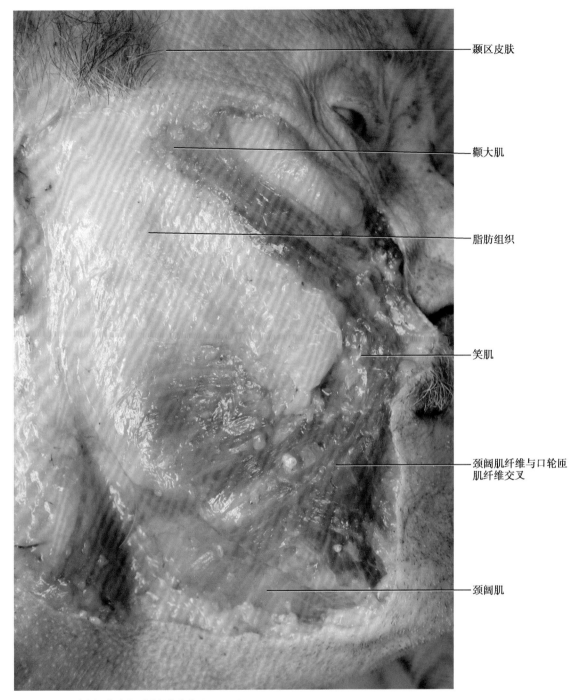

图 10.4　面外侧，浅表肌肉腱膜系统（SMAS）
Platzer（1979）描述，口轮匝肌由四部分组成的，眼轮匝肌由三部分组成，即，眼眶部分、眼睑部分和泪腺部分的
肌肉。这些肌肉插入到不同的韧带，而不是骨。这些韧带只是筋膜的增强

颞区皮肤

颧大肌

脂肪组织

笑肌

颈阔肌纤维与口轮匝
肌纤维交叉

颈阔肌

头部的器官 - 筋膜单元由众多器官组成。这些器官 - 筋膜单元形成下列成对的人体结构：

— 光感受器（APR），即对光敏感的体系。它是由感受视觉和立体影像的器官 - 筋膜单元形成。

— 机械感受器（AMR），即对声音振动和淋巴运动敏感的体系。它包括感受听力和动态平衡的器官 - 筋膜单元。

— 化学感受器（ACR），这是对化学反应敏感的结构，包括鼻子（嗅觉器官 - 筋膜单元）和舌（味觉器官 - 筋膜单元）。

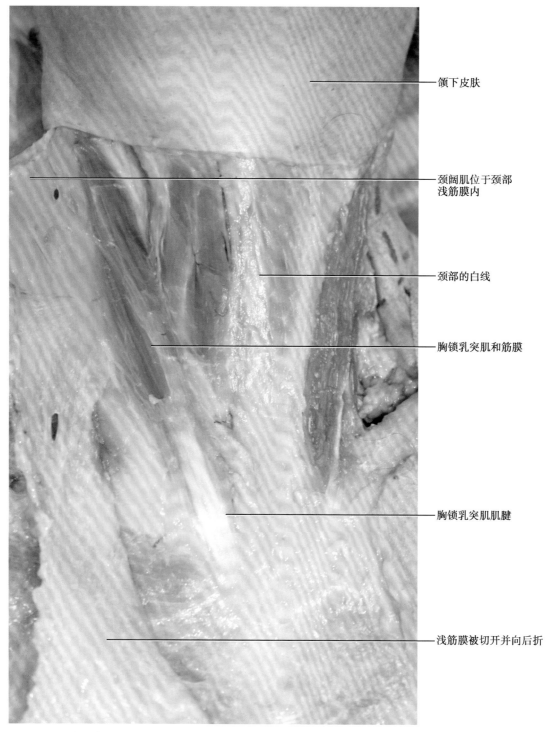

颌下皮肤

颈阔肌位于颈部
浅筋膜内

颈部的白线

胸锁乳突肌和筋膜

胸锁乳突肌肌腱

浅筋膜被切开并向后折

图 10.5　颈前肌肉、颈阔肌被切开并向后翻开
头部前部的张拉结构由颈阔肌向前和斜方肌向后拉紧。在头部与颈部的张拉结构显然是相互依存的。在治疗内部器官时，这两个节段经常被一起处理

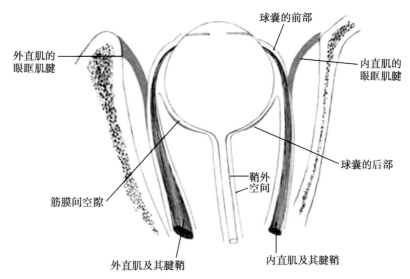

图 10.6　眼球筋膜（Tenon's 囊）的水平切面（摘自 G.Chiarugi, L.Bucciante.）

视觉器官 - 筋膜单元

视觉器官 - 筋膜单元的筋膜

纤维被膜、血管膜、角膜、晶状体和视网膜，共同组成筋膜与视神经和眼球（也称为球体或球泡）连接。所有这些结构的协同工作，帮助我们看清物体。

眼球筋膜囊（Tenon's 囊）可以分为两个部分（图 10.6）：

— 一个结缔组织结构，在其凹陷内，有眼球[1]和视神经。

— 一个层状结构，在外围，包含了眼睛的运动肌肉。

眼球筋膜囊向前连接到球结膜，并终止于角膜的边缘。

在其内面，该筋膜并不附着巩膜上，而是在两个薄膜层之间形成巩膜周边淋巴空间，这是一个筋膜间空隙，有结缔组织细带穿过。

眼球筋膜囊的不同部分呈现不同程度的发育。在某些部位厚而纤维多，而另一些则比较薄。在眶后部分，它把眼球和眶后脂肪垫隔开。

在某些部位，眼球筋膜和视神经鞘之间紧密粘连接一起。

视觉器官 - 筋膜单元的功能

眼球存在一系列不受随意肌控制的反射动作。眼睛必须适应来自所观察物体的亮度和距离的变化。因此，隔膜（虹膜）和晶状体系统必须连续性地调节。感光反射由睫脊中枢控制，中枢与交感神经链的颈神经节相连接。支配虹膜扩张的肌肉纤维起源于此。

晶状体及其悬挂系统，与睫状体和脉络膜协同合作，共同完成调适功能[2]；因此，它们被认为是"调适器官"。近距离观看需要睫状肌收缩。其纵向肌纤维向前牵拉悬韧带长纤维的起点（在调适过程中悬挂晶状体的纤维），使晶状体变凸而适应短焦距。

视觉器官 - 筋膜单元的功能失调

从颈上神经节切除颈交感神经纤维，引起眼睑的平滑肌（上睑板肌）麻痹。这种类型的瘫痪称为霍纳综合征（Horner 综合征或 Bernard-Horner 综合征）。

当面神经的周边部分被损坏时，眼轮匝肌发生麻痹。

除了以上的神经病变，还有许多其他类型的中等损害可导致更简单的功能失调。例如良性原发性眼睑痉挛，涉及眼睛周围眼轮匝肌的非自主的持续收缩。最初仅引起眼睑抽动，有可能进一步导致无法控制的眼睑闭合。

在这一章中，就每个视觉器官 - 筋膜单元只有少数功能失调会被讨论。在本书后半部分将就感受器这个主题做详细介绍（参见第 18 章）。

---

[1] 与眼球直接接触的那部分筋膜最合适的名称是球囊（Chiarugi G., 1975）。

[2] 调适反射的通路还不完全清楚。视神经可以被当作传入部分。传出部分始于控制睫状肌的埃 - 韦核的尾侧部分（Kahle W., 1979）。

（图中标注）
球囊的前部
外直肌的眼眶肌腱
内直肌的眼眶肌腱
球囊的后部
鞘外空间
筋膜间空隙
外直肌及其腱鞘
内直肌及其腱鞘

立体视觉器官 - 筋膜单元

立体视觉器官 - 筋膜单元的筋膜

立体视觉是指我们能够看到深度。这也被称为双目深度视觉，让我们看到三维的空间图像。双目视觉给人以视觉深度是通过眼外部肌肉的协调。每只眼睛提供了一个稍微不同的影像，经大脑处理成三维空间图像。

为了以三维方式测定空间，眼睛必须向上、下、左、右移动和旋转。这些微小的移动是按比例划分的。

眼肌的大部分在眼球筋膜囊的后室中延伸。为了使肌肉嵌入巩膜，他们必须首先穿过此球囊。

在穿出点，囊壁向后反折到每个肌肉的近端，形成管状筋膜鞘完全包绕各肌肉。

甚至在穿孔的点之后，各肌肉及其筋膜鞘都紧密粘合在一起。这种粘合决定了肌肉和鞘之间的功能协同。

除了眼肌，球囊还在提上睑肌形成了一个类似的鞘。

眼球筋膜还有韧带样的延伸扩展到眶骨膜。Chiarugi 错误地称这些延伸部分称为"直肌腱"（图 10.6）。

立体视觉器官 - 筋膜单元的功能

在医学上，立体觉通常与视觉有关。但实际上这是两个独立的功能。即使眼睛不动，我们也可以看世界。但是深度觉、距离感和立体视觉是由两只眼睛的聚合[3]控制的，属眼外自主肌的一种功能。

在一定意义上，立体视觉器官 - 筋膜单元更多地依靠半规管和颈部的张力反射，而不是视觉。实际上，使眼睛在三个空间平面移动的肌肉与眼眶的骨膜相连接，与头部张拉结构的深筋膜形成连续性。在图 10.6，Chiarugi 强调了外直肌和内直肌的筋膜和周围骨膜之间的连接。这些肌筋膜的插入使头的运动与眼球运动同步。实际上，头部向后倾斜的同时，眼睛几乎不可能向下看，反之亦然[4]。

立体视觉器官 - 筋膜单元的功能失调

双目会聚产生立体视觉[5]。

斜视是一种特定的功能失调，以眼球运动的受限和瘫痪肌肉作用范围的复视（双影）为特征。

如果这种瘫痪是先天性的，斜的那只眼接收到的图像会被抑制，所以不会出现同一物体的复视。

听觉器官 - 筋膜单元

听觉器官 - 筋膜单元的筋膜

听觉器官 - 筋膜单元由包括外耳、内耳和中耳内的器官组成。鼓膜（耳鼓）位于外耳和内耳之间。

鼓膜构成鼓室侧壁的大部分。它的边缘是以纤维软骨环的方式固定在鼓骨的鼓室沟。

鼓膜的主要部分被牢固地拉紧，声波撞击时它能够振动。

该膜有三层：
— 外部，皮肤层；
— 中间，纤维层或结缔组织膜；
— 内部，黏膜层。

中间层的胶原纤维延续到外耳道骨膜。

增厚的胶原从中耳的骨膜延伸，形成以下韧带（图 10.7）：
— 外韧带，把锤骨的颈部附着于鼓室的壁；
— 上韧带，把锤骨的头部附着于鼓室的顶；
— 前韧带，把锤骨联到岩鼓裂（格拉塞裂）。

砧骨体由上韧带和后韧带悬挂。

镫骨与卵圆窗（前庭窗）的骨膜连接，形成环状韧带。

听觉器官 - 筋膜单元的功能

声波经由鼓膜和听小骨传送到卵圆窗引起外淋巴的运动。这些振动沿着前庭阶递进，直至到达和激发柯蒂器。此器官向耳蜗的顶点螺旋延伸。

听觉信息经通过耳蜗神经传输到大脑。

鼓室（中耳）的神经包括：
— 支配镫骨肌的面神经运动支。
— 支配鼓膜张肌的三叉神经运动支。
— 颈丛的交感神经纤维。

---

[3] 当两只眼睛观察的物体移近时，内直肌使两个眼球内收。以这种方式，视线从最初平行成为彼此交叉（Kahle W., 1979）。

[4] 一些细胞在前庭复合体和支配眼部肌肉的运动核之间的连接中起重要作用。从一个半规管接收刺激的神经元组是可能与支配一个眼肌的神经细胞相连接。这是解释前庭器官、眼睛和颈部肌肉之间存在精确协调的唯一途径（Kahle W., 1979）。

---

[5] 有些弱视是一只眼睛因辐辏改变（斜视）而失明。它是由眼外肌肉功能失调引起的。人为引起的肌性斜视的动物，其视觉皮质的双目神经元亦消失（Baldissera F., 1996）。

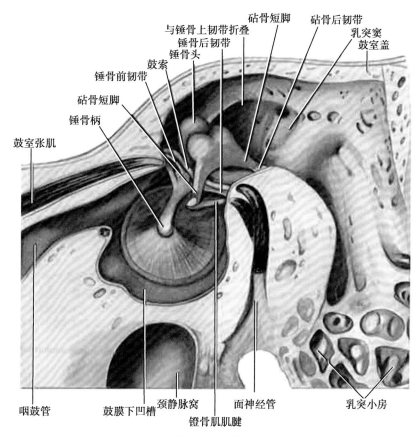

图 10.7　*中耳的韧带*（摘自 V.Esposito）

图中标注：
与锤骨上韧带折叠
锤骨后韧带
锤骨头
鼓索
锤骨前韧带
砧骨短脚
锤骨柄
鼓室张肌
砧骨短脚
砧骨后韧带
乳突窦
鼓室盖
咽鼓管
鼓膜下凹槽
颈静脉窝
镫骨肌肌腱
面神经管
乳突小房

听觉器官 - 筋膜单元的功能失调

镫骨活动术是一种外科手术，用于治疗某些类型因从空气到迷路的声音液体传输阻滞的耳硬化症和慢性粘连性中耳炎。

良好的术后效果往往会发展成关节僵硬。

急性和慢性化脓性中耳炎可引起鼓膜硬化，听小骨关节僵硬，黏附的瘢痕或固定小骨链的纤维带的形成。所有这些都可以导致不同程度的听力丧失。

平衡运动器官 - 筋膜单元

平衡运动器官 - 筋膜单元的筋膜

位于内耳的第二个器官 - 筋膜单元是由球囊、椭圆囊和半规管形成。这些器官一起形成平衡运动的器官 - 筋膜单元，这是参与平衡，或者说是感知头部运动和位置。

这些结构与内耳的膜状部件相连。内淋巴管通过前庭导水管联结卵圆囊和球囊。导管止于在颞骨岩部后表面的硬脑膜下的内淋巴囊。"小管路系统源于这个囊的不同的点渗透到硬脑膜。这些管应视为内淋巴引流到脑膜的淋巴间隙的管路（Testut）"。

硬脑膜与颅骨骨膜在几个点融合，众多的肌筋膜嵌入颅骨骨膜。

平衡运动器官 - 筋膜单元的功能

前庭神经节位于内耳道的外侧端。它的上双极神经元向上和外半规管扩展。

同一神经节的下神经元支配后半规管和部分球囊斑。前庭神经与耳蜗神经（它们一起构成前庭蜗神经）共用一个总鞘，将平衡运动的信息传达到大脑。

平衡运动器官 - 筋膜单元的功能失调

许多平衡障碍的患者被诊断患有美尼尔症。这种疾病包括水肿或迷路积水（在内耳有多余的液体），其特征有三个症状：听觉减退、眩晕和耳鸣。

前庭系统的解剖和功能疾病可以通过以下方式确定：

— 前庭测试，可以揭示肌张力[6]不对称。

— 调节淋巴流动的迷路功能失调测试。

---

[6]　不对称肌张力可用指数试验以及直立位置的静态平衡（闭目难立征）试验等来检测（Testut L.，1987）。

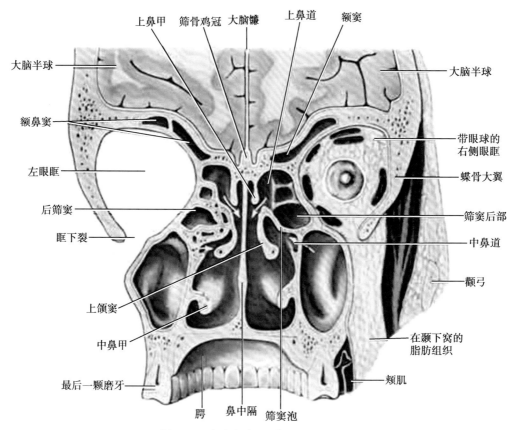

图 10.8　鼻腔额状面（摘自 V.Esposito）

— 前庭反射测试，包括角加速度检查半规管和直线加速度检查耳石装置。

嗅觉器官 - 筋膜单元

嗅觉器官 - 筋膜单元的筋膜

外鼻皮肤的薄皮下层包括模拟肌肉和纤维膜。这种膜（筋膜）联合了不同的软骨，形成外鼻的膜性支架。它是具有致密、弹性纤维状基质的结缔组织，它与软骨的骨膜和软骨膜相连续。在鼻孔的水平，这种膜（筋膜）在鼻子内延续，形成供黏膜上皮附着的胶原层。

鼻内部由鼻孔附近皮肤覆盖，其余部分的表面则被以呼吸和嗅黏膜。

在一般情况下，解剖教材中只有鼻子和嘴的黏膜被提及。类似的，只有壁的浆膜层被提及。然而却忽略了一个事实，这些上皮层与下面的筋膜层相连续[7]。

内鼻的嗅区由鼻腔上壁、上鼻甲和筛窦的筛板组成（图 10.8）。

呼吸区与中鼻道、下鼻甲、下鼻道和鼻中隔的下部分相关联。

嗅觉器官 - 筋膜单元的功能

嗅觉器官 - 筋膜单元的主要功能是感知气味。在所有的人中，此功能随着年龄的增长而减少了。事实上，鼻子嗅觉受体的功能，如果以出生时在 100% 计算，这一百分比下降到二十岁的 80%，六十岁的小于 40%。

我们的味觉神经末梢发生同样的退变过程。

嗅觉器官 - 筋膜单元的功能失调

外鼻和中鼻道的黏膜可以因黏膜下结缔组织的反应性水肿导致表面不规则，外生物的生长而导致息肉的形成。在这些情况下，肥大的黏膜和息肉病变可引起下列现象，如鼻呼吸道狭窄、化脓性鼻炎、咳嗽、打喷嚏、听管阻塞所致的听觉减退和语音病症。

中鼻道，还经常有慢性鼻炎。

鼻炎可以演变成鼻窦炎，因为细菌不再受鼻黏膜的杀菌作用影响，而在鼻窦堆积。

---

[7]　黏膜：包裹中空器官及其通向外部的体腔的膜。它由一层上皮细胞层覆盖在基底膜和一层结缔组织组成（Taber C., 2007）。

味觉器官 - 筋膜单元

味觉器官 - 筋膜单元的筋膜

形成味觉的器官 - 筋膜单元是：

— 舌头，包括味蕾。

— 腭部和会厌。

— 味觉神经和黏膜。

颊黏膜覆盖在两颊的内表面。它是由一个可包含皮脂腺和平滑肌的复层鳞状上皮构成，并与嘴唇，舌头和上颚的黏膜连续。

舌头的黏膜是角化复层鳞状上皮，包含带有味觉受体的味蕾。

味觉器官 - 筋膜单元的功能

味道与气味有关（嗅觉），因为它涉及辨认存在于环境里并与我们身体接触的化学物质。例如，难闻的气味往往能在口中留下讨厌的味道。另一个例子是，鼻塞的时候，更难区分食品的口味。

味觉器官 - 筋膜单元的功能失调

那些涉及唾液分泌的味觉功能失调常可以通过筋膜手法获得缓解。应当注意的是，唾液是一种碱性液体，作为化学溶剂把存在于食品中的物质分离出来，以区分不同的味道。

致密化的封套筋膜限制血液流向唾液腺时，患者经常唾液分泌减少[8]。

唾液分泌过度可以导致空气吞咽量增加，引起吞气症和嗳气。

在其他情况下，唾液管可阻塞，或由于唾液腺结石，或由于周围筋膜紧张导致的管道狭窄[9]。

头部张拉结构的治疗

帽状腱膜（头盖骨的浅筋膜）与脸的表浅肌肉腱膜系统是连续的。如果是筋膜受到正常的牵拉，连接到这两个筋膜的器官 - 筋膜单元就能正常地工作。

在头部张拉结构做触诊检查时，病人仰卧（图 10.9），治疗师用食指和中指来识别在头部筋膜的任

---

[8] 腮腺肿大可以导致口腔脱水，有利于大量细菌的生长（Manuale Merck，1990）。

[9] 涎石病（唾液腺结石形成）经常涉及颌下腺。这些石头可以通过手法或手术移除（Manuale Merck，1990）。

何致密化。

触诊检查从鼻翼根部的前 - 内 - 头 1 点（前后张量）开始。

CF 点前 - 内 - 头 2 点的触诊紧接其下，可同时完成。该点位于鼻唇沟中点。

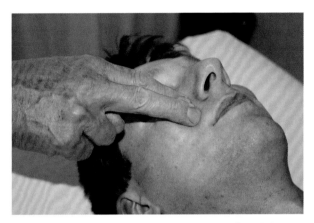

图 10.9　前 - 内 - 头 1、2 点（前后向）的触诊检查

接下来的 CF 点触诊是前 - 外 - 头 2 点（侧旁张量），位于颧骨下缘的下方。触诊还可以达到相关的前 - 外 - 头 1CF 点，该点位于颧骨的上缘（图 10.10）。触诊中询问患者，以确定是更靠近鼻子的点，还是围绕颧弓的点更敏感。

然后中指用于触诊第三诊断点—内旋 - 头 2CC 点，该点反映斜向张量的状态。该 CC 点位于耳屏的前部和上方，接近耳轮的根部（图 10.11）。另一个斜向张量的 CC 点是内旋 - 头 1 点，位于眉毛的外侧端。它是斜向张量的一对"支点"之一（见第 17 章）。

对于普通的张拉结构，其内旋协调点（CC 点）总是位于身体的对侧（图 10.12）。在生理条件下是这样的，但是当发生功能失调时，筋膜致密化可能仅在身体的一侧发生。因此所有三个诊断点的触诊是先在身体的一侧，然后在另一侧进行。

注意，对于颈部张拉结构（见第 6 章）的近端点（前 - 内 - 头 3、前 - 外 - 头 3 和内旋 - 头 3 点）均位于下颌骨的水平。点的这种关联是由于颈部的器官 - 筋膜单元的许多功能（吞咽、发声等）与下颌骨的运动相关联。

后部张量也是同样的原理，所有的颈部肌肉都嵌入到枕骨和乳突中。因此，颈部与后 - 内 - 头 3、后 - 外 - 头 3 以及外旋 - 头 3 点之间有协同作用（参见第 6 章）。

相反，对于头部张拉结构，主要考虑与眼、耳和鼻腭腔内的器官 - 筋膜单元相关的点（图 10.13）。

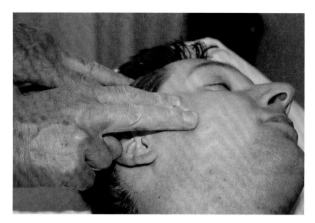 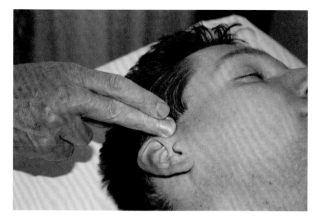

图 10.10 　前 - 外 - 头 1、2 点（侧向）的触诊检查　　　　　图 10.11 　内旋 - 头 2 点（斜向）的触诊检查

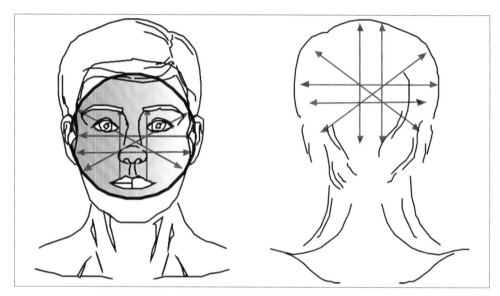

图 10.12 　头部外张拉结构的张量和头部锚定点概览

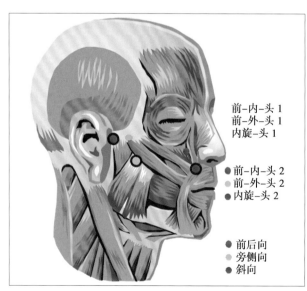

图 10.13 　头部区域的前张肌点

前 - 内 - 头 1
前 - 外 - 头 1
内旋 - 头 1

前 - 内 - 头 2
前 - 外 - 头 2
内旋 - 头 2

前后向
旁侧向
斜向

在确诊和治疗了影响前部张拉部结构的张量点后，还要触诊检查两个相关的后部点（图 10.14）。只有这些点敏感和致密的时候，才需要治疗。

临床病例分析

前段时间，一名年轻男子来求诊。他的头部受伤后，出现轻度斜视。他报告说，虽然在熟悉的地方，他无活动困难，但在一个新的环境里，他发现自己难以判断与其他物体之间的距离。

尽管右侧的侧 - 头 1CF 点与明显萎弱的肌肉相关，但是并没有立即治疗这一点。相反，治疗仅在那些经触诊检查并证明有问题的头部张拉结构点进行。这些是他受创伤影响的点：左侧的前 - 外 - 头 1 点和右侧的后 - 外 - 头 1、2 点。

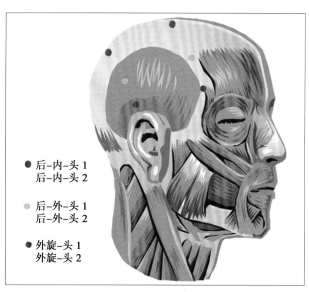

● 后–内–头 1
　　后–内–头 2

○ 后–外–头 1
　　后–外–头 2

● 外旋–头 1
　　外旋–头 2

图 10.14　头部区域的张肌固定点

经过手法，青年男子马上反馈说，他能够较好地聚焦远处的物体。两周后，患者报告说，尽管费力，他能比以前聚焦得好多了。

内部功能失调的筋膜手法：节段性功能失调的表现

在本书的第一部分中报告的症状通常产生于躯干和头部节段的体壁上（表 10.1）。这些感觉可能与因头和躯干体腔内器官的功能失调所引起的类似。例如，胃炎病人会抱怨餐后脐上腹胀的感觉。然而，腹壁的紧张可能会导致这种类型的感觉，而不一定来自内部器官。出于这个原因，治疗师可以在五个张拉结构上进行治疗，而不必精确地知道哪个器官 - 筋膜单元具有蠕动功能失调。患者报告的症状，通常未必是特定器官的功能失调，而往往是由某个节段产生的异常感觉。

表 10.1　内部功能失调的筋膜手法：节段性功能失调的表现

张拉结构	病人报告的感觉	器官 - 筋膜单元
颈部	咽喉肿块的感觉（咽部异感症），吞咽困难，声音嘶哑，频繁清嗓等	内脏 - 颈部单元、管性 - 颈部单元、腺体 - 颈部单元
胸部	胸部胀满，胸骨重压，肋骨束缚，异常心悸等	内脏 - 胸部单元、管性 - 胸部单元、腺体 - 胸部单元
腰部	脐上腹胀，烧心，胃炎，胃下垂等。	内脏 - 腰部单元、管性 - 腰部单元、腺体 - 腰部单元
盆部	膀胱胀满，左或右髂窝放射疼痛，脐下紧张等	内脏 - 盆部单元、管性 - 盆部单元、腺体 - 盆部单元
颅部	头重，头胀或头脑不清，颞部放射痛，视物模糊，听觉减退等	视，听，味

第二篇
系统的筋膜序列

第二部分主要介绍各系统及其相关的筋膜。不同的器官合作来完成某项功能被称为一个系统（apparatus），内部的筋膜序列将一个系统内的多个器官联系起来。各系统的筋膜包括：

- 体腔筋膜，主要是包绕呼吸系统的胸膜，包绕消化系统的腹膜，它们组成了脏器筋膜系（visceral sequence）。
- 腹膜后筋膜联合心血管循环系统（血管鞘和外膜）和泌尿系统（肾和膀胱的鞘）组成了脉管序列（vascular sequence）。
- 造血和内分泌系统起源于胚胎横间隔，由此间隔分化而来筋膜构成了腺体筋膜系（glandular sequence）。
- 由连接着头部三个系统（光感受器、机械感受器、化学感受器）的浅表肌腱膜系统组成了感受器筋膜系（receptor sequence）。

以上这四个筋膜系（脏器、管、腺体和感受器）与壁外神经丛的活动同步，以确保每个器官-筋膜单元协同活动，共同组成筋膜序列（sequence）。

从中枢神经系统发出的刺激可以通过颅脑神经、内脏神经、膈神经和迷走神经来调控壁神经系统。

对于内脏、管腔和腺体筋膜的序列，躯干壁是唯一张拉结构。这个巨大的张拉结构有位于肩和骨盆的支点，还有由这些支点延伸出的远端张量。这个巨大的张拉结构的外膜也有延展，类似悬链。这些悬链呈弧形，理论上有完美的灵活性、一致的密度并在两端由刚性吊索悬挂。如果躯干的某一条悬链与其位于四肢远端的张量不能完美的平衡，那么这种失衡就会传导至内部脏器系统。在这种情况下，病人不会主诉某个节段功能失调表现的模糊的不适感，而是会精准地描述整个系统的功能失调，例如伴发的呼吸困难、消化不良、高血压、排尿困难以及血液和内分泌检查异常。

当这些症状出现时，内部功能失调的筋膜手法治疗重点在躯干和四肢。目的是消除特定的内部筋膜序列中，因自主神经节过度刺激引起的张力失衡。

第11章
系统-筋膜序列的解剖

本书的第二部分讨论内部筋膜,它将多个器官-筋膜单元联合在一起形成系统(apparatus)。

内部筋膜序列(fascial sequences)的组织和骨骼肌肉系统的肌筋膜序列类似。在肌筋膜序列里(图11.1A),肌外膜联合了运动单元构成肌筋膜单元,还有深筋膜连接和协调单向的肌筋膜单元。

对内脏系统(图11.1B)来说,封套筋膜(脏层筋膜)协调着器官-筋膜单元内的各个器官,因为这些筋膜直接附着于器官外壁。嵌入筋膜(壁层筋膜)连接多个参与同一生理活动的器官-筋膜单元,形成一个系统-筋膜序列(apparatus-fascial sequence)。

在体腔内有三个系统-筋膜序列(脏器、管腔和腺体)协调具有相同功能的器官-筋膜单元。还有一个位于颅腔的感受器序列连接由特殊的器官-筋膜单元组成的感受器系统。

序列与张量

在受到正确的牵张时,肌筋膜序列只能够调节相邻的肌筋膜单元。并且,肌筋膜序列按照生理力线被抻拉时,只能传递正确定向的刺激输入。肌筋膜单元内的任何筋膜的致密化都可以打破这种协调。

当器官保有其活动空间而器官壁可以自由发生正常张力变化时,系统-筋膜序列就可以协调多个器官-筋膜单元的蠕动。内部筋膜序列的张力变化会激活大的自主神经丛,由此刺激整个系统。

只有躯干壁(腹腔壁)是有弹性的,这些才有可能。

一个肌筋膜单元的功能失调可能引起全身骨骼肌肉系统的不平衡。同样道理,一个器官-筋膜单元的功能失调也会引起系统及系统-筋膜序列内生理功能的不平衡。例如食管反流最初可能表现为胃部(脏-腰器官-筋膜单元)的烧灼感,然后扩展到喉咙(脏-颈器官-筋膜单元)。接下来,这个可能导致咳嗽(呼吸系统)和食欲减退(消化系统),甚至进一步影响整个脏器序列。

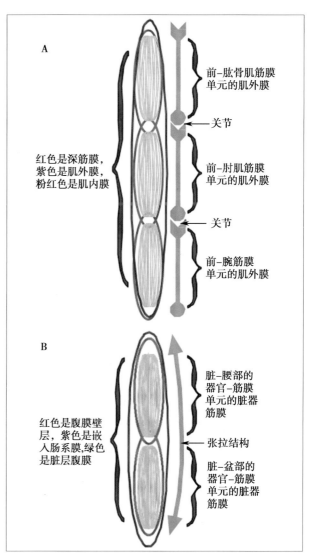

图11.1 肌筋膜(A)和系统-筋膜序列(B)

对内部系统功能失调的调养不周可以造成张力向腹腔外壁传导。

这种类型的脏腑-躯体间代偿不会随意传播,而是沿着特定的悬链和远端张肌传导。

系统-筋膜序列

为了定义系统,解剖学家把分化于同一胚胎层

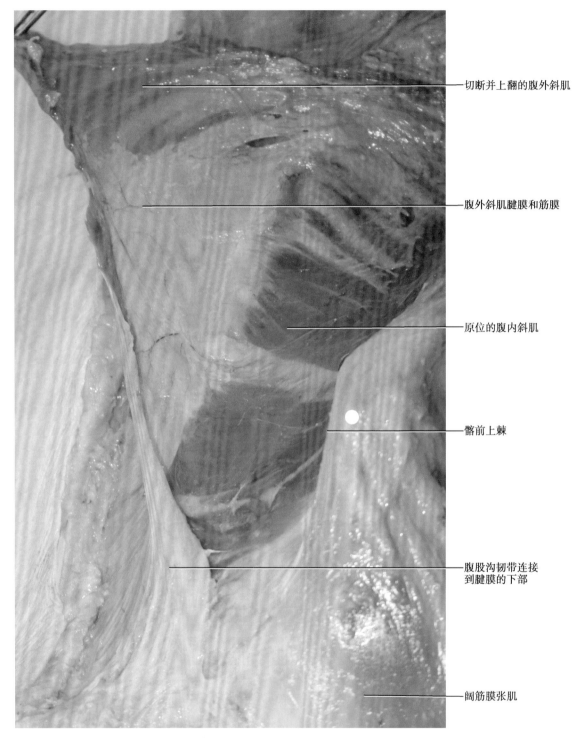

切断并上翻的腹外斜肌

腹外斜肌腱膜和筋膜

原位的腹内斜肌

髂前上棘

腹股沟韧带连接
到腱膜的下部

阔筋膜张肌

图 11.2　腹前侧面观，腹外斜肌及其筋膜被切断并上翻
在腹内外斜肌的腱膜之间的疏松结缔组织包含很多脂肪细胞，从而允许两个肌肉之间的独立滑移运动。在肥胖的个体中，脂肪在这层中并不增长，然而在皮下和腹内脂肪细胞却大量增加

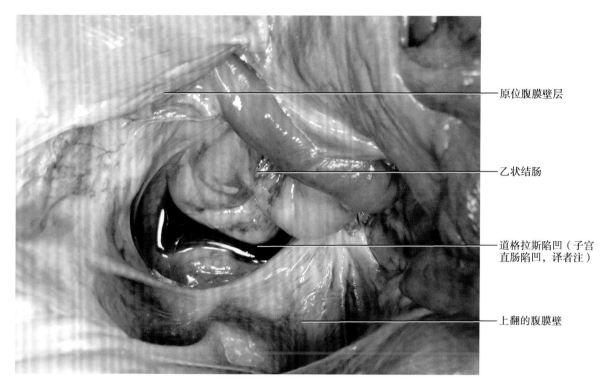

原位腹膜壁层

乙状结肠

道格拉斯陷凹（子宫直肠陷凹，译者注）

上翻的腹膜壁

图 11.3　子宫直肠陷凹及原位小肠

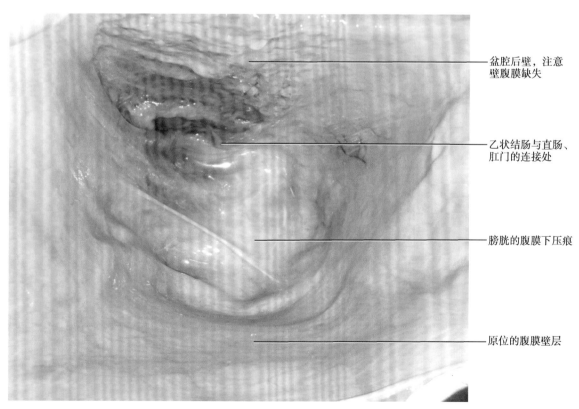

盆腔后壁，注意壁腹膜缺失

乙状结肠与直肠、肛门的连接处

膀胱的腹膜下压痕

原位的腹膜壁层

图 11.4　摘除乙状结肠和直肠后的小盆腔

的器官归为一类[1]:
- — 分化于内胚层:呼吸系统和消化系统。
- — 分化于中胚层:循环系统和泌尿系统。
- — 分化于外胚层:内分泌系统的一部分以及造血系统的一部分。

为了理解系统的组织方式,筋膜手法更注重于研究内部筋膜,因为它们是在躯体内部与器官、血管和腺体一起分化而来的。

躯干内部筋膜起源于(表11.1):
- — 内脏序列,主要包括胸膜和腹膜。胸膜连接了颈部和胸部的脏器 - 筋膜单元(脏 - 颈、脏 - 胸),从而构成呼吸系统。腹膜连接了腰部和盆腔的内脏器官 - 筋膜单元(脏 - 腰部、脏 - 盆),组成了消化系统。
- — 脉管序列,主要包括椎前筋膜和腹后筋膜。它们连接了管性 - 颈部、管性 - 胸部、管性 - 腰部和管性 - 盆部的相关器官 - 筋膜单元组成了循环和泌尿系统。
- — 腺体序列,由原始横膈分化来的筋膜组成,连接了腺体 - 颈部、腺体 - 胸部、腺体 - 腰部和腺体 - 盆部的相关器官 - 筋膜单元,组成了造血系统和内分泌系统。

表 11.1　器官 - 筋膜单元、系统和内部序列

器官筋膜单元	系统	简称	序列
内脏 - 颈部 内脏 - 胸部	呼吸系统	ARE	内脏
内脏 - 腰部 内脏 - 盆部	消化系统	ADI	
管性 - 颈部 管性 - 胸部	循环系统	ACI	管腔
管性 - 腰部 管性 - 盆部	泌尿系统	AUN	
腺体 - 颈部 腺体 - 胸部	内分泌系统	AEN	腺体
腺体 - 腰部 腺体 - 盆部	造血系统	AHE	

头部,感受器序列连接了由感觉器官组成的三个系统(表11.2)。

头部外层的深、浅筋膜组成了感受器序列。头内部还有一些筋膜(脑膜)与中枢神经系统连接。

所有的头部器官 - 筋膜单元都具有感受器的功能:
- — 视觉器官 - 筋膜单元和立体视觉器官 - 筋膜单元能感知光学信息,它们共同组成了感光系统。
- — 听力器官 - 筋膜单元和动态平衡器官 - 筋膜单元可以感知机械性信息,它们组成了机械感受器系统。
- — 嗅觉器官 - 筋膜单元和味觉器官 - 筋膜单元感知化学信息,它们一起组成了化学感受器系统。

表 11.2　头部的器官 - 筋膜单元、系统和序列

器官 - 筋膜单元	系统	简称	序列
视觉 立体视觉	光学感受器	AFR	感受器
听力 动态平衡	机械感受器	AMR	
嗅觉 味觉	化学性感受器	ACR	

内脏序列

内脏序列包括呼吸和消化系统,源自体腔膜(胸膜和腹膜)[2](图11.4)。从节段的视角观察每一个器官 - 筋膜单元是很局限的。只有通过全身的视角来看这些筋膜才能更好的理解系统 - 筋膜序列的协同效应。诸如咳嗽或者排便这样的功能,就有赖于颈部、胸部、腰部和盆部各腔的协同。

不过,研究单个器官 - 筋膜单元对于了解局部功能失调从而治疗单一节段或躯干张拉结构是有用的。

在以下的章节中,对多个系统的分析将阐明完成一整套生理进程的多个器官 - 筋膜单元是如何联系在一起的。例如,为了呼吸,肺(内脏 - 胸部的器官 - 筋膜单元)必须要跟喉和鼻(内脏 - 头部的器官 - 筋膜单元)相联系(图11.5)。组成消化系统的器官 - 筋膜单元也是如此。

如同本书中第一部分解释的,在进化过程中,吸收氧气(呼吸)和食物(消化)的系统最初来自同一个管道。就消化道而言,它进一步分化形成了多个具有不同特殊功能的器官。

甚至体腔最初也是一个单独的腔,只是随着呼

---

[1] 每一个系统主要由一个胚层发育而来:消化系统大部分是由内胚层分化而来。但在其中某些器官也有部分是由中胚层(腹膜)或者外胚层(神经)分化而来(Fazzari I., 1972)。

[2] 腹膜是一系列源于中胚层的膜,包裹身体原始的空腔(体腔)。体腔最初是一个单独的腔,之后又分隔成两部分:上腔或称胸膜腔和下腔又称腹膜腔(Benninghoff A., Goerttler K., 1986)。

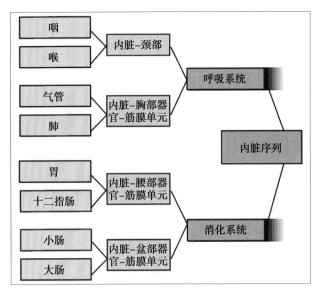

图 11.5　从单个器官到内脏序列

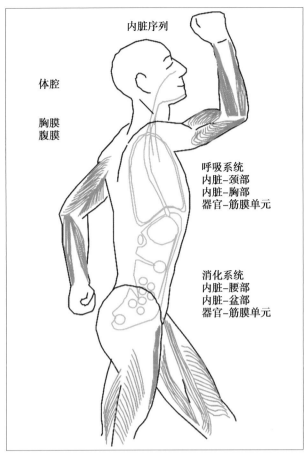

图 11.6　两个参与吸收的筋膜序列

吸系统和消化系统的形成,体腔分化成两部分,形成了胸膜和腹膜。

这两个浆膜层进而又分隔众多不同"容器"承载许多仍在逐步进化的器官。

横结肠系膜[3] 是腹腔分隔成上下两部分的基础。位于上方的结肠系膜上间隔为消化器官(内脏 - 腰部器官 - 筋膜单元)所在;在下的结肠系膜下腔是吸收器官(内脏 - 盆部器官 - 筋膜单元)的所在地。

这样的分隔是十分必要的,因为它使得每一个筋膜能够在某种程度上独立协调各个器官 - 筋膜单元的活动。

在人类,肺的节律性运动与食管不同;食管的运动也不同于胃;小肠的蠕动也与大肠不同,如此有种种不同。因此筋膜依据器官的不同节律和功能将之分隔。

腹膜的不同构造决定了其节律依从哪个壁神经丛的触发。内脏腹膜与这些壁神经丛紧密联系[4]。

在以后的章节中将分析参与同一生理活动的各器官 - 筋膜单元之间的协同,包括全消化道消化进程的时间控制(图 11.6)。系统 - 筋膜序列的连续性在这些协调控制中是重要因素之一。

在呼吸系统和消化系统之间存在更广泛的协同。内脏筋膜连接了两个系统,使它们可以共同完成一些重要的功能。例如打喷嚏或者咳嗽时所有腹部内容物受到挤压;排便时屏气[5]增加了腹部的排空压力。只有这两个系统间的筋膜连接,才可以协调一个近端的系统和另一个远端系统的活动。

脉管序列

脉管序列是由存在于四个体腔里的管性器官 - 筋膜单元组成(图 11.7)。

管性器官 - 筋膜单元包括泵血的部分(心脏和小循环,即肺循环)和过滤血液的部分(肾脏和膀胱)。

在专门讨论脉管序列治疗的章节(见第 16 章),还会探讨大循环(系统循环)。

在内部脉管序列中附着于循环系统和泌尿系统的椎前筋膜与肾筋膜都属于腹膜后筋膜。

颈部和胸部的椎前筋膜将颈部的血管鞘(管

---

[3]　在横断面上,横结肠及其系膜将腹腔进一步分成两个部分。一上一下。即所谓结肠系膜上间隔和结肠系膜下间隔(Benninghoff A., Goerttler K., 1986)。

[4]　来自肋间神经、髂腹下神经和髂腹股沟神经的纤维支配壁层腹膜。牵扯肠系膜的根部是非常痛的。相反,在外科手术中肠壁并不会传导痛觉(Benninghoff A., Goerttler K., 1986)。

[5]　排便需要腹部肌肉的收缩和声门的闭合。阻塞气道保证腹部肌肉力量集中在肠内容物,引起其更远端的部分通过肛门排出。Baldissera F., 1996)。

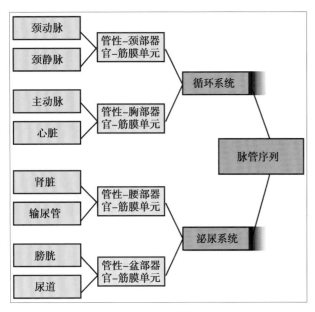

图 11.7   内部脉管序列

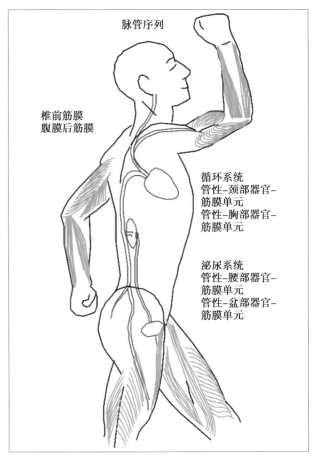

图 11.8   内部筋膜序列的筋膜

性 - 颈部器官 - 筋膜单元）和下连心脏的主动脉鞘
（管性 - 胸部器官 - 筋膜单元）联系在一起。

在腰部，肾筋膜包裹了肾脏，并向下延续到输
尿管和膀胱（图 11.8）。

疏松结缔组织将膀胱与小盆骨内的其他器官分
开。该结缔组织环绕这些管腔结构，在其前面增
厚形成膀胱前列腺筋膜，在其后面形成前列腺腹膜
筋膜。这些筋膜伴血管下行延伸到大腿内侧的收
肌管。

将主动脉和腔静脉固定在脊柱上的筋膜，通常
延伸为包绕血管的鞘膜分布到四肢。这样内部脉管
序列就与外周血管或大循环联系起来。

在心脏，大循环中的血液从左心室流出，进入
主动脉，然后再分布到所有的动脉。然后血液从毛
细血管通过静脉返回到右心房。

需要提请注意的是，因本书集中论述的筋膜，
故省略了对头部和身体其他部位血管的详细描述。

上肢的周围血管始于在胸锁筋膜和前锯肌之间
的腱性腋鞘[6]。从胸大肌下缘（腋前皱襞）开始，锁骨
下动脉改称腋动脉并移行为肱动脉。

在下肢，延续自腹横筋膜的股鞘位于大腿血管
的前面，而髂筋膜的延伸部分位于后面。股鞘有三
个间隔。外间隔内有股动脉，中央间隔为股静脉，
内侧间隔（股管）包含了淋巴管。股鞘向下延伸为
内收肌管，这是一个腱膜管腔，终止于腘筋膜。

原始动脉壁由一个简单的内皮细胞层组成。这
个内皮层又从毛细血管一直延伸到与之类似的静脉
内表层。间充质，包括外膜、中膜和内膜依次附着
在原始内皮细胞层上。中膜的核心部分是平滑肌细
胞。外膜与中膜厚度相当，有时略厚些，主要组成
是结缔组织，与周围结构上的结缔组织相延续。由
于其内部的血压，动脉壁承受纵向和环形的张力。
另外，躯体运动也可以将张力传导到动脉[7]。因此，
动脉一般多分布在关节的屈侧。这样，当关节屈曲
时，它们不会受到压迫[8]，而在伸展位则不然。

在血管的发育过程中，它们最初由内皮细胞层
构成。然后间充质附着其上，发育成胶原纤维、弹
性纤维和平滑肌细胞。

静脉壁也有三层：内膜、中膜和外膜。静脉壁
比动脉壁更薄、更软、也更有延展性。

---

6   腱膜鞘将腋动脉第一部分和腋静脉包裹在一起。鞘膜向上延伸
     到颈深筋膜的椎前层（Gray H.，1993）。

7   腘动脉在伸膝时张力增加约百分之五十（Benninghoff A.，Goerttler
     K.，1986）。

8   在关节屈侧，动脉（及其周围的静脉和神经）都包绕在一种可变
     形的脂肪组织里。这些组织在关节伸展时形成一种血管缓冲垫
     （Leonhardt H.，1987）。

腺体序列

　　从原始横膈发育来的筋膜伴随腺体序列。这些筋膜把内分泌和造血系统的腺体包裹起来（图 11.9）。

　　内分泌系统包括腺体 - 颈部的器官 - 筋膜单元（甲状腺、甲状旁腺、垂体或称脑下垂体和松果体）和腺体 - 腰部的器官 - 筋膜单元（肾上腺、内分泌胰腺和性腺的内分泌部分）。

　　腺体 - 颈部器官 - 筋膜单元包括垂体是因为垂体前部（腺垂体）是由口咽膜间质发育而来[9]。

　　需要指出的是，腺体 - 腰部器官 - 筋膜单元包括性腺的内分泌部分。这是因为在胚胎时期，性腺一开始是在腰部的，后来才下降至盆腔中的。

　　造血系统（来源于拉丁文，Hemo 意思是血）包括一些腺体（胸腺、肝脏、脾脏、骨髓和淋巴结），它们负责产生血细胞和血液的其他成分。

　　腺体 - 胸部器官 - 筋膜单元联结了胸腺、腋下淋巴结以及胸骨和肋骨的骨髓。

　　腺体 - 盆部器官 - 筋膜单元将乳糜池的腹股沟淋巴结以及脊椎和骨盆骨髓的功能串联起来。

　　许多腺体比如胸腺和肝脏是内分泌系统和造血系统共有的部分。

　　伴随内部腺体的筋膜起源于原始横膈[10]（图11.10）。原始横膈是从肠腹侧面延伸到鳃囊的间质组织。在胚胎阶段，头褶形成以后，原始横膈的一部分会形成心包和胸肋膈。肝脏的冠状韧带[11]嵌入膈中心腱的下方。肝包膜直接来源于原始横膈。

　　在后部，膈中心腱的筋膜延伸为肾上腺的筋膜，接着又跟位于胰腺和肾筋膜之间的腹膜后筋膜[12]相连续。

　　初等动物的胰腺完全是腹腔内的外分泌腺，分泌酶进入消化道。当胰腺的内分泌活动（产生胰岛素）开始时，它转移位置，与胰后筋膜（Treitz 筋膜）接触。

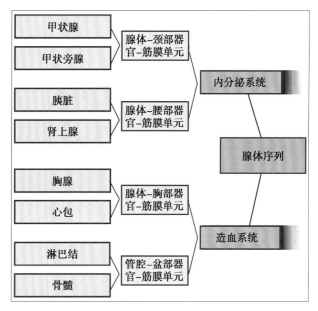

图 11.9　腺体序列

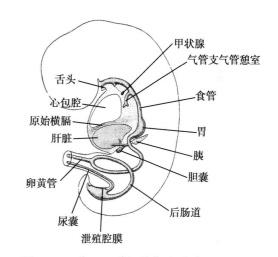

图 11.10　约 36 天的胚胎截面（源自 T.W.Sadler）

　　在尾部，同样源于原始横膈的腔静脉皱褶呈现出背侧和腹侧角。背侧角延续为肠道的背肠系膜和中肾嵴，并与肾上腺和性腺相连[13]。在鱼和人类的胚胎，性腺是腹膜后器官位于肾上腺旁边的。从人类妊娠第二个月开始睾丸和卵巢下降到小骨盆。中肾脊褶里面的间质细胞是肌纤维带和睾丸引带的发源。睾丸、精索、提睾肌上覆盖的筋膜是由睾丸引带发育来的。

　　当睾丸下降时，类似睾丸鞘膜[14]这样连接于腹膜的筋膜结构随之一起下降，从而形成鞘状突。与

---

[9]　在口咽膜破裂之前，形成垂体隐窝或原始腺垂体的基板始于基板周围间质的增殖（Gary H., 1993）。

[10]　在胚胎学中，原始横膈是指从脐上肠道的腹侧面延伸到心包喙部（the rostral part of the pericardium）的间充质。在背侧，它延伸到十二指肠，并且参与腔静脉褶的形成（Gary II., 1993）。

[11]　在五周大的胚胎，胃是在正中线上的，由原始横膈将其和心包隔开。肝分化自前面肠道腹侧部的外翻凹陷。它在横膈的头侧生长。之前所谓经肠系膜的部分，现在被称为腹侧胃系膜（Gary H., 1993）。

[12]　壁层腹膜和横结肠系膜将胰腺紧固在腹后壁上。在后面，胰腺被胰后韧带或者 Treitz 韧带固定。其结果是两个原始胃系膜形成了壁层腹膜（Testut L., 1987）。

[13]　一些学者认为原始横膈在发育过程中形成了部分肝脏、较小的腹膜囊和一些肠系膜（Gary H., 1993）。

[14]　睾丸下降过程中有腹膜与之相伴，髂窝附近的腹膜被下拉形成鞘状突（Gary H., 1993）。

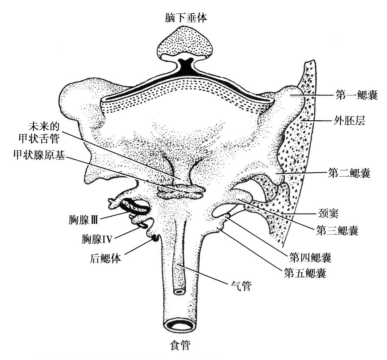

图 11.11　胚胎的鳃囊，腹面观（摘自 G.Chiarugi，L.Bucciante.）

精索相关的鞘状突在阴囊和腹股沟管处消失，仅残留一些的纤维痕迹，有时甚至完全退化。

在胚胎中，原始横膈向上一直延伸到鳃囊，参与脑垂体和甲状腺的发育（图 11.11）。

甲状腺在原始咽（咽弓）的底部发育。脑垂体在相同结构的顶部发育[15]。咽弓黏膜中的垂体腺性组织形成所谓的咽垂体。

在出生之前，颅咽管将打开并通过蝶骨体上升达到颅底的最终位置—垂体窝。这个管道是腺垂体的原基迁移到颅内的通道。通常成年人已经没有颅咽管的痕迹了，但在包裹茎突的筋膜与咽中缩肌之间保留某些痕迹。

以上的肌肉插入舌骨的上缘，这里也是舌骨下肌群和包裹甲状腺、胸腺以及心包筋膜的起始位置。心包膜接着嵌入膈肌的中央腱。

因此在成年人，伴随内部腺体的筋膜从气管前筋膜开始，下降到胸腺、心包膜、膈肌的中央腱、肝包膜、肾上腺囊直到连接性腺的血管（图 11.12）。

腹横筋膜是膈肌筋膜和髂筋膜之间的构件，有子宫和卵巢的韧带嵌入。

除了这个横向筋膜连续性，还有一个矢状的连续性。镰状韧带和圆韧带在膈肌中央腱之前一直到脐，这以下则是脐膀胱前筋膜的延续[16]。

事实上，脐膀胱前筋膜向下延伸，经过脐动脉的前面。它把这些动脉固定在前面的壁层腹膜上。当它到达膀胱顶时，该筋膜包裹膀胱并止于盆底，与闭孔内嵴筋膜融合。

一般来说，腺体的内分泌功能更受重视，而作为两个腺体融合结果的旁分泌功能往往被忽视。然而旁分泌信号提供了一个更迅疾的反馈机制，两种腺体的融合也很常见：

— 脑下垂体（垂体）是垂体前叶（腺垂体）和垂体后叶（神经垂体）联合的结果。

— 甲状腺和甲状旁腺是相连的，其功能是互相拮抗的。

— 肾上腺是由脊髓和皮质两部分组成的。

— 胰腺是由外分泌腺泡和胰岛的内分泌细胞组成的。

— 睾丸是由生精小管和睾丸间质细胞组成，并且分泌睾丸素（卵巢则分泌雌激素和孕酮）。

在原始动物中，这些腺体是分离的。在进化更高级的动物中，这些腺体由于原始横膈而融合起来。这提供了快速处理旁分泌信息的优势。

---

[15] 前四个咽袋以从头到尾的顺序出现。它们的内胚层是与鳃沟的外胚层相联的，从而能形成闭合膜。后鳃体与第四鳃裂的外胚层分开，形成了甲状腺的滤泡旁细胞或者 C 细胞。这些细胞在哺乳动物体内产生和分泌甲状腺降钙素（Gary H.，1993）。

[16] 伴随脐动脉的纤维膜从脐纵向延伸至盆底。其形态学起源仍在讨论中，它有很多不同的名字：Testut 称之为脐部膀胱前筋膜，Charpy 称膀胱前膜，Delbert 称尿囊筋膜等（Testut L.，1987）。

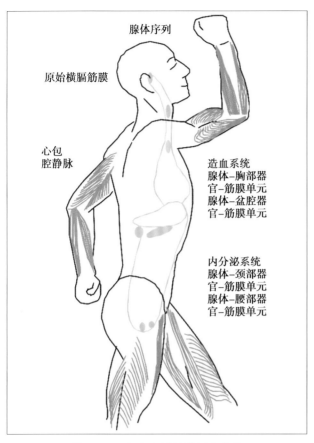

图 11.12 起源自原始横膈的筋膜

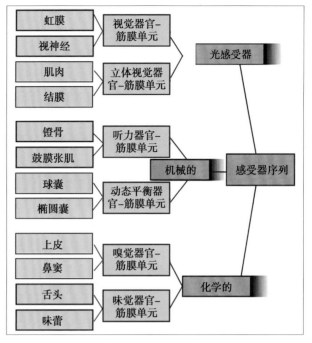

图 11.13 感受器序列

感受器序列

人类能接受可感受的信息是因为：

— 游离的皮肤神经末梢（外部感受）。
— 浅筋膜内被包裹的神经末梢（感觉小体）。
— 延伸分布在深筋膜的游离神经（本体感觉）。
— 存在于内脏、血管、腺体筋膜内的感觉神经（内部感受）。
— 头部感觉器官内的受体（感觉细胞）。

除了头部的感觉器官，其他神经末梢所传递的信息类型取决于该神经末梢所附着的筋膜。例如环层小体可以是外部感受器、本体感受器或者内部感受器。虽然它们一直都是压力感受器。头部的感受器[17]可以分成三组（图 11.13）。

— 光学感受器，包括双眼的视觉和与立体视觉相关的肌肉群。
— 机械感受器，由膜迷路（动态平衡）和听觉器官组成。

— 化学感受器，由味觉（舌头、腭）和嗅觉器官组成。

眼部的肌肉通常被简单地认为是眼球的"引擎"，但他们也可以有其他功能。他们的角色关系到视觉调和的效果，或者说远近聚焦。这是晶状体曲面的特殊功能，是由睫状肌调解的。在哺乳动物中睫状肌通过反射途径来起作用，而在爬行类和鸟类它是横纹肌受自主控制。因此，单眼视觉的动物能够准确的判断距离是因为这些睫状肌收缩提供的信息而不是由于眼轮匝肌的收缩。

人类的眼外肌实现了立体视觉（进深感）。在医学里这种现象被解释为因为两个眼睛之间有一定的距离，所以每个眼睛对同一个物体会形成稍有不同的画面。

各种眼球运动肌的协调过程，是立体视觉形成的主要机制。来自不同节体[18]的每对肌肉在特定空间平面的运动帮助确定物体的形状和三维层次。

听小骨和耳部肌肉[19]源于不同的咽弓。

哺乳动物的舌头由四个分隔的部分组成，分别来自舌骨弓的间充质、下颌弓的间充质、第三弓间充质和腺体组织。整个舌头是由鳃下肌构成舌体。

---

[17] 甚至第一颈椎都有机械感受器（源自侧线）、光学感受器和化学感受器（Kent G., 1997）。

[18] 关于眼部肌肉的形成，已经确认有三个视前头节：第三对颅神经（动眼神经）支配来自第一节的肌肉；来自第二节的肌肉是由第四对颅神经支配的（滑车神经）；而源自第三节的肌肉则由第六对颅神经（外展神经）支配（外展）（Stefanelli A., 1968）。

[19] 源自第一咽弓的鼓室张肌是由第五对颅神经支配。镫骨肌源于第二咽弓，由第七对颅神经支配（Kent G.）。

感受器系统共同源自第一咽弓的事实让我们可以将其连接成一个单一的序列。

在三个感受器系统之间存在的管道提供了它们之间相互联系的证据（图11.14）：

— 眼睛通过泪道和鼻腔相连，继而延续为鼻泪管。

— 耳朵通过咽鼓管和嘴相连。

— 鼻子通过腭弓与嘴相连。在很多动物中[20]味觉和嗅觉是互相重叠不可分割的[21]。

人类也会分泌被称为信息素[22]的化学因子。这些化学物质在其他动物中更强势。腋窝和腹股沟区的外分泌腺产生的这些化学物质成为一种沟通的方式。它们经嗅球所感知，影响动物的性活动和领土行为。

---

[20] 许多鱼的味觉嗅觉钮分布在整个身体的表面。在进化更高级的鱼，其嗅觉感受器位于叫鼻囊的两个裂中。两栖类则有两道连接口前部和外鼻的裂缝（Kenneth K., 2005）。

[21] 鱼的嗅觉上皮被结缔组织所包围。它一直保持与口腔接触，以接收来自水中溶解物质的刺激。在四足动物，嗅觉上皮细胞是负责控制空气流量，它更趋向于形成一个独立的器官（雅各布森／鼻骨器官）（Kent G., 1997）。

[22] 信息素：同种动物间交流时有化学意义的物质。最有可能通过嗅觉确认，对发育、繁殖和（或）其他个体的行为有影响（Taber C., 2007）。

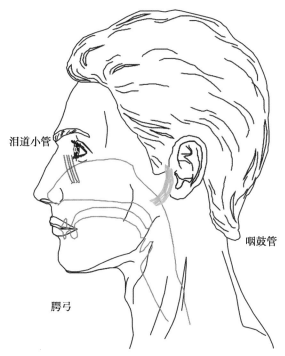

泪道小管

咽鼓管

腭弓

图11.14　感受器序列之间的联系

第12章
系统 - 筋膜序列的进化演变

在这一章节中，我们将叙述三个内部筋膜序列及其自主神经支配的进化演变过程。

第2章中，我们讨论了在椎前和椎旁神经节形成之前，壁内神经系统[1]是如何在器官的壁内形成以及迷走神经、内脏神经和膈神经是如何连接到这些神经节的。所以，壁内神经系统（enteric nervous system）实际上是第一支形成的自主神经系统[2]。壁神经系统将兴奋性冲动传递给内脏、血管和腺体壁的平滑肌。内脏的筋膜壁在结构上的多样性产生了多种类型的冲动并且符合神经冲动"全有或全无"的定律。

系统 - 筋膜序列与中枢神经系统发出的神经

不同神经丛形成器官 - 筋膜单元的壁外自主神经支配。一般说来，这些神经丛与器官 - 筋膜单元同名。器官 - 筋膜单元不是个独立的个体。它们各自的活动总是与同一系统内的其他器官 - 筋膜单元相整合。

这种广泛的，整体活动不是由中枢神经系统主导，而是由排列在整个消化道、血管及腺体之间的筋膜序列协调完成。

在神经学中，器官内的神经支配通常关系到来自中枢系统的神经。具体讲就是迷走神经和交感神经的支配。然而这些与中枢神经的联系在更原始的动物例如圆口鱼（cyclostomes）中并不存在，而是最早形成于盲鳗。在这种鱼中，迷走神经支配内脏神经的颅部。而尾部分由脊髓神经支配。交感神经节链[3]在硬骨鱼类（硬骨鱼）中可见，但至今仍然没有见到双神经支配的内脏器官。

所以在早期的发展阶段中可见：

— 围绕在消化道的壁外神经丛和神经节组成的副交感神经系统。

— 围绕在血管、肾的壁外神经丛和神经节组成的正交感神经系统。

— 围绕在腺体的壁外神经丛和神经节组成腺交感神经系统。

腺交感神经系统是一个新词，由意思为"腺"的字首和后缀"交感神经"组成，被用于所有的自主神经节。它传递了自主神经系统（ANS）的一个新的功能释义，将在本章的最后部分中讨论。

在组织学上，三个系统 - 筋膜序列的神经丛和神经节都是相同的[4]。唯一的区别是他们被镶嵌于不同的筋膜中。

始发于中枢神经系统的神经仅仅在发育后期支持三个内部筋膜序列的神经丛。这有助于解释内脏器官的自主性以及器官在迷走神经或交感神经切除后能够继续工作的原因。中枢神经系统的神经[5]根据感觉器官从外界接收的信息来修正壁神经丛的自主神经功能。

三个内部筋膜序列的演变过程

在环节动物，被称作体腔的空腔发育自中胚层（图 12.5A）。在人体胚胎的脏中胚层和体中胚层之间也发现这种空腔。这种体腔有利于双侧对称的发育。

体腔最初是由两个体腔囊形成（图 12.5B），每侧各一个，被背侧和腹侧肠系膜分开。接着，腹侧肠系膜消失，两个囊连接形成单一的腹膜腔。在脊索动物（图 12.5C）中，中胚层分为两部分。背侧部分形成体节；腹侧部分形成发育为躯干前面肌肉

---

[1] 早期脊椎动物神经系统中的两个部分几乎没有联系。一部分是体表应对外部刺激的一系列散乱结构；另一部分是分布在消化系统和其他内脏周围应对外界刺激的细胞纤维网（Romer P.，1996）。

[2] 壁内神经系统存在于所有脊椎动物中，内含大量神经元，也许和中枢神经系统中的数量一样多（Kenneth V. K.，2005）。

[3] 软骨鱼类和硬骨鱼类有一条交感神经节链，但这条链并不为颅神经提供纤维。迷走神经也发育完成，并有分支到心脏，但心脏并不具备拮抗系统（Kenneth V. K.，2005）。

[4] 周围神经丛的交感和副交感神经纤维并不能彼此区分开来（Chiarugi G.，1975）。

[5] 胃肠道固有的运动可以被源自大脑并经迷走神经传输的冲动所改变（Chiarugi G.，1975）。

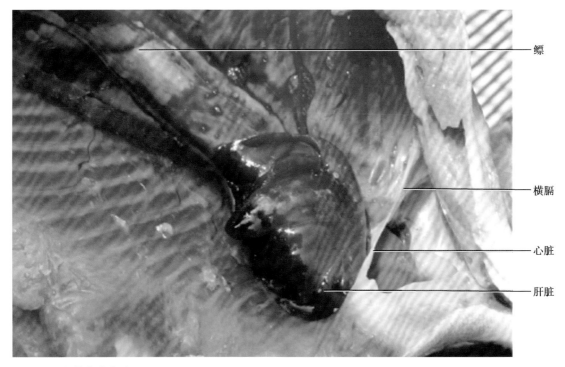

鳔

横膈

心脏

肝脏

图 12.1   虹鳟鱼的内脏

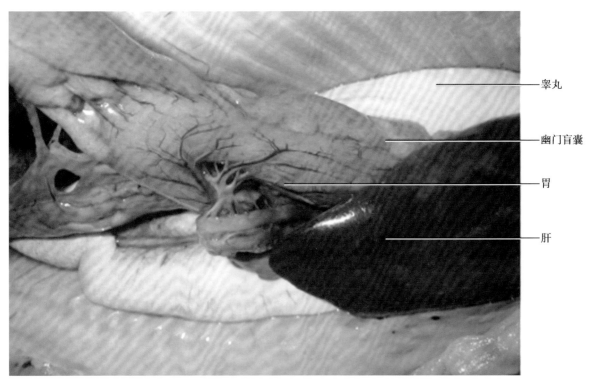

睾丸

幽门盲囊

胃

肝

图 12.2   牵拉幽门盲囊以显示胃。可以看到胃仅是消化道上一个简单的囊袋

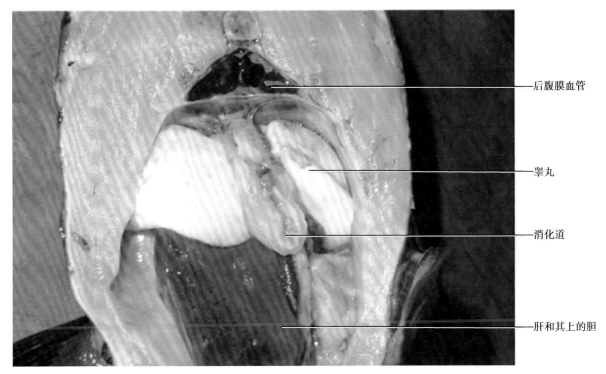

后腹膜血管

睾丸

消化道

肝和其上的胆

图 12.3 雄性鳟鱼横切面，内脏在原位

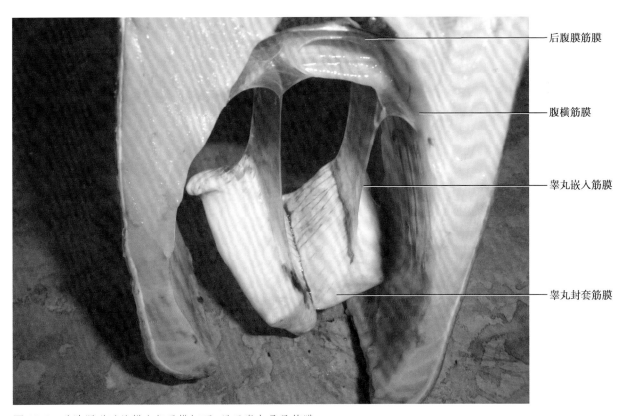

后腹膜筋膜

腹横筋膜

睾丸嵌入筋膜

睾丸封套筋膜

图 12.4 移除肠道后的鳟鱼躯干横切面，显示睾丸悬吊筋膜
在上方的照片（图 12.3）可以观察到内脏通过躯干壁的肌肉张力维持位置。
在下方的照片（图 12.4）中，睾丸与背侧筋膜连接，但在睾丸和肝脏的筋膜是原始横膈的延伸

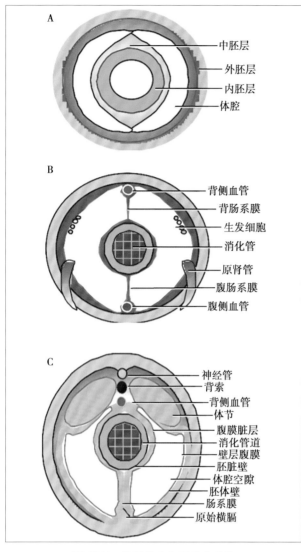

图 12.5　从环节动物到脊索动物

— 肝脏在腹侧。

— 消化管位于中间。

— 肾脏和血管在背侧。

　　三个序列的这种原始排列缓慢发生变化，肝脏移向右侧，胃移向左侧（图 12.7B）。

　　胃的旋转带来了小囊（网膜囊或大网膜后腔）的形成，其内有胰的体和尾部。腹膜大囊从胃部下垂，象围裙一样覆盖横结肠和小肠。

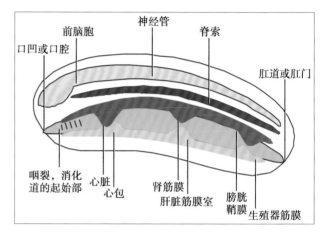

图 12.6　脊椎动物的纵切面

（胚体壁）和消化道肌肉（胚脏壁[6]）的膜。

　　在脊椎动物胚胎的纵剖面中（图 12.6），在上部可以发现脉管序列，内脏序列在中部，腺体序列在下部。也可以看到序列之间最初的相互渗透。

　　动脉供应肠中的血液，腺体分泌激素进入血流。

　　三个序列按下面方式联合在一起：

— 主动脉的筋膜室和心脏一起下降与心包结合。

— 肝脏筋膜室向后迁移到肾脏部分。

— 生殖器筋膜的前部向后移靠近膀胱。

　　这种三个筋膜序列间的相互渗透通过旋转发生进一步改变。在胚胎发育的第一阶段，腰部节段的器官排列如下：

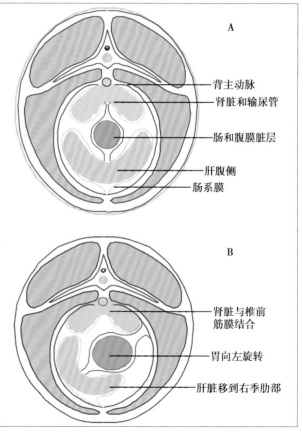

图 12.7　2～3 天哺乳动物胚胎的横切面（源自 C.G.Kent）

[6]　胚脏壁形成间皮细胞和平滑肌纤维。它们相当于食管，消失在头部（Stefanelli A.，1968）。

肝脏镰状韧带的两层浆膜在膈下粘接部彼此分开,这使得肝脏部分直接接触膈肌[7](肝脏的裸露部分)。

在人类中,进一步的变化还包括:

— 主要肠祥的旋转。
— 盲肠迁移进入右髂窝。
— 升结肠和降结肠与腹后壁的粘合。
— 形成横结肠系膜。

原始横膈的演变

解剖书总是提到腹膜(内脏序列)和外膜(脉管序列),但往往忽略任何有关原始横膈的线索。因此,为了突出其与内分泌腺体和肝脏关系,在此专门对原始横膈进行的深入描述。

由中胚层组成的原始横膈最初位于颈部,并与鳃囊接触[8]。在鳟鱼(图 12.1)原始横膈和鱼鳃处于同一水平。虽然鱼类是用鳃呼吸的,但在一些的教科书里,这一横膈仍被称为"膈(diaphragm)"。

在鱼类,原始横膈位于围绕心脏的心包与肝脏之间,肝脏嵌在横膈之下。肝由从原始横膈衍生的肝包囊包裹。伴随着肝脏在体腔下降,腹膜将这个器官及其包囊环绕起来。

在两栖类,腹膜腔的两个附属物(原始肺囊)与胸膜腔共同形成。

图 12.9A 显示了鳟鱼内部的筋膜排列。睾丸和肝脏起源于原始横膈(鳃后的垂直红线),并与这一结构保持紧密接触。消化管(宽绿线)穿过横膈;血管(蓝线)通过横膈上方与椎骨接触。

睾丸、肾脏和肠道的尺寸很大,所以它们都要嵌入椎前筋膜上(图 12.4,图 12.9B)。

在 32 天大的人类胚胎(图 12.10),该横膈已经与心包、膈神经和膈肌下降到腰的水平。

在此发展阶段,膈肌中央腱同时扮演者分隔与连结心包和肝脏裸露部分(冠状韧带)的双重角色。

肝脏在原始横膈[9]尾侧的腹面发育,而心包则在其头侧背面。有一些证据表明,心包和肝脏也有产

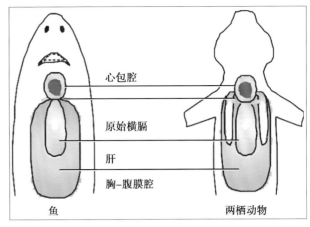

图 12.8 从原始横膈衍生出的结构

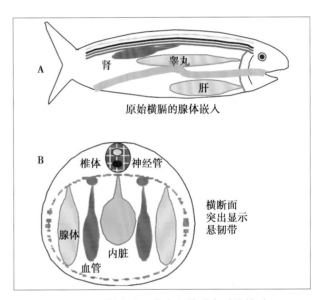

图 12.9 鳟鱼的三个内部筋膜序列的排列

生激素的作用[10]。

原始横膈还与腔静脉襞接触[11],亦即与肾上腺和性腺接触。随后,性腺降入小骨盆,在那里它们加入来自神经嵴的间充质结构[12]。

在人类,腺体序列可以被描述为以下筋膜的延续,它们全部源自原始横膈(图 12.11):

---

[7] 腹膜延伸到膈肌的凹面。在中央面形成肝脏镰状韧带。肝脏后表面粘接到横膈(裸露部分)。于是横膈部的腹膜折向肝脏形成额状面排列的冠状韧带(Chiarugi G, 1975)。

[8] 在大约 2mm 的人类胚胎,原始横膈位于第二颈节。随着胚胎生长、心脏变大,横膈向尾侧移动。当横膈到达第四颈节时,膈神经和相当于肌节的部分在其中发育并随之移动(Gray H., 1993)。

[9] 肝脏是在原始横膈内形成,这个阶段中,它表现为广泛嵌入膈肌和腹前壁。这种嵌入是冠状韧带、三角韧带和镰状韧带形成的前期(Gray H., 1993)。

[10] 在垂体控制下,肝脏产生刺激蛋白质合成的生长激素介质。哺乳动物心脏的动脉壁产生一种激素肽参与血压和肾排泄的调节(Kent C.G., 1997)。

[11] 原始横膈参与了腔静脉襞的形成。这一皱襞的背角在背肠系膜和中肾嵴内延续,附属于性腺和肾上腺(Gray H., 1993)。

[12] 在胚胎的吻侧和尾侧端亦即口腔水平、肛管下三分之一、阴道和下泌尿段。这里的衍生结构包括混合了躯体内脏的间充质,常有神经嵴的参与(Gray H., 1993)。

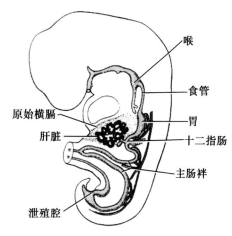

图 12.10 32 天的人类胚胎断面（源自 T.W.Sadler）

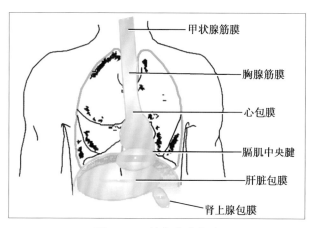

图 12.11 腺体筋膜序列

— 在颈部：腺垂体[13]（垂体前叶）和甲状腺[14]的腺筋膜。
— 在胸部：胸腺[15]的筋膜，心包的纤维成分，及膈肌中央腱[16]。
— 在腰部：肝脏的肝包囊及其悬韧带以及肾上腺的筋膜。
— 在骨盆：随性腺一起下降的筋膜。

三个自主神经系统的演化

通过演化，从中枢神经系统发出的特定神经与三个内部筋膜序列及其内的自主神经组成连接：
— 迷走神经和骶神经[17]与副交感神经系统连接，包括内脏序列的壁内和壁外神经节。
— 胸腰神经与正交感神经系统连接，包括嵌入管性筋膜序列的壁内和壁外神经节。
— 膈神经[18]，也许包括舌咽神经与腺交感神经系统连接，包括嵌入腺体序列筋膜的神经丛和神经节。

迷走神经、膈神经和胸腰神经从大脑传递神经冲动以调节连接三个筋膜序列的系统功能。这些神经冲动依照远端感受器接受的外界输入增加肠道蠕动、腺体分泌物或血液循环（表 12.1）。远端感受器是一些类似眼的器官，可以接收一定距离外的感官刺激。

表 12-1 系统 - 筋膜序列和自主神经系统

内部序列	系统	胚层 自主神经系统	来自中枢的神经
内脏序列	呼吸 消化	内胚层 副交感	迷走神经 骶神经
脉管序列	循环 泌尿	中胚层 正交感	胸腰神经
腺体序列	内分泌 造血	外胚层 腺交感	膈神经 ……

丘脑只传输兴奋冲动到支配系统 - 筋膜序列的神经。对神经节起抑制作用的冲动是不存在的[19]，因为神经只传导"全或无"的刺激信号。

由于其化学介质（神经递质），从大脑起源的神经纤维都是胆碱能纤维。不同神经递质仅在椎前神经节后才出现[20]。因此有关迷走神经是副交感神经和胸腰神经是正交感神经的说法是不正确的。只有

---

[13] 胚胎腺垂体（垂体前叶）起源于口凹顶部上皮层的内翻在某些种类的成年鱼中，连接口咽腔和腺体的导管仍有保留（Kent C.G.，1997）。

[14] 原始甲状腺形成于鳃弓。它在心包腔的头侧壁内向尾侧生长（Chiarugi G.，1975）。

[15] 在许多哺乳动物中，颈部的胸腺不是从鳃囊衍生的，而是从颈部向内弯曲的胚胎外胚层中形成（Stefanelli A.，1968）。

[16] 原始横膈的吻端包括心脏的窦房区。随着心包腔扩大，横膈间充质增厚形成心包膜的纤维性膈面。横膈间充质的中间层主要参与膈肌胸肋部的形成（Gray H.，1993）。

[17] 副交感神经是支配消化系统的主要自主神经。而交感神经主要支配脉管系统（kenneth V.K.，2005）。

[18] 支配心包的神经由来自膈神经、迷走神经和交感神经系统的分支。膈神经包括源自项部的许多神经的组合。肝包膜上有微小神经节分布，来自膈神经的分支、迷走神经分支（位于腹腔神经丛突触后）和胸腰段交感神经分支（经由肝丛）与这些神经节连接（Chiarugi G.，1975）。

[19] 正交感神经系统不能引起血管舒张，它只能增加已经存在的活性（Chiarugi G.，1975）。

[20] 最近的研究表明，节后神经纤维不仅仅是胆碱能和肾上腺素能，也含其他类型的神经递质（斯特德曼医学词典，1995 年）。

连接到三个筋膜序列的神经节可以被称为副交感神经、正交感神经和腺交感神经。

副交感神经系统

形成副交感神经系统的神经节和神经丛如图 12.12 所示（咽，食管，胃，十二指肠和小肠等）。迷走神经[21] 和从骶骨出来的神经连接到这些神经丛。

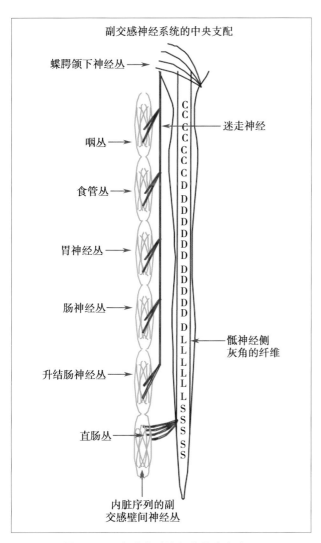

副交感神经系统的中央支配

蝶腭颌下神经丛 →

咽丛 →

食管丛 →

胃神经丛 →

肠神经丛 →

升结肠神经丛 →

直肠丛 →

→ 迷走神经

→ 骶神经侧灰角的纤维

内脏序列的副交感壁间神经丛

图 12.12　内脏序列神经丛的中央支配

一些沿消化道分布的神经丛仅由迷走神经末梢支配[22]，另一些则接受来自胸腰神经的分支，并有椎前神经节的介入。

来自骶区的一些神经直接连接到内脏序列（直肠），而另一些则与接收和发送各种自主冲动的神经节相连。这些椎前神经节将在这本书的第三部分讨论。

在头部，面神经与感受器系统的副交感神经节连接。

交感神经系统

沿腹膜后管性器官 - 筋膜单元的鞘膜分布的神经节和神经丛形成交感神经系统（图 12.13）。

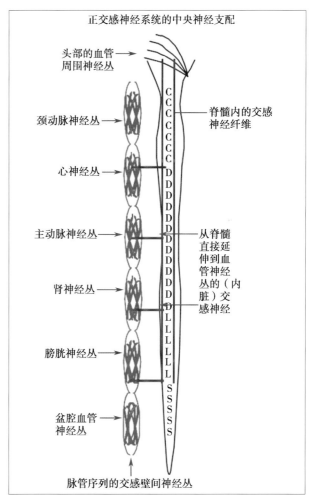

正交感神经系统的中央神经支配

头部的血管周围神经丛 →

颈动脉神经丛 →

心神经丛 →

主动脉神经丛 →

肾神经丛 →

膀胱神经丛 →

盆腔血管神经丛 →

→ 脊髓内的交感神经纤维

→ 从脊髓直接延伸到血管神经丛的（内脏）交感神经

脉管序列的交感壁间神经丛

图 12.13　脉管序列神经丛的中央支配

也有一些位于腹膜后筋膜的椎前和椎旁神经节与交感神经系统相联系。我们将在这本书的第三部分加以讨论。

交感神经从胸腰段发出，直接进入脉管序列的神经节，非常类似迷走神经分支与内脏序列的连接方式。根据神经节与内脏的距离区别副交感神经和交感神经系统的方法已不再适用[23]。

---

[21]　迷走神经的内脏纤维通过位于其所调控的脏器附近或壁内的终末神经节（Basmajian J.V. , 1984）。

[22]　分布于右半结肠的副交感神经纤维仅起源于迷走神经，而腹下神经丛纤维支配左半结肠（Testut L., 1987）。

[23]　交感神经节均位于脊柱附近（椎旁和椎前神经节）。相反，副交感神经节均位于脏器附近或壁内（壁内神经节）（Benninghoff A., Goerttler K., 1986）。

有三种类型的胸腰部传出交感神经：
— 一类是从脊髓灰质侧角延伸到壁间神经节（例如，在主动脉和肾脏[24]上的）而没有接触椎旁或椎前神经节的神经。
— 一类是与椎旁神经节有突触接触的神经。
— 一类是与椎前神经节的其他神经有连接的。

某些内脏神经[25]是胸腰部的传入神经，传导全部来自内脏的伤害性输入，不具备三种筋膜序列间的差别。

腺体交感神经系统

一般而言，我们强调自主神经系统[26]的拮抗作用。但如果我们能将焦点从自主神经系统的两极解释移开，那么第三个整体系统——腺交感神经系统就可以包括在自主神经系统内。发源于原始横膈的神经节分布在筋膜内，形成腺交感神经系统（图12.14）。

换言之，全部腺体包膜周围的所有神经丛形成了腺交感神经系统。在这本书的第一部分，讨论了节段性的功能障碍，对单一器官-筋膜单元内这些丛的作用进行了分析。本书的第二部分将从所有源自原始横膈的筋膜的连续性出发，从整体的角度分析这些神经丛。在腺体筋膜序列内，甚至自主神经丛也连结在了一起，构成了一个单一的交互系统，该系统可以被称为腺交感神经系统。

腺体序列经由膈神经连接至中枢神经系统。此神经参与支配胸腺[27]、心包[28]、膈肌的中央腱以及肝脏[29]的肌间神经丛。

膈神经源自颈三和颈四神经根，在锁骨下动脉前进入胸腔，向下从心包上通过并向它发送大量细丝，支配膈中央腱并穿过横膈与肝脏相连接。其路径紧密粘接源自原始横膈的腺体筋膜序列（图12.15）。

如果膈神经仅仅是膈肌的运动神经，而没有自

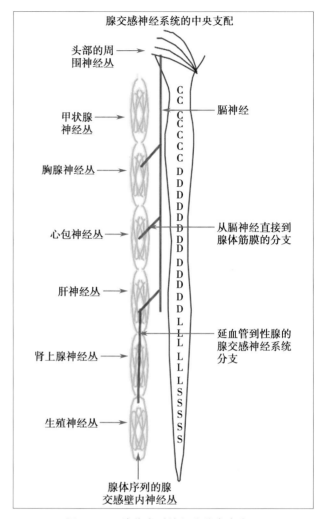

图 12.14　腺体序列神经丛的中央支配

主功能的话，就没有理由与交感神经吻合[30]、[31]并终止于腹腔神经节及肾上腺神经节。

膈神经这些方面的功能类似于迷走神经和内脏神经。然而，膈神经从不被认为是自主神经的一部分。

膈神经可能并不是唯一能将中枢神经系统与腺体序列、腺体的壁间交感系统连接起来的神经。

以甲状旁腺和扁桃体为例，它们由混有副交感纤维的舌咽神经支配。这些自主神经纤维可以属于腺交感系统，因为迷走神经的纤维也支配同样的腺体。这就提出了一个问题：为什么这些腺体需要来自两个不同神经的"副交感"纤维？

---

[24] 大多数肾脏神经直接来自较小的内脏神经和腹腔神经节（Testut L.，1987）。
[25] 内脏神经包含传出与传入纤维。传出纤维穿过交感神经干但不在椎旁神经节形成突触，而是连接到了椎前神经节，此处有大部分纤维突触。其他纤维终止于壁间系统的神经节（Benninghoff A.，Goerttler K.，1986）。
[26] 没有理由认为自主神经系统两部分是相互拮抗的。这两个系统都可以提供兴奋或抑制的冲动（Bortolami R.，2004）。
[27] 胸腺受迷走神经支配，同时发自心神经丛的分支受交感神经控制。该神经丛来自膈神经，在大血管附近（Chiarugi G.，1975）。
[28] 心包膜壁层受到三种神经的支配，分别来自膈神经、迷走神经和交感神经系统（Chiarugi G.，1975）。
[29] 来自膈神经的神经纤维直接进入肝（Gray H.，1993）。

[30] 膈神经总是有两个重要吻合：①发自颈下神经节的纤丝与膈神经连接；②膈神经的细丝参与形成交感膈丛，并终止于腹腔神经节（Chiarugi G.，1975）。
[31] 锁骨环路（锁骨下袢）与胸膜穹顶紧密相连，并且通常与膈神经吻合。尚未证实这些吻合是否发出或接受来自膈神经的纤维。锁骨下神经丛的一个延伸，伴随着乳内动脉，接受一条来自膈神经的分支（Gray H.，1993）。

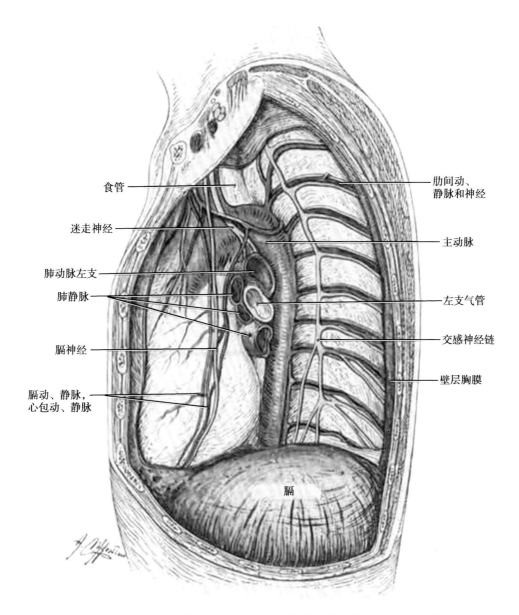

图 12.15　包括椎旁交感链、膈神经和迷走神经的胸部矢状面（源自 V.Esposito 等的作品）

食管

迷走神经

肺动脉左支

肺静脉

膈神经

膈动、静脉，
心包动、静脉

肋间动、
静脉和神经

主动脉

左支气管

交感神经链

壁层胸膜

膈

　　腺体序列中来自腹腔神经节的自主神经支配生
殖腺。因此，腺交感神经系统支配所有腺体。如果
不这样，那么性腺最初在腰部受到的自主支配[32] 就不
会在它们降入盆腔后继续保持。

[32]　从肾上腺丛分支的纤维束继续伴性腺动脉下行并分布到性腺血
　　管上（Mazzocchi G., 1996）。

第13章
悬链与远端张量

通过筋膜网的柔韧性，人体能通过吸收和分散外力来减少创伤和劳损。如果筋膜网的一部分是僵硬和难以弯曲的，牵引力和张力必然会集中在这一僵化的区域；相反，如果整个筋膜系统是有弹性的，载荷将平均地分布到全身。

从逻辑上讲：我们的治疗应该只在失去弹性的小区域内进行。这样一来，通过躯体的张拉结构和张量的适应，创伤和压力就得以分散。

内部筋膜序列的生理学

在体腔内有三种筋膜序列（sequence），它们是由三条自主神经节——丛形成的链组成（图13.1）：

— 腹膜后脉管序列由位于躯干中央区域的器官-筋膜单元（心脏、主动脉、肾脏和膀胱）构成；一连串的神经节与神经丛构成一条链埋在以上器官-筋膜单元的嵌入筋膜内，组成交感神经系统。

— 内脏序列由位于躯体侧面、在胸膜腹膜内的器官-筋膜单元（肺脏、胃和结肠）构成；副交感神经系统的神经丛，埋于这些器官-筋膜单元的嵌入筋膜内。

— 腺体序列是由原始横膈发育来的筋膜中的器官-筋膜单元构成，其嵌入筋膜（心包、膈肌中央腱、肝脏的冠状韧带、子宫阔韧带）位于水平平面上，并且容纳腺交感神经系统的神经丛。

这三个内部筋膜序列调整相关的器官-筋膜单元的协调功能。如果不被来自大脑或者肌肉骨骼系统的刺激干扰导致中断，这种协同作用是完美的。

来自大脑冲动主要通过如下途径干扰这些序列的基本生理节律：

— 胸腰神经，它加速了交感神经节的活动，影响了血管脉率。

— 迷走神经，它加速副交感神经节活动和内脏的蠕动。

— 膈神经，它增加腺交感神经节活动，包括激素的分泌（例如来自肾上腺分泌）。

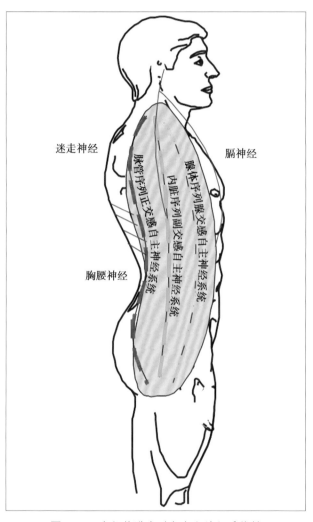

图13.1　内部筋膜序列和自主神经系统链

其他的干扰因素可以来自骨骼肌肉系统。这些也将会在这一章中讨论。

在本书的第一部分，讨论了体壁某个节段的改变如何影响该节段内的器官-筋膜单元的功能（图13.8A）。

在第二部分中，将涉及整个躯干内系统的功能（图13.8B）。

躯干的壁就像一个单独的、巨大的张拉整体结构，因为它具有弹性点（筋膜和肌肉）和固定的锚定

以下几种类型的悬链也存在于人体。

有些悬链与吊桥相似,水平结构(道路甲板)通过来自于主索(悬链)的垂直缆线所悬挂。两边的桥塔支撑着悬链,道路甲板在悬链下从桥塔中间穿过。

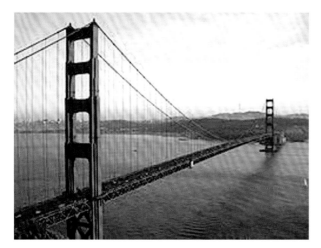

图 13.2　旧金山桥

此例中,道路甲板由通过张力杆或者索缆被倒置的悬链支撑。等距分布的张力杆保持桥主体框架的位置。张力杆和缆线是有弹性的,但不能伸展。道路甲板与桥的框架结构垂直,并穿过其中心点。

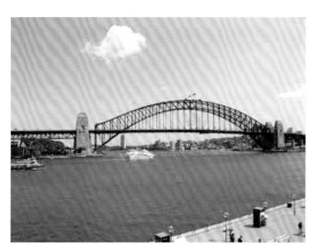

图 13.3　悉尼港桥

此例中,道路甲板位于悬链的顶端,由坚固的垂直物(桥墩、桥塔)支撑。压力均匀分布在反折悬链的每一个点上。吊桥的框架受到两种类型的振荡:弯屈和扭转。

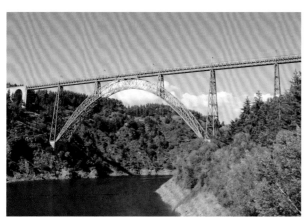

图 13.4　波尔图桥

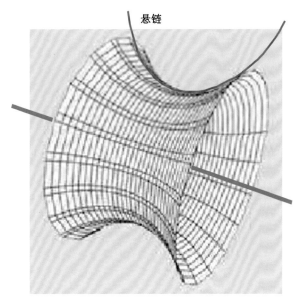

图 13.5 悬链的旋转

Leonhard Euler，一个著名的 18 世纪的数学家，研究悬链（天幕）的曲线。1744 年，他证明了悬链在绕轴旋转时在两个相等的圆周之间产生最小的表面。悬链内张力与压力的良好平衡达成稳定。

伽利略误以为悬链的曲线是一条抛物线，但它并不完全一样。

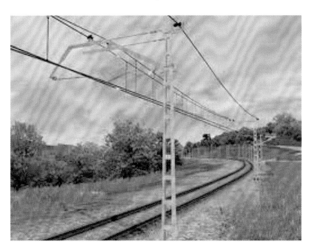

图 13.6 电动火车的接触系统

术语悬链也可用于对电缆的描述，这些电缆在电动机车或电车的上方通过受电弓提供动力。受电弓是一种通过接触导线保持电力传输的设备，并可以将电力从电线传递到牵引单元。

这种接触系统让牵引单元和火车轨道之间的距离保持恒定。

从悬链上垂下来的缆线（承重索）支撑牵引单元。

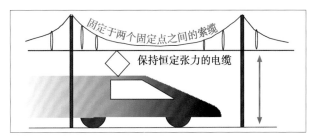

图 13.7 电缆和铁轨之间的距离恒定

悬链被固定在两个点之间以使得电缆和地面的距离保持恒定。如果悬链过紧，电缆会离地面太高，如果太松，电缆会下垂。在人体，腹壁的肌肉在耻骨、髂嵴、肩胛骨等处有锚定点，这些锚定点有助于保持腹壁和它的内容物之间的恒定距离。

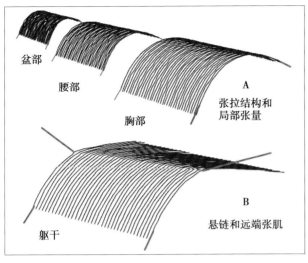

图 13.8　从个别张拉结构到单一张拉结构

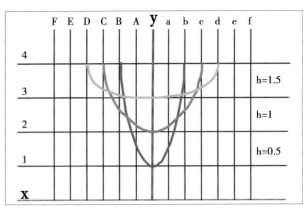

图 13.9　增加固定点之间的距离会减少链的曲度

点（骨和关节）。这形成了一种类似吊桥的线性的张力集合。

通过解读人体的张拉结构，治疗师们可以根据患者出现的症状来决定治疗方案。

张拉结构在张力杆的联结处有坚固的支持件。在远端张力杆（远端张量）和外面的膜张量之间总是要保持完美的张力平衡。

对于人体，躯干壁的三个链性张量（前后向、旁侧向和斜向）的远端张量位于上下肢。这些远端张量点的体表位置对应四肢肌肉的特定解剖嵌入点。

悬链

悬链是一个双曲面，外观看来像是一个抛物线，类似一个悬挂的链条。这个链应该是均匀的、灵活的并且不能延伸的，它的两端锚定在固定点上。如果可以悬挂，链的重量会使其形成一个超曲线，称为悬链线。

悬链的总重量均匀分布于沿其全长的任何点上。根据这个曲线建造的结构既有牵引力结构（如吊桥的支撑索）（图 13.2）；也有压力结构（如翻转的悬链结构）（图 13.4）。

把悬链的轮廓叠加到图表上（图 13.9），可以看到，如果锚定点的距离改变，悬链的曲度会发生变化，但其长度保持不变。这种变化会引起悬链到基线或横坐标线（X 轴为起点 h＝0.5）的距离改变。

曲线的倒转面积对应悬链的中点（图中的垂直红线）。

当锚定点从中线向两侧移动时，悬链的曲率逐

渐减少，而两个半曲线相对于纵坐标轴（Y 轴，红色竖线）是对称的。

根据笛卡尔正交坐标系统，横坐标（X）的移动与纵坐标（Y）成比例。换言之，两个锚定点到纵坐标（Y）的距离与横坐标（X）和曲线顶点的距离是成比例的。

只有当两个固定点较中线移动相同的距离时，悬链的中性点才可以保持在中线上。

如果只有一个锚定点从中线移开，中性点也会按同一方向移动，曲线会发生相应变化（图 13.10 中的蓝色曲线）。

在人体，最初的平衡状态会受张力变化的影响。例如：一条肢体的慢性变化可以造成躯干的悬链略微朝这一肢体偏离，从而干扰到躯干的内部器官。

悬链是吊桥的主要支撑索。人体的悬链可以用这种机械结构来类比说明。

如果两端被锚定在桥塔上，则吊桥的悬链只能保持在同一位置（图 13.11）。在单一跨度桥，两个中央悬链被固定于桥塔上，桥塔又通过缆线或者远端张量从后面固定。

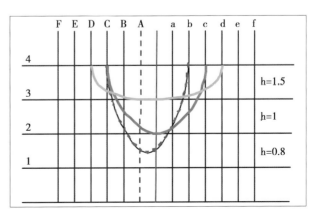

图 13.10　仅移动一个固定点，曲线的中点不再位于中线上

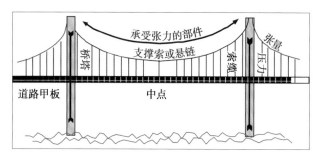

图 13.11 吊桥的部件

桥塔构成受压部分,道路甲板是保持中立位置的部分,而悬链是承受张力的部分。悬链的中性点或中心点到两个支撑桥塔的距离相等。中性点左右有等数量的垂直缆线。这种对称表明了平衡对于保持稳定的重要性。人体所受的力与此相同。

当四个躯干节段的张拉结构被单独考虑时(第4 到第 10 章),外膜(躯干壁)被限制在每个节段。因此,我们可以把每个节段比作帐篷,外膜的张量分布于膜本身而其后部的锚定点在周边。

相反,如果躯干壁被当作整体考虑,"帐篷"的尺寸将显著增加。为了保持膜的张力又不破坏膜,主索需要加强,因此它们转变成真正的悬链。

悬链和躯干的张拉结构

躯干的前壁,尤其是肥胖者,可以与倒置的悬链比较(图 13.12)。在这个悬链下方,有张力杆或索缆固定道路甲板,在人体相当于躯干前壁。其实就人体而言,很难确定躯干前壁(道路甲板)是在悬链之上、之下或是中间。张力杆相当于融合中心点(CF 点),以保持外膜(躯干壁)在中立位置。

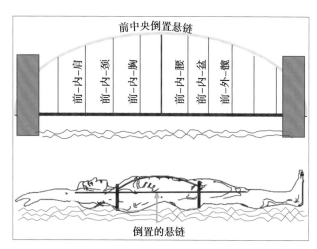

图 13.12 倒置的悬链与人体比较

从内部看躯干前壁(图 13.13)形成了一个大的鞍形张拉结构,被膈肌分成两半。这个大的腔体固定在其上部的第一肋骨和肩胛带以及其下部的骨盆带。

颈腔与头部感受器系统的腔体关系更加密切。

循着特定力线的肌肉形成躯干的外膜:

— 纵向的腹直肌和其上方的胸横肌共同构成中线左右两侧的前后向悬链。腹白线和胸骨肌肉位于这两条悬链的中间。

— 在躯干的前外侧区域,由腹横肌和肋间肌形成了侧向力线;腹部三块肌肉的筋膜和肌腱膜融合成腹直肌外侧缘。

其结果是单个张拉结构的前后向张量排成序列,形成了从颈白线延伸到耻骨的前中悬链。

侧向张量成串连接形成前侧悬链,该链在左右两侧分别从锁骨上窝(前-外-肩点)延伸到髂窝(前-外-髋点)。

斜向张肌位于躯干外部。后部与前部的斜向张肌呈螺旋形相互连接。这部分将在第 17 章中更全面地讨论。

鉴于全身张拉结构的前悬链从肩带延伸到骨盆,后部锚定点仅作为单一张拉结构的锚定点就不那么合适了。

在全身性张拉结构中,后部的力也呈纵向排列而形成:

— 两条延竖脊肌从颈部延伸到尾骨的悬链,棘上韧带在它们之间。这两条后悬链与两条前悬链相协同。

— 另外两条后悬链从冈上窝延伸到坐骨大切迹。它们与包绕竖脊肌的筋膜所形成的融合线平行,并与两条前外侧悬链相协同。

悬链和远端张力

躯干的对角线构成其外膜(躯干壁)的悬链。这些对角线过去被认为是骨骼肌肉系统,现在被当作悬链,这些悬链连结了支撑着整个躯干壁的不同张量。这些悬链与对角线上的肢体相延续,构成张拉结构的远端张量。

为了保持不同悬链正确的基础长度,肢体肌肉的基础张力必须与躯干壁的平衡。

与吊桥悬链的张量点不同,肢体是可以自由活动的。它们并不固定于地面。肢体肌肉的基础张力既提供了远端锚定点,又提供了运动的张量点。躯

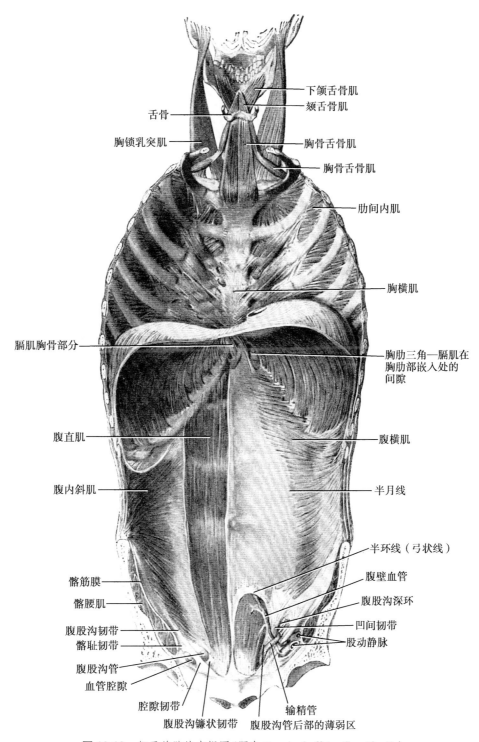

下颌舌骨肌
颏舌骨肌
舌骨
胸锁乳突肌
胸骨舌骨肌
胸骨舌骨肌
肋间内肌
胸横肌
膈肌胸骨部分
胸肋三角—膈肌在
胸肋部嵌入处的
间隙
腹直肌
腹横肌
半月线
腹内斜肌
半环线（弓状线）
腹壁血管
髂筋膜
腹股沟深环
髂腰肌
凹间韧带
腹股沟韧带
股动静脉
髂耻韧带
腹股沟管
血管腔隙
腔隙韧带
输精管
腹股沟镰状韧带
腹股沟管后部的薄弱区

图 13.13 躯干前壁的内视图（源自 Benninghoff A., Goerttler K.）

干悬链的张力经常补充肢体的张量，并在四肢末端达到高峰。这可以解释为何在内脏失调的病例中疼痛和其他不适会出现在手足。

在详细研究躯干的不同悬链及其在肢体的远端张量点之前，我们先进一步比较一下人体和吊桥结构（图 13.14）。躯干的肌肉固定在类似吊桥桥塔的肩和骨盆带，而四肢肌肉形成了来源于桥塔的张量。

如果把吊桥结构与仰卧位的人体相比较（图13.15），骨盆的髂前上棘与支撑塔相似。躯干的前 - 外悬链嵌入这一骨性结构的头侧，而下肢的前 - 外张肌嵌入其尾侧。这两组力貌似仅作用在椎骨和股骨。然而，它们必须同时容纳而又不压迫内脏，就像吊桥的悬链通过其垂直张量（杆、索缆）保持道路甲板的稳定位置。

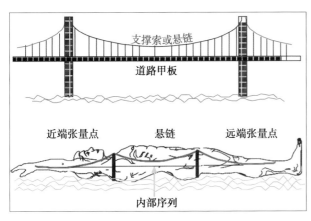

图 13.14　悬吊的悬链与人体比较

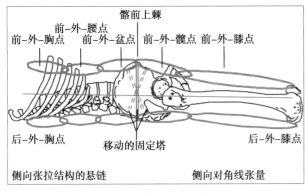

图 13.15　悬链与附着于髂前上棘的肌肉相比较

在人体内，支撑塔是可移动的。其结果是，髂嵴向头部的移位引起前悬链的缩短和后悬链的延长。

同样，任何前悬链长度的动态改变，都会带来后悬链和下肢张肌的适应性调整。

这些变化一定是在生理长度内发生。过度的变化会引起人体预定尺寸的修正。举例来说，如果腹膜炎引起腹肌痉挛，继而会导致髋部屈曲，人体会通过降低远端张量的张力以代偿躯干的悬链。

一个在悬链某一点的单纯致密化改变会成为张力的焦点并在远端张肌引发代偿变化。在这种情况下，除了体内的问题，在肢体的末端也将有疼痛，或出现其他不适。

每一个张量作用于近心和离心两个方向。换言之，悬链和张量将张力在躯干与肢体间双向传递。一个内脏功能失调可以导致肢体疼痛，而远端筋膜的慢性僵化可以引起近端的代偿反应导致内脏功能障碍。现在举两个临床病案作为这两种代偿的例子。

例一：一位母亲带着她 12 岁的女儿来诊室寻求治疗。这个女孩表现为左足内侧的疼痛并导致跛行。所有的影像学检查以及专家们的诊断已经排除

了任何潜在的病理改变。准确的病史揭示出在她足痛之前，可能是为卵巢问题或轻度结肠炎发作，她曾有过左髂窝的疼痛。治疗集中在前 - 外 - 盆 1 融合中心点。随着在这一疼痛以及致密化点的解决，女孩告知足内侧痛减轻。治疗后，女孩可以用足部负重而没有任何疼痛。

例二：一个四十多岁的女人，脚踝疼痛、肿胀已持续多年。询问中她否认任何内部功能失调。因此，治疗集中在脚踝，患者在治疗结束时说疼痛有一定缓解。二十天后，因为脚踝问题还没有完全解决患者再诊。这次患者有些尴尬地透露说过去几年中，因为夜间遗尿她不得不在夜间使用尿布。但是自从她接受脚踝部的治疗，这一症状消失了。

尽管斜线和悬链、远端张量具有相同的路径，但它们的功能却不同。不过，这种连续性有助于解释内脏问题和肌肉或关节疼痛之间的相互影响，而这在临床中很常见。在功能上，斜线协调两个肌筋膜序列而形成动作模式，而悬链和远端张量则协调整个躯干壁与四肢。这意味着只有肌筋膜的代偿作用是沿着序列分布的，而来自系统的问题却只在悬链内表现出来。

如果大体腔在肩部和骨盆带的锚定点不发生变化，体腔就会保持正常状态（图 13.16）。

与此同时，如果嵌入其上的肢体肌肉没有产生过度和连续的牵拉，肩部和骨盆带就会保持完美的力线。

肢体（前方远端张量）的前对角线与躯干悬链的交点被称为支点，有下列几种：

— 前 - 内悬链起于胸骨，上肢的同名对角线也从此开始（前 - 内 - 肩点，胸小肌和喙突），终止于耻骨区域（前 - 内 - 髋点 an-me-cx），该处也是下肢对角线的起始。

— 前 - 外悬链起于锁骨上窝（前 - 外 - 肩点），终止于髂前上棘，后者也是下肢的前 - 外对角线开始处。

同样，后部的点有：

— 后 - 内悬链始于颈与肩胛冈之间的区域（后 - 内 - 肩点），上肢的后 - 内对角线也开始于此。这个悬链终止于尾骨（后 - 内 - 髋点）水平，后者是下肢的后 - 内对角线开始处。

— 后 - 外悬链始于冈上窝（后 - 外 - 肩点），上肢同名对角线也起于此。这个悬链止于坐骨水平（后 - 外 - 髋点），后者也是下肢的后 - 外对角线开始处。

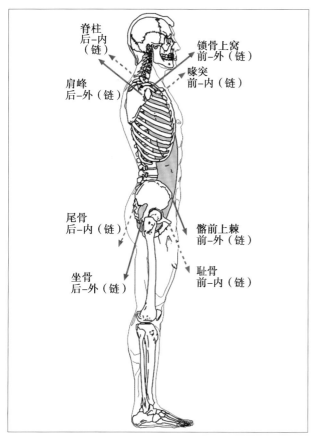

脊柱
后-内（链）

锁骨上窝
前-外（链）

喙突
前-内（链）

肩峰
后-外（链）

尾骨
后-内（链）

髂前上棘
前-外（链）

坐骨
后-外（链）

耻骨
前-内（链）

图 13.16　远端张量的支点或起点

通过旋转肩和骨盆带，肢体的远端张量可以帮助扩大或缩小躯干悬链内的空间。

半导体和压电现象

至此，躯干悬链和四肢远端张量（对角线）的解剖学联系已经详述过了。

除了沿着这些结构存在的力的机械传导外，也假设有某种生物电传输的可能性。

系统功能障碍时我们倾向于关注沿张量分布的肌筋膜连续性。以健康人为例，当他们向前低头时，不会感到腰背部被牵拉，或者当他们抬腿时，也不会感到足跟部被拉伸。在下背部炎症如坐骨神经痛或下背痛时，这种牵拉的症状就会变得很明显。健康人通常感觉不到上臂内侧肌间隔的张力，但在心脏病发作的情况下，这种肌筋膜的张力会被明显地感知到。

这些观察结果支持了这样的假说：由于压电效应（由压力而产生电），沿着肌筋膜序列的机械力学传导具有产生生物电的潜能。压电效应[1]是一些晶体的耦合面上因应机械压力而产生的电荷的累积，

包括压缩力和牵拉力。只要晶体受到机械压力电的极化就持续存在，且与所施加的力成正相关。当外力由牵拉转为压缩时，产生的电荷会发生极性反转。

筋膜已被描述为一个半导体[2]。其导电性并非杂乱无章。它沿着筋膜所承受的力线广为传播。筋膜内的胶原纤维沿着这些线排列；例如，沿白线、棘上韧带、髂胫束和其他。这些线对应于悬链和远端张量。正如吊桥的悬链和远端张量是平行和连续的，在人体中的组织结构也是这样。

这些力线产生了能转化为电荷的振动波。这些电荷沿着如同半导体的悬链传播。半导体是晶体结构，其电子特性介于金属导体和绝缘体之间。与良导体不同，半导体的导电性随着温度的增加和（或）加入小剂量的杂质（称为参杂剂）而增加。当温度接近绝对零度时，半导体表现为绝缘体。当环境温度上升到约 27℃时，价带（valence band）[3]上出现电子而产生电流。

半导体的电流传导是电场作用下的电荷载体[4]流动而产生，类似于金属的电流传导。除此之外还有第二个机制，它不适用于金属但是与扩散[5]相关，并且与活体组织有关。

扩散的效应可以在筋膜的基质内发生，沿着受到最大应力的筋膜胶原束传播。这种假设基于 Wolff 定律，即骨组织大多数沿着主要负载线沉积。

系统评估表

系统功能障碍评估表的编写与器官 - 筋膜单元的略有不同。参照前面例子（表 13.1）：

— 在第一列（主要疼痛），记录出现功能障碍的系统（呼吸系统）。

— 在第二列的疼痛部位，如患者所述的那样记录。在系统功能障碍的时候，症状通常波及不止一个节段（胸、颈）。

---

[2]　所有的筋膜成分都是半导体。它们像集成电路一样传导振动信息，而且将能量从一种形式转换成另一种形式（Lindsay M., 2008）。

[3]　为了导电，一些电子需累积足够的能量从形成价带"全能量层"穿越到形成导带的空白能量层（两个层次之间被称为能带间隙）（Encgapiclopedia Medica It, 1988）。

[4]　半导体有涉及阴性（传导电子）和阳性电荷载体（空穴，holes）的双重导电机制。其中每个电荷载体输送一个单位的负电荷（q）（Enciclopedia Medica It, 1988）。

[5]　菲克第二定律描述了流体融入环境的扩散过程，而且它预测了随时间变化浓度改变的程度。浓度变化是时间空间的共同作用。不同温度下的扩散系数通常可以在可接受的误差范围内计算（Enci-clopedia It., 1988）。

[1]　通过矩阵扩展的机械振动波产生电场，反之亦然（Lindsay M., 2008）。

表 13.1　系统评估表

数据

内部功能障碍		呼吸困难

	器官 - 筋膜单元，系统，整体系统	部位	位置	病程	发作	疼痛动作	程度
主要疼痛	呼吸系统	胸、颈	双侧	2 年	1 次 / 周	受力时呼吸困难	7
次要疼痛							

既往史	外科手术	检查
十年前三根肋骨骨折	六岁时行扁桃体切除术	支气管镜检查阴性

头	指 / 手	足
	右手食指痉挛	

假设

治疗计划：患者主要问题是什么？医者需从哪里着手以恢复平衡？
呼吸功能障碍可能与胸部（肋骨骨折）和咽喉（扁桃体切除术）的筋膜相关

触诊检查

选择的两组外膜张肌	远端张肌的确认	支点	躯干后壁
前 - 外 - 胸右 **	侧 - 指右 *	前 - 外 - 肩 1 点，双侧 **	
			侧 - 肩，双 ** 侧 - 胸，双 *

治疗

日期	治疗点	一周后的结果
	前 - 外 - 胸右、前 - 外 - 肩 1 点双、侧 - 胸双、侧 - 指、+	

— 在第三列，记录疼痛或者功能障碍出现在身体哪一侧。在上例中，疼痛两侧都有（双侧）。

— 在第四列，记录症状持续时间（两年）。

— 在第五列，记录症状出现的频率（每周一次）。

— 在标记为"疼痛动作"（引起疼痛的活动）栏，记录患者描述的症状，也许会用患者自己的语言（呼吸困难）。

为了确定代偿引起的系统功能障碍，下列因素很重要：

— 既往史；上例中，患者曾有肋骨骨折，这可能引发呼吸问题。

— 手术史；即使一个简单的扁桃腺切除术也可能引起肌肉痉挛并继发呼吸困难。

— 四肢的感觉异常和疼痛；食指痉挛可能提供了假设旁 - 侧悬链代偿的一个理由。

这类信息有助于确定假设并制定治疗方案。

触诊检查开始于躯干悬链，随后是远端张量和支点。

躯干后壁和四肢的触诊检查与治疗，可以在同一个诊疗时段或下一个时段进行。

尽管问题仅发生于一个整体系统（apparatus）内，筋膜疗法医师也常常在横向做连续触诊检查，这一点类似单一张拉结构的治疗。虽不全错，但治疗师需要明白，一个系统的功能障碍并不局限于某个单一节段而是分布于整条悬链。因此，即使症状只表现在一个节段，也需要触诊检查所有三个躯体节段（胸、腰、盆）。当触诊检查发现的致密点出现在两、三个节段时，即可确认张力失衡不局限于个别张拉结构而是按纵向悬链分布。

此时，触诊检查也应扩展到位于四肢和头部的远端张量。在患有脐上肿胀和消化困难的例子中，假设的情形不应仅仅包括腰部张拉结构的触诊，还要加上胸部和骨盆节段。如果触诊发现存在于多个节段的致密点，这表明被检者的问题关系到消化系统，而不仅仅是单一的腰部张拉结构。

第14章
远端牵涉痛

内脏器官本身很少有痛觉感受器，否则正常的肠蠕动会引起持续性的疼痛信号产生，而疼痛也就不再是一种警告机制了。肢体疼痛通常会指引患者用手去触摸疼痛的部位以缓解疼痛。然而，感觉到内脏痛时，患者自身的触摸虽不一定能缓解疼痛，但外部的手法处理总是可以改变躯干胸腹壁的张力从而改善内脏器官的功能。例如，在腹壁不能适应胃容量的变化时，常会产生腹胀的感觉，采用手法按摩腹壁就能减轻这种不适。

通常，我们在讨论内脏疼痛时，主要注意的是痛觉感受器到感觉神经传导的这条通路。在这个过程中，我们忽视了筋膜也是有神经支配的，也是能够感受器官的张拉状态以及在器官炎症时引起牵张。

从单一节段性到多节段性疼痛

根据涉及的筋膜我们可以把内脏疼痛（图 14.1）分为以下几类：

— 由封套筋膜直接引起的疼痛：通常叫做"内脏痛"，但这一术语对如主动脉膨出或者前列腺包膜膨胀所引起的疼痛是不合适的。所以叫做封套筋膜源性疼痛更好。这类疼痛只与壁外的神经节有关，并伴有其他的症状，如出汗、恶心、心律不齐或心跳加快、高血压和呼吸急促。

— 由嵌入筋膜源引起疼痛：这类疼痛来源于插入躯干壁的内脏筋膜壁层。因为它由躯体传入神经支配，故疼痛部位更局限。咳嗽或躯壁肌肉的强烈收缩可以加重这类疼痛。

— 由肌筋膜张力增高产生的疼痛：这类疼痛可以引起内脏器官功能紊乱。它会导致患部不敢活动，通过使躯干壁紧张来避免内容物的蠕动。除非用手法治疗来恢复筋膜张拉结构的弹性，不然，身体就会通过另一部位组织的紧张僵硬来代偿。

肌筋膜是由可辨认出的肌筋膜序列（myofascial sequences）和对角连接线（diagonals）联络构成的。而内脏筋膜则多是沿着肌筋膜的对角连接线（diagonals）分布的。这是因为内脏筋膜沿着腹白线和躯干肌筋膜融合线插入，正好与躯干的肌筋膜（fm）的对角连接线（diagonals）通路相吻合。

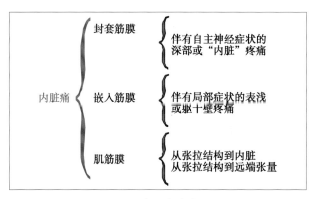

图 14.1 内脏牵涉痛图示

举例来说，病人可能因肝功能异常引起肩痛，心功能异常引起手臂痛，或者肾结石绞痛引起的大腿内侧痛，这些都不是沿神经通路传递的反射痛。而是由布满神经末梢的局部筋膜被牵拉激惹引起的。

远端牵涉痛的四种路径

无论是内脏器官来源的还是肌肉引起的，远端代偿造成的牵涉痛是由下面四条不同的通路传导的（图 14.5）：

— 躯体到躯体的疼痛是来自肌筋膜并由肌筋膜序列代偿引起的广泛的牵涉痛，如腰部和颈部的放射痛。

— 躯体到脏器的疼痛是由肌筋膜僵硬使内脏筋膜逐渐失去弹性代偿而引起的。这种失代偿的结果影响了整个内脏的正常生理功能。例如，足部的筋膜紧张可以向上影响组织甚至内脏筋膜，从而出现相应的代偿现象。

— 脏器到脏器的疼痛是指小范围的内脏筋膜局灶病变可以导致整个器官的正常生理功能失调。如阑尾切除后形成的粘连可引起慢性便秘等消化系统功能紊乱的疾病。

一 脏器到躯体的疼痛是指由内脏的功能紊乱或内部紧张而出现沿肢体肌筋膜的对角连线（diagonals）代偿而引起的疼痛；如慢性便秘产生的张力可使下肢出现代偿而在足部引起疼痛。

治疗这四种类型的远端牵涉痛时，仅仅改变局部的张拉结构是不够的，治疗的关键在于要平衡躯干悬链和远端的张量点。

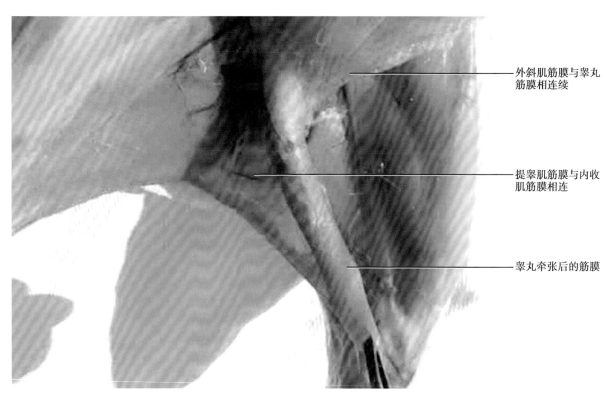

外斜肌筋膜与睾丸筋膜相连续

提睾肌筋膜与内收肌筋膜相连

睾丸牵张后的筋膜

图 14.2 向下牵拉的兔睾丸

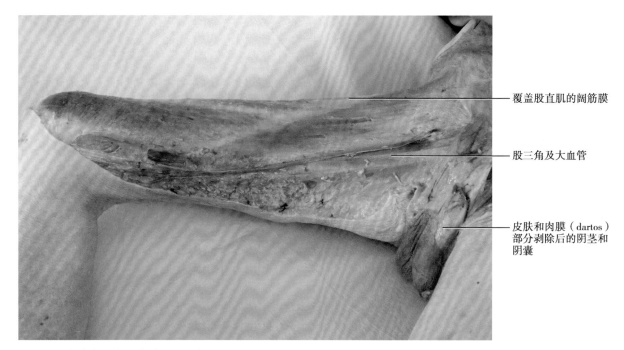

覆盖股直肌的阔筋膜

股三角及大血管

皮肤和肉膜（dartos）部分剥除后的阴茎和阴囊

图 14.3 去除皮肤和浅筋膜后的股内侧区局部
肉膜（dartos）肌是由阴囊皮下的平滑肌纤维构成的，属于脂膜肌类，其特征是暴露于寒冷时缓慢收缩，温度热时或年老后舒张。
而提睾肌则是横纹肌，从内斜肌下行并与精索伴行。轻微刺激大腿内侧可通过提睾反射引起提睾肌收缩

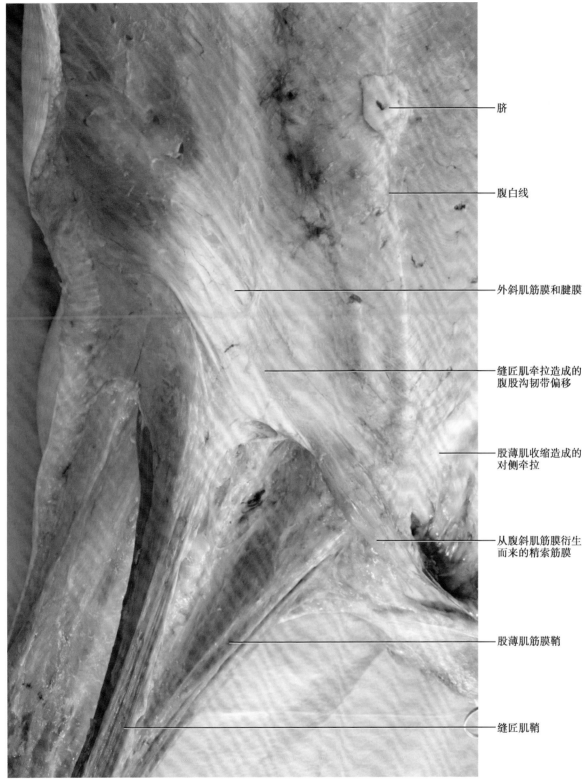

脐

腹白线

外斜肌筋膜和腱膜

缝匠肌牵拉造成的
腹股沟韧带偏移

股薄肌收缩造成的
对侧牵拉

从腹斜肌筋膜衍生
而来的精索筋膜

股薄肌筋膜鞘

缝匠肌鞘

图 14.4　下肢肌肉引起的腹部筋膜牵拉
盆腔表浅筋膜延伸进阴囊形成肉膜肌（真皮平滑肌）。
三层腹部深筋膜形成包裹精索和睾丸的三层筋膜

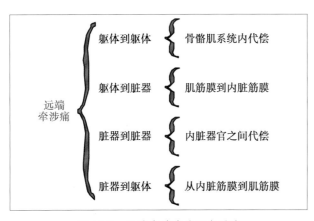

图 14.5 远端牵涉痛的四条通路

外代偿机制

当对骨骼肌系统做筋膜手法处理时，离施治点很远的内脏或肌肉痛会出现激惹。例如在外 - 腕（latero-carpus）的协调中心（the Center of Coordination，CC）治疗右手腕疼痛的病人时，其胃区疼痛会变得更明显。另一患有大腿痛的病人在外 - 髋（latero-coxa）协调中心（CC）治疗时，原先的踝部疼痛会加重。

从这两个例子中我们可以看到肌筋膜的刺激可以加重患者的远处紊乱。

于是就产生了疑问，远距离疼痛的传导是怎么发生的？生理学教科书用神经反射弧[1]来解释这一现象。但最近有证据表明在筋膜序列中，可能存在一种"多米诺骨牌"效应的作用机制[2]。

无论是用协调中心（CC）还是用融合中心（CF）的手法处理都会沿着肌筋膜序列造成痉挛，但如遇到另一筋膜组织改变时这一效应也会中止。

躯体 - 躯体的牵涉痛

肌筋膜序列是由所有体内向同一方向运动的肌筋膜单元组成的。每个肌筋膜序列在运动链环中形成一条链，而每个链环则代表序列中的一个关节。每个肌筋膜单元都通过插入深筋膜的腱性结构连接另一个单元。例如在膝后部的肌筋膜单元中，腘窝处半腱肌和股二头肌的部分纤维插入到小腿筋膜中。从小腿筋膜发出的部分腓肠肌的纤维也是其邻近的

距骨后肌筋膜单元的一部分[3]。这样的插入既可以起到局部机械力的传导作用，还作为肌筋膜序列的一个特性，起到向特定方向传导生物电的作用（见13 章）。

当身体运动时，例如举重，这些肌筋膜的连接保证了肌筋膜序列内各个肌筋膜单元的协调一致。

在肌筋膜的作用下，身体即使在睡觉时肌肉都能够保持一定的基础张力。这种"半觉醒"的状态可以使身体随时对刺激做出反应。如果腰部筋膜变僵硬，躯体前屈时就会引起腰痛；原因是游离神经末梢受到不正常的牵拉。而当躯体伸直时僵硬的筋膜就会比正常肌肉缩短更慢，从而再次使神经末梢受到激惹。如果腰骶筋膜的基质不能回复到正常的液态[4]，同一肌筋膜序列就会产生张力代偿（图 14.6）。

有时疼痛可以由远端的肌筋膜单元（如腓肠肌后部可表现于距骨后点）受压时自发产生，或者仅仅是在近端肌筋膜单元（如后腰部的后腰点）的 CC 点受压时自发产生。治疗时，这一类型的远端牵涉痛（躯体到躯体的疼痛）会使患者感到诧异，因为他从未经历过治疗前的远端痛。这种牵涉痛与上面提到的"多米诺骨牌机制"相似。事实上，由于后腰肌筋膜单元内疼痛肌肉的收缩，邻近的后 - 盆（retro-pelvic）肌筋膜单元的肌梭激活，从而可以引起后 - 膝（retro-genu）和后 - 踝（retro-talus）肌筋膜单元的肌纤维收缩。远端肌筋膜由于以下两个原因特别容易受影响：

— 因为肌筋膜单元位于肢体末端，所以不能在更远端处得到代偿；

— 肌筋膜单元的筋膜会由于上面提到的创伤[5]或过度疲劳而引起收缩。

躯体 - 内脏的牵涉痛

最初，人体总是试图在肌筋膜序列内部恢复平衡，从而避免内脏功能受到影响。但是当肌筋膜序列不能维持平衡时，肌肉序列的张力就要沿着内脏

---

[1] 交感神经纤维从交感神经干发出，在外周神经内走向皮肤，并行支配相关皮节的血管和腺体。在内脏疾病时，这些相应的皮区可出现疼痛（Kahle W., 1987）。

[2] 牵涉痛可沿运动链影响若干组协同肌群（Dong-Gyun H., 2009）。

[3] 在 16 具尸体解剖中都发现了从肌肉到其上覆盖的筋膜有小的腱性结构（Stecco A., 2009）。

[4] 挤压筋膜可引起局部组织的温度升高，从而恢复其正常生理液态和降低其僵硬程度（Oschman J., 1994）。

[5] Jones 发现用一小气囊充气膨胀食管下段，可在出现胸骨后深部疼痛的同时，诱发手臂痛的发作。切除浮肋后，自发和继发于食管刺激的臂痛都消失了，而仅仅表现为胸骨后的不适感（Enciclopedia Medica It., 1988）。

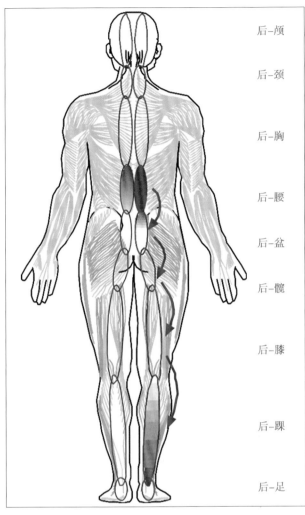

图 14.6　从躯体到躯体的代偿

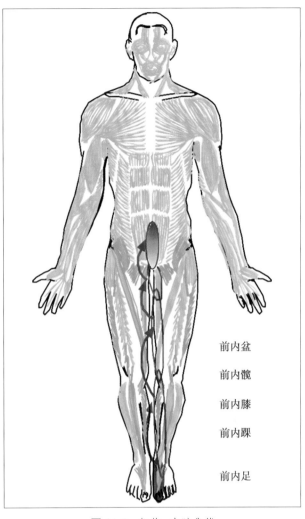

图 14.7　躯体 - 内脏代偿

筋膜寻求代偿[6]，从而干扰内脏的正常生理张力。壁自主神经系统对很微小的张力改变都很敏感，即使很细微的筋膜变化都会引起内脏张力的改变或者自主神经冲动强度的变化。

例如，在中部运动（mediomotion）肌筋膜序列内不正常的张力会传导到肾脏筋膜（图 14.7）。这种张力甚至可以来自于足部踇趾展肌，它是内 - 足（medio-pes）肌筋膜单元的一部分。这类异常可引起下肢全部中部运动序列（mediomotion sequence）包括中 - 踝（medio-talus），膝中点和髋中点在内的肌筋膜单元一连串的不规律收缩，使病人感到沿下肢的细小抽搐感。当这种不正常的张力传到肾脏筋膜时，尿道周围的筋膜和肌肉痉挛会造成排尿困难。

有时病人既往没有创伤史或足部疼痛史，但膀胱排空不全造成的尿潴留引起膀胱炎频繁发作时可以产生足部的疼痛。

在遇到这些病例时，了解远端张量点和内脏筋膜序列的关系，筋膜治疗师就会注意检查足部筋膜。通常触诊能摸到增厚的筋膜时，病人就会记起以前的创伤甚至在该部位短暂的疼痛病史。

内代偿机制

内脏筋膜的张力增高既可以在三个内脏筋膜序列内部代偿，也可以沿外部肌筋膜序列代偿。例如有的病人在轻微的创伤后就会造成手和足部的痛性营养障碍（复合性局部疼痛综合征）[7]。

因此治疗时须要询问病人是否有过内脏功能紊乱的病史，这样就可以解释为什么仅仅治疗肢体不能取得满意的疗效了。

---

[6]　外部骨骼肌的症状转成内部脏器的症状表示病情加重（Mannale di Agopunture，1979）。

[7]　目前对复合性局部疼痛综合征的了解不够，也存在争议。一些研究表明这些现象既涉及外周神经机制（如炎症、异常交感神经活动）也涉及中枢神经系统（如神经学的和认知性的因素）机制（Mrabet D，2012）。

通常内脏功能紊乱引起的疼痛,只有通过对该区域的触诊才能觉察到。因此要想仅用触诊定位张力增高的部位,就必须熟悉筋膜系统在受到应力刺激时产生的条索和张力点的分布。

内脏 - 内脏的牵涉痛

脏器系统不像肌筋膜序列那样按空间节段排列,而是有三种系统 - 筋膜序列(*a-f* sequences)。系统 - 筋膜序列把器官 - 筋膜单元连结在一起执行同样的功能。

膈肌部分中断了系统 - 筋膜序列的连续性,并把系统分隔成如下两个序列:

— 内脏序列包括膈上的呼吸器官和膈下的消化器官;
— 脉管序列包括膈上的心血管循环器官和膈下的泌尿器官。

但膈肌并不中断腺体筋膜序列。

这里,我们用肾结石绞痛作例子来解释系统 - 筋膜序列内的疼痛(内脏与内脏牵涉痛)的传导。

肾脏筋膜连接肾、输尿管和膀胱,而疼痛信号则由肾结石沿着这一筋膜通路传递。更准确地说是肾结石压迫会引起肾盂和输尿管的管壁收缩,牵张肾筋膜内的感受器而引起疼痛。

因此这种内脏与内脏的牵涉痛虽然来源于腰部但感觉则在腹股沟[8]和膀胱平面部位。这种疼痛是沿着内脏筋膜及其内部的自主神经节通路传布的(图14.8)。

神经反射弧机制不能很好地解释这种内脏痛的传导,但是可以用自主神经节牵张引起的筋膜痉挛和生物电传导来解释。这些成分形成了生物电张力网络[9]。

这些成分的结合对协调正常生理活动时同一脏器系统内的不同器官 - 筋膜单元是很有益处的,而在功能紊乱时就成为传导异常痉挛引起疼痛的通道。

内脏 - 躯体的牵涉痛

器官 - 筋膜单元功能紊乱导致其所在系统 - 筋膜系列内的壁外神经节受到机械性激惹。系统 - 筋膜序列的内脏筋膜是通过肠系膜或悬韧带与体壁筋膜相连续的,而体壁筋膜又与肌筋膜相连。

即使疼痛来自内脏器官,它也能引起肌筋膜序列内的代偿性痉挛,并传布到肢体[10]而引起疼痛(内脏 - 躯干牵涉痛)。例如上面提到的肾结石绞痛就可以放射到足部(图14.9)。事实上,肾筋膜与髂筋膜相连,髂筋膜穿过股管和大腿的内收肌管与下肢小腿筋膜相连续。

肾盂痉挛也会引起大腿内侧内收肌管周围的肌肉收缩。这些肌肉是内 - 膝肌筋膜单元的一部分,如持续痉挛就会下传到足部。这种张力代偿不会超过肢体范围,所以足部常表现为与内脏器官功能紊乱有关的敏感区。

内脏筋膜连接的走向越多,就会在内脏和外部筋膜序列之间产生更多的联系途径。例如轻度的心脏功能紊乱可引起胸骨后疼痛,而心脏病发作引起的疼痛常传布到颈部和整个上肢内侧[11]。

内脏牵涉痛由局部伤害感受器感受,不能被由自律神经纤维控制。Baldiserra(1996)说:"心绞痛和心肌梗死的疼痛是由心神经丛感觉到,然后传导到交感神经节的。这些神经节的兴奋通过脊神经背根传到脊神经节。其他痛觉敏感的神经元可与颈神经节相连,然后传导到三叉神经节和上臂及前臂的尺神经"。

因此 Baldiserra 提出伤害感受器的传入信号是由"自律"内脏神经传导的,而不是由迷走神经[12]传导,而其传出信号表达的是痛觉而不是运动信号。Head 及其他学者[13]同意这一观点(图14.10)。这个假说与一般流行的学说是对立的,目前流行的观点认为从脊髓发出的只有传出(运动)脉冲,而没有传入(感觉)信号。

8　肾脏疾病,如肾小球肾炎和肾盂肾炎,肾实质的肿胀可以引起肾包膜的膨胀,从而造成牵涉痛,多表现在肾脏上部(脊肋角)的明显压痛。而由肾盂和(或)输尿管筋膜牵张所引起的牵涉痛则放射到同侧的髂窝,常表现为大腿内侧区的疼痛(Manuale Merck,1990)。

9　神经纤维可被其自身细胞或纤维通路上的机械、热度、化学和电信号刺激;这一传导所需的能量来自神经纤维本身和形成神经鞘膜的组织(McDonald C. J., 1968)。

10　呼吸器官的功能紊乱有时可造成手指或足趾甲的变形。痛风多表现为在大趾关节,是因为尿酸结晶沉积而形成的肿大(Enciclopedia Medica It., 1988)。

11　聚合理论认为所有的内脏传入神经纤维都与躯干神经纤维一起聚集在相同的中枢神经元。这个理论可以解释节段性反射痛,但不能解释远端牵涉痛的现象(Dong Gyun H., 2009)。

12　传导内脏疼痛的神经纤维都属于交感神经系统或者骶尾副交感神经纤维。虽然颅副交感神经和迷走神经含有输入纤维,但是两者都不含传导疼痛的神经纤维。这一点已由 Cannon 的生理实验所表明,也被外科医生的观察所证实(Enciclopedia Medica It., 1988)。

13　神经反射弧的输入纤维(内脏感觉纤维)延着内脏神经,在神经节不换元,直接进入脊髓。在脊髓中这些输入纤维与传导内脏痛到局部皮肤(如头部)的皮肤神经纤维(躯体感觉纤维)形成环路。但这一现象还没有解剖学基础的支持(Esposito V., 2010)。

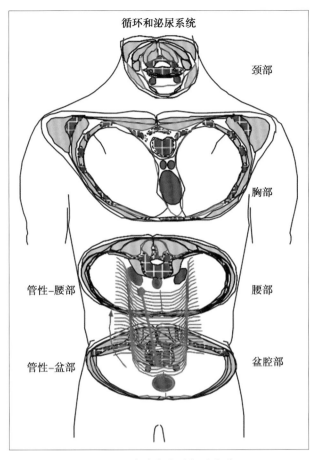

图 14.8　内脏与内脏间的代偿

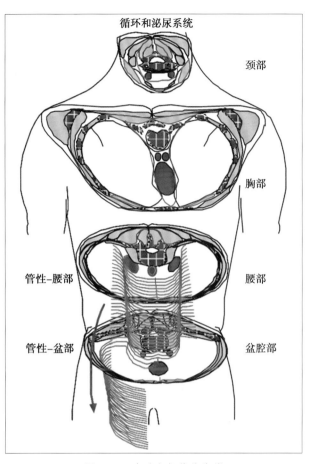

图 14.9　内脏与躯体的代偿

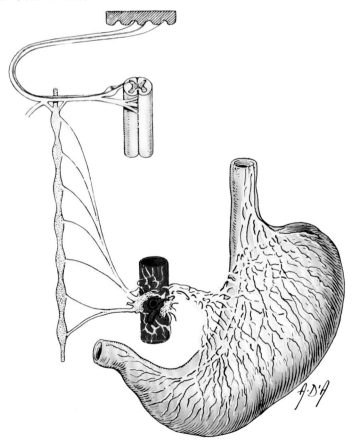

图 14.10　胃反射痛（引自 V.Esposito 等）

那么我们是不是可以进一步说,痛觉信号在内脏神经节或者脊髓通路内的传布,可以使每个人都能在身体两侧感受到相同程度的痛觉呢。其实不然,如在有症状的心功紊乱时,有的病人可感到胸骨后痛,有的则在肋下,还有的可表现在颈部,或沿手臂的疼痛等。

这些不同部位的牵涉痛更可能是由局部肌筋膜的僵硬阻碍了对内脏筋膜痉挛的代偿,从而激惹了肌肉内的神经末梢造成的。

Cohen[14] 的研究支持了这一假设。两个原先仅有局部疼痛的心绞痛患者,在受影响部位的筋膜弹性改变后,疼痛就传布到手臂了。

若对增厚的远端筋膜进行手法治疗使其弹性恢复,牵涉痛就会消失。Foerster[15] 的研究表明,肌筋膜内疼痛感受器的状况改变可以加重或减轻内脏牵涉痛的程度。

如果在牵涉痛局部施行麻醉,内脏痛也会消失。这更加支持了这一类牵涉痛是由肌筋膜内的伤害感受器受到刺激后产生的,并由同一组织中的神经末梢感觉到的看法[16]。

医学教科书上都说肝脏疼痛放射到右肩而脾脏疼痛放射到左肩。这两个器官的主要神经支配都来自位于正中且专属这两个脏器的腹腔神经丛[17]。

但一般都说肝脏疼痛的传导是与膈神经有关的,于是就产生了怎样解释脾脏疼痛放射到左肩的问题。或许筋膜序列的连续性才是这一问题的答案。

与针灸的对应联系

中医专家有几千年的经验指导,采用包括对躯干壁的扣(触)诊等各种评估检查方法来发现异常的经络。一旦确认不正常的经络,下一步通常是在同一经络的肢体选择穴位来治疗。

经络及内脏的命名

内脏到躯体的牵涉痛分布似乎影响了各经络的命名。例如由心肌梗死引起的牵涉痛的分布通常始于胸骨后区,延伸到颈部再传布到上肢内侧区。向内行的心经始于心脏,有一分支到眼部而另一分支从心到肺;向外行的心经从腋窝到第五指。与心脏相关的疼痛区正好与这一经络的通路相重叠,可能这就是中医把这条经络命名为心经的原因。

来自泌尿器官的牵涉痛主要位于下肢的内侧和后面。这也可能是肾经和膀胱经命名的原因,因为这两个脏器确实与下肢的这些通路有关。

此外,肝或胆绞痛的分布通常在腹部外侧和肩峰。而肝经和胆经的分部与这一区域也存在重叠。

三个子能量路径

中医认为,在体内有三条能量循环通路[18](图14.11):

— 第一条从肺经(LU)开始,随大肠经(LI)上行到鼻孔旁,在那里与胃经(ST)相连接然后终止于脾经(SP);

— 第二条从心经开始,随小肠经(SI)并在头部与膀胱经(BL)相连接并与肾经相延续;

— 第三条从心包经(PC)开始,随三焦经(TE)到头部与胆经(GB)相连接然后终止于肝经(LR)。

我们可以把上述三个通路与系统 - 筋膜序列间进行比较,画出三条相应的序列:

— 第一条通路由肺经、胃经、大肠经和脾经组成,属于**内脏序列**;

— 第二条通路包括心经、小肠(和肠系膜)经、膀胱经和肾经,属于**脉管序列**;

— 第三条通路包括心包经、三焦经、胆经和肝经,属于**腺体序列**。

针灸学也描述了经络的内部通路:

— 胃、脾、大肠和肺经[19]的内部通路与内胚层起源的器官有关联,穿过锁骨上窝后就随胸膜和腹膜(内脏序列)分布;

---

[14] Cohen 描述的两个心绞痛病人最初发作时并没有放射到手臂的疼痛。一位患者的臂痛出现在股骨骨折之后,而另一病人的臂痛则是在左手肘部用了泥敷剂引起大疱后才有的(Enciclopedia Medica It., 1988)。

[15] Foerster 报道的一例病人胃溃疡已经痊愈,但当其在 D6 脊神经后根感觉纤维的皮肤分布区形成一个很痛的脓肿后,溃疡型的疼痛又出现了。而当这个脓肿痊愈后溃疡痛就彻底消失了(Enciclopedia Medica It., 1988)。

[16] 在牵涉痛出现的皮区施行局部麻醉会使疼痛减轻或消失,表明这一牵涉区域是真正的疼痛信号产生的部位(Mazzocchi G., 1996)。

[17] 脾神经只来源于腹腔神经丛,而肝脏神经则来源于腹腔神经丛、左侧迷走神经和右侧膈神经三条神经。膈神经在肝脏的分布解释了肝区疼痛向右肩放射的原因。这样的放射痛对肝脏疾病的诊断是很重要的(Testut L., 1987)。

---

[18] 能量的大循环由上下肢的合穴联合主要经络以及内行分支组成(Manuale Agopuntura, 1979)。

[19] 肺经始于体腔中部并下降与大肠经结合,穿过膈肌进入其主要脏器——肺脏,并在肺与咽喉之间穿行(Manuale Agopunture, 1979)。

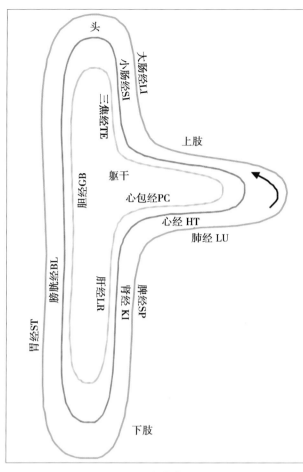

图 14.11　能量的大循环

— 与中胚层来源的器官（心、膀胱、肾[20]和小肠的肠系膜血管）有关的四条经络，其内部走行与腹膜后筋膜（脉管序列）的分布一致；

— 与外胚层来源的器官有关的经络（三焦[21]、心包、肝和胆），其内部走行与源自横膈膜的腺体序列筋膜一致。

躯干和四肢部位的穴位

针灸学中肢体的根部（肩、骨盆）是经脉的汇合部位。这些部位也对应着躯干和肢体的对角线聚合在一起的融合中心（Centers of Fusion CF）。例如，耻骨区上方是躯干内、前序列与含有前 - 内 - 盆的斜向对角线相融合的部位（表 14.1）；也是下肢的内

收、前旋和向前内侧运动的对角线起始部位。在针灸学中任脉的第二个穴位（曲骨，CV 2）是下肢三条阴经（肝经 LR，脾经 SP 和肾经 KI）的汇合穴。

上肢对角线悬挂点和三条阴经（心包 PC，肺经 LU 和心经 HT）的汇合穴也都恰巧在腋窝腔内（前 - 内 - 肱）。三条从足部上行的阳经汇合到前侧面部 3 号融合中心（前 - 外 - 头 CF），而三条从手部来的经筋汇于颞前部的后 - 侧 - 头 1CF（re-la-cp 1 CF）。需要特别指出，这些汇合点都是与感受器系统相关联的诊断位点。

脾、肝和肾经的走行在腿的内侧与前内（ante-medio）肌筋膜对角线相平行。络穴三阴交在胫骨内侧融合了三条经脉（表 14.2）。在筋膜手法治疗时，这一点也有助于诊断。因为它与前 - 内 - 踝的融合中心（an-me-ta CF）相对应，在沿前内对角线出现功能紊乱时这一点可以表现得很敏感。

位于前 - 内 - 踝点（an-me-ta）外侧的针灸络穴悬钟融合了下肢的三条阳经，也与后 - 内 - 腕 CF（re-me-ca CF）的后外旋运动组合相对应。

腕前面近端的络穴（间使）是与前 - 内 - 腕融合中心（an-me-ca CF）的运动组合相对应的。而另一络穴三阳络（位于腕后面近端）是与后 - 外 - 腕融合中心（re-la-ca CF）相对应。

上述络穴提示针灸学者一直知晓内脏器官的失衡有时可表现在外周（如沿着对角连接线）以及在三条经络汇合的穴位处。

将四条下肢肌筋膜对角线交点与针灸的交会穴对比可看到更确切的相同之处（表 14.3）。这些穴位与八脉相连，刺激这些穴位就能调整很多器官的功能紊乱。在上肢也能看到交会穴与肌筋膜对角线交点同样的相似之处（表 14.4）。

因此腕部，手部、踝部和脚部的针灸穴位常常用来治疗内脏的疾病。

肢体位点也用于内部功能失调时的筋膜手法治疗（FMID）。而这些位点的选择要根据触诊和与肌筋膜对角线相关的解剖连线。例如，若在躯干触诊时发现前内连线筋膜增厚，就要进一步触摸前 - 内 - 踝（ante-medio-talus），需要的话还要触诊前 - 内 - 膝（ante-medio-genu）以及前 - 内 - 足（ante-medio-pes）等位点。要先触摸各融合中心（CF），然后触诊相关的协调中心（CC）。例如，如果发现前 - 内 - 足（ante-medio-pes）位点有敏感增厚区，就要触诊前趾和内趾部的协调中心（CC）。

---

[20]　为了进入肾经的主要器官肾脏并与膀胱交流，肾经的内部分支要延伸到脊柱（Manuale Agopuntura，1979）。

[21]　三焦经的内支从锁骨上窝进入胸内并分支与心包交流，然后下降穿过膈肌再与体腔的上、中、下各部连接（Manuale Agopuntura，1979）。

表 14.1　经脉交会穴与筋膜手法位点的比较

部位	筋膜手法位点	针灸穴位	针灸学特点
耻骨区	An-me-pv 3 前 - 内 - 盆 3	CV 2 曲骨	阴经肝 LR, 脾 SP, 肾 KI 交会穴
腋窝	An-me-hu 前 - 内 - 肱	GB22 渊腋	阴经心包 PC, 肺 LU, 心 HT 交会穴
面部	An-la-cp 3 前 - 外 - 头 3	SI18 颧髎	阳经胆 GB, 胃 ST, 膀胱 BL 交会穴
颞部	Re-lan-cp 1 后 - 外 - 头 1	GB13 本神	阳经三焦 TE, 大肠 LI, 小肠 SI 交会穴

表 14.2　络穴与筋膜手法动点组合的比较

部位	筋膜手法位点	针灸穴位	针灸学特点
胫骨内侧	An-me-ta 前 - 内 - 踝	SP 6 三阴交	阴经肝 LR, 脾 SP, 肾 KI 络穴
腓骨后侧	Re-la-ta 后 - 外 - 踝	GB39 悬钟	阳经胆 GB, 胃 ST, 膀胱 BL 络穴
腕屈肌	An-me-ca 前 - 内 - 腕	PC 5 间使	阴经心包 PC, 肺 LU, 心 HT 络穴
腕伸肌	Re-la-ca 后 - 外 - 腕	TE 8 三阳络	阳经三焦 TE, 大肠 LI, 小肠 SI 络穴

表 14.3　下肢奇经八脉的交会穴与肌筋膜诊断点

部位	筋膜点	针灸穴位	针灸学特点
外踝下	Re-la-pe 3 后 - 外 - 足 3	BL62 申脉	阳蹻脉的会穴
第四五跖骨间	An-la-pe 2 前 - 外 - 足 2	GB41 足临泣	带脉会穴
内踝下	Re-me-pe 3 后 - 内 - 足 3	KI 6 照海	阴蹻脉会穴
第一跖骨内侧	An-me-pe 3 前 - 内 - 足 3	SP 4 公孙	冲脉会穴

表 14.4　上肢奇经八脉的交会穴与肌筋膜诊断点

部位	筋膜点	针灸穴位	针灸学特点
第五掌骨远端	Re-me-di 后 - 内 - 指	SI 3 后溪	督脉的会穴
桡尺骨之间	Re-la-ca 后 - 外 - 腕	TE 5 外关	阳维脉会穴
沿尺骨前沟	An-me-ca 前 - 内 - 腕	PC 6 内关	阴维脉会穴
沿桡骨前沟	An-la-ca 前 - 外 - 腕	LU 7 列缺	任脉会穴

针灸与耳穴治疗

耳穴治疗[22] 是对耳廓或外耳的特定区域用针刺和手法来治疗各种功能失调。耳廓的这些区域和位点代表了身体各部分和器官, 既可用来诊断还可用来治疗。Nogier 绘制的耳穴治疗图（1977）勾画出交感神经系统与对耳轮区, 副交感神经系统（迷走神经）与耳甲区以及耳垂与颈神经丛的相关区域。颈神经丛与膈神经以及腺交感神经相连接（见 12章）, 根据与这些自主神经的连接从而推测出对三个内部筋膜序列治疗可能有效。

筋膜手法治疗的理论还提出了通过筋膜序列和肌筋膜对角连线产生的外部生物电连接的假设。事实上, 从对狗等四足动物的观察发现（图 14.12）, 它们的耳廓可以向前或后（前 - 后向）或侧方（旁 - 侧向）移动并轻微旋转（斜向）。向前后方向转动的肌肉与前内和后内对角连线相连。而侧耳廓肌与前侧和后侧筋膜对角线联系, 旋肌与拮抗斜张力的结构相延续。

由耳廓肌、枕前肌和面肌牵张的帽状腱膜就形成了包盖头部的张拉结构。因为帽状腱膜是与躯干和肢体肌筋膜序列相延续的, 刺激耳廓就能对骨骼肌系统起作用[23]。

---

[22] 当内脏器官或身体其他部位有病变时可在外耳各部位出现压痛点、形态改变或反应点（Manuale Agopuntura, 1979）。

[23] 耳针（通过手法、激光或电流刺激）的主要指征包括骨骼肌疼痛、脊柱综合征和情绪或身体依赖性疾病（Hermann H.C., 1999）。

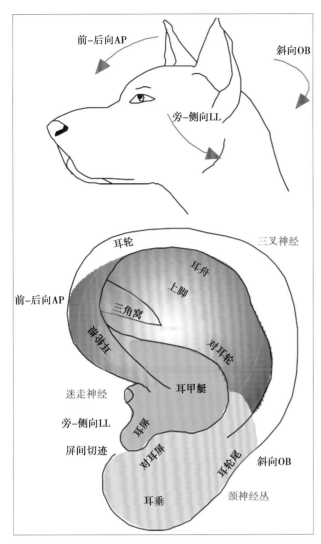

图 14.12　耳部治疗区与张拉结构

第15章
内 脏 序 列

本章研究内脏序列，并着重阐述构成该序列的呼吸系统与消化系统的功能及其功能失调状况。

这些系统的功能失调可由于器官 - 筋膜单元之间缺乏协调而引发。比如，呼吸功能障碍可能是颈部（如喉痉挛）和胸部的内脏器官 - 筋膜单元不能协调引起，其结果可能引发哮喘。

治疗从触诊躯干前壁和肢体的一系列点开始。任何发生变化（致密化）的前壁点和与之相关的后部点都要处理。

内脏序列的解剖

封套筋膜（脏层腹膜）和嵌入筋膜（肠系膜和支持韧带）参与器官 - 筋膜单元的形成。

主要连接在躯干壁的筋膜形成了系统 - 筋膜序列。

胸膜壁层和腹膜壁层形成内脏筋膜序列（图 15.1）。

胸膜的形状表明了它们与胸廓侧壁的紧密关系。

胸膜壁层的炎症可以引发胸壁的局部疼痛和牵涉痛。局部疼痛是通过支配胸膜壁层的胸部神经传

导。牵涉痛可以发生在肩部或腹部。医学文献将此归因于传导这类型肩部疼痛的膈神经同时支配胸膜，但他们没有提及腹部疼痛可能的原因[1]。

但是，如果我们依据筋膜而不是反射弧来考虑疼痛的分布，这种情形就变得容易解释了。肩痛可以与胸膜穹顶牵拉其悬韧带有关。腹膜囊的反射性痉挛可能引起腹痛。当咳嗽、排便、呕吐以及所有内脏序列筋膜需要协同作用的情况下，胸膜囊和腹膜囊都在一起工作。

胸膜囊与腹膜囊之间的协同作用，也可在腹膜病变的情况下观察到。事实上，当腹膜发炎时，膈膜的反射性收缩将引起呼吸急促和肩部牵涉痛[2]。

呼吸系统（ARE）

呼吸系统由头部的内脏系统 - 筋膜序列连接颈部的器官 - 筋膜单元（喉）与胸部的内脏器官 - 筋膜单元（肺）构成。

呼吸系统的功能

关于呼吸系统生理学，本文将重点强调筋膜的功能。筋膜协调咽与喉的肌肉。鉴于壁外与壁内的神经节和神经丛以相同的方式将神经冲动传导至全身，故此，说局筋膜排列可以调整不同系统的蠕动节律这种说法是合理的。

大多数舌肌实际上是悬挂在咽部的肌筋膜上，这一事实可以有助于解释为什么发声的复合体之间的协调仅部分直接受控于中枢神经系统（CNS）（图 15.6）。

解剖学往往只讲去除了周围包绕和连接性筋膜

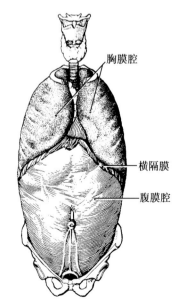

图 15.1　内脏序列之壁层筋膜
（源自 Benninghoff A.，Goerttler K.，作品）

---

[1]　鉴于肋间神经支配胸膜壁层，因此，胸膜壁层的疼痛通常局限在炎症局部，但它也可以向远端传导：肩膀和腹部。由于膈神经支配的缘故，膈胸膜炎（diaphragmatic pleurisy）可产生向肩峰传导的疼痛（Manuale Merck，1990 年）。

[2]　腹膜的炎症可以是局部的，如在憩室炎时。或者呈弥漫性，如在消化性溃疡的情况下。发生腹膜炎时，打嗝和肩部疼痛表明横隔膜的参与（Manuale Merck，1990 年）。

胸膜腔

横隔膜

腹膜腔

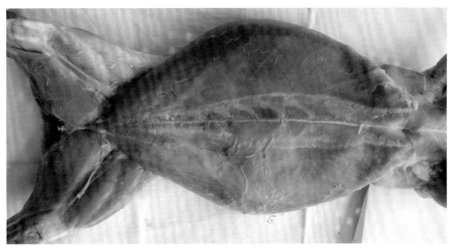

图 15.2 兔子的腹壁。请注意腹白线如何继续延伸到胸骨上
新鲜兔子尸体的腹壁，由于缺少基本的肌肉张力，类似于一个泄气的气球

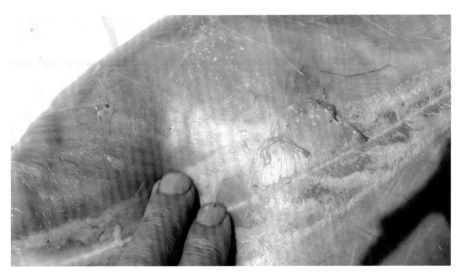

图 15.3 加压时，兔子内脏偏移正常位置
施加到腹壁压力使其下的内脏移位。因此，很难直接在特定内脏筋膜上做手法

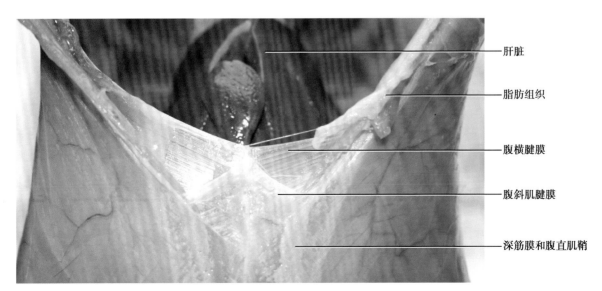

肝脏

脂肪组织

腹横腱膜

腹斜肌腱膜

深筋膜和腹直肌鞘

图 15.4 被剖开的兔子腹壁

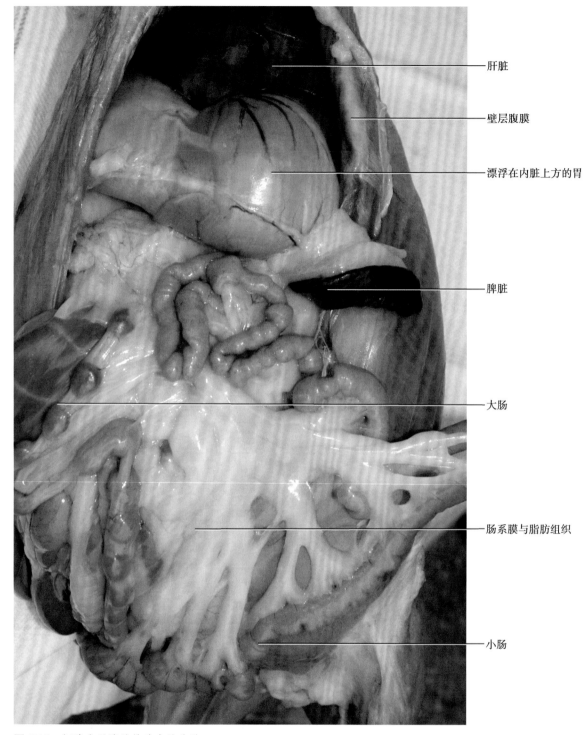

图 15.5　切除兔子腹壁导致内脏外溢
去除兔子的皮肤和毛发后,浅、深筋膜立即可见,也可以见到脂肪组织缺乏。对于许多长毛动物,脂肪组织的储备
位于腹内

肝脏

壁层腹膜

漂浮在内脏上方的胃

脾脏

大肠

肠系膜与脂肪组织

小肠

的肌肉[3]。因此,难于理解这些肌肉之间的反向牵拉机制和此空间内的外周运动协调机制。

舌肌与咽肌[4]、舌肌与喉肌的相互连接,说明了这种反向牵拉机制的重要性。固有的舌肌包括横行

---

[3]　一个膜性结缔组织层(咽周筋膜)覆盖着咽肌的表面并将咽与周围结构松散地连接起来(Benninghoff A., Goerttler K., 1968)。

[4]　咽上括约肌嵌入下颌和舌;咽中括约肌嵌入舌骨的小角和大角;咽下括约肌嵌入甲状软骨和环状软骨。这些括约肌可以收窄咽喉,抬升舌骨(Helmut L., 1987)。

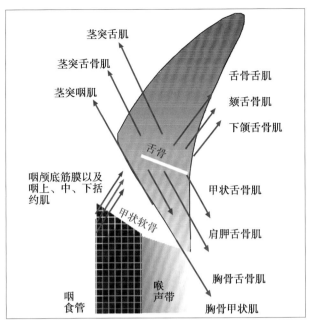

图 15.6 悬挂舌的肌肉

由于胃食管反流引发的呼吸困难，病人可以出现咳嗽，治疗师需要注意同时与消化和呼吸两个系统相关的筋膜点。腹部肌肉和止于肩带的肌肉也同样参与深呼吸（图 15.7）。这有助于解释为什么所有躯干内部和外部筋膜都有潜在可能与呼吸功能障碍相关。

哮喘通常是由于慢性支气管炎、支气管扩张和肺气肿造成的。其次，空气污染和吸烟会加重这些疾病。触发哮喘的机制仍是未知数；然而，自主神经对气道直径的调节失衡已被作为一种假设。支气管阻塞可能是由于支气管壁肌肉的痉挛（支气管收缩）、支气管壁增厚（水肿）或由内壁生产丰富的黏液（分泌亢进）而引发。

当哮喘患者有"空气不够"的感觉时，他们往往试图绷紧所有的颈部、胸部、腹部和肩部肌肉。如果这种张力状态持续不变，肌筋膜就会发生一系列纤维改变，特别是在肩带部位。缺乏弹性的肩胛带肌肉降低了它们对呼吸运动的参与，因而进一步加重症状。在这些情况下，为了使肌肉放松，治疗操作应重点在直接松解肩带和上肢筋膜上。恢复胸部的机动性使胸廓自由地扩张和松弛。

咳嗽是一系列对抗封闭声门的突然用力呼气动作，声门的打开伴随着大量肺内空气的突然释放。咳嗽可以是不伴有分泌物的（干咳、刺激性咳）或有分泌物（咳痰）。

引发咳嗽的机械感受器位于喉部和气管后壁，而化学感受器则位于二级支气管。支气管的刺激首先导致支气管收缩，牵拉感受器而引发咳嗽反射。

肌、垂直肌和纵肌。这些肌肉的延续是外在舌肌：舌肌、舌骨舌肌和茎突舌肌。

咽缩肌与下颌骨、舌、舌骨以及甲状腺和环状软骨相连。如果该肌肉的收缩只接受意识的直接控制，那么它就没有必要嵌入所有参与吞咽和发声的部位。

这些连接是必要的，因为在一个软骨上发生的任何位置变化来意味着一条肌肉的缩短和另一条肌肉延长，而肌肉长度的改变会引发其上附着的肌梭被顺序激活。这些肌肉会持续发生长度变化，而其肌筋膜的分布方式可以减小中枢神经系统持续控制该肌群的必要性。

呼吸系统的功能失调

呼吸困难时，患者常有不能正确呼吸的感觉。一旦任何心脏问题或肺实质损害被排除，就可以考虑是由于潜在的肌筋膜因素[5]。呼吸困难的加重，可以发生在用力的活动中，这是因为疼痛妨碍了发力；也可以是平卧时，这是由于胃食管反流的合并症引起。呼吸困难的患者可以表现为短而快速的呼吸（呼吸急促）或者缓慢沉重的呼吸（呼吸迟缓）。

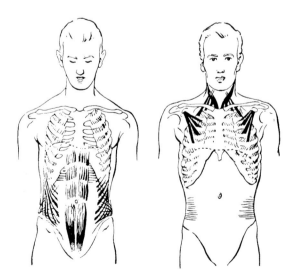

图 15.7 呼气肌和吸气肌（源自 Benninghoff A., Goerttler K., 的作品）

---

[5] 胸膜的浆膜下鞘膜由具有许多弹性纤维网和一些平滑肌细胞的疏松结缔组织组成，形成的强大的纤维性胸内筋膜。与腹膜腔相同，粘连可以因炎性进程在胸膜腔形成。这种层状粘连或胸膜加厚会按照最大运动的方向形成（Benninghoff A., Goerttler K., 1968）。

消化系统（ADI）

尾端的系统 - 筋膜序列包括腰部的器官 - 筋膜单元（胃）和盆部的器官 - 筋膜单元（肠）。

图 15.8 所示的腹腔筋膜矢状面，显示出内脏是悬挂于椎骨上的。但是，在冠状面观察相同筋膜（图 15.9），看起来胃、升结肠和降结肠是附着于腰和盆腔的两侧。

肠系膜是内脏序列中唯一与椎前筋膜联合的部分[6]。所有输转血液、淋巴液出入肠道的血管和淋巴管都从肠系膜穿过。这种连接可能使得中国古代学者把小肠纳入由肾、膀胱和心脏的经脉所组成的更大循环中。

消化系统的功能

在这个消化系统的简要分析中，将突出筋膜在改变肠道节律、特别是围绕括约肌方面所扮演的角色。

对进化和胚胎学的研究为筋膜干预正常括约肌生理这一假设提供了一定的支持。首先，以原始动物为例，胰腺位于腹膜内，并且仅仅具有单一的与消化相关的外分泌功能。当其发展出内分泌功能后，胰腺位置转移并与派生自原始横膈的腹膜后筋膜相连（图 15.9）。对于在此位置的胰腺，拉伸腹膜筋膜可刺激胰腺酶[7]的释放，而拉伸肾上腺筋膜和肝筋膜可引起胰激素如胰岛素的释放。

其次，事实上，壁内神经元彼此之间不直接接触[8]，这提供了筋膜起调节作用的证据。为了交换冲动和信息，壁内神经元必然依赖于筋膜彼此连接在一起[9]。

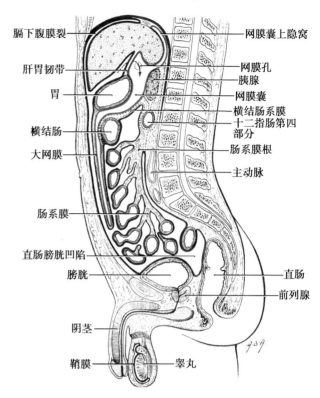

图 15.8 腹部的中央矢状剖面呈现出腹膜的脏层和壁层（源自 V.Esposito 等的作品）

第三，筋膜在任一系统 - 筋膜序列中的连续性证实了其在蠕动中的重要作用，这一点在腹膜中尤其明显（图 15.10）。

在食团通过肠道时，筋膜的连续性有助于调节其在每个器官 - 筋膜单元停留的时间。任何此种时间方面的功能障碍均可引起肠道紊乱，例如，摄取食物之后立即需要排便的迫切感。

吞咽起始于自主运动[10]，并引发连续的不自主收缩。这些收缩将食团从口腔推送到胃。

在吞咽的口腔阶段，食团先被舌顶起到硬腭，然后被推送至口咽部。软腭同时升高，关闭连接鼻的通道。

咽周筋膜[11]有许多纤维带，参与组织咽部与口、颈部肌肉之间发生的自动活动。此膜类似于咽颅底

[6] 固有肠系膜：腹膜皱襞围绕小肠（空肠、回肠），并把它连接到后腹壁。此外，其他器官也有系膜。肠系膜两层之间的细胞组织内包含动脉、静脉、传出（输送乳糜）和传入（到淋巴结）的淋巴管（Taber C., 2007）。

[7] 理论上，食物进入肠道后，刺激了源自黏膜下丛神经元的化学感受器神经末梢。后者刺激肌间神经丛的运动神经元，这反过来又刺激肠黏膜特定细胞释放胰腺激素。这些激素进入循环是经由肝门静脉通过肝脏传递到右心和肺，再传递到左心和主动脉的。经由动脉、激素最终到达胰腺，在这里他们通过刺激外分泌细胞产生作用于肠道内容物的酶（Elias H., 1983）。

[8] 壁内神经丛支配平滑肌和腺细胞。电子显微镜否认了神经元分支之间有连续性。刺激扩散可能因为平滑肌细胞之间的接触（Kahle W., 1987）。

[9] 一种网状结缔组织鞘围绕每个平滑肌细胞并在相邻细胞间形成一种内聚力。很多内脏的平滑肌细胞之间通过间隙连接，允许电流（动作电位）从一个细胞传输到另一个。平滑肌组织的神经支配不通过神经肌肉接点发生。相反，节后交感副交感神经末梢位于紧邻肌细胞膜的位置（Bortolami R., 2004）。

[10] 吞咽是自主活动，由位于桥脑网状结构的中央调节区控制。尽管有横纹肌的参与，但只有吞咽的开始阶段是随意动作（Baldissera F., 1996）。

[11] 所有的咽部结缔组织融入坚固的位于在颅底的咽颅底筋膜。该筋膜附着于枕骨的咽结节，延伸到颈动脉管外口和蝶骨翼突。通过这种方式，咽颅底筋膜插入鼻后孔的侧缘（Benninghoff A., Goerttler K., 1986）。

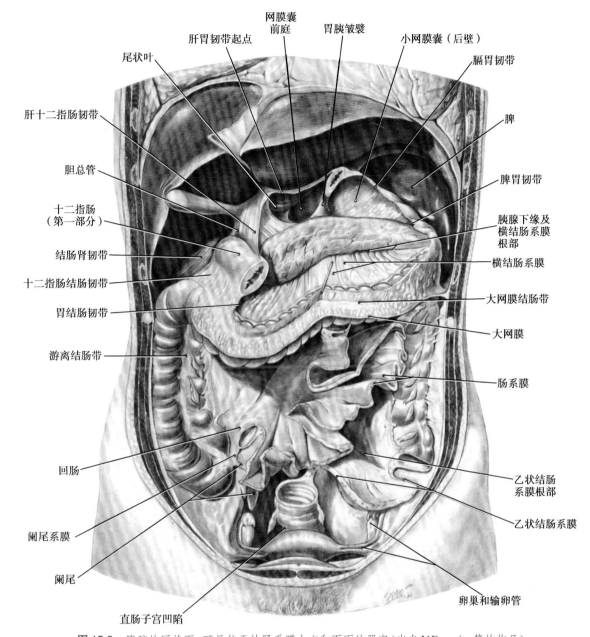

尾状叶
肝胃韧带起点
网膜囊前庭
胃胰皱襞
小网膜囊（后壁）
膈胃韧带
脾
肝十二指肠韧带
胆总管
十二指肠（第一部分）
结肠肾韧带
十二指肠结肠韧带
胃结肠韧带
游离结肠带
回肠
阑尾系膜
阑尾
直肠子宫凹陷
脾胃韧带
胰腺下缘及横结肠系膜根部
横结肠系膜
大网膜结肠带
大网膜
肠系膜
乙状结肠系膜根部
乙状结肠系膜
卵巢和输卵管

图 15.9 腹腔的冠状面，可见位于结肠系膜上方和下面的器官（出自 V.Esposito 等的作品）

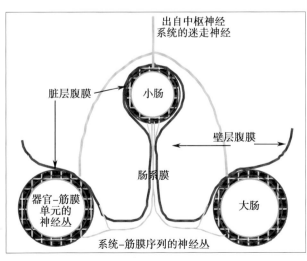

图 15.10 腹膜的连续性

膜，在很大程度上充当协调筋膜。下列肌肉嵌入这个膜上：

— 腭帆张肌，起源于颅底、咽鼓管壁和翼钩。
— 腭帆提肌，起始于颞骨岩部和咽鼓管软骨。
— 悬雍垂肌，从鼻棘至悬雍垂顶点。

环状软骨食管肌，气管食管肌和支气管食管肌[12]嵌入食管肌鞘膜。食管的外膜与咽周筋膜延续一起围绕食管，并部分加入膈肌筋膜。

---

[12] 多条肌肉并入食管壁的肌鞘膜层。它们包括来自气管后表面（气管食管肌）、左支气管（支气管食管肌）、纵隔胸膜（胸膜食管肌）和横膈（膈食管肌）的肌束（Chiarugi G.，1975）。

吸气时，横膈的收缩引起的贲门窦受压。因此，只有在呼吸的呼气阶段才会发生膈上外翻部分（膈肌上方食管的一部分）的排空。

即使在消化过程中，膈肌的张力和膈括约肌的开放也必须完美同步。如果这种协调不够完美，贲门没有正确闭合，就可能导致胃食管反流症状。

食管的排空时间[13]约为十秒钟（图15.11）。胃需要大约3小时搅动食物[14]，在这之后十二指肠与幽门孔，胰腺导管和胆总管开始活跃。食糜接下来在小肠停留[15]8小时之后传到大肠，在大肠停留约30小时。

粪便可以停留多达数天。

在从一个器官-筋膜单元到另一个的通道处有筋膜增厚（括约肌）。它们的作用是调整两个器官-筋膜单元之间的蠕动节奏。有四个主要的节点影响消化器官的蠕动节律：口咽部、食管胃部、十二指肠部和回盲部的通道。

在消化道的这些特定节点处，强化的筋膜结构能够在处理不同类型蠕动的同时，保持两个节段间的连续性。

消化系统的功能失调

消化系统的功能障碍涉及所有内脏器官-筋膜单元的各种不同运动节律，常见的症状包括便秘、反胃、胃炎（属内脏-腰部）、肠炎和结肠炎（内脏-盆部）。

一般被归类为消化不良、便秘一类的紊乱，通常包含一整套涉及很多消化系统区域的功能失调。

患者可能会诉说上腹或下腹沉重的感觉。前者多于饭后更加频繁，而后者常以更持续的形式出现。沉重感往往与肿胀感或绞痛交替出现。也可伴有面红、烘热、头颈紧张和肢体肿胀。

机械原因导致的食管吞咽困难是一消化系统常见的功能障碍。这一失常的典型特征是自觉吞咽困难，患者常投诉食物在下降到胃的过程中有"卡住了"的感觉。这一功能障碍涉及食管的平滑肌，特别涉及负责协调食管周围神经节螺旋形激活的筋膜。这一失常引发的牵涉痛可以提示哪些点位需要

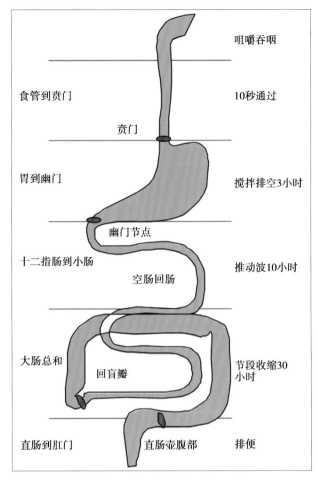

图 15.11　内脏序列中的消化系统

治疗，来调整食管筋膜的张力（图15.12）。通常病人有吞咽时涉及胸骨后的烧灼感（吞咽痛），并伴随相应背部区域的持续沉重感。疼痛会蔓延到颈部和肩的外侧。

这种肩部侧面的牵涉性疼痛可以是因为食管筋膜（内脏筋膜鞘）与包绕斜方肌和胸锁乳突肌的颈部筋膜延续的缘故。这些肌肉的筋膜又延续到三角肌筋膜。

临床证据显示多数患有肠道易激综合征的病人其实有胃肠蠕动紊乱。

结肠炎可以由于肠道传输过慢进而激发的结肠推进障碍所产生。如果便秘与排便障碍有关，病人会产生肛门下坠、排便不净以及会阴沉重等症状。

内脏序列的治疗

在治疗一个张拉结构的时候，了解具体哪个器官-筋膜单元失调并不重要，而确定外膜的哪个张量变僵硬才是基本的。

---

[13] 借助肌源性调节或神经性调节机制，食团引起的压力增加诱发食管远端蠕动的减慢，远端食管内压力增高，食管径扩大以及食管远端括约肌孔增大（Ren J.L.，1991）。

[14] 在体外，胃的解剖划分包括三个区域，产生三种不同的区域收缩生理模型（Lüdtke F.E.，1991）。

[15] 当大量食糜进入小肠时，胃肠反射被激活。通过壁内神经丛，反射信号自十二指肠上传到胃，胃的蠕动受到抑制（Guyton A.C.，1980）。

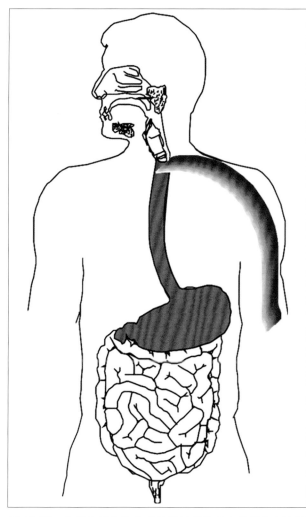

图 15.12 食管和胃的失常可以引起肩外侧与手臂的牵涉痛

治疗特定系统 - 筋膜序列时，了解功能失调的起源十分重要，因为该序列和悬链之间有特定联系。

从一个紊乱的系统，我们可以追溯到相关的系统 - 筋膜序列并做出一种假设。比如，当病人出现呼吸系统或消化系统的相关症状时，治疗师可以假设该内脏序列以及与其连接的悬链存在功能失调。

病史采集和临床数据

在治疗某个系统时，检查远端反射痛对于治疗师来说更为根本，而不只是专注于最严重的痛点。因此，有必要询问患者四肢有无任何痛点或异常感觉。治疗师应该鼓励病人回忆与手足相关的任何困扰，因为病人可能意识不到这些症状可以与内脏疾病有关联。

视觉检测也很有用处。例如，当处理呼吸系统相关的问题时，可以通过观察病人的呼吸是否只使用胸部和腹部的肌肉，或者颈部以及上肢肌肉也被累及来判断其功能失调。

假设

为了构想一种假设，治疗师需要从单一功能失调的系统追溯到相关的内部序列。

最初资料收集完成后，治疗师将需要考虑疼痛（或者受困扰）区域是否分布在特定的躯干悬链以及四肢张量上。

特别需要指出的是：每一个系统 - 筋膜序列既在躯干有局部点，也在四肢和头部有远端点。触诊检查应当从和每个序列相关的点开始，并比较所有的悬链。如果触诊在与假设序列相关的悬链之外发现了敏感或致密化的点，那么这个假说将被放弃。以呼吸困难为例，如果发现的敏感点与脉管序列有关，说明这种呼吸困难是与循环不足（循环系统）有关而不是肺脏（呼吸系统）的问题，接下来应当针对脉管序列进行治疗。

在大多数内脏序列的功能障碍中，局部躯干症状位于外 - 外区域，远端反射痛可以散布在一条、两条或四条肢体的外侧。这类数据之间的相关性，可以帮助治疗师制定旨在恢复内脏序列正常蠕动的治疗计划。

触诊验证

患者仰卧，首先进行躯干悬链外 - 外点（位于胸部、腰部和骨盆段的前 - 外融合中心点）的触诊检查，随后对比触诊躯干的另外两条悬链。如果检查发现外 - 外悬链比较敏感、有致密化，则进行该悬链相关远端张量的触诊。

要触诊检查与感受器相关的张拉结构（头部和颈部段），可在检查四肢远端张量点之前或之后进行。四肢的检查从肢体近端的支点开始，到上肢（图 15.13）和下肢（图 15.14）的远端张量诊断点结束。

有时，诊断点（例如前 - 外 - 踝点）仅有轻度敏感而近端点（例如前 - 外 - 膝 3 点）却更加敏感并变异。

触诊检查可以在躯干找出一个或多个点，而在四肢仅有几个点或完全没有。躯干上的致密化点也许在身体的一侧、同一节段的两侧或不同的节段上。

变异的远端张量点通常在躯干变异点的同侧。不过，也可以位于对侧肢体，以平衡腹壁的收缩。

代偿可以起源于躯干并延伸到四肢，但有时也会按相反次序。

在有些病例中，临床数据和假设都明确指向某个特定系统 - 筋膜序列的治疗，但是触诊中并没有发现相关悬链及其相连张量上有敏感点。

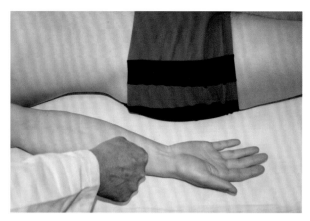

图 15.13　远端张量点触诊：前 - 外 - 腕点

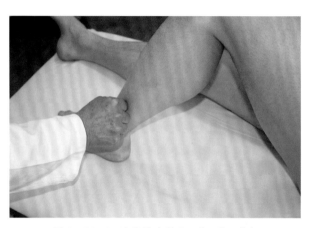

图 15.14　远端张量点触诊：前 - 外 - 踝点

这主要是因为序列是相互依存的。换言之，三个内部序列是相互依存的，每个都需要其他序列的参与。例如，对于有多种消化障碍的患者，腺体序列可能才是诱发原因而不是内脏序列。事实上，有一类消化不良是因胰腺酶和胆汁分泌不足所造成。在这种情况下，治疗师需要重新触诊，检查与腺体序列和腺交感神经系统连接的斜向悬链。

总之，并没有针对某种特定失调的特定点，只有多序列的、不同点的功能障碍组合起来的个体化的病人。

治疗

通用原则是，无论治疗师是否充分理解它们之间的关系，都要治疗由触诊检查发现的阳性点。以呼吸困难为例，经常会只触诊胸部的点，而忘记了整个腹壁和膈肌是同步运动的。出于这个原因，触诊应沿整个悬链进行，也就不会惊讶地发现其他区域如骨盆部点的致密化（图 15.15）。

致密化的筋膜在没有被触及时很少疼痛或敏感。其治疗应持续到其疼痛或灵敏度下降了至少50%。治疗从躯干点开始，并在躯干和四肢远端点（图 15.16）之间交替进行。

前面的点治疗之后再处理后面的点。只触诊检查直接与前面处理过的前悬链相关的后悬链。因

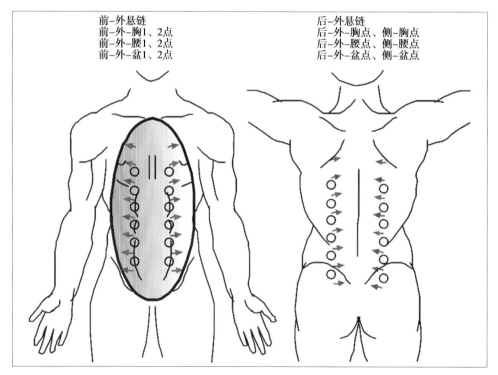

图 15.15　前 - 外和后 - 外悬链的触诊检查与治疗点

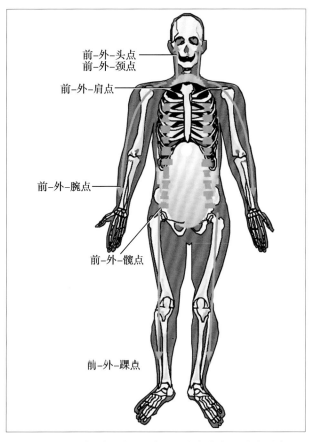

图 15.16 前 - 外悬链（绿色线）的支点和远端张量点

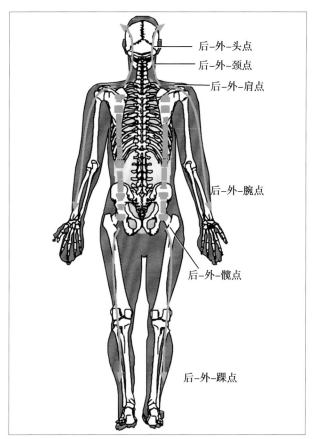

图 15.17 后 - 外悬链（绿色线）的支点和远端张量点

此在内脏序列，如果只治疗了右前 - 外线，则随后触诊右后 - 外线。后 - 外悬链由侧 - 胸、侧 - 腰、侧 - 盆的 CC 点（协调中心点）以及后 - 外 - 胸、后 - 外 - 腰、后 - 外盆的 CF 点（融合中心点）组成（图 15.17）。

即使在治疗躯干后壁时，每个病人的表现可能与其他有同样症状的病人不同。比如，受影响的后悬链可以在相关前悬链的对侧，或者两条后悬链都发生了改变。有可能在每条悬链上找到许多致密点，而有时只有一个。

临床病例分析

三十岁女性患者因右肩痛二十天就诊。

运动检查显示，在所有平面的运动中仅有轻微的疼痛。问及内科疾病时，该女士诉说她患有胃炎和左侧"结肠炎"。当被要求精确描述症状时，她说左季肋部持续沉重肿胀感已 15 年，伴左髂窝区偶发刺痛。

经数位专家诊断排除任何消化、呼吸系统异常。

触诊检查发现在右前侧肱骨的 CF 点（前 - 外 - 肱点）显著敏感，但由于假设这只是一个代偿点，治疗暂时搁置。右肩区的收缩可以成为左肋区慢性紧张的代偿。

因此，我们对腰和骨盆节段的前部诊断点进行触诊比较。发现患者左侧的前 - 外 - 腰 2 和前 - 外 - 盆 2CF 点较其他前部的点更敏感，所以治疗从这些点开始。进行治疗不久，病人诉说疼痛从左腹股沟区延伸到左髌骨以下部位。与此同时，病人回忆起每当她左髂窝有剧烈的疼痛时，从髋部向前摆腿也会出现困难。

因此决定治疗左前 - 外 - 膝 3CF 点。患者惊奇地发现那里非常疼痛。

处理完所有前部致密点以后，后点的治疗从病人俯卧位开始。触诊发现后 - 外 - 腰和后 - 外 - 盆 CF 点非常敏感。一起治疗了这些点以及后 - 外 - 膝 2CF 点；选择后者是为了与前 - 外 - 膝 3CF 点之间建立张力平衡。

在所有这些点的治疗结束以后，让患者站起来，并重复治疗前做过运动测试：虽然并没有治疗肩本身，但所有肩部运动可以全幅度完成并且完全无痛。再次触诊检查前 - 外 - 肱 CF 点已经不再疼痛。

第16章
脉 管 序 列

脉管序列包括循环和泌尿系统。这些系统是管道、心脏（相当于一个泵）、肾脏和膀胱（一起作为过滤器）的组合。

盆隔膜的筋膜在自动控制的管理中发挥关键作用，特别是那些泌尿的筋膜，而这些筋膜又受到从下肢往上的肌筋膜对角线张力的调节。

脉管序列的解剖

在内脏序列，很容易从嵌入筋膜（腹膜壁层）中区分出封套筋膜（腹膜脏层）。

脉管序列，从嵌入筋膜（腹膜后及椎前筋膜）中区分出封套筋膜（血管外膜）十分困难。然而，通过观察纵隔和腹膜后区（图 16.1）内的器官和血管的位置，我们可以很容易的理解筋膜的连续性。

脉管序列的嵌入筋膜在背部与竖脊肌的肌筋膜直接接触（图 16.12）。这种结构使血管活动和肌肉活动之间形成直接联系，关系密不可分。事实上，虽然内脏序列的功能能够不受外部肌肉收缩所干扰，但实际上脉管序列按照背侧肌肉的需求发挥作用。后方的肌筋膜序列与脉管序列之间的紧密联系

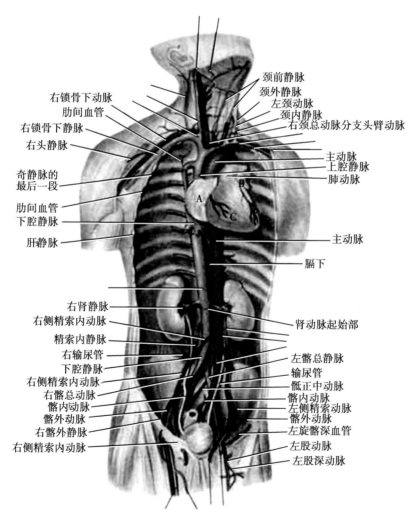

图 16.1　纵隔和腹膜后区的脉管序列（来自 G.Chiarugi, L.Bucciante，同前）

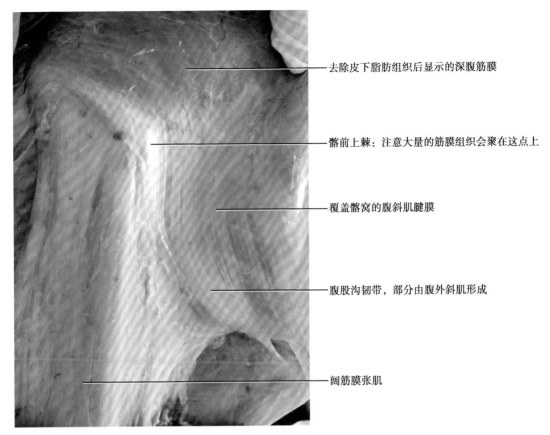

去除皮下脂肪组织后显示的深腹筋膜

髂前上棘：注意大量的筋膜组织会聚在这点上

覆盖髂窝的腹斜肌腱膜

腹股沟韧带，部分由腹外斜肌形成

阔筋膜张肌

图 16.2 髂前上棘和髂窝

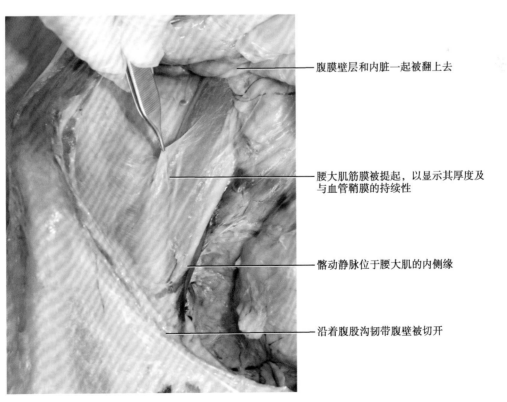

腹膜壁层和内脏一起被翻上去

腰大肌筋膜被提起，以显示其厚度及与血管鞘膜的持续性

髂动静脉位于腰大肌的内侧缘

沿着腹股沟韧带腹壁被切开

图 16.3 移除腹壁的髂窝，前后视图

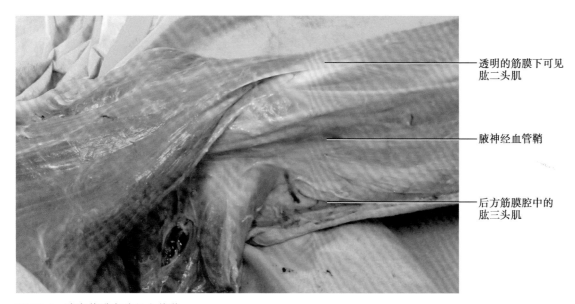

图 16.4　腋窝筋膜和神经血管鞘
胸大肌位于躯干的深筋膜浅层的裂隙里。此肌肉仅由肌外筋膜包裹,而在上臂,深筋膜在二头肌和三头肌肌肉的肌外筋膜上面又形成一种袖套结构

透明的筋膜下可见肱二头肌

腋神经血管鞘

后方筋膜腔中的肱三头肌

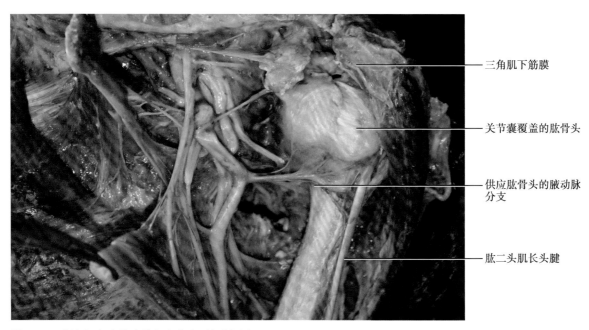

图 16.5　去除肌肉后的腋神经血管束,前后视图
胸大肌和胸小肌被去除以便暴露臂丛神经和腋血管分支

三角肌下筋膜

关节囊覆盖的肱骨头

供应肱骨头的腋动脉分支

肱二头肌长头腱

可以对临床治疗产生影响。躯干后壁的治疗对于缓解循环和泌尿器官的功能紊乱有着重要的作用。

血管功能紊乱导致的疼痛主要影响背区[1],常沿脊柱分部,在躯干壁的前内侧区。

主动脉弓综合征[2]或者心肌梗死引起的远端牵涉痛通常位于上肢的内侧。

泌尿器官功能紊乱产生的局部牵涉痛主要集中于盆腔前内侧区域,有时也可以出现在骶骨部位。

---

[1] 胸内动脉瘤可以引起咳嗽、气短和疼痛等症状。这是由于胸椎受到侵害,而疼痛位于胸骨后或者背部。如果疼痛位于腰部,则通常提示腹部的动脉瘤(Manuale Merck,1990)。

[2] 当上肢用力,特别在手臂上举过头时,可以出现尖锐的痉挛样疼痛、感觉异常和麻木(Manuale Merck,1990)。

泌尿器官功能紊乱产生的远端牵涉痛沿着大腿和小腿壁的内侧筋膜传导。

循环系统（CIRCULATORY APPARATUS，ACI）

肌肉骨骼系统的关节痛常常起源于肌筋膜，而不是自关节本身，关节只是感受器。

同理，循环系统中血管功能低下的原因通常不是在局部，局部只是感知器，而是来自远处，而远处往往无症状。

循环系统的功能

脉管序列容易受到壁内和壁外刺激的影响。血管外膜里有壁外自主神经丛，可以刺激局部的肌肉。调节人体血压的关键球形小体（如颈总动脉体、主动脉体）都沿着血管鞘分布[3]。

根据人体局部的不同需求，血管壁的结构也不同。有的动脉是传输血液，有的分配血液。大的传输动脉（如主动脉、肺动脉、颈动脉和锁骨下动脉）的内膜含有许多的弹性纤维。动脉壁的被动运动弹性组织和主动运动的平滑肌纤维之间存在恒定的比值。

从颈部和躯干部位的动脉旁神经丛分支出的神经纤维，支配内脏和头部的动脉。从胸腰段（交感神经）的自主神经分发出的神经支配这些血管周围的神经丛[4]。

在人体，周围神经中的自主神经支配四肢的血管[5]。这些自主神经分支传导两种不同的刺激：血管收缩和血管舒张刺激[6]。

静脉血向心脏的回流主要依靠静脉瓣的功能，使血流只朝一个方向流动。此外，还存在另外的一个称为动静脉耦合的机制，也能帮助血液回流心脏。静脉通常通过结缔组织与动脉的壁近距离接触。四肢的横向剖面（图 16.6）清楚地描绘了这些血管，但是血管的筋膜鞘画的不是太精确。

一个筋膜鞘包裹两个静脉和动脉。每个脉搏波动，动脉产生的压力作用于静脉，从而协助静脉回流（图 16.7）。筋膜鞘的筋膜结构一定不能太松，否则这个"动力系统"机制不能有效地工作。它也不应太僵硬，因为这将导致类似止血带的效果。

大血管被包裹在一个共同的筋膜鞘中：
— 在颈部，颈动脉和颈静脉被包裹在颈血管鞘内。
— 在大腿部，股动脉和静脉都被包裹在股血管鞘中[7]。
— 在腋腔，腋动脉和静脉都被包裹在神经血管束里[8]。

外围静脉位于肌间隔空腔和肌内间隙空间内。这些静脉利用肌肉泵作用以协助血液回流[9]。

在呼吸过程中胸部产生的负压扩张静脉和增加血流量。这种机制也取决于颈部筋膜的作用，因为颈部筋膜可以阻断颈静脉血液反流和颈静脉的塌陷。

同其他器官一样，心脏有一个壁内神经丛[10]。该神经丛对循环血液的容量敏感。此外，还有一个壁外丛，对外在刺激敏感。

循环系统的功能失调

在本文中，我们仅讨论可以通过筋膜手法获益的循环系统的外周功能障碍。

低渗静脉病变是慢性静脉功能不全的第一阶段。其典型症状包括双腿沉重感以及长时间站立和炎热天气情况下，出现疼痛和针刺样痛感的加重。

低渗静脉病变阶段以后，会出现如下的退行性病变期：
— 毛细血管扩张（蜘蛛痣），最初只是毛细血管扩

---

[3]　皮肤的球状体（Cutaneous glomera）可以调节体温。当它们打开时，流向皮肤的毛细血管床的血流就会停止，从而限制了血液的冷却。主动脉小球（aortic glomus）和颈动脉小球（carotid body）的功能是化学感受器（Benninghoff A., Goerttler K., 1986）。

[4]　交感神经的节后纤维（神经节细胞的轴突）直接分布在周围血管，形成外周神经丛；或者与脊神经融合分布于外周的小血管（Lockhart R.D., 1978）。

[5]　同上肢一样，身体中央的动脉周围神经丛仅向下肢延伸一小段距离。事实上，股动脉周围的神经纤维几乎就止于腹股沟韧带（Lockhart R.D., 1978）。

[6]　尽管交感神经激活后，诱发血管收缩，但是，血管舒张的产生不仅与交感神经作用减弱有关，而且还是血管舒张神经作用的结果。血管舒张神经也起源于脊髓的胸段。从功能角度看，尽管这些血管舒张的神经纤维源于自主神经的胸腰段，但是这些神经纤维被看作副交感神经系统的一部分（Lockhart R.D., 1978）。

[7]　从 Scarpa 三角出来以后，股动脉鞘沿着股内收肌管走行。内收肌管是由股内侧肌的肌腱膜形成的（Chiarugi G., 1975）。

[8]　腋动脉与神经血管束成分有重要的关系，是其重要的组成部分。特别是腋动脉紧邻尺神经。沿着血管有一些淋巴结分布。神经血管束前面有锁骨腋窝筋膜覆盖（Chiarugi G., 1975）。

[9]　纵向肌张力可以从外部影响到动脉。例如，伸展膝关节时，腘动脉的压力可以增加约 50%（Benninghoff A., Goerttler K., 1986）。

[10]　虽然由于刺激信号的肌源性传导，心脏可以自主收缩，但是心脏的功能仍然受到神经的影响。在窦房结和房室结的希氏束中存在大量的肠神经细胞。源自心脏神经丛和神经纤维的交感和迷走神经沿着冠状动脉，穿过这些神经丛支配心脏（Benninghoff A., Goerttler K., 1986）。

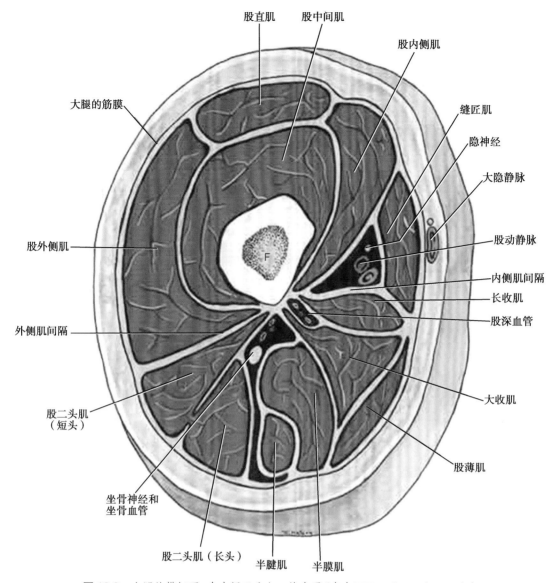

图 16.6　　大腿的横切面，在中间三分之一的水平（来自 V.Esposito et al.，op. cit.）

张；进一步发展，可以演变成皮内网状静脉曲张，在病变末期，形成冠状静脉扩张（踝部的红斑）。

— 扭曲的皮下静脉曲张，直径大于 3mm（图 16.8）。

— 脚和腿的皮下组织内体液含量增加后出现的水肿。

— 由于动脉腔栓塞、血栓以及动脉痉挛出现的组织缺血。

浅静脉功能不全可以改变毛细管功能，导致血液和周围的细胞之间代谢交换的降低。随后，出现皮下和真皮组织的问题，例如皮肤变薄，不规则的色素沉着、白色和黄色的条纹、小而软的结节。

在更严重的退化阶段，毛细血管后微静脉的血液静压力增高。这种不平衡增加了血管组织间渗出

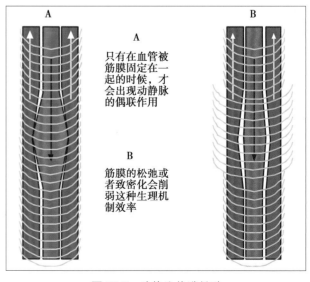

A　　只有在血管被筋膜固定在一起的时候，才会出现动静脉的偶联作用

B　　筋膜的松弛或者致密化会削弱这种生理机制效率

图 16.7　　动静脉筋膜偶联

液的积聚。一旦超过组织的耐受范围，就会出现水肿。毛细血管周围增多的渗出液中富含血浆蛋白。其中一种血浆蛋白叫做纤维蛋白原，这种蛋白聚合在毛细血管周围形成纤维蛋白套袖。这些套袖充当扩散屏障，防止氧气和其他营养物质向周围组织运动，而造成：

— 色素沉着或脚和小腿的棕红色（图 16.9）。
— 小腿皮肤上出现红斑、水疱、渗出性或脱屑性皮疹。
— 脂性硬皮病或皮肤、皮下组织和筋膜的纤维性硬化。
— 皮下组织炎症或表现为深红色的皮肤急性炎症。
— "萎缩性皮肤变白"或皮肤出现发白，萎缩性和发凉的局部改变。
— 无法自行愈合的静脉性溃疡或慢性皮肤改变。

有些病理改变是可以出现代偿的，因为交通静脉和深静脉循环坏可以有效地顶防水肿的形成。随着时间的推移，病变进入相对代偿期。这相对代偿期，下肢可以出现不同程度的水肿，但是这种水肿在经过一晚上的休息后就会消失。完全失代偿的时候就会出现持续的水肿。这种水肿即使经过夜间一晚的休息仍不会消失，相反，还会出现血栓性静脉炎的并发症。

泌尿系统（URINARY APPARATUS，AUN）

泌尿系统包括腰部的管性 - 器官筋膜单元（肾）和盆腔的管性 - 器官筋膜单元（膀胱），所有的腹膜后血管和生殖器官（前列腺、尿道）都参与排尿。

泌尿系统的功能

盆底肌肉（会阴）的解剖结构可以解释泌尿系统的一些功能。

盆底是由两个隔膜组成的。上面一个盆膈，是和腹横肌相连续的；下面的一个隔膜是由闭孔肌及髂筋膜和尿生殖隔组成的（图 16.10）。

下面用两个三角形来描述这两个肌肉隔膜：
— 一个较深的后侧三角区（坐骨直肠）位于尾骨（后 - 内 - 髋）和坐骨（后 - 外 - 髋）之间。
— 一个比较浅的前三角区（泌尿）位于耻骨（前 - 内 - 盆、前 - 内 - 髋）和髂骨间。

肛门位于坐骨直肠三角之内。脉管序列相连的尿道，位于泌尿生殖三角内。

浅表肌肉如臀大肌和腹斜肌作用于这些三角区上，深层肌肉（提肛肌、横向会阴肌肉）对这些三角区也有作用。

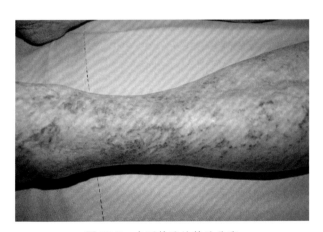
图 16.8　皮下静脉的静脉曲张

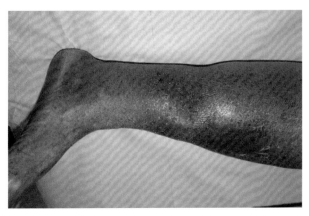
图 16.9　皮肤的棕红色色素沉着

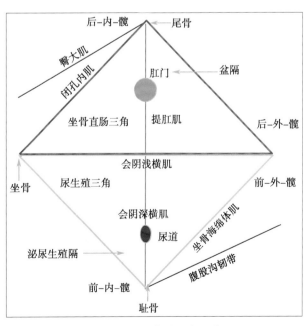
图 16.10　男性的盆底隔膜

上述的深层肌肉也与筋膜（闭孔内筋膜）和韧带（腹股沟韧带）相连接。

这些结构之间的相互张力作用是两个括约肌功能正常的决定因素。这两个括约肌穿过这些隔膜（肛门和尿道）。

关于骨盆隔膜的张力相互作用（图 16.11），应当考虑到提肛肌及其筋膜侧向嵌入盆腔筋膜的腱弓，闭孔肌的筋膜和髂筋膜上。

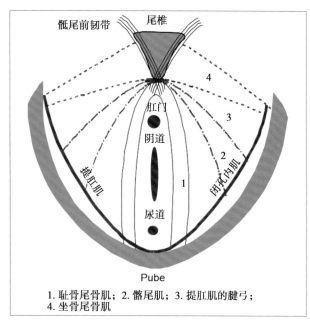

1. 耻骨尾骨肌；2. 髂尾肌；3. 提肛肌的腱弓；
4. 坐骨尾骨肌

图 16.11 女性的盆底隔膜

在中部，提肛肌及其筋膜与肛门括约肌有紧密的联系。此肌肉在肛门前后方均有交叉纤维（肛门延髓缝和肛门尾骨的缝）。纤维的这种排列可以允许纤维在两侧之间的相互刺激激活，保证肛门闭合功能的正常。如果肛门括约肌是由一个单一轮匝肌组成的，那么肛门的完美闭合几乎是不可能的。

在消化管的最后一部分的肌肉嵌入形式与消化道的起始部位肌肉类似。原因是这种排列有利于信息交换的逆行反馈。闭孔筋膜连接并配合终末端提肛肌的功能。提肛肌是由髂尾肌、耻骨尾骨肌和耻骨直肠肌组成。

由于提肛肌止于所有的盆腔骨（髂骨、耻骨和坐骨），所以提肛肌和谐作用的基础是盆腔周围壁的位置精确稳定。当这些固定点受到影响时（即使仅仅是一个固定点的位置排列不正常或者受到张力影响），自主运动环路都会出现抑制。

下肢的四个对角线锚定在骨盆上；因此，远端张量的改变可以影响内脏、脉管和腺体功能。

泌尿系统的功能失调

内脏功能紊乱的筋膜手法可以治疗由于盆腔筋膜张力异常引起的功能失常。盆腔筋膜张力异常可使自主神经节发出异常刺激信号。

在人体的泌尿系统，自主神经纤维也与壁内神经纤维相连接。这些自主神经纤维与启动排尿功能有关[11]。筋膜参与调节膀胱的其他活动。在尿液从输尿管排到膀胱后，尿道生殖三角的肌肉立即收缩关闭输尿管[12]。

输尿管和膀胱的筋膜插入髂筋膜从而与胸腰筋膜的深层相延续（图 16.12）。

如果肌筋膜和膀胱的悬吊肠系膜发生致密化，滑移减少，则可以表现出直接的或者间接的功能病变，例如：

— 膀胱周围筋膜紧张受限，可以出现尿频。
— 膀胱周围的筋膜松弛，可以出现少尿。
— 输尿管周围筋膜的紧张受限，可以出现排尿困难或断续排尿。
— 肌筋膜括约肌始松弛，可以出现不自主排尿和尿失禁。
— 由于在膀胱壁筋膜张力不足，可以出现尿潴留，并增加感染（膀胱炎）的风险。
— 尿的颜色变化（血尿）或化学成分变化（蛋白尿、乳糜尿）。

尿道、膀胱和输尿管的功能是泌尿系统的终端，仅占整个脉管序列的一部分（图 16.13）。

体内液体环境特性（体积、化学成分、离子电荷和分布）的维持需要一种微调节机制。这种微调节机制在大多数情况下由肾脏完成。

这一机制的变化可以导致水肿的产生。这种类型的功能障碍有如下三个例子：

— 心功能不全可以增加毛细血管内的流体静压，导致肾脏滤过的血液减少。
— 肾脏疾病可以导致大量的蛋白质从尿液中丢失（蛋白尿），从而出现血浆胶体渗透压的降低。

[11] 副交感纤维起自脊髓的第二到第四骶段。这些神经纤维不经过换元而到达盆腔，并止于位于膀胱壁的壁内神经元（enteric neurons）。副交感神经刺激引起膀胱的排空（Benninghoff A., Goerttler K., 1986）。

[12] 膀胱三角的交替肌肉调节原理是受神经冲动自动调节的。因此，膀胱三角的肌肉根据膀胱当前的压力情况不断的调整适应其压力。在这个三角内，存在大量的小的壁神经节细胞（enteric ganglion cells）（Benninghoff A., Goerttler K., 1986）。

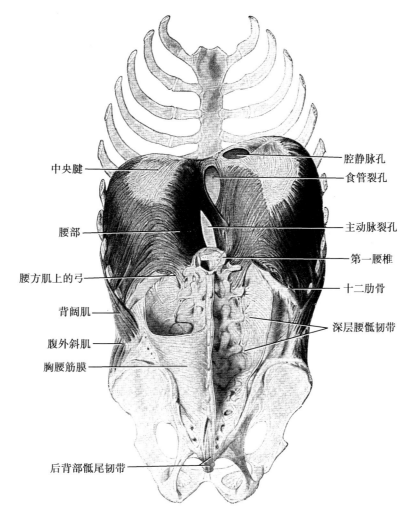

中央腱

腔静脉孔

食管裂孔

腰部

主动脉裂孔

第一腰椎

腰方肌上的弓

十二肋骨

背阔肌

腹外斜肌

深层腰骶韧带

胸腰筋膜

后背部骶尾韧带

图 16.12 脊柱伸肌的筋膜腔和膈肌的背面观（摘自 Benninghoff A., Goerttler K., op.cit.）

— 淋巴管阻塞，可出现组织间液的胶体渗透压增高。

阴茎和阴蒂勃起体现了脉管序列内的血液循环和泌尿生殖功能之间的密切联系。男性不能勃起或者持续勃起功能障碍的原因通常是由于阴茎海绵体的血管充血不足引起的。盆底肌肉肌筋膜张力的增高可以转变成一种止血带效应，阻断阴茎海绵体血管供应，导致勃起不能。

脉管序列的治疗

对于特定疾病，筋膜手法治疗没有固定的治疗方案。但是，筋膜手法治疗有明确的适应证，根据这些适应证，我们可以根据患者对治疗方案进行适当调整。完成评估表是准确治疗每一个患者的最基本步骤。

病史采集和临床数据

资料收集和病史可以提示到底哪一脉管序列系统（循环系统或泌尿系统）的功能异常。我们需要记录患者叙述的疼痛部位例如第二列中的（前 - 内 - 盆）。病历其他部分的记录同前面提到的内脏序列采用相同的记录方法。

假设

在某些情况下，患者报告症状可以清楚地提示特定的内部序列受到影响。而有些时候，患者症状可能不很明显。例如，某患者可以表现为模糊的腹侧面的疼痛，这种疼痛影响不止一个系统。在这种情况下，检查远端的牵涉痛就变得十分重要。

如果患者主诉下肢内侧疼痛或者痉挛。这一信息足以提示脉管序列的功能紊乱。

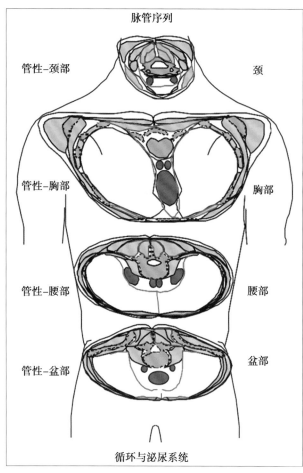

图 16.13 器官 - 筋膜单元和脉管系统 - 筋膜序列

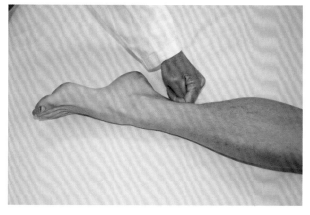

图 16.14 后 - 内 - 踝 CF 点的触诊和治疗

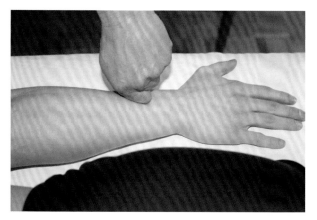

图 16.15 后 - 内 - 腕 CF 点的触诊和治疗

治疗师应该始终牢记远端张量点和系统 - 筋膜序列之间的关系，即：

— 前 - 外，后 - 外张量点：内脏序列。
— 后 - 内，前 - 内张量点：脉管序列。
— 后 - 外（外旋），前 - 内（内旋）张量点：腺体序列。
这些可以用来解释远端牵涉痛症状。

触诊验证

脉管序列的触诊核实开始于前 - 内的躯干悬链。如前面提到的，所有的血管、肾脏和膀胱的筋膜都锚固在竖脊肌的筋膜上（图 16.12）。因此，立即触诊验证后 - 内 - 胸、后 - 内 - 腰和后 - 内 - 盆 CF 点是很重要的。

然后沿下肢进行触诊认证，主要在后 - 内 - 踝的 CF 点（图 16.14）。

尽管确定主干的一个或多个点同下肢的一个点之间的相关性后，就可以开始治疗，触诊上肢的远端张量点能够提供更全面的补充（后 - 内 - 腕 CF 点，图 16.15）。

在循环系统功能异常时，我们通常不沿着有病变的血管触诊，而是观察完全相反的悬链。

肌肉筋膜内的血管鞘，只有在肌筋膜张力正常的时候才能辅助血液回流。所以，除了检查 CF 点，触诊还要查肌腹上相关的 CC 点。

治疗

一旦触诊确定了悬链上和远端张量中的病变点，就可以对这些点进行治疗。通过远端牵涉痛和器官筋膜连接，我们可以确认中央悬链和脉管序列的联系。

臀筋膜的后 - 内部分是骶尾韧带的连续。因此，后 - 内 - 髋 CF（为骶尾韧带上的支点）的手法操作可以影响逼尿肌和会阴括约肌的功能（图 16.17）。

后 - 内 - 肩 CF 部位的疼痛通常是动脉瘤和其他心脏问题的牵涉痛。在这一点的手法操作可减轻张力，而这种张力会扰乱这两个脏器（主动脉、心脏）的功能。在针灸学中，该区域对应心经和心包经的俞穴。

上肢前面远端张量的支点(前 - 内 - 肩和前 - 内 - 肱)与锁骨下以及腋的血管鞘相连。这些点可以主要用来治疗心脏和上肢的循环系统疾病(图 16.18)。

下肢前面远端张量的支点(前 - 内 - 盆和前 - 内 - 髋)与输尿管筋膜相连。这些点可以用来治疗泌尿器官疾病。

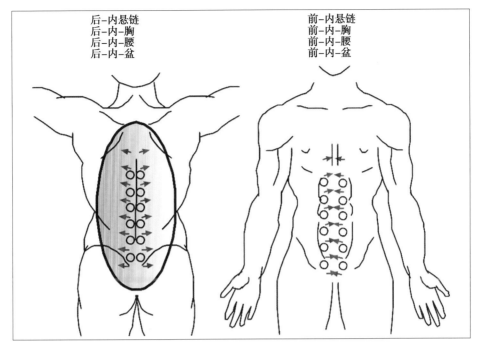

后-内悬链　　前-内悬链
后-内-胸　　前-内-胸
后-内-腰　　前-内-腰
后-内-盆　　前-内-盆

图 16.16　后 - 内和前 - 内悬链的触诊和治疗点

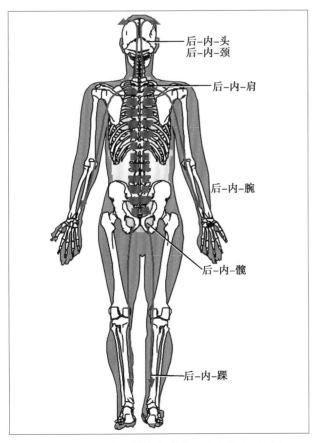

后-内-头
后-内-颈

后-内-肩

后-内-腕

后-内-髋

后-内-踝

图 16.17　后 - 内悬链的支点和远端张量点(蓝线)

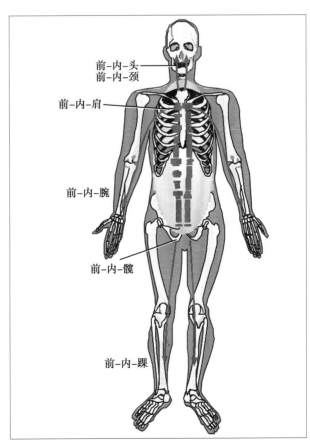

前-内-头
前-内-颈

前-内-肩

前-内-腕

前-内-髋

前-内-踝

图 16.18　后 - 内悬链的支点和远端张量点(蓝线)

临床病例分析

　　一名 40 岁的男性，盆底疼痛沿着小腿的后部区域放射，并伴随着脚底感觉异常。

　　这些症状三个月前尿路感染后开始出现。患者尿路感染时，伴有剧烈的疼痛，并有盆底肌肉和双下肢内侧疼痛性挛缩。抗生素缓解了部分症状，但是患者排尿过程中仍然偶有灼热感。此外，患者在尿路感染时，开始出现阴茎勃起困难（不能持续勃起）。

　　运动核查表明疼痛主要出现在矢状面动作时。

　　病人仰卧位，触诊核查前 - 内悬链及其远端张量点没有发现任何敏感点。

　　对后 - 内悬链的触诊，提示明显的敏感点。该敏感点位于后 - 内 - 腰 CF 和远端张量（后 - 内 - 踝）的诊断点上。

　　沿着该对角线的近端触诊，可以发现后 - 内 - 膝 2 的 CF 敏感。我们对这三点进行了交互的双侧治疗。治疗后，患者即刻报告盆腔得到了有效地放松。治疗前，其盆腔挛缩了至少 3 个月。

　　一个星期以后，患者报告腰部的疼痛和脚部的感觉异常疼痛已经显著缓解，排尿和阴茎勃起症状也恢复正常，和感染前一样。最后，我们采取了如下部位的手法治疗：后 - 内 - 足 CF 点和双侧后 - 腰和后 - 踝的 CC 点。

第17章
腺 体 序 列

腺序列包括内分泌和造血两大系统。

内分泌腺（内分泌的腺体）形成内分泌系统，包括松果体或松果腺、脑下垂体或垂体腺、甲状腺、甲状旁腺、胰腺、肾上腺、卵巢和睾丸。

造血系统由产生血细胞成分（红细胞、白血细胞、血小板）的腺体和器官组成，包括骨髓、肝、胸腺、脾脏以及淋巴结。

腺体序列的解剖

要理解如何有效地治疗腺体序列，需了解肌筋膜与原始横膈衍生的筋膜的嵌入点（图 17.1）。

颈筋膜的中间层嵌入锁骨。该层与甲状腺和胸腺的筋膜连续。内旋-颈部和外旋-颈部以及外旋-肩胛部的 CC 点（协调中心点），位于这些筋膜的上方或附近。

横膈通过肾上腺与内分泌系统相连，并且通过肝脏与造血系统相连。横膈沿肋骨架的下缘嵌入，其前面为内旋-胸部和内旋-腰部的 CC 点，而后面为外旋-胸部远端和外旋-腰部的 CC 点。

前部和后部躯干浅层肌肉的腱膜（如腹斜肌和背阔肌）从身体的一侧穿行到另一侧。腹斜肌和背阔肌嵌入到髂嵴上。内旋-盆部、内旋-髋部、外旋

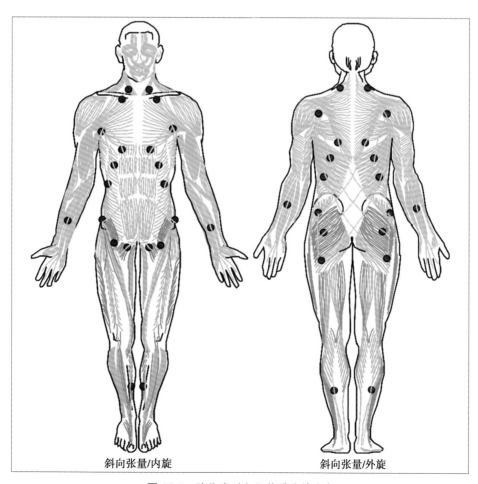

斜向张量/内旋　　　　　　斜向张量/外旋

图 17.1　腺体序列与肌筋膜的结合点

旋 - 盆部的 CC 点位于这些嵌入点附近。

　　子宫阔韧带嵌入髂筋膜，而睾丸筋膜为腹横筋膜的延续。

　　上述的筋膜点都与腺体序列相连，它们形成了一条由众多斜向张量构成的悬链。这条悬链类似于斜向张拉结构，但这些斜向张量并不局限在某一个节段上。相反，它们涉及几个节段。此外，通过将从胸到骨盆的这些点连接起来，可以看出它们排成一线，仿佛是在躯干壁上交叉的一条悬链。

　　位于腹股沟韧带的悬链汇集到下肢的前中张

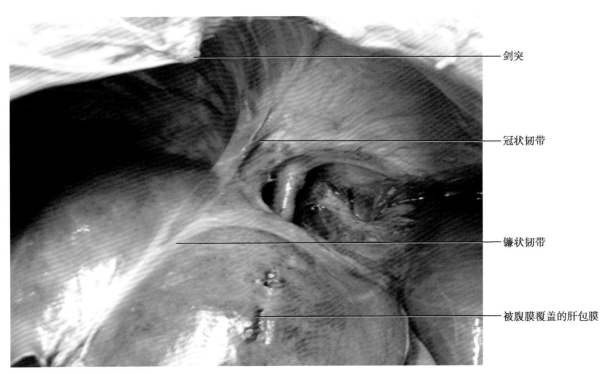

剑突

冠状韧带

镰状韧带

被腹膜覆盖的肝包膜

图 17.2　在去除腹前壁后人体肝脏冠状韧带的前后观

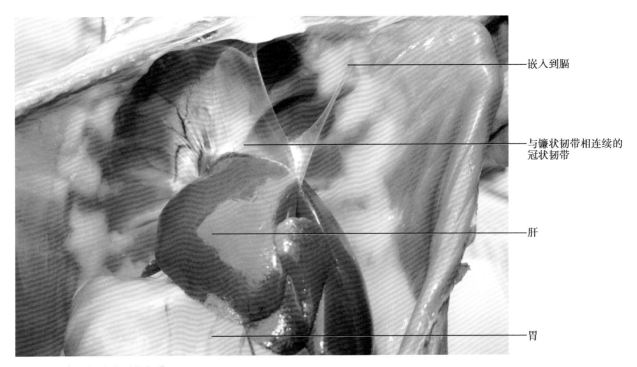

嵌入到膈

与镰状韧带相连续的冠状韧带

肝

胃

图 17.3　兔子肝脏的冠状韧带

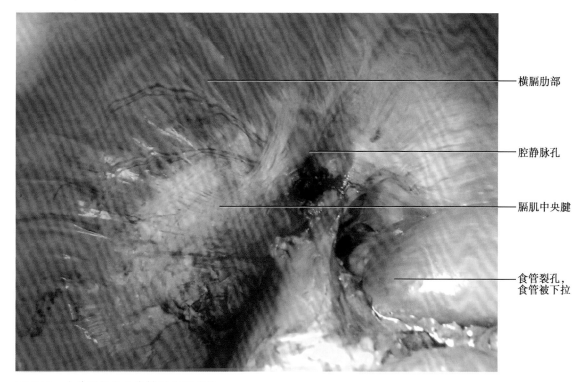

横膈肋部

腔静脉孔

膈肌中央腱

食管裂孔，
食管被下拉

图 17.4 去除肝脏后人类横膈的下面观

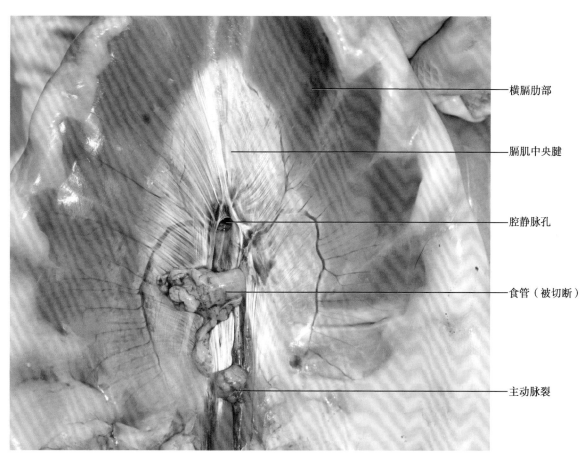

横膈肋部

膈肌中央腱

腔静脉孔

食管（被切断）

主动脉裂

图 17.5 去除肝脏后兔子横膈的下面观

量。前 - 内 - 踝 CF 点（融合中心点）就是这条链的远端诊断点，而内旋 - 踝 CC 点也有同样作用。胸部斜向悬链向前 - 内 - 肱 CF 点汇集。这条悬链的远端诊断点是前 - 内 - 腕 CF 点，同时也可被内旋 - 腕 CC 点替代。

　　在后部，位于髂嵴的悬链汇聚到后 - 外 - 髋 CF 点和远端的后 - 外 - 踝 CF 点。这些 CF 点分别与外旋 - 髋和外旋 - 踝的 CC 点十分接近。其实，骨盆的后部悬链汇集到与外旋肌筋膜序列平行的后 - 外张量。

内分泌系统（AEN）

　　激素在生命过程中是不可或缺的。他们协调细胞和器官的代谢进程（图 17.6）。很多激素并非物种特异的，因此，它们可以由动物应用于人体。

内分泌系统的功能

　　血液激素水平的调节是由以下反馈机制决定的：如果血液中的某种激素水平降低，合成该激素的腺体会增加它的分泌量。反之亦然，当血液中某种激素水平增加时，相应的腺体会减少其分泌。

　　壁内神经丛[1]和壁外神经丛[2]位于腺体的外膜中。

　　所有这些关系到腺体序列的神经和神经丛被归类到腺交感神经系统名下，这是本书对交感神经系统提出的一部分"新"解释（第 12 章）。

　　原始的动物没有神经节或内分泌腺。相反，他们只有少量散在分布的具有双重功能的神经内分泌细胞[3]（嗜铬细胞）。

　　在出生时，沿着人体后壁仍然可以发现一定数量的这种细胞[4]。这个弥散性神经内分泌系统包括嗜铬细胞、小强荧光细胞（SIF）和生成肽的细胞。

　　伴随腺体序列的筋膜可以表现为一种沿着激素

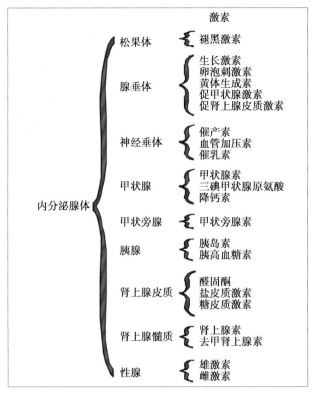

图 17.6　内分泌腺及相应的激素

轴分布的优势互连通路。这些激素轴活跃在生命的不同阶段：

— 生长激素轴（垂体生长激素、胸腺）在儿童发育阶段处于活跃状态。

— 在青春期末段或性成熟期，促黄体轴（垂体、肾上腺、性腺）是活跃的[5]。

— 卵泡刺激轴活跃于交配或生殖阶段。

— 怀孕和分娩期间以及分娩后，其他激素轴被激活。

　　在观察了睾丸的神经支配后，可初步确立一个假说：衍生自原始横膈的筋膜对腺体间的相互联系非常重要（图 17.7）。在胎儿时期，睾丸在下降到阴囊中之前，最初是位于腰部的。随着睾丸的下降，它们牵拉着肾上腺自主神经支配周围的筋膜[6]一起

---

[1]　腹腔神经丛（太阳神经丛）是由众多子神经丛构成，它们包括膈、肝、精索（卵巢）神经丛等（McDonad C.J., 1968）。

[2]　交感神经和副交感神经的细纤维在甲状腺的囊构成一个神经丛。无髓鞘的纤维从该囊形丛伴随血管延伸，随后在甲状腺滤泡的表面形成另一个丛（Chiarugi G., 1975）。

[3]　沿背主动脉分布并靠近交感神经节的细胞群被称为嗜铬细胞，是因为它们容易与钾盐染色。因为它们在胚胎学上与交感神经节相同，并与之关联，特别是在软骨鱼这类物种中，所以也被称为"副神经节"。在哺乳动物中，嗜铬细胞源于肾上腺的髓质（Romer P., 1996）。

[4]　内脏神经系统、弥散性神经内分泌系统和内分泌系统在经典中被视为独立的实体。然而，它们一起实际代表了一个人体的代谢活动和内环境的神经内分泌调节整体系统（Gray H., 1993）。

[5]　由性腺产生的性激素是与肾上腺皮质激素具有非常相似化学成分的甾体。这两个腺体之间的相互关系是这样的，作为激素生产者是很难区分它们特有的作用。肾上腺皮质能产生微量性激素，反之亦然。此外，男性和女性生殖器并没有完全分化下，睾丸产生雌激素与雄激素，反过来也一样，卵巢能产生一些雄激素（Romer P., 1996）。

[6]　交感神经干的胸腰段支持睾丸。与这些器官更高、更原始位置相关的，特定支持它们的节前纤维源于脊髓的胸 10 节段。这些纤维通过小内脏神经达到腹腔神经丛，随后通过主动脉丛和肾神经丛。最后，它们构成了精索丛，向睾丸提供神经（Chiarugi G., 1975）。

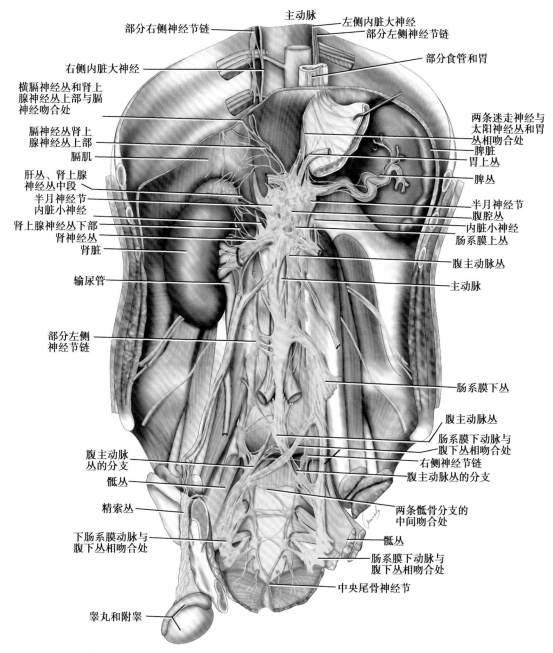

主动脉
部分右侧神经节链
左侧内脏大神经
部分左侧神经节链
右侧内脏大神经
部分食管和胃
横膈神经丛和肾上腺神经丛上部与膈神经吻合处
两条迷走神经与太阳神经丛和胃丛相吻合处
膈神经丛肾上腺神经丛上部
脾脏
膈肌
胃上丛
肝丛、肾上腺神经丛中段
脾丛
半月神经节内脏小神经
半月神经节
肾上腺神经丛下部
腹腔丛
肾神经丛
内脏小神经
肾脏
肠系膜上丛
输尿管
腹主动脉丛
主动脉
部分左侧神经节链
肠系膜下丛
腹主动脉丛
肠系膜下动脉与腹下丛相吻合处
右侧神经节链
腹主动脉丛的分支
腹主动脉丛的分支
骶丛
两条骶骨分支的中间吻合处
精索丛
骶丛
下肠系膜动脉与腹下丛相吻合处
肠系膜下动脉与腹下丛相吻合处
中央尾骨神经节
睾丸和附睾

图 17.7　膈神经、膈丛、肾上丛和精索丛之间的自主神经连续性（源自 V.Esposito 等的作品）

下行，并保持与肾上腺的联系。

连接脉管序列（主动脉丛）或者内脏序列（肠系膜和骶神经丛）的自主神经支持着盆腔内的其他器官。

内分泌系统的功能失调

激素平衡的变化可能与包裹内分泌腺体的筋膜上过大的牵引力有关。例如，如果颈部筋膜压迫甲状腺，腺体可以分泌比所需要还多的激素，从而扰乱供应和需求之间正常而脆弱的反馈控制。

内分泌系统的功能失调也可引起局部痛或牵涉痛。

无论如何，全身的筋膜在具备正常的生理弹性时是能够适应气候或荷尔蒙的变化的。

痛经或许是与内分泌序列相关的最常见的一个病。其症状包括腹部及腰部疼痛，可扩散到双腿的内侧区域[7]。然而，是月经周期中正常的激素变化凸

[7]　原发性或功能性痛经的疼痛通常是痉挛样痛并局限在下腹部，但它也可以是一个持续性疼痛，并可能放射到下背部和下肢（Manuale Merck, 1990）。

显了肌筋膜内的致密化和僵化而导致疼痛,而不是因筋膜的改变而引起激素变化。疼痛提醒患者出现了异常情况,使他们寻求治疗。女性需要意识到,盆腔筋膜弹性的改变也可以扰乱骨盆在怀孕期间不可回避的正常的体位适应。有趣的是,从来不痛经的女性在怀孕期间痛苦也少。

卵巢囊肿的形成[8]说明腺体周围的空间必须保持正常张力的重要。

卵巢由一系列小韧带悬挂在小骨盆中,这些小韧带共同形成子宫阔韧带(图17.8)。即使仅有一个小韧带的张力比正常大,卵巢囊肿就可能发生,作为一种支撑来校正或调试异常的拉力。

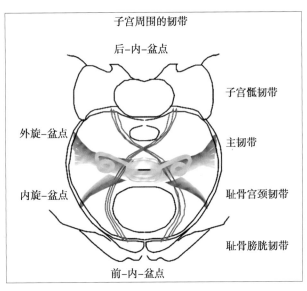

图17.8 卵巢悬韧带

这一假说是依临床发现而建立的。许多卵巢囊肿患者报告,在经过内部功能失调的筋膜手法治疗后,超声扫描发现原囊肿的尺寸有减小。

糖尿病神经病变是另一个与内分泌腺功能障碍相关的病。主要影响下肢(如糖尿病足)、大腿外侧和手。在糖尿病神经病变中,葡萄糖代谢的改变影响了传入神经的正常营养。

筋膜手法不能改变因既定器官病变引发的内分泌功能障碍。然而,它可治疗器官病变发生之前的活动亢进或低下。由于腺体功能障碍可能不仅仅

是一个局部的失调,所以了解其失衡的原因尤其重要。一个腺体的功能障碍可能是因为代偿其同一腺体轴中另一腺体的失调。

造血系统(AHE)

腺体序列中的两个腺体清楚地证明了造血系统和内分泌系统之间的相互关连。

第一个腺体是胸腺,它分泌血细胞(T-淋巴细胞)还有激素(淋巴细胞生成素、胸腺素)。第二个是肝脏,这是在胚胎阶段最重要的造血器官。在整个成年阶段也参与血液净化和老化激素的破坏。

心包膜将胸腺、甲状腺与肝脾相连接(图17.9)。从原始横膈发生过来的筋膜连续性有助于刺激和同步腺体功能。

例如,当一个人跑步[9]时,呼吸和膈肌偏移增大,引发膈肌中央腱的活动:
—— 向上,牵拉心包膜而涉及胸腺(释放淋巴细胞)和甲状腺(导致其功能增加)。
—— 向下,通过冠状韧带影响肝脏(增加红细胞压积)、肾上腺[10](释放皮质醇)和脾(血液的释放)。

腺体序列形成一条介于系统和整体系统之间的"边界线",因为它包含的内分泌系统中的很多功能关系到代谢与体温调节整体系统,而造血系统中的很多功能与免疫和淋巴整体系统相关。

造血系统的功能

血液由液体部分(血浆)以及细胞成分(红细胞、白细胞和血小板)组成。英文"造血(haematopoiesis)"源自两个希腊语词汇:"Haima"意思是"血","poiesis"意思是"产生"。造血细胞是从被称为"干细胞"或者"多能细胞"的单一细胞分化而来。

从进化的角度看,无颌总纲动物(圆口类)的造血发生在肾脏而不是在骨髓中。硬骨鱼有能产生淋巴细胞、浆细胞和巨噬细胞的胸腺和脾脏。

在真骨鱼类,围绕肠和性腺的区域可以找到免疫组织。在进化更高级的动物中,造血腺体迁移到

---

[8] 卵巢囊肿通常没有症状,然而由于囊肿的压力可引起疼痛或沉重的感觉。子宫内膜异位症引发的疼痛和酸痛是由于神经末梢受到直接的局部刺激。疼痛通常在月经前数天和月经期间加重。有些患者可在周期中间伴随排卵出现下腹区域的疼痛(Manuale Merck, 1990)。

[9] 一般来说,体力消耗会导致白细胞的再分配,这取决于运动的类型和强度。脾脏分泌T-淋巴细胞……我们可以看到,一段高强度的跑步可以增加T-淋巴细胞的数量。这种效果可以通过与运动相关的肾上腺素机制说明(Kruger K., 2008)。

[10] 肾上腺髓质激素是一种主要由循环系统和肾上腺髓质分泌的激素。它具有不同的功能。其降血压以及血管舒张效应更为重要。组织拉伸是其基本的分泌调节因素。其他激素(血管紧张素)或代谢因素(缺氧、缺血和高血糖)也会调节其分泌(Eto T., 2003)。

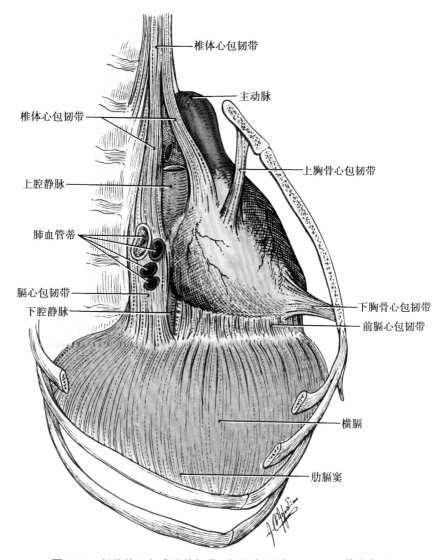

图 17.9　纤维性心包囊及其韧带，右面观（源自 V.Esposito 等的作品）

骨髓中[11]。

在人类胚胎时期，肝是血细胞形成的主要器官，其次是脾和胸腺。从妊娠第 7 个月开始，骨髓组织（红骨髓）和淋巴组织（淋巴结）成为血细胞形成的主要来源。即使是成人，在病理条件下，肝脏仍然可以造血。

从 5 岁的时候开始，长骨中的红骨髓被富含脂肪组织的黄骨髓取代。

到 20 岁的时候，红骨髓只能在椎骨、胸骨、肋骨、锁骨、盆骨和颅骨中找到（图 17.10）。

释放到血液循环的细胞和被肝消除的细胞在数量上是相互抵消的。

促红细胞生成素是一种由肾组织和机体的其他部分合成的蛋白，可以刺激红细胞生成（产生红细胞）。

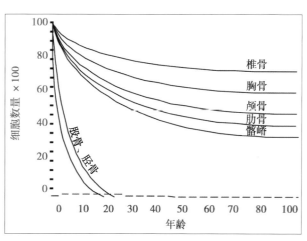

图 17.10　年龄和骨髓造血的关系

---

[11] 骨髓是包含纤维结缔组织、神经纤维和脂肪组织的网状结构。骨内膜是一张非常薄、紧贴骨髓腔的结缔组织膜。它的许多方面类似于骨外膜（Kent G., 1997）。

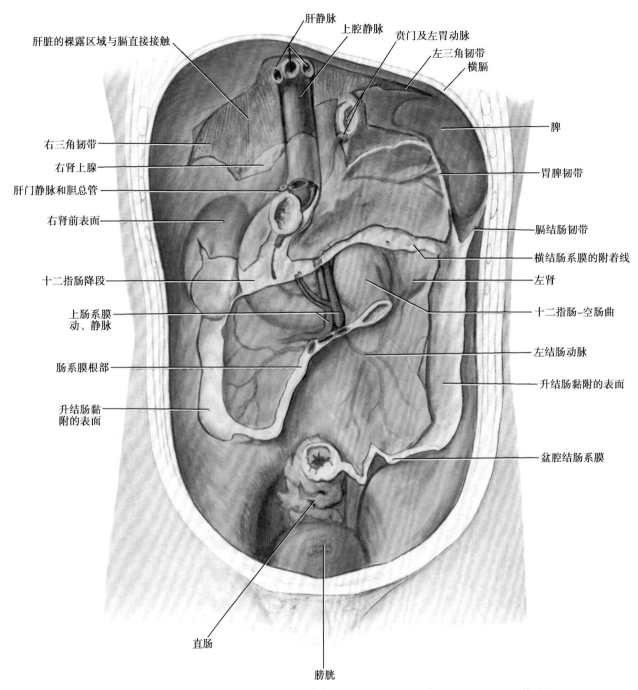

肝静脉
上腔静脉
贲门及左胃动脉
左三角韧带
横膈

肝脏的裸露区域与膈直接接触

脾

右三角韧带
右肾上腺
肝门静脉和胆总管
右肾前表面

胃脾韧带

膈结肠韧带
横结肠系膜的附着线
左肾

十二指肠降段
上肠系膜
动、静脉
肠系膜根部
升结肠黏
附的表面

十二指肠-空肠曲
左结肠动脉
升结肠黏附的表面
盆腔结肠系膜

直肠

膀胱

图 17.11　后腹壁的壁层腹膜；注意肝脏冠状韧带在膈下的广泛裸露区域（源自 V.Esposito 等的作品）

　　许多激素[12]可以影响造血的数量。内分泌和造血系统都成形于原始横膈（腺体序列），两者之间的联系也表现在病理状态下[13]。例如，在许多内分泌功能不全的情况下（如阿狄森病、甲状腺功能减退、性腺功能减退等），正常红细胞性贫血是很常见的。

　　此外，肝炎[14]患者自始至终地有正常红细胞性贫血。

　　依据肝脏与膈以及腹膜后腺体筋膜之间的广泛附着区域（图 17.11），肝脏与内分泌和造血系统之间的关系可能略多过消化系统。肝脏不仅有多种激素的功能[15]；它也是血浆和血液蛋白的主要来源。

[12] 许多其他因素可以影响造血的数量，包括甲状腺激素、生长激素、雄激素类固醇和其他激素（Gray H.，1993）。

[13] 许多激素（甲状腺素、糖皮质激素、睾酮、生长激素）影响人类红细胞的体外增殖（Harrison T.R.，1995）。

[14] 当肝功能受到损害时，贫血会一直存在，一旦肝功能重新恢复，贫血的状况就会得到改善（Harrison T.R.，1995）。

[15] 在垂体下控制，肝脏产生的促生长因子，一种刺激蛋白质合成的激素（Kent C.G.，1997 年）。

从膈神经发出的神经纤维供应肝脏[16]，该神经还发送其他纤维到腹腔神经丛，而组成肝、肾上腺、精索和卵巢神经丛的神经都是从腹腔神经丛起源的。

最初，胸腺[17]是个淋巴器官，类似于其他许多淋巴结。接着，从神经嵴和肝起源的细胞[18]侵入胸腺。

胸腺产生的激素可以刺激外周淋巴器官。

脾脏是循环"整体系统"（system）中的淋巴器官，和嵌在淋巴管通道上的淋巴结不同。脾的微观结构是一个有平滑肌的纤维囊，在收缩时排出血液。在胎儿期，产生所有血液细胞成分的过程中脾和肝脏相互合作，完成"血液 - 淋巴 - 制造"功能。随后，进入其髓质阶段，脾产生 T 淋巴细胞（类似从胸腺产生）和 B 淋巴细胞（类似从骨髓产生）。

在成人，骨髓是造血的主要器官。有两种类型的骨髓：

— 红骨髓，存在于躯干骨中，产生血细胞。
— 黄骨髓，主要是脂肪组织，存在于四肢的长骨中。

造血系统的功能失调

血细胞必须维持在一个恒定的数量和比例（表17.1），否则会出现功能障碍和疾病。

表 17.1　血液中不同细胞的百分比

细胞	百分比	寿命中位数
红细胞	4.5～5 百万 /mL	120 天
血小板	200～250×1000/mL	7～10 天
白细胞	6～8×1000/mL	数月或数年，粒细胞只有几小时

举两个例子，说明缺乏血细胞如何能刺激造血器官产生变形：

— 地中海贫血（地贫），下颌骨和颅骨的骨结构异常，就可能是由于为了满足增加骨髓细胞的需求。
— 多种形式的白血病，其中未成熟细胞的增殖可导致肝、脾和淋巴结的肿大。

一些血液疾病与循环中细胞数目的变化相关，包括：

— 红细胞病变：红细胞减少、红细胞增多、贫血[19]、地中海贫血、红细胞增多症和溶血。
— 白细胞病变：白细胞减少症、白细胞增多症、白血病和粒细胞缺乏症。
— 血小板病变：血小板减少症[20]和血小板增多症。

其中一些病症是先天性的，而另外一些是意外出现。

如果骨膜变得致密，就会阻碍骨髓和血液循环之间的细胞交换。无论全身或局部的骨痛，都可以认为是动员骨膜筋膜的指征。

儿童的骨膜由三层构成：
— 第一层含有成骨细胞，负责骨组织形成的细胞。
— 第二层是纤维层，含有弹性纤维。
— 第三层是由结缔组织形成，称为外膜；它包含血管、神经，并延续至肌筋膜。

在成人中，骨膜减少为两层：在外的外膜层和在内的纤维层。外层具有许多血管穿过内层嵌入到骨内，穿通福克曼（Volkmann）和哈弗斯管（Haversian cannals），并由此进入骨髓。内层则涉及骨折后修复的过程。

腺体序列的治疗

腺体序列由两种类型的腺体组成：内分泌腺和造血腺。有两种不同的方式作用于这些腺体：
— 对于内分泌腺体，连接锁骨、膈肌和骨盆的原始横膈筋膜是关注点。
— 针对造血腺体的是躯干扁骨的骨膜。

某些内分泌腺体，如生殖腺、肾上腺和甲状腺叶是成对的，而其他的，如胰腺、骨骺和垂体是不成对的。

如果没有筋膜的连续性，大部分腺体的解剖位置会导致它们无法被触及。甲状腺鞘膜继续向下延入心包膜和膈肌中央腱。中央腱之下，膈肌筋膜在后部下降，与肝、肾上腺囊以及围绕胰腺的筋膜[21]汇聚。膈肌筋膜的嵌入点与腹斜肌的筋膜重合（图17.12）。

---

[16] 神经穿过腹腔神经丛后到达肝脏，看上去一些来自膈神经的细纤维也止于肝脏（Chiarugi G., 1975）。

[17] 胸腺对其他内分泌器官的活动非常敏感。迷走神经、交感神经系统和膈神经都支配胸腺（Chiarugi G., 1975）。

[18] 在所有脊椎动物，胸腺起源来自于咽囊上皮的增厚。接着，来自神经嵴、造血区域以及稍后的阶段中的胎儿期肝脏的细胞浸润到上皮细胞之间（Kent C.G., 1997）。

[19] 贫血涉及循环中血红蛋白数量的减少。这可能是由于红细胞的生产数量减少或红细胞损失大于产出（例如出血）（Manuale Merck, 1990）。

[20] 血小板计数减少可见于急性感染、过敏性休克、出血性疾病和贫血（Taber C., 2007）。

[21] 胰腺的前表面被覆腹膜，后表面由 Treitz 胰后筋膜包裹，该筋膜还与胆总管、肾上静脉等相连。由于这些多样化的连接，胰腺也与膈产生联系（Testut L., 1987）。

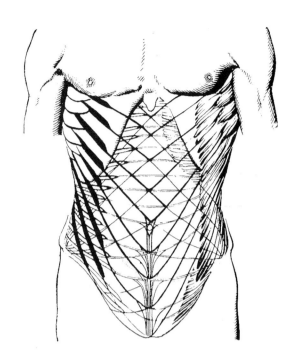

图 17.12 腹斜肌的架构（来自 Benninghoff A., Goerttler K 的作品）

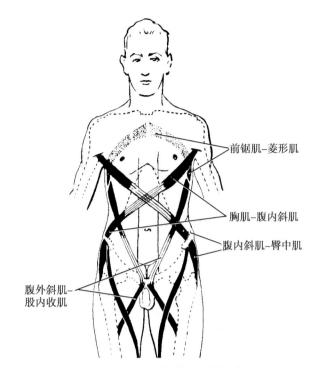

前锯肌-菱形肌

胸肌-腹内斜肌

腹内斜肌-臀中肌

腹外斜肌-股内收肌

图 17.13 躯干及四肢之间肌筋膜的连续性（来自 Benninghoff A., Goerttler K, 的作品）

斜行的肌肉都参与了躯干的旋转运动。因此，腺体序列的悬链也按斜向排列。然而，在腺体功能障碍的触诊过程中，发生变化的点并不总是沿着这些斜行的悬链分布。因为病理是基于生理秩序的变化而变化。

躯干前部的斜向悬链延续到上下肢的内侧（图 17.13）。

因此，前斜悬链的远端张量对应前 - 内肌筋膜的对角线，而与内旋肌筋膜序列平行。

后斜悬链的远端张量对应后 - 外肌筋膜的对角线，而平行于外旋肌筋膜序列。

病史采集和临床数据

患者先前确定的医疗诊断（例如甲状腺功能减退、贫血等）可以使治疗师定位到内分泌系统（AEN）或造血系统（AHE）的功能障碍，亦即将治疗方向定位在某一条斜向悬链上。当然，应当先排除其他疾病的可能。

假设

一旦定位在腺体序列上，那么治疗方案的选择仅限于是应该沿着肌筋膜上的斜向悬链（内分泌系统）还是在骨膜筋膜上的斜向悬链（造血系统）进行。治疗师的最后目的是恢复连接斜向悬链的筋膜（肌

肉或骨膜）的弹性，以便使腺体重新建立正常分泌。

触诊验证

在整个触诊检查的过程中，治疗师不仅要寻找疼痛点，还要寻找更客观的组织改变，如充血、硬化或索状纤维束，这些都被统称为"筋膜致密化"。

触诊检查通过点与点的比较进行，这样治疗师才能明确区分敏感性差异。

检查结果记录在评估表上。

腺体序列的触诊验证可以概括为三个部分：
— 在躯干的三条悬链上触诊，以明确哪条悬链需要治疗。
— 触诊检查更敏感或改变更大的悬链的远端张肌。
— 触诊头部连接躯干变化更大的悬链的感受器序列悬链。

治疗

内分泌功能障碍的治疗包括在触诊过程中发现的致密或敏感的肌筋膜上所有细小区域实施手法。造血功能障碍的治疗需要对突出骨性结构的骨膜[22]

---

[22] 机械刺激对骨髓间充质细胞（MSCs）的生长和功能形成是至关重要的。有迹象显示此类机械刺激的作用方式在诱导某些细胞反应中扮演极其重要的角色。这项研究表明，适当的机械拉伸能促进人体骨髓间充质细胞的增殖能力（Song G., 2007）。

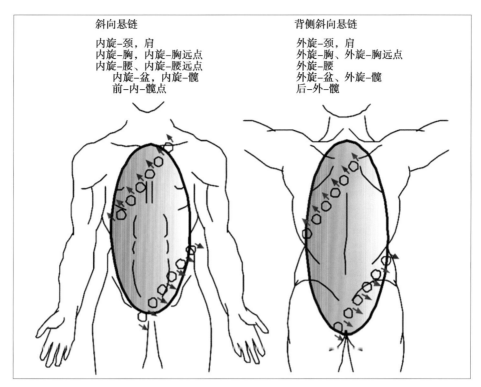

图 17.14　在躯干斜向悬链上用于触诊检查和治疗的点

进行松动。这些区域不一定正好在通常治疗的点上，但一般它们是在附近。在这些情况下，触诊应扩展到整块骨骼上，以便正确地定位这些区域（图 17.14），而"筋膜治疗师"旨在松动骨膜的表层，而不是进行深层组织手法（图 17.14）。

在躯干上扁骨需要进行手法处理的细小区域在胸部和骨盆的协调中心点或融合中心点附近，并按下列方式处理：

— 治疗内旋 - 肩胛协调中心点时，向着胸骨和锁骨方向延伸，以包括这些骨的骨膜筋膜。
— 治疗内旋 - 腰部协调中心点时要延伸到髂嵴上的骨膜。
— 治疗前 - 内 - 胸融合中心点时直接延伸到胸骨上的骨膜筋膜。
— 治疗前 - 内 - 盆融合中心点时延伸到耻骨骨膜上。
— 治疗内旋 - 胸部协调中心点时集中在肋骨骨膜，而不是在肋间隙。
— 治疗外旋 - 胸部、外旋 - 腰部和外旋 - 盆部的协调中心点时直接朝向肌肉的起止点而不是肌腹。

四肢前面的远端张量点与躯干前面的斜向悬链点一起治疗（图 17.15）。躯干和四肢后面的点也同样处理（图 17.16）。

一旦选定的治疗点都解决了，治疗师可以让病人站起来以验证治疗的效果。在直立位置病人不应该有任何残留的疼痛，否则，这些痛点显然需要进一步的治疗。

"筋膜治疗师"必须了解，不同于深层肌筋膜在一次充分治疗后需要几个月才会返回到病理状态，骨膜可能需要多次治疗的刺激才会发生稳定的改变。

临床病例分析

一位 60 岁男性，自诉双踝疼痛大约 5 个月，否认其他伴随痛，无手术和用药史。接下来进行活动检查以确定有无引起疼痛加重的特别平面。用脚趾、脚跟和脚的外侧行走，患者没有感到疼痛在三种动作中有任何不同。在进一步询问是否有其他不适时，患者提到在四个月前的一次全血检查中发现了一些异常。根据这条信息，初始诊疗程序从面向距骨节段的局部治疗转为全面检查躯干上的突出骨骼。

在胸部和骨盆的诊断点触诊中发现外旋 - 胸和外旋 - 盆 CF 点有显著的敏感性。在手法治疗这些点大概 5 分钟后，又交替治疗两侧的前 - 内 - 踝和外旋 - 踝点 5 分钟。

远端点其实不如躯干上的点敏感。然而，由于病人坚持"做点解决踝关节的疼痛的手法"，也给予了治疗。

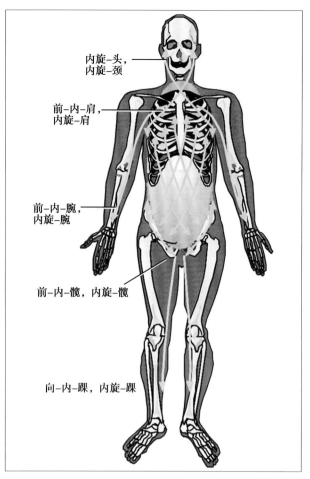

内旋-头，
内旋-颈

前-内-肩，
内旋-肩

前-内-腕，
内旋-腕

前-内-髋，内旋-髋

向-内-踝，内旋-踝

图 17.15 支点和前斜悬链（黄线）的远端张肌点

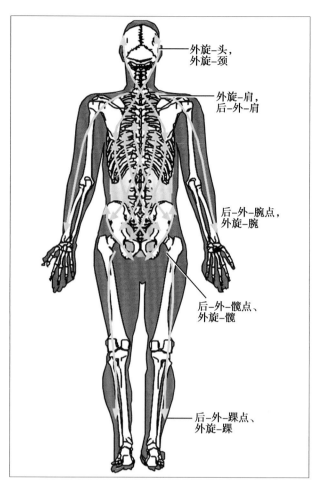

外旋-头，
外旋-颈

外旋-肩，
后-外-肩

后-外-腕点，
外旋-腕

后-外-髋点、
外旋-髋

后-外-踝点、
外旋-踝

图 17.16 支点和后斜悬链（黄线）的远端张肌点

在前 - 内 - 髋融合中心点或者更确切地说是腹股沟淋巴结的触诊没有发现任何异常，于是继续治疗躯干后侧的点。

后 - 外 - 肩融合中心点和外旋 - 盆协调中心点特别敏感且明显致密化，手法治疗了大约 6 分钟。

在治疗结束时，患者感觉他的踝关节疼痛仅稍有好转。接下来的 1 周内疼痛逐渐缓解。

治疗 1 个月后患者电话报告说，后续的血液检查表明，所有项目都已经恢复正常。

第18章
感受器序列

除了体腔内的三个内部序列,头部有另外一个序列叫作感受器序列。

由于它位于体腔外,所以我们把这一序列单独呈现出来。然而,与位于肢体远端的张量一样,这一序列也有局部张量。四肢肌肉的持续张力能由远至近的扩散,从而干扰感受器系统的正常生理功能。内部的筋膜张力也能代偿至头部。此类代偿的一个例子是内脏损伤后可使眼睛的虹膜变形[1]。

头部一个器官的紊乱也常牵涉其他器官。例如,结膜炎可以引起鼻塞和听力受损[2]。

感受器序列的解剖

浅筋膜集合了头部的器官,通过面部和帽状腱膜的肌肉形成广泛的张拉结构。对于这个张拉结构的常见症状和治疗在这本书第一部分已叙述(第10章)。

在这一章,我们会详细讨论头部张量与颈部张量的连续方式。这种连续性形成了前后悬链(AP)与旁侧悬链(LL)的基础(图18.1)。

面部肌肉又称表情肌,因为它们的基本作用是表达一个人的思想或情绪状态。

根据悬链的概念观察这些肌肉的解剖排列,可以发现它们是一个整体。例如,上唇方肌连接着口轮匝肌和眼轮匝肌。依次下去,颈阔肌紧拉着下面的口轮匝肌,而额肌紧拉着上面的眼轮匝肌。额肌通过帽状腱膜与枕肌相连。这些肌肉链形成了头部的前后悬链。

外耳肌与颧大肌相连构成了头部的旁侧悬链。在头部,斜向张量由前后悬链和旁侧悬链构成,而后两条链被认为是最基本的悬链。

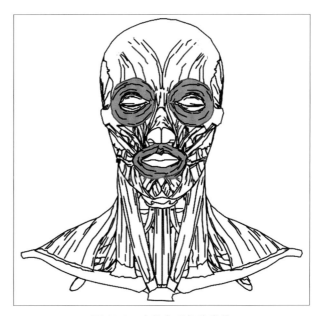

图18.1 头部和颈部的张量

因此,每个感受器系统的基本作用都是靠特定的悬链维持着,这是感受器序列功能失常的筋膜手法治疗的焦点所在。

光感受器系统(APR)

光感受器是负责感受光线的,由视觉器官-筋膜单元和立体视觉器官-筋膜单元组成(图18.4)。

视网膜是眼睛的主要组成部分。它把物理刺激(光)转换成能使视神经末梢兴奋的信号。

为了计算一个物体的距离并确定它的形状(立体视觉),眼肌必须执行精细的聚焦运动。

自主功能使上述活动成为可能,例如保持适当的眼球湿润。产生泪液的泪腺位于上眼睑的外眦。提上睑肌的肌腱把泪腺分成眶部和眼睑部。过度的泪液、碎屑和细菌能通过泪小管从眼睛排出,排到鼻旁的泪囊。从这里,液体通过鼻泪管排到鼻腔。

---

[1] 关于内脏反射,传出冲动的器官与传入冲动的接收器官可以是不同的,距离也可以相差很远。例如,同侧身体腹部的一个内脏损伤可以表现为一侧眼睛的瞳孔放大(Benninghoff A., Goerttler K., 1986)。

[2] 睑结膜与鼻泪管黏膜是相连续的,因此,与鼻腔也是连续的(Gray H., 1993)。

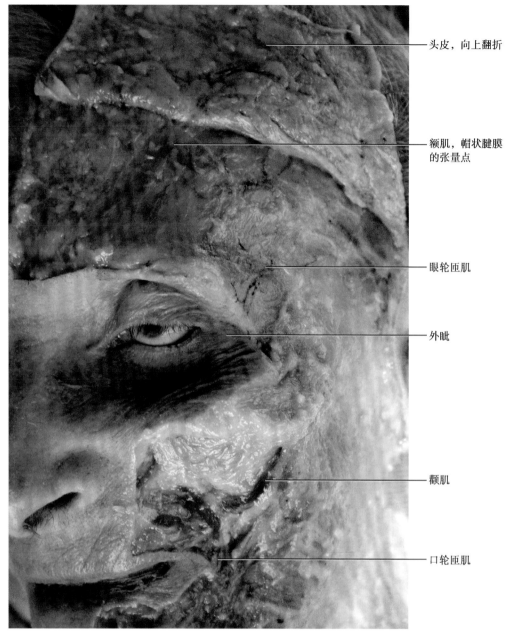

　头皮，向上翻折

　额肌，帽状腱膜
　的张量点

　眼轮匝肌

　外眦

　颧肌

　口轮匝肌

图 18.2　浅筋膜中的肌肉，这些肌肉形成面部张拉结构的张量元件
面部的某些点的表情肌，形成浅表的肌腱膜系统（SMAS），附着在皮肤上。疏松结缔组织位于肌纤维
之间以便滑动

　　如同在所有的内脏器官，光感受器系统的筋膜也有重要作用。它起源于视神经鞘，同所有视觉器官相连[3]。

光感受器系统的功能

　　在本书的第一部分，已经讨论了器官 - 筋膜单元的解剖、生理和功能失常以及它们各自的张拉结构。

　　在此第二部分，我们通过综合几个器官 - 筋膜单元的功能及失常来讨论全部光感受器系统的功能及功能失常。治疗的目标不再针对腹腔的模糊感觉，而是聚焦于检查系统的特定功能。

　　在光感受器系统中，眼球筋膜统一了视力和立体视觉的器官 - 筋膜（o-f）单元。其筋膜起源于视神经鞘，继而分成两部分：

[3]　眼球筋膜（筋膜囊）合并在神经出口周围的视神经鞘中，前面与巩膜合并在一起。眼肌的肌腱穿入它的筋膜，筋膜向后折返覆盖每个肌腱，把它们包绕在管状鞘中。

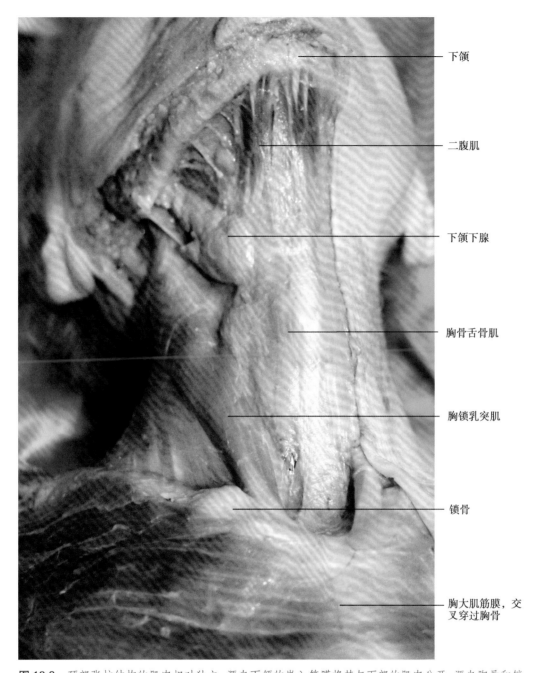

图 18.3　颈部张拉结构的肌肉相对独立，源自下颌的嵌入筋膜将其与面部的肌肉分开，源自胸骨和锁骨的嵌入筋膜将其与胸部肌肉分开

颈部白线是由颈深筋膜的表层及中层的胶原纤维重叠加固形成的。颈部白线向上连接下颌，向下连接两块胸大肌之间的正中线

下面图片中从上到下的标注依次为：

- 下颌
- 二腹肌
- 下颌下腺
- 胸骨舌骨肌
- 胸锁乳突肌
- 锁骨
- 胸大肌筋膜，交叉穿过胸骨

— 眼球筋膜（也叫筋膜囊或眼球囊；拉丁文：vagina-bulbi），它环绕眼球和眼外肌腱并嵌入眼眶囊上。这个筋膜也将眼球与眼眶脂肪分隔开。

— 眼眶筋膜，它形成眼球骨骼肌的肌外膜，并嵌入在周围的骨上[4]。

眼眶脂肪被包在眼球筋膜和眼眶筋膜之间，眶隔是它前面的界限。其向后延伸参与形成眼球的悬韧带以及侧方和中间的翼状韧带。提上睑肌的一部分筋膜连接着上睑板的平滑肌，一部分连接眼睑本身。这里它形成一层纤维组织层，该组织上面有眼睑上皮细胞。提上睑肌的提肌腱膜是扇形的，向前插入眶隔、睑板和皮下组织周围的空隙。提肌腱膜中部和眼睑筋膜是眼轮匝肌的拮抗肌。这个附属结

---

[4]　眶周筋膜是由紧密连接在骨上的眶骨膜形成的，向后，这一筋膜与硬膜和视神经鞘相连；向前，它形成泪筋膜（Gray H., 1993）。

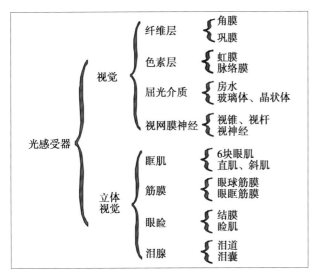

图 18.4　光感受器系统及其器官 - 筋膜单位

构是泪液引流系统的主要部分。在内侧，提肌腱膜贴附在上斜肌的滑车上，而在侧面，它合入泪腺囊的眶叶中。

结膜，或称为眼睛的黏膜[5]，壁部与眼睑相连，内脏部与巩膜和角膜相连。

眼球筋膜的韧带延长部分贴在眶壁上，且与肌肉筋膜紧密相连。当眼外肌收缩时，这些韧带的延长部分限制了张力传递到眼球，否则眼球将会被持续挤压而受损伤。病理条件以下，这些筋膜的张力增加，眼球被推向外（眼球突出）。相反，如果囊内张力过于松弛，眼球就会向后位移（眼球内陷）。

光感受器系统的功能失调

许多功能障碍可以影响眼睛。睑板腺囊肿，也叫睑板腺脂肪肉芽肿，是由于炎症导致睑板腺阻塞而引起眼睑向外或向内的囊肿。它通常是慢性无痛的。

外部的麦粒肿是一种眼睑（特别是睫毛毛囊）急性痛性的感染。

眼睑炎是眼睑边缘的炎症，可波及结膜和睫状腺。可由刺激物（例如灰尘、化妆品）或微生物引起。

眼睑下垂是后天出现的上眼睑下垂。有如下病因：

— 外伤，合并动眼神经部分损伤。
— 肌源性，由于抬上睑的肌肉（提肌和 Müller's 肌）无力或眼睑沉重。

5　结膜是一个透明的黏膜，连在眼睑的内面，它反折到巩膜和角膜前部，与角膜上皮细胞结合（Gray H., 1993）。

结膜炎是微生物（例如细菌、真菌和病毒）、过敏原（例如花粉）或其他刺激物导致的结膜炎症。有结膜炎时，筋膜手法可以辅助引流和抗体的运输。

青光眼是房水（位于角膜和晶状体之间）和玻璃体液（位于晶状体和视网膜之间）的产生增加或消除较少导致的。

恐光症的特征是由于眼睛过敏导致对光线不耐受。常合并结膜红肿疼痛。

幻视是由于手术摘除眼球甚或微小手术致盲后又看见影像的现象。病人可以经历幻视和（或）眼痛。

四种主要的屈光障碍类型可以从内部功能障碍的筋膜手法治疗获益，然而，只适用于年轻患者或疾病初始阶段：

— 散光：角膜的曲率不能与晶状体曲率协调一致，每个结构各自形成自己的不汇聚的焦点。
— 远视：眼睛的视觉缺陷导致的（如眼球过短），由于影像焦点落在视网膜之后，视近物聚焦困难。
— 老花眼：与远视相近，老花眼是由于晶状体的弹性下降。
— 近视：光线聚焦在视网膜之前导致近视。

机械感受器系统（AMR）

机械感受器对运动很敏感，是由听觉和平衡运动的器官 - 筋膜单元形成的。听觉的器官 - 筋膜单元感受声音相关的活动，平衡运动的器官 - 筋膜单元感受半规管内液体的流动（内淋巴、外淋巴）（图 18.5）。

机械感受器包括对皮下组织的机械压力或牵伸有反应的触觉感受器（鲁菲尼和帕奇尼小体、高尔

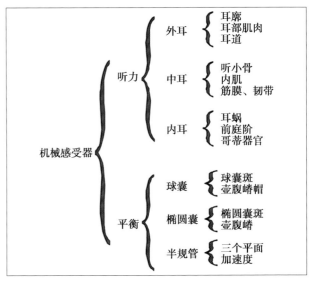

图 18.5　机械感受器系统及其器官 - 筋膜单位

基感受器）。在表皮系统相关章节，我们将会讨论能影响这些感受器的筋膜变化及其各自的治疗方法（第 24 章）。

镫骨肌和鼓膜张肌均位于鼓室腔内。镫骨肌嵌入镫骨中，鼓膜张肌起自咽鼓管的软骨壁止于锤骨柄。

腭帆张肌、鼓膜张肌和腭帆提肌均嵌入咽鼓管的软骨（（Eustachian 管）。这块软骨与这三块肌肉的筋膜相连，因此，它参与协调其活动。

咽鼓管是个复杂的管腔，将鼻咽与中耳相连。腭帆张肌是这个咽鼓管基本的扩张肌肉，在吞咽或哈欠时协助咽鼓管打开。

机械感受器系统的功能

外耳和中耳收集声音并向内耳传递。在这里，机械刺激转化成神经刺激，通过耳蜗神经传至大脑。

内耳的三个半规管形成前庭系统的一部分开参与平衡的控制。

中耳的咽鼓管参与：

— 平衡外界大气压和中耳之间的压力。
— 排除咽鼓管的黏膜正常出现黏液。
— 区分正常人体的声音（呼吸、心跳、吞咽等和鼓膜的声音）。

持续耳部堵闷感可能与咽鼓管功能障碍有关，可能原因是：

— 调整咽鼓管开闭的肌筋膜功能不全。
— 由于下颌骨髁状突的位置不当导致咽鼓管和下颌髁状突不协调。
— 控制吞咽的肌肉之间不平衡。

机械感受器系统的功能失调

中耳炎在幼童是特别常见的，表现为腭帆张肌收缩不足，咽鼓管软骨弹性减小，Ostmann's 脂肪垫发育不良。Ostmann's 脂肪垫位于咽鼓管的下侧壁，能够保护咽鼓管和中耳防止鼻咽分泌物逆流。

这些改变会导致中耳换气下降，有很大风险使鼻咽的感染分泌物进入中耳。

耳鸣是单耳或双耳或头部里面的不同噪声（振铃声、高调鸣鸣声、蜂鸣声、搏动声等）的感觉。

Tyler（2000）说明 10 个受试者中有一个遭受到或遭受过耳鸣。在那些患有听力减退的人中这一比例可升至 50%。

耳鸣可以分为两类：

— 听觉的：与耳蜗或听神经通路受损有关。

— 非听觉的：起源于耳部血管、肌肉和关节的病理改变或功能障碍[6]。

平衡是源于内耳、眼睛、颈部和四肢肌肉的神经冲动协调作用的结果。这些冲动的任何不协调可以产生眩晕的主观感受，或伴随冷汗、恶心呕吐的不稳定感。

梅尼埃病表现为由于内耳液体压力升高产生的症状。以听力丧失、眩晕、恶心、呕吐以及耳内压力感为主要表现，常伴有出汗和眼震。活动可导致症状加重。这种病的确切病因尚不清楚，可能与多种原因共同作用有关，例如：

— 颈部筋膜致密化所致传入信息延迟。
— 不同步自主刺激。
— 内耳内淋巴管压力升高。

血管性眩晕是由于血管外膜筋膜的致密化所致血管痉挛导致的疾病。总的说来，表现为突然发病，间歇性的。随着年龄增长，筋膜变厚，弹性下降，导致血管部分阻塞，流向内耳的血流进行性减少。

化学感受器系统（ACR）

化学感受器系统是由嗅觉和味觉器官 - 筋膜单元形成，它们能与空气和唾液中溶解的化学因素相互作用（图 18.6）。

嗅觉的器官 - 筋膜单元通常是与味觉的器官 - 筋膜单元分开讨论的，没有考虑到：

— 某种程度上品尝味道（甜、苦、酸、咸）是对嗅觉感知（闻）的补充。
— 鼻炎、鼻窦炎和其他相关鼻腔的疾病能改变味觉。
— 口腔炎、齿龈炎或其他口腔相关疾病能引起嗅觉改变。

化学感受器序列的筋膜包括翼内肌筋膜和咽颅底筋膜，形成咽周的空间。腭帆张肌筋膜将这个空间分成前侧部分和中后部分。前侧部分内有腮腺深叶，中后部分内有咽鼓管软骨。

鼻旁窦衬有一深层致密结缔组织，该层紧贴骨膜组织。

筛窦连接的黏膜是鼻黏膜的扩展。与黏膜下结缔组织（筋膜）、神经和血管伴行。

---

[6] 许多患有非听觉耳鸣的患者能够通过眼、头、颈、下颌骨或肩的活动或手法调整噪声的频率和强度。躯体耳鸣的高发病率说明了存在于听觉传导通路和刺激头、颈、肩和眼的其他感觉运动系统活动之间的复杂多样的相互作用（Simmons L.，2008）。

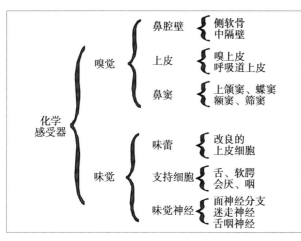

图 18.6　化学感受器和它的器官 - 筋膜单元

化学感受器系统的功能

化学感受器对化学因素有反应，与嗅觉和味觉的器官 - 筋膜单元相联系。这两种器官 - 筋膜单元的区别在于嗅觉器官 - 筋膜单元可以认为是一种距离感受器，因为它可以感知一定距离的味道。另一方面，味觉是通过叫做味蕾的感觉器官感知的，且只有当物质（例如食物）直接接触到它们时才能反应。

每个鼻小窝的内壁被鼻甲分成三个管道（上、中、下）。鼻旁窦（额窦、上颌窦、筛窦和蝶窦）开口于这些管道。

鼻的内壁由上皮黏膜和嗅上皮连接。后者由嗅神经和其他支持细胞组成。

在许多动物中，嗅觉对信息素的感知可以影响它们的繁殖活动。

化学感受器系统的功能失调

每个鼻旁窦通过一个孔与鼻相连。这些孔在保护化学器官和保证其正常功能方面有重要意义。它们也能增强对气味的感知。生理状态下，这些小孔内的压力必须与外界压力相同。

如果外界和内在的循环受阻，那么呼吸会变困难，典型鼻窦炎的症状也就会出现。人群中鼻窦炎的发病率估计有 3%～10%。

鼻黏膜的慢性炎症能引起鼻息肉的发生。息肉的特征是鼻黏膜水肿伴有黏膜下层的结缔组织肿胀和纤维组织增生。

嗅觉感觉功能障碍可分为嗅觉减退（感知减退）、嗅觉丧失（缺乏感知）和嗅觉倒错（错误的感知）。

味觉部分或完全丧失成为失味症，可由周围或中枢病变引起。

对于口干燥症（主诉是由于唾液减少导致口干），通过外在手法治疗机械刺激唾液腺可使唾液分泌明显增加。

口中味道不好伴有口臭可由于：
— 食物颗粒或细菌聚集在齿龈中（齿槽脓溢）或牙齿间（龋齿、蛀牙）。
— 鼻窦感染。
— 肺脓肿。
— 糖尿病（丙酮导致酮症酸中毒）。
— 肾病（呼吸有氨味）。

口腔炎症有多种形式，包括龈炎、舌炎和口腔炎，还包括由于细菌感染如口腔念珠菌感染所致的黏膜炎症。

感受器序列的治疗

躯干悬链的程序同样适用于感受器序列。首先，治疗师对前 - 内 - 头、前 - 内 - 颈、前 - 外 - 头的 CF 点（融合中心）以及内旋 - 颈和内旋 - 头的 CC 点（协调中心）进行比较触诊。一旦确定最敏感和（或）致密的悬链，就对与光感受器、机械感受器、化学感受器相关的特定点进行触诊验证。

病史采集和临床数据

一个患者可以表现为一个疾病诊断（如结膜炎），但其症状常常是光感受器系统内的一系列不平衡的最终表现形式。因此，为了确定影响光感受器的问题，应记录以下资料：
— 功能障碍的部位：侧面还是中间；左眼还是右眼，还是双侧。
— 症状出现多久：几天，几个月。
— 疾病的频率：一天一次还是持续存在。
— 症状的类型（记录在"疼痛动作"一栏）：红，烧灼感。

假设

诊断假说是通过综合各种信息，以制定一个针对每个感受器系统和患者个人的治疗计划。

触诊验证

如上所述，感受器序列的触诊验证始于头部前 CF 点和颈部前支点形成的悬链。第二步是远端张量点的触诊。总的说来，患者不会诉说远端张量点有问题，因为这些点在触诊前是无症状的。

远端张量的触诊一般可参考已在头部发现存在致密化和敏感的悬链。偶然会有不同张量点的代偿。此时，此张量点的治疗要延后直至下个阶段。

要记住躯干内部序列的支点位于肩和骨盆带；远端张量点位于强壮的肢体肌肉的支持带上，并且与腹腔及其内容物相互作用。

感受器序列的支点在颈部的融合中心（CF 点），远端点在手和脚的支持带（图 18.7）。

因为头部的悬链包含着对于微小眼球活动和微细的声音震动都很敏感的感受器，所以它们一定要独立于强壮的腰带和肢体肌肉；同时，它们必须与四肢的感觉相联系（图 18.8），因为手脚的感觉是头部感受器感觉的补充。

在手指（脚趾）的每一个张量点都有一个单独的 CF 点（融合中心）。因此，触诊腕部 CF 点和（或）触诊与 CF 点相连手指的 CC 点是最佳推荐。例如，如果在前 - 外 - 指（an-la-di）CF 点有轻微的改变，侧方和前方的手指 CC 点也应该触诊。

如果远端点既不敏感也不致密，那么治疗就仅限于头颈部的点。

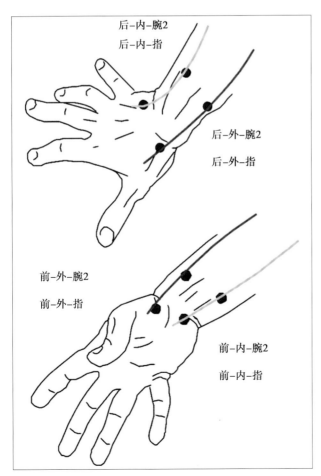

图 18.7　用于触诊和治疗腕部和手指支持带的远端张量点

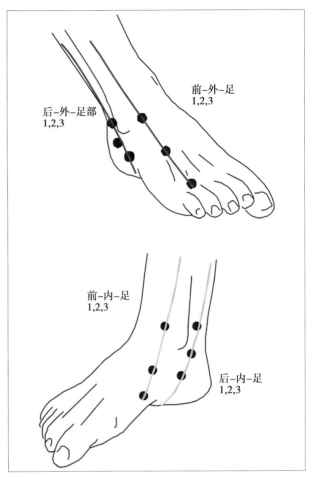

图 18.8　用于触诊和治疗足部支持带的远端张量点

治疗

每当患者出现光感受器系统功能障碍时，触诊要开始于头部的三条悬链。下一步是触诊眼周的 CC 点，如后 - 头 1（re-cp1），外旋 - 头 1（er-cp1），内旋 - 头 1（ir-cp1），侧 - 头 1（la-cp1），前 - 头 1（an-cp1），内 - 头 1（me-cp1）。

例如，如果发现前 - 内 - 头（an-me-cp）悬链是最敏感的，那么要继续触诊前 - 头 1（an-cp1）和内 - 头 1（me-cp1）的 CC 点。治疗就要集中于这些最敏感和发生变化的点（图 18.9）。

后 - 内 - 头和后 - 内 - 颈点（re-me-cp, re-me-cl）可以同时也在下个阶段进行触诊和治疗。

例如，如果起始的触诊确定前 - 外 - 头（an-la-cp）悬链是更敏感的，那么要继续触诊前 - 头 1（an-cp1）和侧 - 头 1（la-cp 1）的 CC 点。

通常能发现后 - 外 - 头（re-la-cp）和后 - 外 - 颈（re-la-cl）后悬链的改变。

如果比较触诊三个链能发现内旋 - 头（ir-cp）和内旋 - 颈（ir-cl）的 CC 点和前 - 内 - 颈（an-me-cl）CF

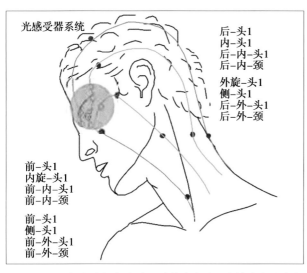

图 18.9 颈部和头部光感受器系统功能障碍的触诊和治疗点

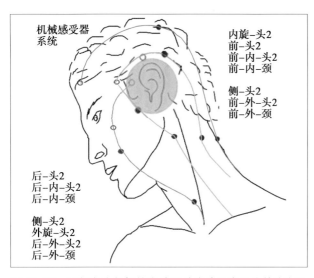

图 18.10 颈部和头部机械感受器系统功能障碍的触诊和治疗点

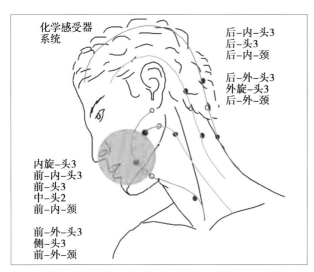

图 18.11 颈部和头部化学感受器系统功能障碍的触诊和治疗点

点的敏感，那么应该触诊内旋 - 头 1（ir-cp 1）和外旋 - 头 1（er-cp 1）。

当患者表现出机械感受器功能障碍时，触诊应从耳部周围三条链的 CC 点（协调中心）的内旋 - 头 2（ir-cp2），侧 - 头 2（la-cp2）和外旋 - 头 2（er-cp2）以及相关的 CF（融合中心）开始（图 18.10）。

化学感受器系统的功能障碍治疗与其他感受器方法相同，但是，三条链比较触诊之后，要触诊鼻部和口部的点，如前 - 头 3（an-cp3），前 - 内 - 头 3（an-me-cp 3），侧 - 头 3（la-cp3），前 - 外 - 头 3（an-la-cp 3）（图 18.11）。总的说来，这些点对应着它们各自肌筋膜单位的第三亚单位（sub-unit）或每条链的第三融合中心（CF）。

解决了头颈部的致密点之后，要再次验证远端张量点（诊断点）是否仍然敏感。如果它们仍然敏感，那么它们必须要处理，这是取得良好疗效的基础（图 18.12）。

也可在治疗颈部远端点、支点和头部悬链点之间交替进行。这样的策略是让患者能更好的配合治疗，并同时降低悬链和远端张量点的张力。

一旦前侧点的治疗完成了，就让患者采取俯卧位或坐位治疗后侧点。逻辑上讲，治疗应施行在后侧发现致密化或敏感化的点（图 18.13）。

第二个治疗阶段在第一次治疗之后 1 周。第一次治疗结果应记录如下信息：如果患者描述了第一阶段症状的强度，例如，VAS 评分 8 分，第二阶段治疗开始时变成 5 分，这一结果可以这样记录在评估

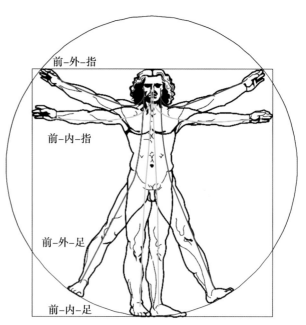

图 18.12 头部悬链和感受器序列的前侧远端张量点和路线

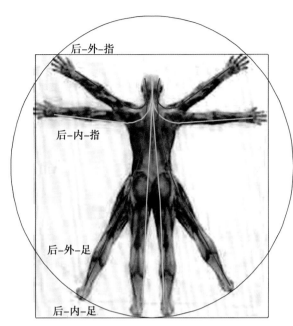

图 18.13　头部悬链和感受器序列的后侧远端张量点和路线

表上 8-5。如果情况没有改变，那么在结果部分仍然记录初始的分数。

感受器序列的协同增效效应

颅骨可分为：

— 脏颅或腮起源的骨骼段。

— 脑颅或与椎骨相连的骨骼段。

感受器序列的三个系统位于这两个骨性结构之间的边界：

— 光感受器系统包括额骨（脑颅）形成的眼眶上部和颧骨及上颌骨（脏颅）形成的眼眶下部。

— 机械感受器系统包含颞骨（脑颅）和鼓室及下颌骨（脏颅）之间。

— 化学感受器系统包括上颌骨和下颌骨（脏颅）组成的前部，额骨和蝶窦及椎骨（脑颅）组成的后部。

考虑到这三个感受系统具有共同的骨性分界，对其骨骼组成的简要回顾可以部分解释为什么这些系统是同类感受器序列的组成部分。而且，之前提到的各种内在的管阐明了这三个系统之间的沟通方式。

躯干悬链的功能障碍也可使感受器序列和它的悬链失代偿。在这样的情况下，要进行以下步骤：

— 如果已确定躯干的前正中链和后正中链需要治疗，那么就要触诊前 - 内 - 头 1、2 和后 - 内 - 头

1、2 和 3 的融合中心（CF），来确认感受器序列的相同悬链。

— 如果躯干前侧链或后侧链确定有改变，那么头部相同的前 - 外 - 头 1、2、3 和后 - 外 - 头 1、2、3 也要进行触诊。

— 如果躯干腺体失衡，伴有斜链的过度敏感或致密化，要进行头部内旋和外旋点的触诊。

临床病例分析

一位 35 岁的大学教师主诉 5 个月前跑步后踝关节开始疼痛。从检查报告中没有发现导致疼痛的原因。为了帮助患者回忆病史，需要问他更多有针对性的问题。

不是所有的经过筋膜手法治疗的患者都能发现肌肉骨骼系统之外的问题，因为他们并没有意识到手法治疗也能作用到内部的功能障碍。

然而，坚持这一点，患者回想起在踝关节疼痛的同时出现过非常强烈的眼疲劳感。此外，他在电脑前工作几小时后与视物模糊同时出现了颈部和头部的疼痛。

事实上，这两个问题同时出现并非巧合。为了对患者证实这一点，治疗从光感受器开始。

患者仰卧位，触诊头部点发现在前 - 头（an-cp）的 CC 点和前 - 内 - 头 1CF 点有明确敏感点。触诊颈部和踝证实双侧前 - 颈 CC 点和前 - 内 - 踝 2 一样有致密点。

在第一阶段，决定仅治疗头部和颈部的点。然后请患者再站起来确认他的踝是否有改变。发现他能更好地负重了，而且双脚站立更安全了。

患者坐位，触诊头部和颈部的后侧点，发现右侧后 - 头 3CC 点和双侧后 - 颈 CC 点敏感。

在治疗后 - 颈 CC 点过程中，患者想起他的小腿经常抽筋。问他为什么之前没有详细说明这个重要问题的时候，患者回答说他想起小腿抽筋是因为治疗颈部点时引起了同样小腿抽筋的轻微感觉。

1 周以后患者回来下一阶段治疗。他说他在电脑前工作时没有眼疲劳了，但他的踝关节跑步时仍有疼痛。这确认了头部小肌肉能被肢体紧张所影响，而相反的情况不常见。

然后决定治疗双侧后踝部和前踝部 CC 点。1 周以后，患者打电话说他的踝关节疼痛明显改善了。

内部功能失调的筋膜手法：整体功能失调的适应证

当患者表现出特定的症状提示脏器系统功能障碍时（表 18.1），治疗师要把脏器系统与相应组成那个系统的内部筋膜序列相联系。治疗目标是覆盖在感受器上面的悬链，而不是形成系统的每一个器官-筋膜单元。悬链的基础张力与分布在肢体远端张量点的基础张力是保持同步的。

在表 18.1 中展现了下列信息：
— 第一栏，典型的症状表现。
— 第二栏，引起这些症状的脏器系统。
— 第三栏，结合两个相互协调系统的内部筋膜序列。
— 第四栏，与这一序列相连的悬链和远端张量点。

表 18.1　脏器系统功能障碍的适应证

症状	脏器系统	序列	链，张量点
呼吸困难，咳嗽，胸膜炎或支气管炎的后遗症	呼吸系统	内脏	前-外-，后-外-，侧-
吞咽困难，食物耐受不良，便秘，腹泻	消化系统		
心律失常，高血压，低血压，心绞痛等	循环系统	血管	前-内-，后-内-，后-
遗尿，膀胱炎，尿潴留，脱垂等	泌尿系统		
糖尿病，黄疸，闭经，阳萎，甲亢	内分泌系统	腺体	内旋-，前-内-，外旋-，后-外
白细胞减少，白细胞增多，红细胞减少，血小板增多	造血系统		
近视，青光眼，结膜炎，白内障等	光感受器系统	感受器	前-头1, 2, 3, 后-头，等
耳鸣，听力减退，梅尼埃综合征等	机械感受器系统		
齿龈炎，舌炎，多涎，鼻窦炎等	化学感受器系统		

第三篇
整 体 系 统

整体系统和浅表筋膜有特定的联系。皮下组织层包含浅筋膜、淋巴免疫系统的淋巴结、脂肪代谢系统的脂肪细胞、皮肤系统的腺体和神经精神系统的受体。

浅筋膜不是简单的皮下均衡组织，而是一种在身体不同区域具有不同厚度和密度的组织。此外，皮肤支持带中胶原纤维增厚将浅筋膜划分成象限。每个象限受特定的皮神经支配，因此也受特定的自主神经末梢支配。

这些神经末梢发自椎旁神经节并通过自主神经（体神经）到达外周组织。

外周组织的自主神经包括交感和副交感神经纤维。一旦它们到达外周组织，交感神经纤维和血管伴行，而副交感神经纤维刺激外分泌腺（例如汗腺）分泌。

对血管过度或不足的神经刺激会干扰淋巴免疫系统局部和整体的功能。汗腺活动受到过多或不足的神经刺激后可能导致体温调节功能障碍。脂肪组织如果缺乏供血会造成皮下脂肪组织增厚，从而影响外周神经末梢的周围环境。

在整体系统疾病中，患者可以出现累及身体不同部位的各种症状。这些症状包括特发性渗出液、即使在高温环境下也感到冷以及因为患者感知觉的改变产生的对各种外界因素出现的皮肤过敏。

内部功能障碍的筋膜治疗手法（FMID）是利用手去调节各象限的浅筋膜，以重建自主神经系统外周结构的正确生理信息的传导。

第19章
整体系统的解剖

盎格鲁 - 撒克逊语系和拉丁语系的国家对于"整体系统（system）"和"脏器系统（apparatus）"的理解有所不同。例如，美国出版的词典用"系统（system）"这个词同时表示"脏器系统（apparatus）"和"整体系统（system）"。而法国和意大利的医学辞典中，这两个词语是这样被定义的：

1. 脏器系统（apparatus） 一组具有相同功能的不同器官（消化脏器、呼吸脏器、循环脏器、泌尿脏器等）。

2. 整体系统（system） 以相似的方式组织起来且延伸到全身的解剖结构的组合，并（如神经系统、免疫系统、体温调节系统、代谢系统）。

整体系统与浅筋膜

整体系统是和浅筋膜有特定关系的解剖结构。

本书中"浅筋膜"这个词包含真皮[1]所有的不同部分。

"深筋膜"这个词的含义也被扩展到包括肌外膜、肌束膜和肌内膜。

每个整体系统都有一个位于身体内部的组件以及一个位于浅筋膜的组件。由于浅筋膜延伸覆盖整个身体，因此，系统也是无处不在的（图19.1）。

相反，器官 - 筋膜（o-f）单元和脏器系统（apparatus）具有精确的解剖位置，在每个躯干节段都含有三种器官 - 筋膜单元（内脏的、管腔的、腺体的）。

颈部和胸部的内脏器官 - 筋膜单元形成了呼吸脏器系统。腰部和骨盆节段的内脏器官 - 筋膜单元形成了消化脏器系统。内脏筋膜序列连接了呼吸和消化两大脏器系统。

脉管序列连接了循环脏器系统和泌尿脏器系统。腺体筋膜序列连接了内分泌脏器系统和造血脏器系统。

器官 - 筋膜单元和内部筋膜序列有其各自独立

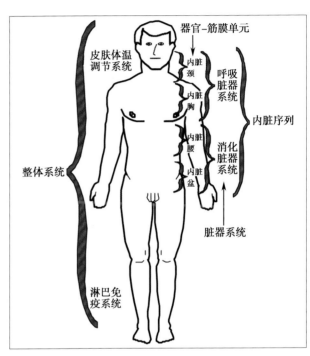

图 19.1 从器官 - 筋膜单元到系统

的活动。作为这个领域的先驱者，Jean-Pierre Barral[2]首先对内脏机动性和器官周围流动性重建的重要性[3]产生了兴趣。

解剖术语（2011）建议"筋膜"这个词可以用来表示膜、薄片或其他任何形式的可以被解剖分离的连接组织。

浅筋膜的结构及其变化形式目前参照的是组织学标本（图19.6）和 Chiarugi 的示意图（图19.7）。在图19.6中，1）代表包括表皮和真皮在内的皮肤组织；2）有皮肤浅支持带的皮下浅层；3）有皮肤深支持带的皮下结缔组织深层；4）浅筋膜；6）深筋膜和

---

[1] 深筋膜位于真皮下，真皮也被称为浅筋膜（Moore K., 2008）。

[2] 健康状态的内脏或器官是有生理运动的。这种运动是一种相互依赖的运动，因为包裹器官的浆膜以及韧带、筋膜等其他活性组织将器官与机体其他部相连（Barral J.P., 1998）。

[3] 生理运动可分为两种组成部分：
（1）内脏机动性（visceral mobility，是对自主运动的反应，或是对呼吸时膈肌运动的反应）；和（2）内脏活动性（visceral motility，内脏本身固有的运动）（Barral J.P., 1998）。

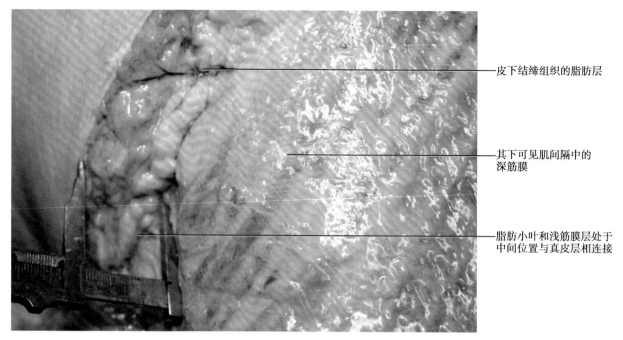

皮下结缔组织的脂肪层

其下可见肌间隔中的深筋膜

脂肪小叶和浅筋膜层处于中间位置与真皮层相连接

图 19.2　臀部浅筋膜的全层

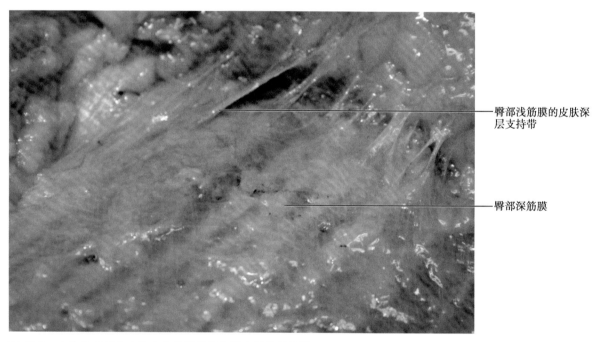

臀部浅筋膜的皮肤深层支持带

臀部深筋膜

图 19.3　人体浅筋膜的皮肤支持带深层插入臀大肌的深筋膜

5）皮下组织和深筋膜之间的脂肪和疏松结缔组织小叶。

最后一层对于两种筋膜（浅和深）的独立性来说是很重要的。只有少数皮肤支持带深层的延伸部分附着在深筋膜上。

皮肤支持带层的皮下支持带（也称为皮肤韧带）是以如下方式排列的：

浅层支持带以近乎垂直的排列走向从皮肤真皮延伸到浅筋膜。

深层支持带以斜对齐的排列走向从浅筋膜延伸到深筋膜。

这种纤维的排列方式保证了深筋膜和皮肤层之间的独立，而且通过这种方式，肌肉可以在没有皮肤牵拉的情况下收缩。与此同时，皮肤可以在一定

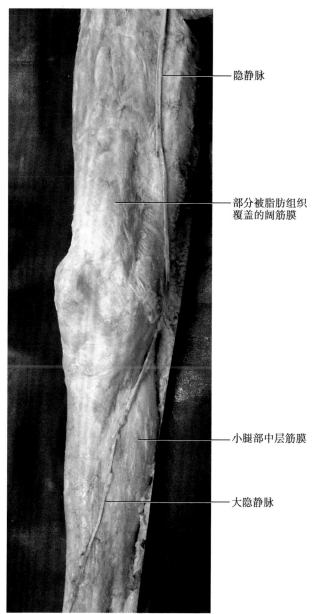

隐静脉

部分被脂肪组织
覆盖的阔筋膜

小腿部中层筋膜

大隐静脉

图 19.4 下肢内侧面视图
隐静脉周围的浅筋膜已经被移除。大隐静脉的血管外膜和浅
筋膜之间的连续性使静脉壁具有一定的张力,其有助于维持
管腔通畅。如果静脉与筋膜分离,静脉内的血液将很难回流

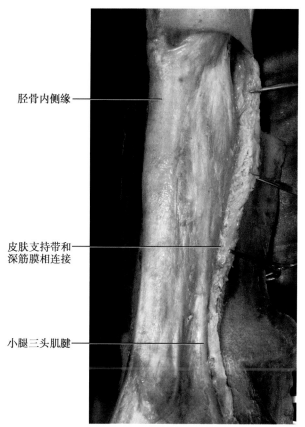

胫骨内侧缘

皮肤支持带和
深筋膜相连接

小腿三头肌腱

图 19.5 浅筋膜的皮肤支持带沿腓肠肌两头间的缝隙插入
深筋膜;请注意即使被镊子强力钳夹后仍可见皮肤支持带的
连接紧密

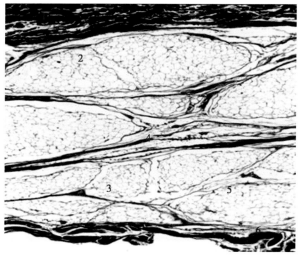

图 19.6 足背区的浅筋膜(Azan-Mallory 染色,25 倍)

范围内移动,而不会改变底层深筋膜的感知和运动
功能(图 19.8)。

组织学图像显示了浅筋膜的几个构成元素,但
图像中并未突出神经末梢、汗腺和整体系统的其他
外周组件。根据 Gray(1993)所述,"浅筋膜是一层
与真皮深层交织的疏松结缔组织,它也被称为皮下
组织。它通常含有丰富的脂肪组织,尤其是皮肤和
肌肉之间。浅筋膜增加了皮肤的移动性,而脂肪成
分有助于隔热和构成能量储备。浅筋膜中有皮下神

经、血管和淋巴系统。这些结构的大分支往往在深
层穿行,深层的脂肪组织含量最少。

对浅筋膜的描述表明在这一层存在多种不同整
体系统的外周组件,包括:

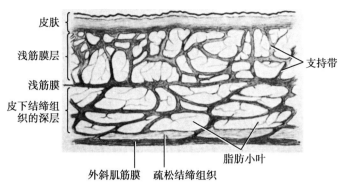

图 19.7　真皮层横截面（G.Chiarugi, L.Bucciante, op. cit.）

— 脂肪组织，为代谢系统形成能量储备（图 19.2，图 19.3）。

— 淋巴管和产生淋巴细胞的淋巴结，属于免疫系统。

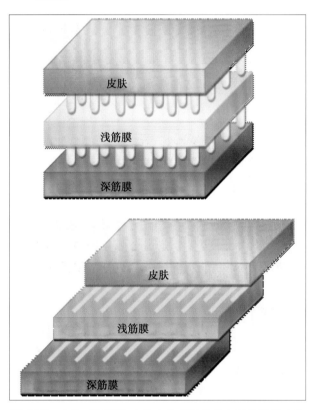

图 19.8　皮肤、深筋膜、皮肤支持带延伸部之间的滑行关系

— 汗腺和毛发、皮肤，参与调节体温。

— 头部的触觉器官和感受器，促进了精神和外部世界之间的联系。

外周组件和整体系统之间的协同促使作者将外周整体系统和中枢整体系统整合起来，并为每个组合设立一个特定的缩写（图 19.9）：

— 神经和心理整体系统（nervous and psychogenic systems）：SPS；

— 皮肤和体温调节整体系统（cutaneous and thermoregulatory systems）：SCT；

— 脂肪和代谢整体系统（adipose and metabolic systems）：SAM；

— 淋巴和免疫整体系统（lymphatic and immune systems）：SLI。

周围神经整体系统（PNS）包括位于颅骨上的感觉器官和传入、传出神经末梢。中枢神经整体系统（CNS）包括大脑和它的最大限度的表达，精神。在这些系统的外周部分（浅筋膜）进行筋膜手法操作是为了影响内部组件。

在临床采集病史时，外周的体征常被用来做参考以确定系统功能失调。特别是：

— 皮炎和异常渗出意味着皮肤和体温调节整体系统功能失常。

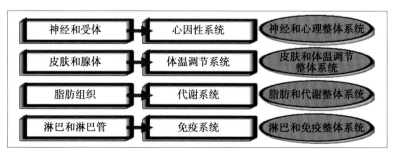

图 19.9　整体系统的外部和内部的组件

— 蜂窝织炎和不同形式的结缔组织疾病意味着脂肪代谢整体系统功能失常。
— 水肿和感染意味着淋巴免疫整体系统功能失常。
— 位于浅筋膜的面部表情肌群的表达代表心理整体系统问题。

　　每个整体系统都是一个复杂的网络。每当出现一种功能障碍，治疗师都必须了解发生了哪些异常改变，有哪些敏感点需要手法矫正，以重新建立网络结构的正常紧张度。

　　为了较好地表达这个概念，可以用网络黑客作比喻。如果黑客想要破坏计算机系统，他们必须集中攻击大部分网络的交互点。同样地，在生物系统中，相比传递给内部环境的信息，敏感点接收更多的是来自外部的信息。这些都是治疗中需要针对的靶点。

　　虽然每个单独的部分都有各自的逻辑，但当各个单独的部分在一个系统中汇集时却只获取有效信息。换句话说，每个部分都有自主性，但总是倾向于与其他部分整合汇集。

　　整体系统在外部环境的变化和机体内部力量之间建立了一种内平衡，并在这两者之间组织和沟通信息（图 19.10）。

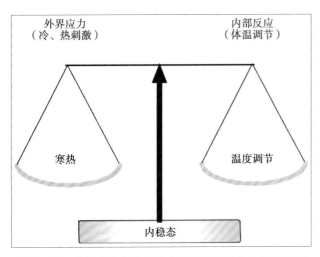

图 19.10　整体系统维持机体生理功能和压力之间的平衡

　　例如，如果体温超过 37℃，皮肤 - 皮下组织的发汗作用就会被激发，以向外界散热并重新恢复体内平衡。这个过程是由自主神经系统（ANS）发起，并与体温调节系统和浅筋膜协同发挥体温调节作用。

　　如果浅筋膜是僵硬的，则它不能正常行使它的功能，也不能帮助恢复体内平衡。而且，在这一层[4]

　　的任何僵硬必然会被其他部位代偿，因而造成其他部位产生问题。所有这一切的发生不会引起个体的注意，因为浅筋膜功能紊乱不会导致关节紊乱与随后的关节疼痛。相反，随着时间的发展，它会通过产生湿疹、脂肪沉积和大量渗出慢慢地改变其外观。

整体系统对精神心理压力的生理反应

　　整体系统参与制定机体抵御外源物质和外部事件的应对策略以保护机体完整。这些外部事件通常被称为"压力源"或"压力元素"[5]。

　　压力可以是由多种因素引起（图 19.11），包括：
— 身体因素，如细菌，其可以触发淋巴免疫系统产生应激反应。
— 温度因素，如严寒，其可以触发体温调节和皮肤系统产生应激反应。
— 饮食因素，如饥饿，其可以触发脂肪代谢系统产生应激反应。
— 情感因素，如冲突，其可以触发神经心理系统产生应激反应。

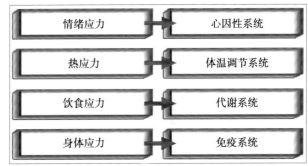

图 19.11　不同压力影响不同系统

　　人类每天都经受着这些压力元素带来的压力。尽管如此，医疗实践更多关注于器官的病理，却很少关注整个系统的功能失调。

　　如果机体不能对压力[6]产生相应反应的话，压力事件只会扰乱体内平衡。

　　当身体不能恢复系统之间的内平衡时，就会发生适应现象。这可能会导致单个系统永久性的改变

4　胃溃疡发生后，大网膜通常会移动到胃大弯上并黏附于胃表面以尝试封闭溃疡面。同理，腹膜会附着于肠炎区域。

5　应激：机体对打破其平衡的外界刺激的非特异性反应。一种感染，一种强烈的快感，一种巨大的痛苦都是需要适应的压力因素（Enciclopedia Medica It., 1988）。

6　中医药区别两种主要病因：外因和内因。外因包括：风、寒、湿、燥、火等气候干扰因素。内因包括饮食、遗传问题、情绪等。如果机体本身正气不虚，风、寒等致病因素就不能给机体带来任何伤害（针灸手册，1979）。

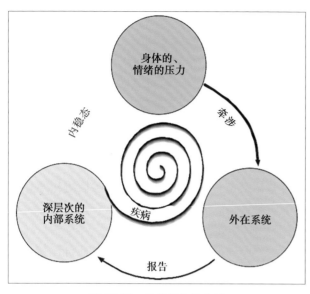

图 19.12　系统间的反应链

（图 19.12）。例如，一个极其寒冷的环境可以代表一个物理压力，首先，它会影响位于浅筋膜里的皮肤和脂肪系统（外部系统）。通过自主神经系统，体温调节和代谢系统（内部系统）接收机体所处情景的相应信息。如果机体反应适当，内平衡就会得以恢复，体温就可以维持在一定范围。如果机体无视来自外界的伤害性信号或者失去反应能力，那么机体的某一部位就会受到低温影响。

人类应用自己的智慧创造了各种手段以弥补系统的功能不足，以应对某些压力源和压力元素。例如，抗生素是用来消灭细菌的，衣服保护机体免受寒冷，通过耕种以使人免受饥饿和通过心理辅导以克服情感压力。

心理治疗可以帮助个体意识到困扰他们的问题的所在，以便恢复被体内体外冲突引起的失衡，从封闭的压力循环中走出。相反，一些人总是处于同样的状态，直到他们系统的反应容量被消耗殆尽，或者当形势变得不可持续时，他们便走向自我毁灭。

在其他个体，系统反应能力过强，会造成慢性功能失调。例如，过激的免疫系统可能会导致过敏性哮喘。

压力这个词的使用可参照心理压力（强烈的情绪、失败、丧亲之痛等）。然而，压力可以作用于任何系统，使系统处于过度活跃或活动减退的状态，从而引起不同的症状，根据所涉及的系统可引起以下不同症状：

— 体温调节系统：发热或体温过低。

— 免疫系统：过敏或免疫缺陷。

— 代谢系统：高血糖或低血糖。

因此，任何积极的事件（例如获奖）或负面事件（如遭受不公正待遇）都可能诱发机体多部位反应。

鉴于浅筋膜划分了自我和外部环境之间的界线，因而浅筋膜是人体参与应对相关压力的主要结构。

精神心理压力与自至神经系统

术语"压力"指的是机体对一些潜在影响内平衡的事件或外部作用的反应结果。

如果压力长时间持续，机体就开始产生适应。这会导致适应的障碍或固定的障碍。

下丘脑和自主神经系统调控浅筋膜和整体系统的功能。在每个压力反应中，自主神经系统的三个子系统（交感神经系统、副交感神经系统、腺交感神经系统）都会有不同程度的参与。

精神心理压力与交感神经系统

一般情况下，交感神经系统围绕单个管道和脉管序列形成神经丛。因此，它的影响波及淋巴免疫系统的淋巴管和免疫系统的淋巴结。所有这些结构均起源于中胚层[7]。

术语"压力"常常和经历攻击或一时愤怒后引起肾上腺髓质[8]突然释放肾上腺素有关。肾上腺素增加了心率、血压和肌肉的血流量。这个过程是由丘脑和自主神经系统调节，特别是由交感神经系统调节（图 19.13）。

交感神经系统负责启动身体在急性应激情况下对抗、竞争或逃离反应。这个系统的活跃性可以决定个体攻击性。如果一个人能够通过战斗、争论、逃离或竞争以消耗肾上腺素，那么重建内稳态是可能的。如果，相反地，愤怒或恐惧被阻止，并且这种状况随着时间推移不断重复，那么积累的糖皮质激素可造成[9]内环境失调。

7　包括心脏、动脉、静脉、淋巴管和血细胞、淋巴细胞在内的管腔系统也起源于中胚层。泌尿生殖系统，包括肾脏、性腺及其管道，也来源于中胚层。最后，脾和肾上腺皮质来源于中胚层（Sadler T.W., 1990）。

8　机体在压力存在下释放肾上腺素。肾上腺素导致动脉痉挛。每当压力重复出现，就会导致动脉高压（Enciclopedia Medica It., 1988）。

9　下丘脑分泌促进垂体激素释放的激素，接着通过促肾上腺皮质激素作用于肾上腺。肾上腺皮质部分分泌皮质醇和醛固酮。髓质部分在来自交感神经系统的刺激下产生肾上腺素和去甲肾上腺素。皮质醇是一种具有免疫抑制效应的激素（Enciclopedia Medica It., 1988）。

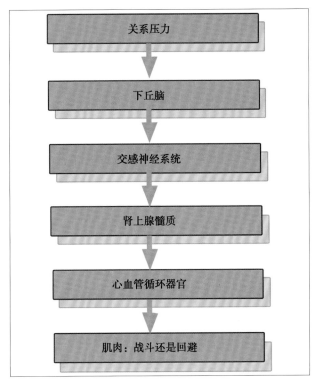

图 19.13　关系冲突导致的压力

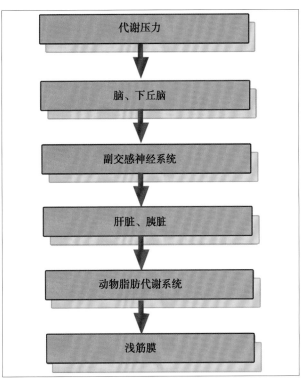

图 19.14　饮食摄入不足导致的压力反应

每个个体在特定情况下，都有身体的一个部位抑制趋于累积的压力，例如：

— 通常女性倾向于将愤怒扣压在肩胛带肌。
— 通常男性倾向于将侵略冲动阻滞在骨盆带肌或腰部肌肉。
— 不同的心情会导致特定的面部肌肉收缩。

持续的压力随着时间的推移会导致姿势的适应性改变。对这些姿势的适应性改变的解读有助于病史的采集，特别有助于心理系统的治疗。

精神心理压力与副交感神经系统

副交感自主神经系统伴行呼吸和消化器官形成神经丛，这些系统形成内脏序列。

代谢系统的功能活动依赖于上述脏器系统的功能，而且代谢系统在脂肪系统有其自身的能量储备。事实上，副交感神经系统与脂肪代谢系统紧密相连。

浅筋膜的脂肪堆积与代谢系统的压力有关（图19.14）。两个吃相同数量和同种食物的人比较，那个有"压力的"人更有可能积聚脂肪，并有形成肥胖症的风险。在这种情况下，下丘脑通过迷走神经刺激胰腺和肝脏的功能，以增进新陈代谢，促进皮下脂肪沉积。

应该指出，代谢系统的深部组件与浅筋膜，特别是与在皮肤支持带浅层及深层之间堆积的脂肪组织[10] 相互作用。根据某个个体的饮食的不同，其皮下脂肪组织的厚度会增加或减少，而在不同肌肉层之间的疏松结缔组织的厚度不会增加。对这两种不同形式的结缔组织进行区分是很重要的。

精神心理压力与腺交感神经系统

伴随腺体的神经丛属于腺交感神经系统的一部分。许多腺体，如汗腺和皮脂腺，起源于外胚层[11]。这些结构受腺交感神经系统支配，并与皮肤和体温调节系统相连接。

温度刺激主要累及皮肤和皮下组织，其中包括浅筋膜。皮肤中的汗腺散热，与微循环、毛发一起保护机体免于寒冷（图 19.9）。如果这个系统的功能运行完美，机体温度会保持恒定。如果情绪紧张过度刺激汗腺，机体会感到持续的寒冷、不断出汗，例如，在手和脚出汗（多汗症）。

腺交感神经系统将体温调节系统与浅筋膜、丘脑和椎旁神经节相连。这些结构负责在寒冷环境中

---

[10]　当疏松结缔组织中脂肪细胞大量积累时，这些脂肪细胞就会变成脂肪组织。脂肪细胞是结缔组织中的固定细胞，专门负责合成、积累和清除脂质（Monesi V., 1992）。

[11]　与外界保持联系的器官和结构，即耳朵、鼻子、眼睛、皮肤、汗腺的感觉上皮和皮脂腺、神经系统等，起源于外胚层（Sadler T.W., 1990）。

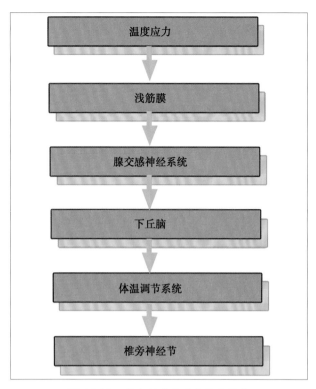

图 19.15 寒冷刺激导致的压力反应

减少外周血流量和在身体暴露于阳光下或其他高强度热源时增加外周毛细血管血流量。

因此，压力不仅和交感神经系统相关。根据个体需求，每个整体系统和脏器系统都可在一个特定的次序中参与应对压力。

上面的流程图（图 19.13 至图 19.15）示意了大脑与身体内部组件和浅筋膜之间的相互联系。浅筋膜是所有内部整体系统的外在结构参照。

单系统与多系统失调的病理解释

在医学术语中，"单系统"是指只涉及单一系统的疾病。例如，淋巴瘤（如白血病、肉芽肿）被认为是单系统的，因为他们只涉及淋巴免疫系统。

"多系统"指的是涉及多系统的疾病。例如，结缔组织疾病可以累及皮肤系统、淋巴系统、脂肪系统等。

结缔组织疾病可以包括：
— 硬皮病（真皮硬化）。
— 多发性肌炎（肌肉炎症）。
— 红斑狼疮（涉及皮肤血管和结缔组织）。

在这些疾病中，皮下组织和其他器官的结缔组织会增加，异常免疫反应会随着情绪和睡眠周期的改变而发生。

对于多系统疾病的病理，皮肤、体温调节、神经

和免疫系统在每个个体中的参与程度不同。

在单系统功能失调的治疗中，有一些物理治疗方法专注于用单一的手法作用于特定的组织，如：
— 淋巴引流。
— 结缔组织按摩。
— 解除粘连。
— 按压触发点。

筋膜手法推荐使用浅筋膜象限的运动疗法和深筋膜的手法治疗单系统功能失调。以这两种手法作为基本框架，治疗时再针对每个功能失调的系统的不同做相应的调整。

在治疗骨骼肌肉系统功能失调时，对于重建姿势平衡来说，单点的治疗通常是不足够的。同样地，当治疗系统疾病时，也只能通过恢复身体整体平衡来获益。

筋膜手法可通过触诊浅筋膜僵硬区域来处理系统性疾病。这些僵硬区域代表由人体自身产生的代偿。同时，治疗浅筋膜对深筋膜也有益[12]。

筋膜手法的基本原理都是一样的，即对结缔组织基质一致性的修整。

这个修整会使：
— 淋巴管运输淋巴。
— 脂肪组织适应新陈代谢。
— 体温调节系统保持恒温。
— 外周神经承载感知信息。

不同的功能障碍具有不同的表现，可帮助筋膜治疗师定位：
— 在肌肉骨骼功能失调时，关节痛、无力和运动受限等表现提示治疗师深筋膜区域的变化是导致功能障碍的原因。
— 单个器官功能障碍后，躯干壁的异常感觉可以指导治疗师定位。
— 一组脏器系统功能障碍后，特定的内部活动障碍可以指导治疗师定位。
— 对于整体系统病变，无论是疼痛还是解剖定位都对病变定位没有用处，因为系统是无处不在。

实际上，当处理一个整体系统的功能障碍时，很难确定导致功能障碍的确切部位（图 19.16）。

对于整体系统障碍是没有运动验证的。同时，直接进行触诊验证也不可行，因为那将必须覆盖整个身体才行。

---

[12] 皮下触发点治疗可降低肌肉中触发点的活动。此时，只有肌肉触发点也治疗后，患者才会感到持续的症状的减轻（Trommer P., 1952）。

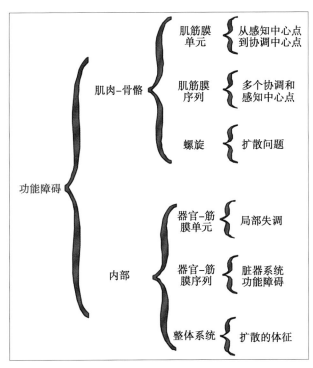

图 19.16 肌肉骨骼功能失调与体内功能失调的症状表现比较

然而,视觉评估可以指导和定位触诊位置,因为系统的功能障碍表现在浅筋膜和皮肤。例如:

— 代谢系统功能失调可表现为身体特定部位的脂肪形成。

— 淋巴系统功能失调可呈现水肿,可以对其进行测量(如测量肢体的周径)。

— 体温调节系统功能失调常出现皮肤变化或异常渗出物。

整体系统功能障碍的症状常不仅仅表现在一个系统上(多系统病理改变)。例如,有可能表现为低渗性静脉疾病、皮炎、水肿、感觉异常。

第 20 章
整体系统的进化演变

整体系统包括机体更原始和更进化的功能。

所有生物都有将身体与外部环境分开的皮肤膜。然而在鸟类和哺乳动物中,皮肤演变成了仅仅用于隔离和体温调节的基本元件。

所有脊椎动物都有一个淋巴系统但只有鸟类和哺乳动物有产生淋巴细胞的淋巴结。

代谢是所有动物生存的基本条件,但只有鸟类和哺乳动物脂肪储备用于冬眠和在饥荒时期的生存。

所有动物都有中枢神经系统,但只有灵长类动物,特别是人类,有心理系统。

整体系统的体表与体内组成成分

在本书中,整体系统可分为四组:皮肤和体温调节、脂肪和代谢、淋巴和免疫以及神经和心理(图 20.1)。

系统的分布遍布全身,每组系统都包括内外两部分。外侧部分和浅筋膜相连。

丘脑和自主神经系统对整体系统的内外部组成部分的交互作用做统筹协调。

每当我们谈论到心理,与本能行为[1]相比,更多是指人类理性或自愿行为。然而,甚至是思想都是系统与外部环境相互作用的结果。感觉和情绪都是从这些交互作用中形成的,随着时间的推移,已演变成为许多基本的本能。本能是遗传的或先天拥有的行为模式,机体通过本能对来自环境的压力做出反应。每个系统均通过自动的或本能的方式对环境压力做出应对:

- 体温调节系统依据外部环境的变化对机体内部功能进行调节,如使大量血液由机体中心流向外周,反之亦然。
- 代谢系统在皮下组织层的脂肪组织中储存过量的营养物质,在必要时,可将这些营养物质重新转化为能量。

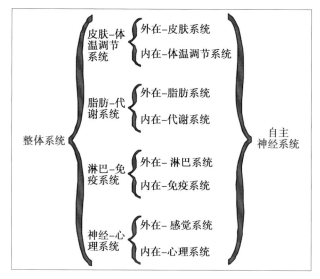

图 20.1　人体的整体系统

- 淋巴 - 免疫系统通过激活其位于机体表浅部位的管道和淋巴结,以帮助人体抵御外来细菌,或是激活其位于机体内部的管道和淋巴结以抵御各种肠道感染[2]。
- 自主神经系统有椎旁和椎前神经节,这些神经节的作用类似于小的"腹内的大脑",能够处理其他系统可能出现的各种问题。

淋巴 - 免疫整体系统的进化演变

在人类的胚胎期,淋巴系统在循环系统形成后形成[3]。恒温动物的淋巴管网由具有瓣膜的长管道以及管壁的平滑肌纤维组成。

在某些两栖动物中(如青蛙),结缔组织隔膜[4]

1　本能:具有遗传倾向,是特定物种对于特定的条件和环境压力以固定的方式做出的反应(Taber C., 2007)。

2　淋巴滤泡位于小肠黏膜下层。他们是黏膜相关淋巴组织的一部分。Peyer's 集合淋巴结识别出现在胃肠道的外部抗原,然后这些淋巴滤泡产生初级免疫反应应答(Taber C., 2007)。

3　淋巴系统在心血管系统形成后才开始形成,而且其形成只发生在胚胎发育的第 5 周。淋巴系统始于两颈、两髂和腹膜后囊以及乳糜池(Sadler T.W., 1990)。

4　在青蛙中,存在由隔膜分离开的皮下淋巴囊。这些隔膜在皮肤及皮下肌肉之间延伸(肱囊、背囊、股囊等)(Kent C.G., 1997)。

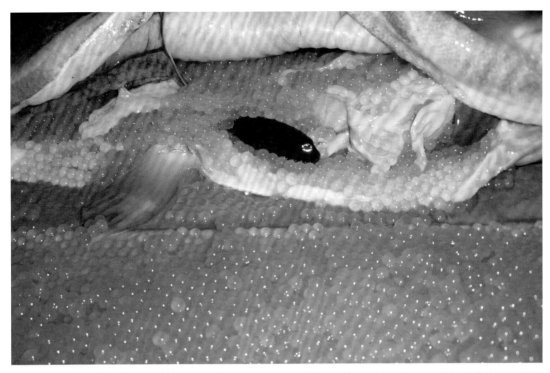

图 20.2　切开成年雌性鳟鱼的腹部流出的卵子。在一些硬骨鱼家族中，例如鲑科，它们的卵巢会一直释放卵子到体腔直到卵子到达位于体腔后部的短漏斗形袋中（Kenneth，2005 年）

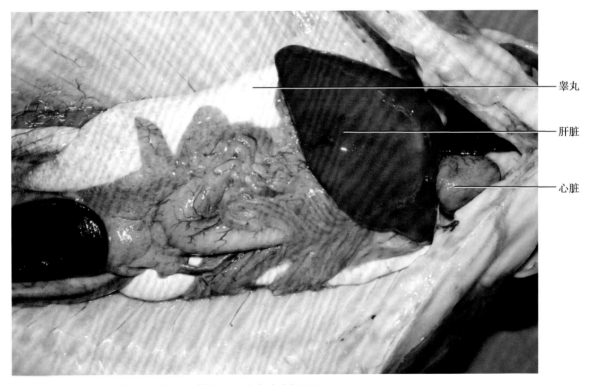

睾丸

肝脏

心脏

图 20.3　雄性鳟鱼的睾丸与其肝脏、横膈之间的各种连接组织

将皮下囊分隔开，形成淋巴系统。甚至在人类的胚胎，淋巴系统最初也是由五个或六个淋巴囊形成的，淋巴囊之间由负责排放四肢、头部和身体淋巴液的管道相互关联。

除肝脏和中枢神经系统外，机体的疏松结缔组织中广泛分布着毛细淋巴管。

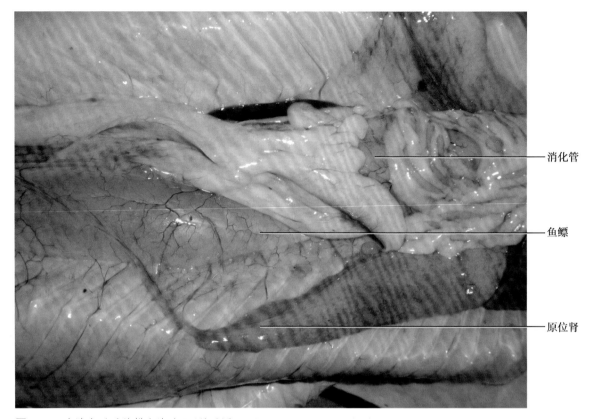

消化管

鱼鳔

原位肾

图 20.4　去除卵子后的鳟鱼腹腔（可见于图 20.2）

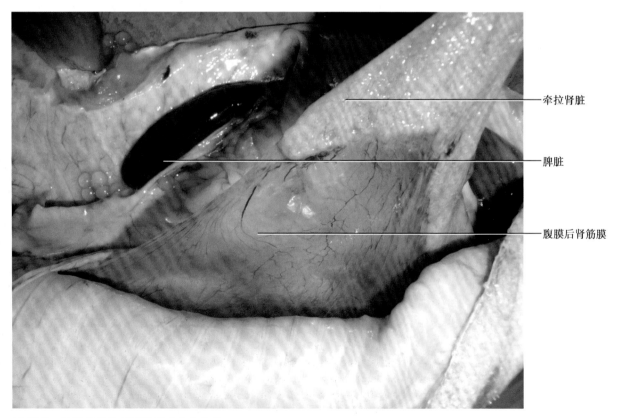

牵拉肾脏

脾脏

腹膜后肾筋膜

图 20.5　通过牵拉肾筋膜以突出它的弹性

淋巴组织可以分为两组：
— 弥漫性，由分布在疏松结缔组织的淋巴细胞聚集而成。
— 结节状，由淋巴组织有组织地聚集而成，如胸腺、淋巴结、腺样体和 Peyer's 集合淋巴结。扁桃体和腺样体都只存在于哺乳动物。

在高级脊椎动物中，小肠绒毛间存在毛细淋巴管，也称为中央乳糜管或乳糜管，负责排放饮食中的脂肪（乳糜）。

哺乳动物的胸导管始于乳糜池[5]，负责收集大部分的淋巴，再经左锁骨下静脉将淋巴排入体循环。

机体通过免疫系统的保护以防止感染。淋巴细胞是专门参与免疫应答的的细胞。它们能识别不属于机体（非自身）的外源物质。

淋巴细胞参与不同的免疫反应：
— 自然或非特异性免疫，是指识别所有外源物质，不论以前是否接触过。这类免疫由胸腺和骨髓产生的淋巴细胞和巨噬细胞产生。
— 获得性或特异性免疫，其仅识别曾引起机体产生抗体的因子（抗原）；这类免疫由次级淋巴器官（淋巴结、脾、扁桃体和腺样体）产生。

免疫和淋巴系统的常见结构包括淋巴管、淋巴结、胸腺、脾脏等。这两个系统均作用于与外界环境接触的部位，其作用是消除感染。

皮肤 - 体温调节整体系统的进化演变

表皮或皮肤系统具有保护作用。

所有生物，包括变形虫，都具有将身体与外界环境分隔的膜结构。

从鱼到哺乳动物，脊椎动物的体壁（皮肤或毛皮）包括表皮和真皮[6]。

在文昌鱼（原始脊索动物）中，表皮层是由单层细胞组成。而在两栖动物（蝾螈）中，表皮由角质层和基底层组成。蝾螈真皮由牢牢附着在深层肌肉组织的结缔组织组成。

在爬行动物、鸟类和哺乳动物，爪或指甲形成于手指和脚趾的角质层。

毛发和羽毛是皮肤角质化的附属物。他们有隔离和感觉传入的作用（如猫的胡须）。

乳腺在浅筋膜内发育，只存在哺乳动物中，男女两性均有。这些腺体起源于两个外胚层嵴，这两个外胚层嵴随后侵入下面的真皮，形成分支导管。在性成熟时期，由于激素的作用，女性乳腺进一步发育。

体温调节是身体在高温和低温两个极端之间保持一个恒定的温度的能力。

循环系统通过毛细血管将液体从内部向身体的外部输送从而参与体温调节。

在爬行动物中，浅表的血液吸收来自太阳的热量并将它传送到深部组织中。

在哺乳动物中，肌肉活动在机体深层次产生的热量由血液循环携带散发到身体表面。当外界温度降低时，则会触发机体将血液集中在身体内部的调节机制。来源于表皮[7]的汗腺也有助于散热。皮脂腺和汗腺是恒温动物的特征结构，并且参与体温调节。

在鸟类和哺乳动物中，甲状腺激素积极参与体温的维持。

棕色脂肪组织也参与体温调节[8]，主要是通过产热（生物体内产热）。在人类中，这种类型的脂肪组织数量随着年龄的增长而减少，可能是由于现代生活条件的改善，包括服装和供暖设备的使用，减少了这类脂肪组织产热的必要性。

脂肪 - 代谢整体系统的进化演变

将脂肪组织与代谢系统而不是与体温调节系统相联系，是因为发现在鸟类或其他许多哺乳动物的皮下组织中没有脂肪组织。事实上，对于许多有皮毛的动物，如兔（见图 23.3），其脂肪组织分布于身体内部区域[9]，而不是在皮下组织中。

例如，低级脊椎动物的真皮以肌间隔的方式牢固地附着于肌筋膜上，其皮下组织是缺失的。青蛙

---

[5] 有 20～30 个腰部 - 主动脉淋巴结（主动脉旁）。他们位于腹膜后并且他们的管道延伸到乳糜池。膈下淋巴管是乳糜池的末端，这些淋巴管无非是扩张的部分胸导管（Testut L., 1987）。

[6] 胚胎的表面最初覆盖着一层外胚层细胞。在第二个月开始，这个上皮分裂形成一层扁平的表层细胞（周皮）和一层基底层（Sadler T.W., 1990）。

[7] 皮肤及其衍生物，如毛发、指甲和腺体，都起源于外胚层。决定皮肤颜色的黑素细胞，派生于迁移到表皮的神经嵴细胞。皮脂腺、汗腺、乳腺起源于表皮层（Sadler T.W., 1990）。

[8] 在人类的新生儿和许多成年哺乳动物中有特殊的脂肪组织区，被称为棕色脂肪组织，这些组织能够直接通过分解营养物质而产生热量（Gray H., 1993）。

[9] 脂肪组织在皮下层（脂膜）、肾脏周围、肠系膜和大网膜富集。皮下组织中的脂肪分布根据年龄及性别的不同而存在差异（Gray H., 1993）。

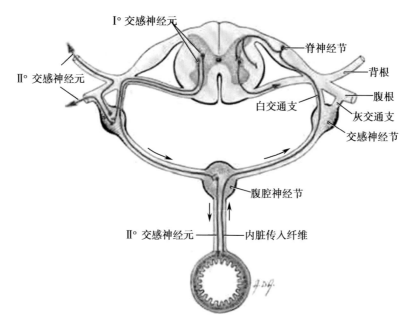

图 20.6 椎旁和椎前自主神经节（从 V.Esposito et al., op. cit.）

（无尾两栖类）的淋巴囊位于真皮和肌筋膜之间。在鸟类中，其真皮通过一层薄薄的浅筋膜与肌筋膜分隔。

只有在哺乳动物中，才有大量的管道和脂肪细胞围绕着浅筋膜层。

脂肪储备在必要时会被代谢，如在冬眠期和蛰伏时。因此，浅筋膜的脂肪组分是代谢系统的能量储备。

在许多结缔组织的网眼中可以发现脂肪细胞。在疏松结缔组织膜中，脂肪细胞使得不同结构之间可以滑动，无论是在超重或瘦的个体中，这些脂肪细胞的数目始终保持不变。然而，超重者皮下脂肪组织中的脂肪细胞数量明显增加。

在累聚脂质之前，脂肪细胞呈星形，因此与成纤维细胞难以区分。随着脂质含量的增加，细胞变为圆形。在脂肪储备消耗时脂肪细胞的形状可恢复[10]。

尽管所有的动物都有一个代谢系统，但皮下组织的脂肪层（也称脂膜）只存在于哺乳动物[11]。

代谢依赖于食物和氧气。在这两个元素之间有着强烈的相互依存关系，因为摄入的食物需要经过氧化过程才能产生能量。然而，十天禁食所导致的身体损伤远小于十分钟无氧气所带来的损伤！食物

分子需通过肝脏吸收和代谢，然后通过血液输送到它们被储存的组织（如脂肪储存在脂肪组织）。

代谢可以分为：
— 合成代谢，由较简单的分子合成对细胞有用的复杂的分子。
— 能量代谢，是指通过产生三磷酸腺苷（ATP）分子恢复能量。
— 分解代谢，是指将复杂的分子分解成较简单的分子。

自律神经节的进化演变

在这本书的第二篇，讨论了中枢神经（迷走神经、内脏神经、膈神经）是如何插入三个内部筋膜序列的壁外自主神经节的。这些神经不仅将其神经纤维延伸到特定的序列，而且还将其分支扩展到椎前神经节。例如，来自迷走神经、内脏神经、膈神经的神经纤维都到达了腹腔神经丛[12]。

在解剖课本中，椎前神经节被认为是交感神经系统的一部分，尽管所有的自主神经均到达椎前神经节，但根据课本中的示意图，似乎认为他们只与胸腰部神经相连（图 20.6）。为了强调存在于椎前及椎旁神经节和自主神经系统之间的连接，现将交感神经系统和这些神经节的进化演变过程均加以分析。

[10] 激素和神经介质控制脂肪分解（脂肪动员）。去甲肾上腺素，由脂肪组织的交感神经末梢表达，在这个过程起着非常重要的作用（Gray H., 1993）。

[11] 由于其丰富的脂肪储备，皮下组织在代谢中具有关键作用（Kenneth V.K., 2005）。

[12] 内脏神经的神经纤维及迷走神经和右膈神经的分支共同形成腹腔神经丛（也被称为太阳神经丛）（Benninghoff A., goerttler K., 1986）。

在文昌鱼中，神经从脊髓发出（图 20.7）到达壁内和壁外神经丛。这些神经传递的冲动信号没有区别，既不属交感神经也不属副交感神经。这些神经可能只传导疼痛信号，因为他们终止于脊神经后根。因此，把它们称为交感神经纤维是不恰当的。

在低等脊椎动物中，没有椎前及椎旁自主神经节。

在更进化的脊椎动物中，许多主动脉旁神经元[13]（主动脉旁嗜铬细胞）形成独立于中枢神经系统[14]的初级椎前柱。接下来，这个自律神经柱迁移到椎旁区域，形成了次级交感神经链[15]（图 20.8）。

在这个时期，沿着交感神经链的连接组织结构还没有形成。每一个神经节都是独立的，意味着它们并不依靠神经节之间的束支连接。

在鲨纲（鲨鱼）动物中，外周神经没有灰色神经纤维（节后交感神经纤维）和伴行血管的外周自主神经支配。在这些动物[16]中，与躯干交感神经节相关的其他嗜铬组织的聚集体可能形成原始的腺交感神经组分。

在人体椎前神经节既有深色细胞又有浅色细胞，这些与副神经节[17]的细胞相似。有假说认为深色细胞有交感神经的功能而浅色细胞产生的腺交感神经刺激由外周神经传导到浅筋膜上。从脊髓两种不同区域传来的冲动被传导到椎旁神经节[18]。可能是中间内侧核的传导沿着脊髓的腺交感神经信息，而中间外侧核可传导交感神经的冲动。

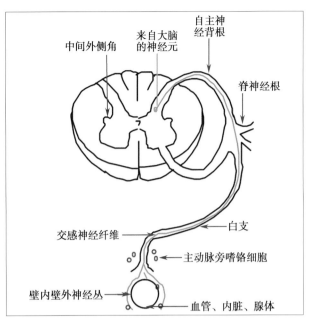

图 20.7　在文昌鱼的中枢神经系统和壁内神经丛之间的自主神经纤维通路

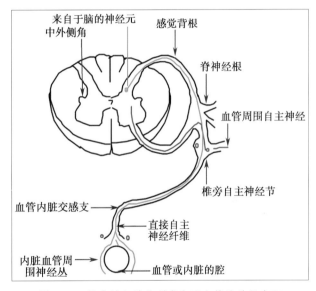

图 20.8　椎旁神经节的形成和沿血管的神经支配

椎旁神经节释放两种化学介质 - 乙酰胆碱和去甲肾上腺素，这两者相互拮抗[19]。任何一种已知的交感神经均不能传递不同种类的信息[20]，因此，相同的神经不能传递两种介质。所以椎旁神经节为这两个

---

[13]　交感神经系统的形成是以在生命开始的第 5 周沿背主动脉旁边产生原始柱的方式实现的。这些柱状结构迁移到脊神经根区域，交叉形成次级交感神经链，由此形成最终的胸腰神经节链。最后，椎前神经节系统形成于原始柱（Esposito V., 2010）。

[14]　一项执行在脊髓被严重破坏的鸡胚胎实验研究，已经阐明了在没有受来自脊髓的任何影响的情况下，交感神经系统是如何形成的（Esposito V., 2010）。

[15]　交感神经节也含有小的嗜铬样细胞，通常被发现位于血管附近。这些细胞，称为小强荧光细胞（Small Intensely Fluorescent cells, SIF），含有多巴胺、肾上腺素和去肾上腺素。这些小强荧光细胞的功能尚未确定（Kandel E.R., 1994）。

[16]　随着动物学规模的增大，在椎旁神经节中的突触小球的活动变得越来越频繁。这一事实表明，这些结构被用于整合有一定的复杂度的神经信息（百科全书医学条目，1988）。

[17]　交感神经链神经节的细胞最初都是相似的。随后，他们分化成 2 种类型：小而颜色深的和大而颜色浅的。深色的细胞形成交感神经节的神经成分，而大而颜色浅的细胞发展为副神经节细胞（Esposito V, 2010）。

[18]　在脊髓的分化过程中，中间外侧核的神经元大多向外侧迁移以占据成人脊髓的中间外侧核。数量有限的神经细胞不迁移而是留在室管膜管，构成次级自主神经中间外侧核（百科全书医学条目，1988）。

[19]　去甲肾上腺素是由到达效应器（神经末端）的节后神经元产生的交感神经介质。交感神经支配细小动脉的部分是不遵循这个规则的，因为它的介质是乙酰胆碱（百科全书医学条目，1988）。

[20]　在多数血管，交感神经刺激的增加会引起血管收缩的增加。可是，在冠状动脉和骨骼肌血管，交感神经的刺激会诱导血管舒张功能（Moore K., 2008）。

自主神经系统传递神经冲动的协调中心。

　　在圆口纲脊椎动物（七鳃鳗）和鲨纲（鲨鱼）动物中，有迷走神经[21]形成，但交感神经系统和副交感神经系统的功能之间没有区别。迷走神经支配体腔的头部，而发源于脊髓的神经分布在尾部。

　　在硬骨鱼类中，交感神经干的节后神经纤维穿入先前仅由迷走神经支配的头部器官。交感和副交感神经系统在功能上各司其职。椎旁神经节之间相联系依靠的是其间的节间分支或交通支。

　　神经节和交通支的联合构成了神经节链。

　　两栖动物具有支配皮肤的自主神经纤维和原始的灰交通支。两栖动物的自主神经纤维与躯体神经伴行而不再是像与鲨纲动物相似的和血管伴行。

　　每个躯干的椎旁神经节通过以下两种分支与脊神经相连：

— 白交通支，包含从脊髓延伸到神经节的节前神经纤维

— 灰交通支，包括经外周神经分布于真皮和皮下组织的节后神经纤维。在冷血动物中，这些分支负责调节皮肤色素颗粒的分布。

　　爬行动物的椎旁神经节有两组神经细胞，它们传导着外周循环的血管收缩与舒张的冲动[22]。

　　这些冲动对热量交换起着重要的作用。这个功能的发展代表了向着独立体温调节系统进化的第一步，当具有独立的体温调节系统时，体内代谢过程也产生热量，而不用完全依赖外界资源（例如：阳光）来调节体温。

　　在恒温动物中，因暴露于阳光而温暖的血液不再从机体外周向机体中心转移，因为这些动物能够维持恒定的体温。

　　这个功能的发展需要椎前神经节的形成（图20.9）。

　　为了保持体温的恒定，不受大气温度变化影响，椎前神经节不仅管理着温暖的血液从身体外围到内部的移动，而且还同步各种系统的活动（代谢、皮肤、体温调节、脂肪）。它能够参与这些系统的活动是因为，浅筋膜作为外周组织，将外界气候条件的信息反馈给丘脑和内部的椎前神经节。

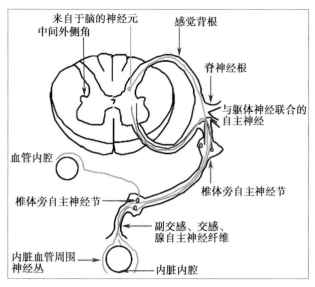

图 20.9　椎旁神经节的形成及沿躯体神经的神经支配

　　椎前神经节[23]也称侧副神经节，在体内器官[24]的刺激期间，有调节来自自主神经的冲动波和另一个系统冲动衰减的作用。在椎前神经节，交感神经和腺交感神经[25]的冲动与副交感神经系统一并被调节。两种自主神经纤维从椎旁神经节出入（一个白交通支和一个灰交通支），而椎前神经节可以接收来自三种神经的冲动（内脏神经、迷走神经、膈神经）并传送三种不同类型的冲动。

　　作用于交感神经、副交感神经和腺交感神经系统的节前神经化学介质都是乙酰胆碱。很多从神经节发出的神经纤维都带有至少三种不同的化学介质（例如：肾上腺素能、嘌呤能[26]、胆碱能）。例如，许多终末神经形成迷走神经（图20.10）。

— 有些神经加入内脏序列内直接汇集到内脏器官的壁内神经丛（副交感自主神经系统）。

— 其他的神经分支负责在椎前神经节（腹腔和肠系膜等）传递来自丘脑终端的副交感神经冲动。

　　颈、腹腔、肠系膜和盆腔神经节负责规划传出神经冲动，并根据实际情况，释放相应的介质。例

---

[21] 在圆口脊椎动物中，相比于文昌鱼，除了在迷走神经存在自主神经纤维的事实外，自主神经系统的进化有限。在鲨纲，自主神经系统变得越来越复杂，尽管交感和副交感神经系统之间的功能差异仍然未知（Romer P., 1996）。

[22] 交感神经纤维刺激引起的血管收缩和舒张功能。从功能的角度来看，这些纤维可以被认为是副交感神经，尽管事实上他们属于自主神经系统的胸腰段（Lockhart R.D., 1978）。

[23] 在头部（耳的、睫状体的、颌下的）、颈部（颈椎下，星状的），腹部（腹腔的，肠系膜上）和盆腔（肠系膜下）的侧副神经节接收来自自主神经的节前纤维，并发出纤维到脏腑，形成神经丛（Kent C.G., 1997）。

[24] 下胸腰段的椎旁神经节支配外周血管、汗腺和竖毛肌。椎前神经节支配消化器官和其他器官如肝脏、膀胱等（Kandel V.K., 2005）。

[25] 在交感神经切除的动物中，不能动员肝糖原到血液中来抵御寒冷。此外，对于这些动物，不会发生血管收缩和竖毛（Kent C.G., 1997）。

[26] 虽然嘌呤能和肽能神经系统尚未被归于交感神经或副交感神经，但据认为，嘌呤能神经系统可能是副交感神经的一部分，因其真正的功能是拮抗交感神经（百科全书医学条目，1988）。

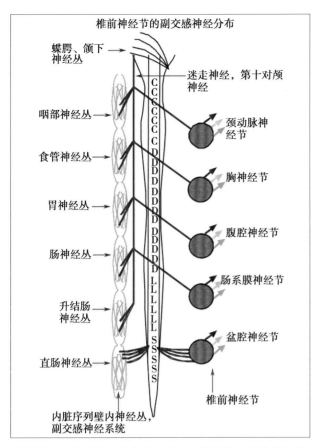

图 20.10　椎前神经节中副交感自主神经传入和传出神经

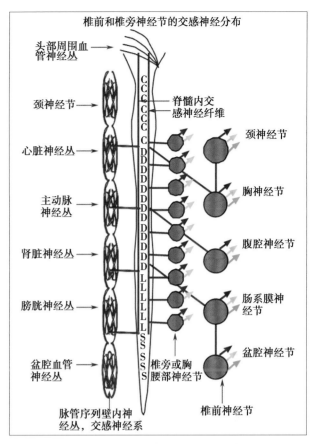

图 20.11　椎前和椎旁神经节中交感自主神经传入和传出神经

如，肾上腺素能、胆碱能和肽能神经纤维都可以达到胰腺，但这些纤维不能同时被激活[27]。腹腔神经节会根据情况为胰腺选择恰当的神经冲动，因此它能够处理这种类型的失调。

另一个关于椎前神经节像"外周大脑"一样应对交感神经刺激（图 20.11）的例子是，当机体遇到危险时它可以做出相应的反应。迫在眉睫的危险会触发交感神经冲动从大脑向腹腔神经节传播。这个神经节负责使内脏序列处于待命状态，增加肝脏活动以满足代谢需要并增加血液循环以便将更多的血液运送到肌肉。

还有另外一个腺交感神经系也参与作用的例子（图 20.12），即当外部温度变化激活浅筋膜和丘脑的受体时可以看到这些神经系统的作用。在这种情况下，中枢神经系统会发出两个不同的神经冲动：

— 一个来自脊髓的神经冲动终止在椎旁神经节，随后被分布到腺体和外周血管。

— 另一个神经冲动通过膈神经（髓外），然后被散开分布到腺体序列和椎前神经节（腹腔、颈）。

尽管三个颈神经节都与椎旁神经节有关，但他们也应该被纳入椎前神经节中[28]。这是因为颈神经节不仅接受来自交感神经系统的神经纤维，也接受来自迷走神经和膈神经的神经纤维[29]，他们可以向效应器官传递多种神经冲动。

由此可以推论出，椎前神经节并不是仅连接到交感神经系统[30]，他们实际是来自经过分类和调节的三个自主系统的神经冲动的交汇处。如果没有椎前神经节，器官将接受到彼此拮抗的神经冲动，有害的影响就会随之而来。

---

[27] 已经确定在胰岛存在三种类型的神经末梢：包括胆碱能、肾上腺素能和尚未明确其特征的第三种类型。目前没有发现他们与特定的胰岛细胞有任何特定的关系。有时，不同类型的神经末梢会与同一个细胞产生联系（Gray H., 1994）。

[28] 颈交感神经干没有胸腰椎神经干那么重要。这是因为颈交感神经干的神经末来自初级交感神经柱，而不是与胸腰部神经干一样来自次级柱（Chiarugi G., 1975）。

[29] 从颈中神经节发出的神经包括：第四和第五颈椎脊神经的灰交通支、膈神经和喉下（返）神经的吻合支以及甲状腺下动脉的分支及其他神经。星状神经节（颈胸）发出膈神经、迷走神经和返神经的吻合支以及血管和上肢的汗腺的神经丝（Benninghoff A., Goerttler K., 1986）。

[30] 交感神经系统包括两个神经节链：椎旁和椎前链。后者包括腹腔、主动脉肾、上下肠系膜神经节（Benninghoff A., Goerttler K., 1986）。

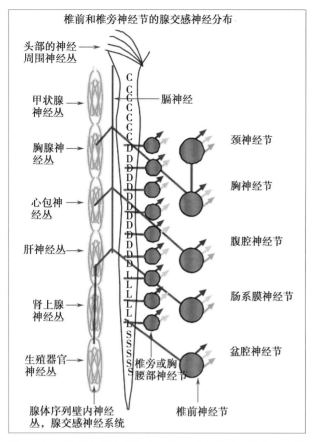

图 20.12 椎前和椎旁神经节中腺交感自主神经的传入和传出神经

头部器官具有相同的自主神经支配方式，这些神经纤维直接来自于：

— 面神经（副交感神经组成部分）。

— 上颈神经节（交感神经组成部分）。

— 舌咽神经（腺交感神经组成部分）。

这些神经纤维间接来自于：

— 睫状神经节（光感受器系统）；位于眼眶；它接受副交感神经（Edinger-Westphal 核），交感神经（颈神经节）和腺交感神经（鼻睫状神经）的神经纤维，并且由它发出 15 条睫状神经。

— 耳神经节（机械感受器系统）位于颞下窝，它接收副交感神经（鼓室神经丛），交感神经（颈神经节）和腺交感神经纤维（第十对颅神经 - 舌咽神经），并且由它发出支配腮腺、鼓膜张肌和其他结构的神经。

— 翼腭神经节（化学感受器系统）与颌下神经节一起位于翼腭窝，它接收来自舌腭神经的副交感神经纤维和来自翼腭窝的交感神经纤维；与上颌下神经节一起接收来自舌腭神经的副交感神经纤维，和来自颈神经丛的交感神经纤维以及来自舌咽神经的腺交感神经纤维，它发出支配周围器官的神经。

第21章
浅筋膜的区域划分

全身系统的功能紊乱可通过不同形式表现在浅筋膜和皮肤。人体每个整体系统都有和内部的脏器系统互相作用的内在部分以及和浅筋膜和皮下组织相联系的外在部分。

浅筋膜在不同部位的皮下分布是不同的(图21.1)。它是一个多层的结构,形成很多筋膜间室,这些形态特征能使人体完成各种功能。

浅筋膜

所有的解剖教科书把浅筋膜描述成一个多层结构[1],包括浅层、中层和深层,它通常被称为皮下组织。

但是,皮下组织在解剖学上的描述没有突出不同层次血管和神经构成的复杂性(图21.1)。

---

[1] 皮肤组织分为浅表的脂肪部(有些学者将此层称为蜂窝腔)和深部的膜部(其他学者将此层称为层状腔)。许多学者将这一层组织称为筋膜,而其他的称之为"浅表筋膜"。蜂窝结构存在于机体许多部位(包括腹部、腰部等)。此筋膜有无数由脂肪组织分离的组织层形成。Leckwood 在 1991 年将这种现象用术语"浅表筋膜系统"一词来描述所有的皮下组织(Johnson D., 1996)。

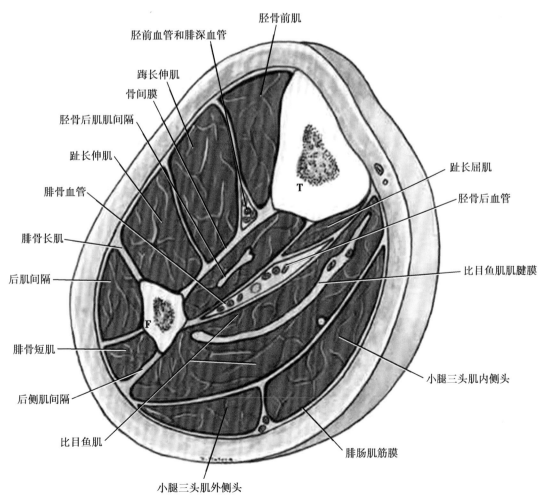

图 21.1　右小腿横切面表明皮下组织是均质组织(from V.Esposito et al., op. cit.)

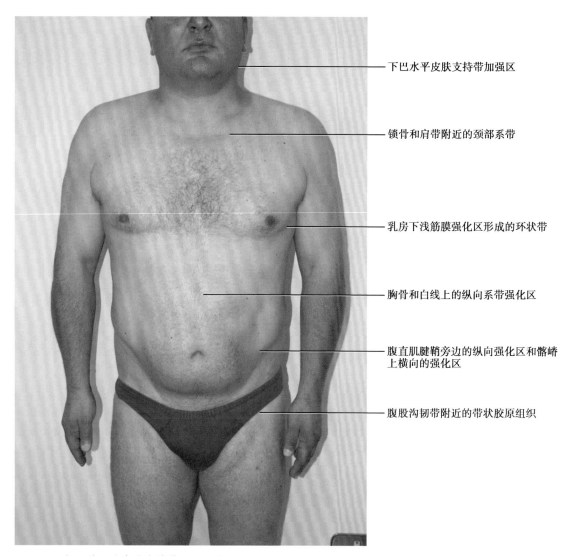

下巴水平皮肤支持带加强区

锁骨和肩带附近的颈部系带

乳房下浅筋膜强化区形成的环状带

胸骨和白线上的纵向系带强化区

腹直肌腱鞘旁边的纵向强化区和髂嵴
上横向的强化区

腹股沟韧带附近的带状胶原组织

图 21.2　躯干前面的皮肤支持带加强区域

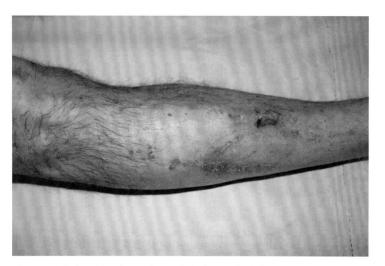

50 岁患者右小腿银屑病感染，银屑病皮肤斑的
分布局限在一个明显单独的特殊区域
银屑病在 20 年前最初显现在右膝关节区域，
其后局限前 - 外 - 踝象限

图 21.3　右小腿前 - 外 - 踝象限，患者为银屑病感染

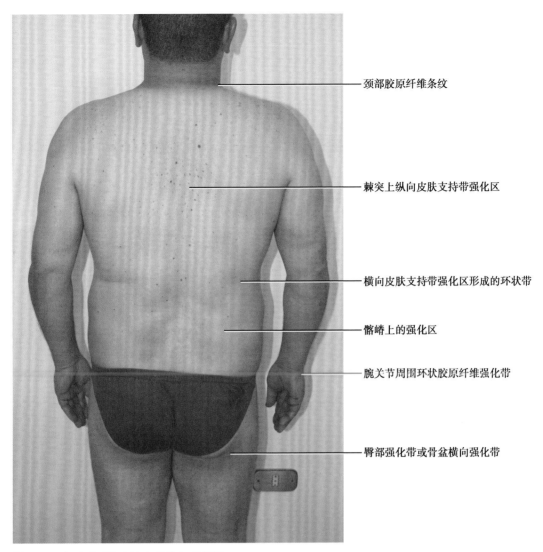

颈部胶原纤维条纹

棘突上纵向皮肤支持带强化区

横向皮肤支持带强化区形成的环状带

髂嵴上的强化区

腕关节周围环状胶原纤维强化带

臀部强化带或骨盆横向强化带

图 21.4　躯干后面的皮肤支持带加强区域

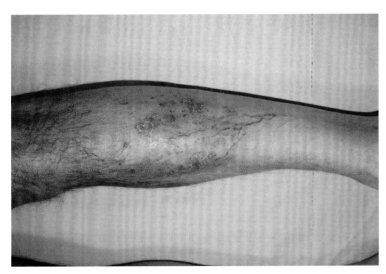

患者左小腿（见图 21.3）。银屑病皮肤斑在相同象限分布显而易见。触诊前 - 外 - 膝 CF3 有明显疼痛

图 21.5　银屑病患者左小腿前 - 外 - 踝象限

在 20 世纪，Ida Rolf（1979 年）描述在躯干皮下组织分布着一些水平强化的支持带。

本章节将解释纵向的强化带，它们在躯干、四肢内均有。这些加强的支持带把浅筋膜分成很多间室，本书称之为浅筋膜象限。

这些浅筋膜的结构是人体外围的参照点，手法治疗师可以根据这些参照点来对人体的不同系统施加影响。

每个象限包括：
— 温度调节感受器官；
— 用于能量代谢的脂肪组织；
— 淋巴系统的淋巴管；
— 植物神经感受器。

这种组织不是随意分布的而是有规律的分布在特定区域。例如神经感受器分布在不同的深度并嵌入不同的组织，以便感知不同的刺激。皮下组织的不同深度中的淋巴管和末梢血管也具有相同的分布特点。

区域划分

皮下组织是分布在真皮下的结缔组织（图 19.6，图 19.7），它包括疏松纤维性结缔组织和弹性板状的结缔组织，后者真正构成了浅筋膜。浅筋膜内的支持带向上连接着真皮层，向下连接着深筋膜。

这些支持带也成为皮下组织系带或皮肤韧带。这些结构在某些特定的区域特别发达，比如在腹直肌的白线和棘上韧带（图 21.6）。

筋膜操作手法是根据肌筋膜序列把深部的筋膜区分开，而不是基于单块肌肉。

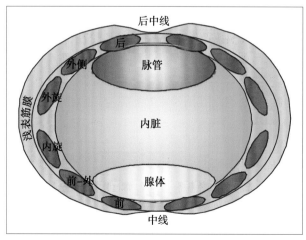

图 21.6　内脏筋膜和肌肉序列

筋膜操作手法基于三个内部筋膜序列（内脏、脉管和腺体）及器官把内部筋膜区别开来。

本章中介绍的筋膜操作手法是基于皮肤支持带的解剖组织结构把浅筋膜分成不同的象限。

浅筋膜的横向系带

真皮下的系带和深筋膜的系带之间的区别是显而易见的。解剖学家错误的称这些深筋膜系带为韧带（图 21.7）。韧带是连接两个骨的结构，而深筋膜系带是排列于深筋膜[2]内的单向的胶原纤维带。真皮下的系带相比深筋膜系带更薄弱，它垂直或斜向连接于真皮、浅筋膜和深筋膜之间（图 19.8）。

在深筋膜系带附近，会有真皮下系带的强化。这些强化结构把皮肤和深筋膜连接，从而形成了浅筋膜象限。

浅筋膜象限之间相对独立，每一个象限都有外显的体征和功能紊乱的症状。例如：
— 皮肤系统：牛皮癣的损害通常局限于一个或多个象限（图 21.3，图 21.5）。
— 淋巴免疫系统：水肿或感染体征可能被局限于特定区域。
— 脂肪代谢系统：肢体的脂肪炎可发生在特定的象限，例如感觉异常性股痛的病例。

Ida Rolf（1979）描述七条躯干的水平线，称为"带"[3]，在本书的参考文献中有提及。

这些线在体表是可见的（图 21.2，图 21.4），在这些线上相应区域的真皮下系带增多变厚，可限制皮下脂肪组织下坠。这些线在老年人或过度肥胖者中尤其常见，也可在皮肤表面形成沟槽。

人体前面上部的筋膜加强线（图 21.8）起于颏的下缘，此带把头部的帽状筋膜和颈部的筋膜区分开来。

在头后部，浅筋膜（帽状腱膜[4]）附着在枕骨，颈部的肌肉也附着于此。

在锁骨和肩胛冈区域连接着重要的浅筋膜支持带。

躯干的皮肤支持带在胸大肌下缘形成重要的强化结构，相似的结构还存在躯干后部的背阔肌上缘。

---

[2]　在踝关节前面，一些横向或者斜行的纤维束对深筋膜进行了加固形成踝关节前环状韧带或者叫做伸肌支持带（Testut L., 1987）。

[3]　尽管每个人的体型不一样，但是我们仍然在身体的相应位置发现这些加固的带状组织（Schultz R., 1996）。

[4]　头、颈、躯干和大腿近端都存在这种浅筋膜。它获得了一定厚度，很像一个在颅骨顶端的腱膜，在那里形成的帽状腱膜（Chiarugi G., 1975）。

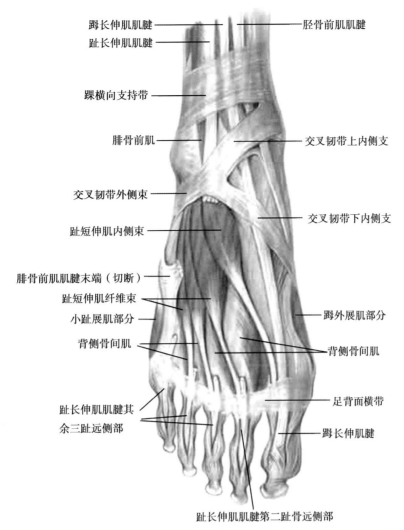

蹞长伸肌肌腱　　　　　　　　　胫骨前肌肌腱
趾长伸肌肌腱
踝横向支持带　　　　　　　　　　交叉韧带上内侧支
腓骨前肌
交叉韧带外侧束　　　　　　　　　交叉韧带下内侧支
趾短伸肌内侧束
腓骨前肌肌腱末端（切断）
趾短伸肌纤维束
小趾展肌部分　　　　　　　　　　蹞外展肌部分
背侧骨间肌　　　　　　　　　　　背侧骨间肌
　　　　　　　　　　　　　　　足背面横带
趾长伸肌肌腱其
余三趾远侧部　　　　　　　　　　蹞长伸肌腱

趾长伸肌肌腱第二趾骨远侧部

图 21.7　踝关节深筋膜支持带，被称为"交叉韧带"和"横韧带"（引自 V. Esposito 等的作品）

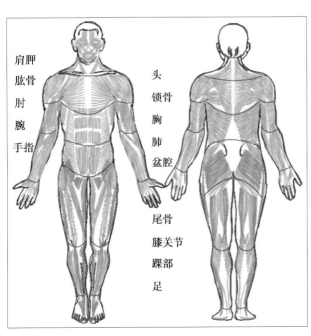

肩胛
肱骨
肘
腕
手指

头
锁骨
胸
肺
盆腔

尾骨
膝关节
踝部
足

图 21.8　皮肤系带的横向强化带

　　这些存在于皮肤和深筋膜之间的连接很明显，尤其在肥胖者的脐线和腹股沟韧带显而易见。在这两条线之间浅筋膜层也很发达，被称为 Scarpa's 筋膜。在会阴区称为 Colles' 筋膜。在后背部沿着髂脊和臀大肌的上缘也有加强的真皮下支持带。

　　在上肢的腋前线也有薄的加强线，而在肘部和腕部尤其显著[5]。

　　在下肢，尤其在肥胖者中，真皮下支持带的强化在腹股沟区域和膝关节和踝关节周围尤其明显。

　　在肘、腕、膝和踝周围的强化区域浅筋膜与深筋膜之间通过支持带连接。

　　在四肢末端，浅筋膜和深筋膜在手掌心和足底合并。在手背和足背，浅筋膜相对于深筋膜可以自由滑动。

---

[5]　屈曲线（关节褶皱）是在滑膜关节附近皮肤的最明显标志。这些线代表的是皮肤牢固地连接到附着的深筋膜（Gray H., 1993）。

浅筋膜的纵向系带

下面介绍浅筋膜和深筋膜之间纵向的连接部分。这些纵向连接线部分与皮肤[6]真皮层的网状结构或者 Langer 线[7]、Kraissl 分裂线相关。

在身体前面有皮肤的纵向加强线（图 21.9）。

因此在颈部和躯干前面沿着白线浅筋膜和深筋膜之间有强力的连接。相似地，在身体后面沿着棘上韧带有重要的加强线。

在图 21.9 中，其他的固定线被标示出来，它们像是虚线，在皮肤表面不很明显。这些线包括：

— 从胸大肌下缘开始的腹直肌腱鞘的外缘；

— 沿着股直肌直到髌骨；

— 胫骨前部区域；

— 肱二头肌外侧缘；

— 桡侧腕屈肌的外缘。

身体后部真皮下加强系带的分布：

— 竖脊肌侧缘；

— 半腱肌和股二头肌之间；

— 腓肠肌内、外侧头之间的连线；

— 肱三头肌长头；

— 尺骨的后缘。

在足[8]背和手背没有皮下脂肪层。

皮下的黏液囊[9]充满液态物质，在骶骨、肩峰、股骨内上髁和足跟区域特别发达，以适应外部的压力。

这些加强线在女性皮肤表面很难辨认，因为女性皮下脂肪层较厚且均匀分布。

在尸检过程中，可以看到女性和男性真皮下的这些纵向和横向加强系带是连续分布的。

浅筋膜的区域划分

由于水平和垂直的皮下加强线的分割，浅筋膜可被分成局部互通的象限（图 21.10）。

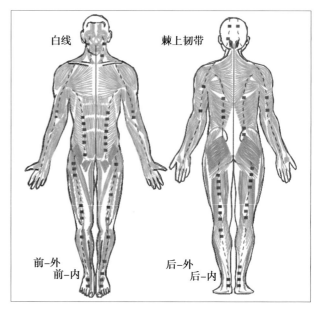

图 21.9　皮肤系带的纵向强化带

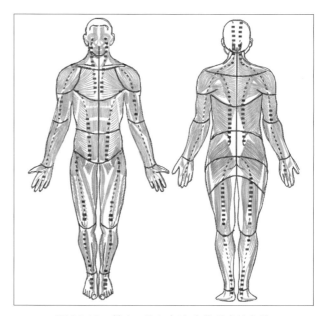

图 21.10　横向、纵向皮肤系带形成的象限

在医学上，腹部被分成四个象限或八个区域，这与浅筋膜相对应的象限分割相同。

基本上每一个浅筋膜象限都是一个界限清楚的区域。例如：在躯干部：

— 前部四个象限：两个紧靠白线（前 - 内 - 腰 an-me-lu 和前 - 内 - 盆 an-me-pv），另外两个位于腹直肌鞘膜的外侧（前 - 外 - 腰 an-la-lu 和前 - 外 - 盆 an-la-pv）。

— 后部有两个后内象限（后 - 内 - 腰 re-me-lu 和后 - 内 - 盆 re-me-pv），从棘突分布到竖脊肌外侧，还有两个后外象限（后 - 外 - 腰 re-la-lu 和后 - 外 - 盆 re-la-pv），从竖脊肌到身体侧方。

6　真皮网状层的深层胶原纤维束的直径较大。这些胶原纤维束由疏松结缔组织或脂肪组织分离，含有汗腺腺体小管。这些胶原束和一部分腺体小管一样起源于底层皮下组织（Gray H., 1993）。

7　不幸的是 Langer 描述的线不总是与最大张力的线重合。在一些部位，Langer 描述的线和 Kraissl 线成直角关系排列。Kraissl 线正交于皮下肌肉束的作用线，并常与皮肤皱褶的线重叠（Gray H., 1993）。

8　每当深层皮下结缔组织的脂肪稀少的时候，它会与浅筋膜混合形成松散的纤维状组织。所形成的层状层促进外皮相对于该肌肉筋膜和骨膜之间的滑动（Chiarugi G., 1975）。

9　皮下囊的内表面含有类似于淋巴的液体。一些囊存在所有的人体，而也有一些皮下囊的存在与某些职业有关（Chiarugi G., 1975）。

有些象限很少有明确的界限,如大腿和膝关节区域。而有些象限则界限清楚,如头部的后 - 内和后 - 外象限。头部后 - 内象限包括枕部和额部肌肉[10],后 - 外象限包括耳部肌肉(注:象限边界的详细描述见第 26 章)。

象限的轮廓和分布与皮神经的支配相对应,在下面的章节中将详细介绍(见第 24 章)。

在几何学中象限这个词是指一个圆圈的四分之一。

在筋膜操作手法中,象限这个词指的是肢体圆周或半个躯干的四分之一(图 21.11)。

象限的命名相对应的是肌筋膜对角线的名称,所不同的是肌筋膜对角线与深筋膜之间还有线性通道,而象限只包括浅筋膜区域。

为了区分象限和肌筋膜对角线或融合中心(CF),在象限命名前面加上字母 q。例如,缩写前 - 外 - 膝(an-la-ge)1 表示与髌骨支持带相邻的融合中心的近端亚单位(图 21.12)。缩写"象限 - 前 - 外 - 膝 1(q-an-la-ge 1)"表示前 - 外 - 膝(an-la-ge)象限的近端浅筋膜部分。象限的区域大于相应的支持带区域。如果 q-an-la-ge 的治疗在评估图表中记录出来,意味着在纵向上手法操作涵盖从髌骨到阔筋膜张肌的肌 - 腱结合部之间的所有区域,同时横向上涵盖从股直肌到髂胫束的区域。

系统评估表

评估表的第一部分包括骨骼肌肉系统的伤病史。

第二部分包括内脏的功能紊乱。一旦患者的伤病史和其他数据被记录,就有必要形成一个假设,通过这个假设来设计治疗计划。假设是基于以下几点考虑:

— 治疗师必须考虑病人的问题是属于骨骼肌肉的还是内部的。

— 如果主要是内部的问题,治疗师必须考虑这些问题是由于某个器官 - 筋膜单元、脏器系统还是整体系统的紊乱造成的。

— 如果数据清楚的显示是一个系统的功能紊乱,治疗师必须判断是哪一个系统出了问题。

一旦受累系统确定,治疗方案就可建立起来。

---

[10] 属于该表情肌系统中的横纹肌位于人体头部和颈部的浅筋膜内。由于机体变异,在躯体的浅筋膜也可含有横纹肌纤维。动物的等级越低,其浅筋膜越广泛。已有学者提出假说:浅筋膜是皮肤中残存肌肉的代表(Chiarugi G., 1975)。

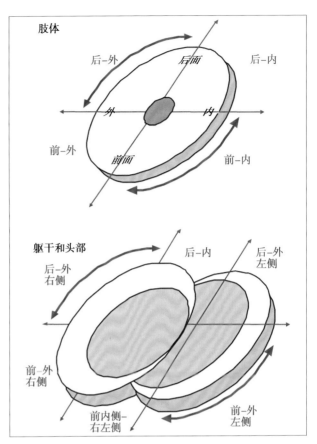

图 21.11　肢体和躯干象限

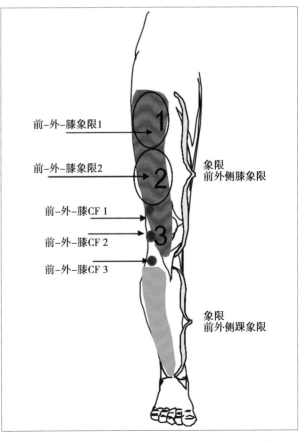

图 21.12　融合中心(CF)与前 - 外 - 膝象限的区别

对于脏器系统的治疗,首先有必要了解悬链和远端张量的分布,然后应用每个单独系统的特殊点位来进行验证。同样,对于整体系统的治疗,首先应了解象限的分布,并结合三个不同的触诊方法然后才是治疗。依据个体患者的症状,采用合适的治疗方式于单个系统。

象限是治疗的单元,可用于治疗淋巴的、代谢的、体温调节的、皮肤的和心理系统的紊乱,但是每个系统之间的触诊和治疗途径不同。

例如,对于脂肪-代谢系统,目的是局部在蜂窝状灌注中产生少量的炎症以增加浅表的血流,减少深层的代谢反应。

相反,对于淋巴-免疫系统,就不必要导致炎症反应。旋转运动足以改变浅筋膜的可塑性,从而影响更深层的免疫系统。

下面简单表述触诊的基本原则和淋巴系统、脂肪系统的治疗。随后的章节将对每个系统进行详细介绍。

必须知道的是,对于系统的治疗,触诊检查应该在浅筋膜进行而不是在深筋膜。

深筋膜的触诊通常用肘关节或指间关节等部位进行,因为通过减少接触面积会更容易触及深层(图21.13)。浅筋膜的触诊可用手掌进行。这种方式的触诊是非常表浅的,治疗师可以确定触诊的不是深层组织。

头、颈部和其他狭小区域的象限可用手指尖进行触诊。

伴有粘连的水肿区域、受阻碍的运动和感觉超敏[11],这是在浅筋膜象限触诊验证时应寻找的要素。

用手掌进行触诊也可以看做一种治疗,它可松动浅筋膜层。

当治疗师的手掌紧靠患者的皮肤做手法,旋转运动可传递到皮下三层组织(图21.14)。

持续的动作可对皮下脂肪细胞产生一种乳化作用。同样促进淋巴的代谢,但淋巴通过淋巴管的排泄可能被皮肤下的系带阻止。

脂肪组织的触诊包括轻的、挤压式的触摸,是最精确的探查浅筋膜质地及其最终改变的方法。这种触摸方式被用来感觉纺织品的质地,因为它可以最好地区分织物的质地与滑动性(图21.15)。

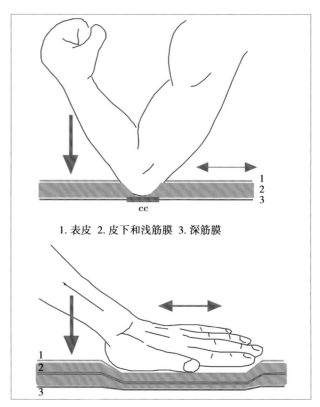

1. 表皮 2. 皮下和浅筋膜 3. 深筋膜

图 21.13 通过减少接触面积,压力传得更深;保持整个手掌接触可活动更大的表层

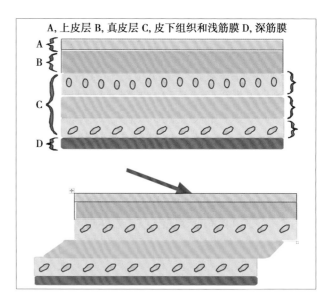

A, 上皮层 B, 真皮层 C, 皮下组织和浅筋膜 D, 深筋膜

图 21.14 手贴覆在皮肤表面,以手法激活这三层皮下组织使其彼此之间产生滑动

同样的操作技巧用来感觉脂肪组织的质地。用两个手指提起皮肤,附着在皮肤上的皮下组织同时被提起,手指可以让筋膜的两层相互滑动(图21.16)。

本操作方法不同于"夹捏法",操作手法很精细,而不是用力压在皮肤上面。其目的是让皮下的不同层面相互滑动,来检测其滑动度。有时夹捏法

---

[11] 即使你的手法用力很深,患者也应当感觉到你引起的疼痛是必要的。患者也应当知道,你能感知他们的反应,你的目的是消除他们的紧张。你的手法用力应该针对患者的组织紧张,力度适中。额外的力量是一种浪费(Riggs Art, 2007)。

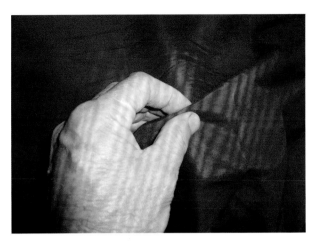

图 21.15　感觉布的结构纹理

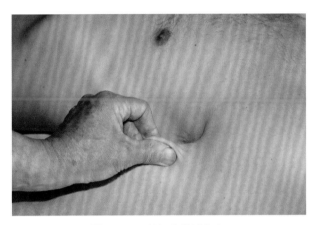

图 21.16　轻捏浅筋膜组织

会提起肌肉组织，而这种轻的、挤压式的触摸将只会把两个手指间的皮下组织分离。

这种轻挤式触摸同样适用于治疗，只是持续时间要长。目的是调整围绕在胶原纤维周围的基质的稠度。这种操作在此被称为"按拧法（pincement）"（图 21.17）。

这种操作方法不同于 Jarricot 氏"触卷法"，该法是在大拇指前方滚动所有的皮肤。即使全部象限用按拧法检查，治疗也只专注于那些更粘连的点。

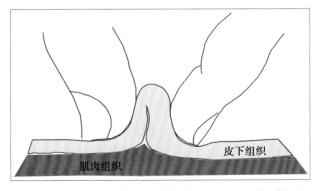

图 21.17　手法必须手指间只分离皮下组织而不是肌肉组织

在人体的某些部位皮下组织不容易被手指提起。在这种情况下，用另一只手把皮肤抓得更近一些，这样皮下组织可被挤压到操作手的手指之间（图 21.18）。

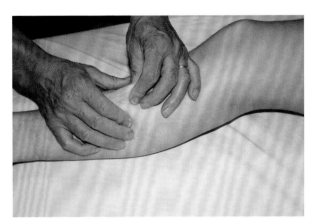

图 21.18　右手放在触诊区域，操作由左手来完成

这样，操作的手不用力就能做到治疗。

整体系统评估表的编写

病史采集和临床数据

下面的人体整体系统评估表（表 21.1）与之前的略有不同。因为每个整体系统都有其可见及可量化的体征。

下面的例子报告了一例踝关节肿胀，特别是在双侧的前 - 外 - 踝象限。其症状可见并可测量，踝关节周径 33cm，肿胀在下午加重。

假设

鉴于患者还有足趾的反复感染史决定治疗从腿的最上部开始，以首先处理腹股沟淋巴结周围的致密化筋膜。

触诊验证

触诊验证发现了假设象限内浅筋膜的致密化（双侧前 - 内 - 盆象限 1-3*，双侧前 - 内 - 髋和膝象限 **，双侧后 - 内 - 踝象限 *）。

治疗师在触诊和治疗时可根据情况调整不同的姿势。比如在触诊前 - 内 - 髋象限的时候，治疗师可站在患肢的同侧。在治疗时，特别是实行深部按摩手法，最好站在该象限的对侧。

治疗

在这个案例中，浅表的筋膜松动应用于治疗骨盆象限的第二点（前 - 内 - 盆象限 2）和踝部象限的第一点（前 - 内 - 踝象限 1）。为此，这些点在"治疗点"一栏中以小写字母 q 标记。而更深层的手法应用于大腿象限（前 - 内 - 髋象限），它们被标记为大写字母 Q。当这些点被解决之后，前 - 内 - 膝象限不再敏感，也就不必治疗了。

表 21.1　整体系统的功能异常评估表

个人信息

内部功能异常		水肿

	器官 - 筋膜单元，脏器系统，整体系统	部位	体侧	病程	发作	疼痛动作	疼痛强度
主要疼痛	淋巴 - 免疫系统	前 - 外 - 踝象限	双侧	1 年	下午	双侧肿胀 33cm	7
次要疼痛							

既往的内部功能异常	手术	检查

颅 / 头	指 / 手	足
		足趾的反复感染

假说

治疗计划：哪个是主要问题？我应该从哪开始建立平衡？
鉴于没有足趾感染发作，所以这个水肿可能与下肢近端有关。

触诊确认

躯干象限	四肢象限	后侧的象限	
双侧前 - 内 - 盆象限 1-3*	双侧前 - 内 - 髋、膝象限 **	双侧前 - 内 - 踝象限 *	

治疗

日期	治疗点	一周后的疗效
	浅筋膜双侧前 - 内 - 盆象限 2，深筋膜双侧前 - 内 - 髋象限、浅筋膜双侧前 - 内 - 踝象限 1，+	

第22章
淋巴-免疫整体系统

免疫系统是机体的防御系统,作用是对抗潜在的环境有害物质。

浅筋膜就像"军事战壕",退敌的士兵们就隐藏在里面。皮肤有分泌功能,它位于机体的外表面并且形成第一道防线。淋巴管和淋巴结形成第二道防线,紧邻于皮肤的下面(图22.1)。真正的免疫系统,是指第三道防线,它位于机体的内部,包括扁桃体、胸腺[1]、脾脏、深部淋巴结和自主神经节。

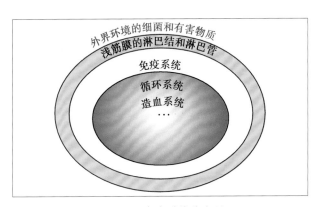

图22.1 免疫系统的生理

内部的免疫系统的一些腺体还是造血系统的组成部分,例如脾脏和胸腺。内部的免疫系统利用血液循环将抗体传输到身体各部。

这些外部和内部成分的结合形成了淋巴-免疫整体系统(SLI)。

淋巴-免疫系统与精神心理压力

负面情绪对免疫系统有着强烈的影响,压力和抑郁会增加感染的风险。如果长期受到压力影响,则免疫系统会发生过早老化。人们摄入的食物和呼吸的空气也会影响免疫系统的正常工作。例如,暴露在一个大而人口密集城市的雾霾中,那么呼吸系统的负担会加重,且患过敏、哮喘和感染的风险就会增加。

挫折、繁重的工作、冲突等都是压力的源头,这些压力会削弱机体对于外界环境有害物质的免疫应答。

免疫系统与内分泌器官相互作用。皮质醇的产生与免疫系统的细胞作用具有相反的关系。通常情况下,皮质醇的产生在清晨达到高峰(皮质醇唤醒反应为机体活动作准备),然而淋巴细胞功能在这时候却处于最低。反之亦然,在夜晚,当皮质醇处于最小分泌量时(准备进入睡眠),免疫细胞却最活跃。皮质醇的产生过度会引起淋巴细胞增殖的速率下降。

有的时候,尤其在有压力的情况下,淋巴系统会通过异常途径对外来物质产生应答,诱发呼吸系统和皮肤的过敏,或者产生攻击自身成分的抗体(自身免疫反应)。

间充质病变属于自身免疫病变的范围。这类疾病也被认为是结缔组织病或胶原病,包括系统性红斑狼疮、类风湿关节炎、硬皮病等。

这些系统性疾病与下列系统有关:
— 在起始阶段与免疫系统相关。
— 在中间阶段与脂肪代谢系统相关,出现真皮层的纤维化形成。
— 在疾病的发生发展过程中都与皮肤系统和精神心理相关。

淋巴整体系统

淋巴系统包括淋巴管和淋巴结(图22.6)。

淋巴循环转运传输淋巴液。淋巴液由血浆形成。它包含由毛细血管壁间隙渗出的血液中的液体部分。

淋巴液包含白细胞、白蛋白和无机盐。

整个机体大约分布有600个淋巴神经节和淋巴结。它们的作用是过滤淋巴液,使细菌和毒素从人体得到清除。

---

[1] 在胚胎期,肝脏是造血的主要器官。脾脏的发育在肝脏之后。骨髓(髓样组织)在妊娠的第3个月时开始形成。紧接着,胸腺中的淋巴细胞增殖形成外周的淋巴组织(Gray H, 1993)。

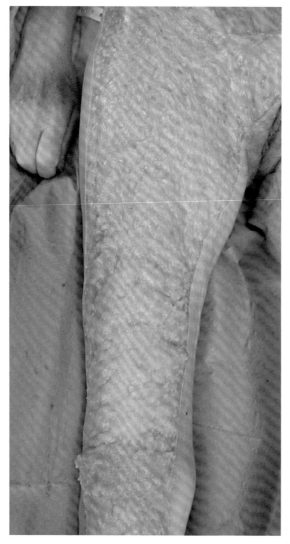

图 22.2　皮下组织富含脂肪细胞，大腿前侧区域

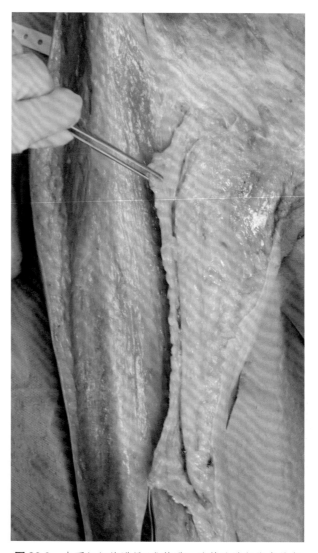

图 22.3　皮下组织的膜层（浅筋膜），隐静脉被包绕在其中

在其最浅层，皮下组织呈现出由未分化的脂肪组织构成。在其中层则含有众多胶原和弹性纤维，
构成真正的浅筋膜，并包裹着隐静脉。

淋巴系统的功能

淋巴管系统排出淋巴液，淋巴液是组织液的一部分。淋巴液一旦从动脉毛细血管扩散出来，就不会流回静脉毛细血管。

淋巴液从组织间质的间隔流向淋巴丛。淋巴丛是细胞外间隙来源的终末毛细血管盲端（blind-ended capillaries）形成的网状结构。

考虑到淋巴丛缺少基膜，它们能重吸收多余的液体、废物和细菌。这些成分流入淋巴管中，进而流入淋巴结中。

淋巴结是免疫系统的特异性器官，它们包含大量的淋巴细胞和巨噬细胞。抗体由淋巴结产生并经由淋巴液进入血流，进而通过这种方式分布于整个机体。

右上部分身体的淋巴液流入右锁骨下静脉，下半身、胸导管以及左上肢的淋巴液注入左锁骨下静脉（图 22.6）。

颈部的淋巴循环被分成浅层（滤过眼睑、鼻子、唇部和肌肉的淋巴液）和深层（滤过扁桃体、咽部的淋巴液，并流入深层颈部淋巴结）两部分。

机体深部的淋巴结连结成链状结构，并沿着主要的血管走行。

淋巴结是外周淋巴器官，它们有着不同的形状和大小。它们插入到沿着淋巴管走行的空隙中，并且根据与深筋膜的位置关系被分成浅表和深部淋巴结两类。

浅表淋巴结可以触及并被推动，因为它们位于皮下的疏松结缔组织之中。

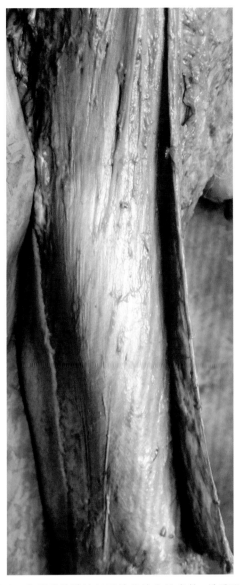

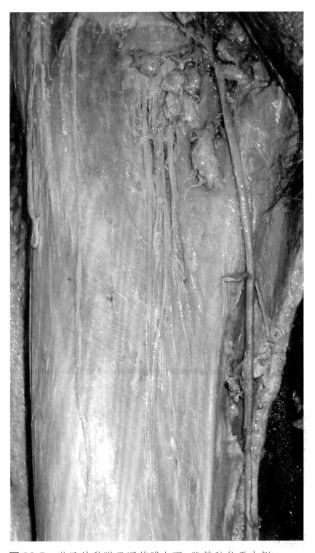

图 22.5　淋巴结黏附于深筋膜上面，隐静脉位于内侧（medially），神经位于前侧

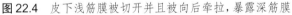

图 22.4　皮下浅筋膜被切开并且被向后牵拉，暴露深筋膜

皮下组织与深筋膜之间有一薄层疏松蜂窝组织，以保持两筋膜层间的滑动。皮下组织内包含了血管、神经、腺体和浅表淋巴结。

深部的淋巴结具有不同的颜色。因为肺门部粉尘的聚集，淋巴结可以呈现灰色；因为乳糜（富含淋巴液的脂质）的通过，肠系膜处的淋巴结可以是白色的；而肝脏的淋巴结可以是黄色的。

大多数的淋巴结可以变得肿胀，比如有传染病发生或者肿瘤形成时。

一些器官，比如骨髓、胸腺和脾脏，它们不仅是造血和循环系统，也与淋巴系统紧密相关。

骨髓是不同形态细胞的来源所在，这些细胞进而分布于血液和淋巴液中，包括白细胞、淋巴细胞、红细胞和巨噬细胞。T- 淋巴细胞在胸腺分化；脾脏促进 B- 淋巴细胞的增殖；在肝血窦中有库普弗细胞[2]，其功能类似于白细胞。

淋巴系统的功能失调

水肿[3]是淋巴系统最常见的功能障碍。在手术后，这种现象尤其明显，通常累及腋下和腹股沟淋巴结。

---

[2] 网状内皮细胞与白细胞类似。它们沿着淋巴管分布，且大多不会移动。肝血窦中的库普弗细胞是这些类型细胞中的一种（Guyton A.C., 1980）。

[3] 水肿可以分为局部水肿和全身水肿。水肿产生原因包括毛细血管壁通透性的增加；由于静脉阻塞或心力衰竭导致的毛细血管内压增加；淋巴管堵塞、炎症等原因。

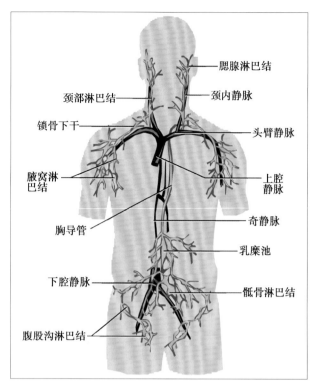

图 22.6　躯干的主要淋巴管和外周淋巴结

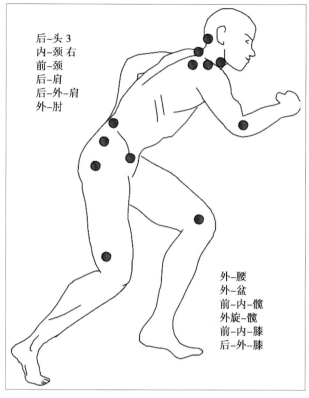

图 22.7　纤维肌痛分类的主要压痛点的分布：胸锁乳突肌下部、第二肋软骨连接、膝关节内侧、枕骨下斜方肌的插入处、斜方肌的中部、冈上肌、髂嵴内侧、内侧髁、臀部外侧区

水肿可以是：
— 局部的，例如创伤后、静脉血栓形成（静脉炎、静脉曲张），淋巴结清除术或者按压后，或者局部感染。
— 全身性的，例如心力衰竭、肾脏疾病（肾炎、肾病）、肝脏疾病（肝硬化、营养不良）。

皮下水肿以软组织肿胀为特征，根据不同的原因，皮肤会呈现不同的颜色。包括以下几种情况：
— 淋巴水肿时皮肤是有光泽的。
— 肾脏病变时皮肤颜色变白。
— 心脏病患者皮肤呈现紫色。
— 慢性水肿时皮肤呈现古铜色。
— 淋巴管炎时皮肤呈现红色。

纤维肌痛[4]也被包括在皮下组织和淋巴 - 免疫系统功能障碍中。

通常，这种病理状态的表现形式为关节外风湿病。然而，考虑到相关的压痛点（图 22.7）局限于皮下组织，并且发病机制可能与免疫系统相关，故收入本章予以总结。

此外，因为这种病理状态表现为躯体的广泛疼痛，影响躯体很多部位[5]，纤维肌痛累及范围符合全身分布的特点。

Wolfe（1993）表示，美国风湿病学会制定的纤维肌痛的分类标准包括：疼痛出现在身体的左侧和右侧（腰部以上和以下）；对 18 个点中的至少 11 个点进行触压，可以诱发疼痛。

免疫整体系统

免疫系统包括识别异常或外来抗原，防止其损伤机体的生理过程。因此，只有当机体识别出外来（非自身的）抗原时才会产生免疫应答。

能够诱导抗体产生的致病原（抗原）包括：
— 原生动物、单细胞生物引起疟疾、痢疾等疾病。
— 真菌，在上皮和黏膜表面生长（例如引起真菌病）。
— 细菌，作为肠道菌群的一部分是有益的，但是在血液中是有害的（例如引起败血症）。

[4]　纤维肌痛中压痛点产生的原因也可能是皮下组织缺氧。然而，对于这些压痛点产生疼痛的原因，并没有发现相关的组织学改变。有报道证明免疫球蛋白 G（IgG）沉积于真皮表皮连接处，这就支持了免疫型纤维肌痛的病原学假设（Todesco S，1998）。

[5]　有人认为睡眠最深阶段的改变，也就是第四阶段的改变，与纤维肌痛有一定关系。实际上，通过干扰正常受试者的第四阶段睡眠，就会引发类似的症状。心理因素和自主神经系统因素也与纤维肌痛的发病机制有关（Harrison T.R.，1995）。

— 病毒，引起大多数的传染病（例如流感）。

— 毒素，是一种大分子（例如肉毒杆菌、破伤风）。

免疫系统用白细胞，特别是淋巴细胞和巨噬细胞，去识别机体的外源性物质。这些细胞产生于初级（骨髓和胸腺）和次级淋巴器官（淋巴结、脾脏、黏膜相关的淋巴组织、扁桃体、腺样体等）（图 22.8）。

"扁桃体"一词通常指腭扁桃体，是位于咽喉两侧的淋巴组织结节。

腭扁桃体、腺样体以及舌扁桃体共同形成 Waldeyer 淋巴环，它起到防护气道和消化道的作用。

黏膜相关的淋巴组织（MALT）是一种和机体所有黏膜相连的扩散系统，例如：

— 肠[6] 相关的淋巴组织（阑尾和 Peyer 氏淋巴集结）。

— 支气管黏膜相关的淋巴组织。

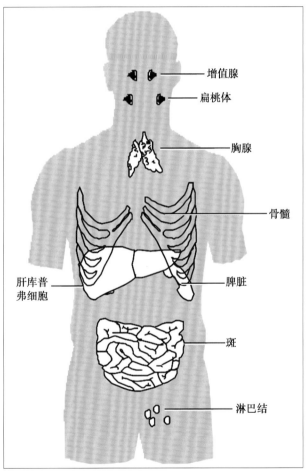

图 22.8　免疫系统的主要器官

增值腺

扁桃体

胸腺

骨髓

肝库普弗细胞

脾脏

斑

淋巴结

— 鼻（扁桃体）相关的淋巴组织。

— 皮肤、生殖和泌尿系统等相关的淋巴组织。

胸腺是一种淋巴上皮（lymphoepithelial）器官，意味着它的淋巴细胞位于由网状上皮细胞细小分支所形成的网状结构内。最初，胸腺仅有上皮结构，并通过纤维组织与甲状腺相连。它的背侧面与心包膜和膈神经相连。胸腺的淋巴样组织包含淋巴细胞。通常，巨噬细胞的数量不如其他吞噬细胞多，但是它们是胸腺实质的重要组成部分。胸腺产生体液因子（淋巴细胞生成素、胸腺素）刺激外周淋巴器官对抗原刺激产生应答。

脾脏是嵌入血液循环系统中的淋巴器官，这与淋巴结嵌入淋巴管周围间隙中的情形相反。在胎儿期，脾脏参与肝脏的造血过程，那么，可以认为脾脏有血 - 淋巴 - 生成（haemo-lympho-poietic）的功能。随后，当血淋巴细胞的骨髓相开始后，脾脏只产生 T 型（像胸腺）和 B 型淋巴细胞（像骨髓）。对脾脏的显微镜下分析表明了这个器官有其自身的纤维结缔组织包膜和有限的平滑肌组织，当其肌肉组织收缩时，促使血液流向外周循环。

免疫系统的功能

两种形式的免疫力组成了机体的免疫系统：

— 非特异性免疫（也叫做先天或初级免疫）；在出生时已经存在，这种形式的免疫包括吞噬细胞（粒细胞、巨噬细胞[7] 和单核细胞），自然杀伤细胞（NK 细胞）和补体系统（肥大细胞）。

— 特异性免疫（也叫获得性或次级免疫）是由 B 和 T 淋巴细胞组成[8]，这些细胞能够引起保存在机体记忆中的免疫应答（免疫记忆）。

肿瘤细胞以及在炎症部位所形成的大量细菌和异种蛋白，均在淋巴结被破坏。然而，如果浸润继续，例如在恶性肿瘤时，肿瘤细胞能够浸润淋巴结，导致继发肿瘤的发生（转移瘤）。

脾脏和淋巴结有一种支持性的基质，在外部，有纤维包膜，内部有由门部向包膜延伸的小梁。包膜和小梁均由纤维结缔组织和少量肌纤维组成。

淋巴细胞在淋巴结的网状结构中形成小的聚集。

---

[6] 幽门螺杆菌对于人类而言仍然是一种具有争议性的微生物，在它被发现后的近 20 年，其流行病学仍然不明。幽门螺杆菌感染与慢性活动性胃炎、消化性溃疡、胃癌和 B 细胞黏膜 - 相关淋巴组织（MALT）淋巴瘤的关联已经被确认。然而近期的研究表明，所有感染患者中，只有少于 20% 的人会因为感染而出现症状。这篇文章的目的是分析关于幽门螺杆菌的研究证据，以探明幽门螺旋杆菌对人体是有害还是有益（Mishra S，2012）。

[7] 巨噬细胞根据其所在的位置不同具有不同的名字：在皮肤叫做朗格汉斯细胞，在淋巴结叫做巨噬细胞，在肝脏叫做库普弗细胞（Enciclopedia Medica It.，1988）。

[8] T- 淋巴细胞，无疑是处于主导的地位，其前体细胞在骨髓产生并在胸腺进行选择（命名为 'T' 的起源）。对于这些细胞来讲，胸腺代表了一种 '训练场'。在胸腺中，淋巴细胞学习将属于机体的结构和外源性结构区分开来（Enciclopedia Medica It.，1988）。

这些聚集，也被认为是滤泡或淋巴结节，存在于脾脏、淋巴结和黏膜中（Peyer 氏淋巴集结、阑尾和扁桃体）。

淋巴结的肿胀或增大可以是局部或全身性的；在第二种情况下，也可以是其他病理状态的征兆（自身免疫系统疾病，例如类风湿关节炎或过敏反应）。

坚硬、肿胀并且固定的淋巴结是转移瘤的典型表现。

淋巴结肿胀，但具有一致的弹性，是活动性炎症的特点。

免疫系统的功能失调

免疫系统的功能障碍能够影响所有的脏器系统和整体系统（图 22.9）。

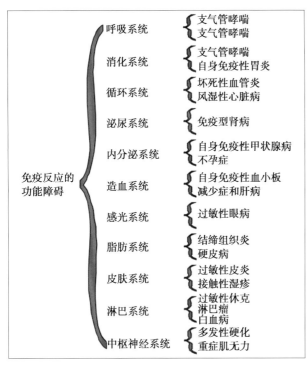

图 22.9 存在于其他脏器系统和整体系统中的免疫系统反应

过敏是免疫系统最常见的功能障碍。当某种物质，比如花粉，进入机体并与黏膜接触，它并不立即激发过敏反应。代替它的是敏化作用的发生，意味着免疫系统认为该物质是外来的，并把它归类为过敏原。因此，不同类型的细胞被激活，包括抗原、淋巴细胞和类似免疫球蛋白 E（IgE）的抗体。每一次暴露于相同的过敏原时这些细胞都会被激活。免疫球蛋白[9]吸引肥大细胞，这些细胞在结缔组织中很充

足。黏多糖和蛋白质包绕着肥大细胞。常见的黏多糖是肝素（一种抗凝剂）和组胺（一种舒血管物质）。肥大细胞主要参与急性炎症和过敏性休克的过程，在过敏反应中很活跃。

多种与免疫系统功能障碍相关的系统性疾病均在浅筋膜表现出症状，包括结缔组织疾病，例如系统性红斑狼疮、多发性肌炎、硬皮病和其他。

尽管如此，筋膜手法操作治疗适合每一个特定的病例，而不需要将患者的症状归类到一个特定的病理类型中。

淋巴 - 免疫系统的治疗

现在我们将探讨对于淋巴 - 免疫系统功能障碍的筋膜手法治疗。

尽管这两个系统是共同工作的，但他们的治疗方式是不同的。免疫系统功能障碍时采用的深层手法包括腹股沟区，腋窝和颈部淋巴结的治疗。淋巴系统功能障碍采用的浅层手法包括在受累的象限动员皮下组织。

这两种治疗方法在某些病理情况下可以相结合，然而在急性期（急性类风湿关节炎，纤维肌痛等），早期只能采用轻柔的，更加表浅的移动手法。

设想一个假设的结缔组织病例作为关系到两个方面治疗的例子。由免疫系统失调引起并伴有一些淋巴系统的反应，这种病情表现出皮下组织的纤维化。

免疫系统的手法治疗

免疫系统的治疗，首先要定位出前 - 内 - 髋，前 - 内 - 肱，前 - 外 - 颈和后 - 外 - 颈四个象限。

从腹股沟区淋巴结的触诊开始（图 22.10）。前 - 内 - 髋的融合中心（CF）是参照点，沿着它的三个相关协调中心（CC 点）（前 - 髋、内 - 髋、内旋 - 髋）做。

生殖器官和骨盆前内侧壁的血管汇入位于前 - 内 - 髋 CF 点附近的淋巴结。

前 - 髋的 CC 点位于淋巴结上外侧群附近。脐下区前外侧腹壁和背部后外侧壁的淋巴管均汇入这些淋巴结。

内旋 - 髋点附近的淋巴结接收下肢前外侧和后外侧象限淋巴管的汇入。

内 - 髋的 CC 点位于下内侧淋巴结的附近，下肢前内侧和后内侧象限淋巴管中的淋巴液汇入其中。

治疗要集中在最敏感的点上。应用一种轻微

---

[9] 免疫球蛋白是血浆蛋白，代表了对抗微生物的主要防御机制之一。有五种免疫球蛋白（IgA、IgD、IgE、IgG 和 IgM），代表了将近 30% 的血浆蛋白（Taber C., 2007）。

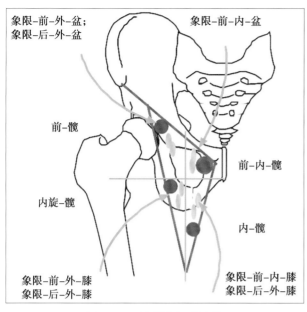

图 22.10　腹股沟区淋巴结

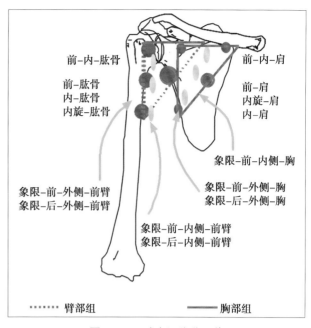

┈┈┈┈ 臂部组　　　───── 胸部组

图 22.12　腋窝区的淋巴结

的，垂直的压力，将治疗师的指间关节作用于皮肤。使用旋转运动的手法使堵塞淋巴结周围的胶原组织活动度增加，进而逐渐增加压力（图 22.11）。

手法治疗一直持续到组织滑动性有确切的改善为止。

下一步是腋窝区的触诊检查。这个区域被分成两个三角形：
— 浅层，与胸部淋巴结相连（图 22.12）。
— 深层，与臂部淋巴结相连。

浅层三角形包含的淋巴结从第一到第五肋间隙向外延伸并呈新月型分布，从第一到第五肋间隙。前 - 内侧 - 肩胛骨的 CF 点是这组淋巴结的焦点。触诊检查还包括前 - 肩、内旋 - 肩和内 - 肩的 CC 点。

胸廓前后象限（前 - 内 - 胸象限和后 - 外 - 胸象限）的淋巴管汇入这些点附近的淋巴结。

深层三角形与臂部淋巴结相连接，它们沿着臂部内侧面的血管束排成一条直线。前 - 内侧肱骨的 CF 点是这组肱淋巴结的参照点。应当触诊位于血管束上部的内 - 肱 CC 点，检查时应向内旋 - 肱骨的 CC 点延伸。整个上肢的淋巴管（前 - 内 - 肱、肘、腕和指象限的淋巴管；前 - 外 - 肱、肘等象限）都汇入这些淋巴结中。

为了给基质带来变化，手法治疗必须集中于一个特定的点（图 22.13），而不是分布于整个腋窝区。治疗应主要集中于那些触诊时被证明在移动时有更大抵抗力的点上。

考虑到淋巴管之间有互相的吻合，当上肢水肿时，同时处理臂部和胸部淋巴结周围的致密筋膜更有效。

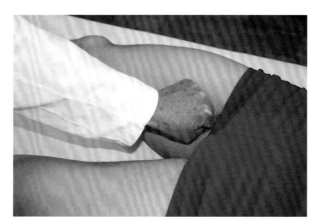

图 22.11　腹股沟区淋巴结的检查和治疗

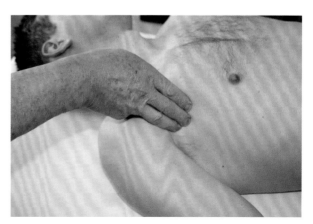

图 22.13　腋窝淋巴结的检查和治疗

下一步是头部淋巴结的触诊检查（图 22.14）。这些淋巴结可以被分成四个区域：

- 枕部淋巴结，沿着项线排列，接受来自头皮和颈项部的淋巴液。
- 耳后淋巴结，位于乳突附近，接受来自颞部和耳廓的淋巴液。
- 浅部和深部的腮腺淋巴结，分布在腮腺附近，接受来自眼睑外侧和腮腺区域的淋巴液。
- 颌下和颏下淋巴结，沿着下颌骨下缘排列，接受来自面部中间区域、牙齿和口腔的淋巴液。

头部淋巴结汇入颈部淋巴结，可以分成浅表部、上部和下部。

因此，头部象限包括头部和颈部淋巴结（图 22.15）：

- 上颌和下颌淋巴结位于前 - 内侧 - 头部象限内，它们汇入前 - 头 3 的 CC 点。

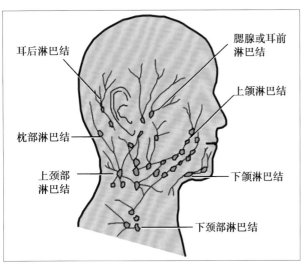

图 22.14　颈部和头部的浅表淋巴结和淋巴管

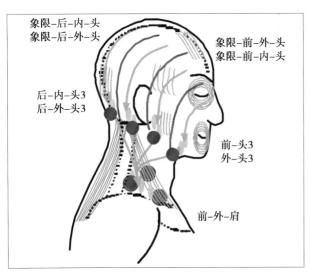

图 22.15　颈部淋巴结

- 腮腺淋巴结位于前 - 外侧 - 头部象限内，它们汇入外 - 头 3 的协同中心（CC 点）。
- 耳后淋巴结位于后 - 外侧 - 头部象限内，它们汇入后 - 外 - 头 3 的融合中心（CF 点）。
- 枕部淋巴结位于后 - 内侧 - 头部象限内，汇入后 - 内 - 头 3 的融合中心（CF 点）。

一旦通过触诊确认了一组淋巴结，接下来就可以通过手法进一步治疗这些结构（图 22.16）。

治疗颈部淋巴结时患者取坐位。治疗师用中指的指尖检查锁骨上窝以及胸锁乳突肌周围的区域。

躯干和肢体的其他象限是由淋巴管组成，并没有淋巴结的聚集；因此，它们的治疗手法包括旋转动作或者不伴有旋转的剪切方向运动。

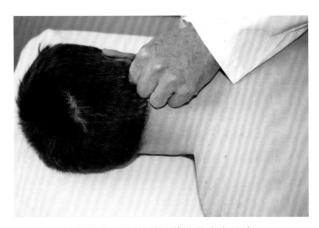

图 22.16　颈部淋巴结的检查和治疗

淋巴系统的动员

上述用以刺激淋巴结的深层治疗作用于免疫系统的内部结构。接下来我们将探讨对淋巴系统外部组成的治疗。

这种手法包括应用手掌掌侧施加小量的压力。将治疗师的手掌与患者的皮肤完全接触，旋转移动和不伴有旋转的剪切移动施加于皮下组织的全层以检查有任何改变的区域（图 22.17）。

皮下组织的改变是逐渐发生的，并且需要经过很长一段时间：

- 在第一阶段，组织具有一致的柔软性，皮肤肿胀（水肿阶段）。
- 在第二阶段，脂肪组织和皮下网状结构增厚并致密。
- 在第三阶段，不同的层次黏附在一起，导致了皮下组织的纤维化。

在前两个阶段，使用平掌（译者注，原文"flat pam"可能是"flat palm"之误）手法治疗，而在第三个阶

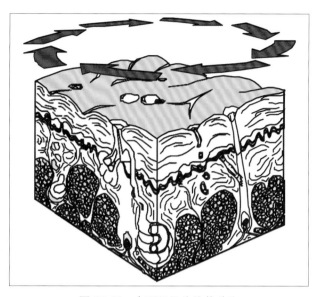

图 22.17　皮下组织的旋转手法

段，则应用"拧按法"（第 21 章）。

治疗的目的是重建淋巴管周围结缔组织的流动性 [10]。治疗象限的选择不要因前 - 内 - 髋与前 - 内 - 肱两个象限含有淋巴结而局限其间。

单个象限或一组象限都可能是淋巴淤滞的源头。

那么，对每个节段前后两个象限触诊检查的结果进行比较，进而选择躯干和肢体的哪个象限需要治疗。以伴随或不伴随旋转的剪切运动手法检查皮下组织从而评估其滑动性并发现任何粘连的或不活动的点。这些组织发生改变的小区域一般不会自发产生疼痛。只有当治疗师向其加压时才能证明其是否有压痛。

通常，一个节段的所有四个象限可以是有压痛并水肿的，但是在一次治疗中，最好选择沿着相同淋巴管的 2～3 个节段。例如，如果选择治疗上肢的前 - 外 - 肘象限（图 22.18），那么接下来需要检查并治疗前 - 外 - 腕象限。

对上肢前 - 外象限进行触诊和治疗时，需要患者仰卧位，上肢放松置于体侧。

同样的，对于前 - 内象限，患者取仰卧位，但是上肢置于头上。对于上下肢的后 - 外和后 - 内象限，最好使患者采取俯卧位。

进行下肢象限的触诊时，治疗师一手固定住患者的脚，另一只手用旋转的方式运动该象限（图 22.19）。

颅骨部位的治疗需要保持指尖与头皮接触。例如，在后 - 外 - 头象限的运动方向是沿着淋巴管注入耳后淋巴结的方向移动（图 22.20）。这种形式的筋膜治疗不仅仅是淋巴液的被动引流。它主要也是为了提高淋巴管周围结缔组织的弹性，使这些淋巴管的平滑肌能够更有效更规律地收缩。

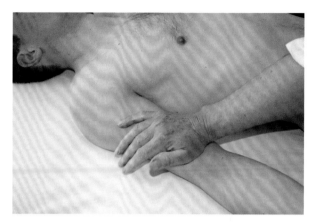

图 22.18　前 - 外 - 肘象限的运动手法

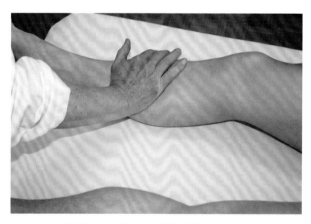

图 22.19　前 - 内 - 踝象限的运动手法

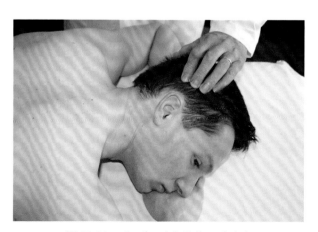

图 22.20　后 - 外 - 头象限的运动手法

---

[10] 在真皮层，淋巴管形成浅层网状结构并位于毛细血管网状结构之上。次级网状结构位于深层，在皮下组织交界处，通过小淋巴管将浅层和深层联系起来。淋巴液通过淋巴管注入到皮下组织中，其走行伴随着沿着支持带的血管。皮下淋巴管有瓣膜。直径较大的淋巴管来源于皮下网状结构并紧邻着支持带向局部淋巴结延伸（Benninghoff A., Goerttler K., 1986）。

患者取仰卧位,保持指尖接触皮肤运动面部的象限,要注意避免刺激皮肤。

一旦某个区域被活化了,它们就能够独立地使淋巴液回流。

在治疗结束时,需要在评估表上记录以下信息:
— 淋巴结附近被治疗的 CC 点的名称。
— 根据相关的 CF 点,将被治疗的区域用缩写记录,用字母 'q' 开头,例如,q-an-me-ta 代表"前 - 内 - 踝象限"。

临床病例分析

患者为 40 岁妇女,由白色念珠菌引起的反复阴道感染,双下肢水肿。近一年其症状大概 1 个月出现一次(月经周期时)。在急性发作期时有性交痛和排尿痛。

药物干预只能短期缓解症状。

我们假设患者阴道黏膜的免疫系统缺失。治疗包括刺激腹股沟淋巴结和下肢淋巴系统。

腹股沟淋巴结的触诊显示了前 - 髋 CC 点附近组织的致密化和压痛。

用手掌平面进行触诊检查,发现双下肢前 - 内 - 踝是有剧烈压痛的。

交替进行前 - 髋 CC 点和前 - 内 - 踝的手法治疗,首先进行右腿,然后是左腿。

当淋巴结和淋巴管周围结缔组织的压痛减少 50% 后,即停止治疗。1 个月后进行下一次治疗,使患者有时间验证结果。当她回来复查时,她说在月经周期内没有再次感染。对第一阶段进行治疗的点进行触诊,发现不论是深部的淋巴结还是皮下的淋巴管都没有压痛了。

第23章
脂肪 - 代谢整体系统

肥胖患者浅筋膜的象限明显。这些患者的腕踝部有时呈束带状，肘膝部位相对于身体其他部位而言偏小。因为围关节区浅筋膜黏附于深筋膜的支持带[1]，故脂肪组织无法在此沉积。

脂肪 - 代谢系统与压力

脂肪代谢系统的功能是适应身体连续不断的能量需求（图 23.1）。这种能量需求时增时减，需求增加时通过代谢将贮存的脂肪转化成能量，需求减少时将多余的物质蓄积到脂肪组织中。

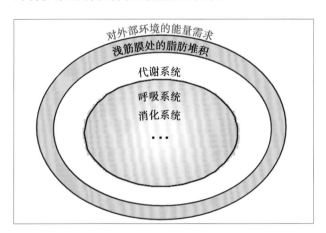

图 23.1 脂肪代谢系统对压力的反应

本书提到脂肪组织时，更趋向于用"脂肪系统"来代称，因为它不单是一种组织，更承担着许多其他的功能，例如，参与一些哺乳动物的冬眠和参与激素的作用，它所分泌的瘦素在调节食欲和能量支出方面发挥着重要作用。

肾上腺功能亢进，会导致脂肪增多。肾上腺功能亢进时糖皮质激素分泌增多，对胰岛素的需求增加，反过来促进脂肪生成。

压力会促使体重增加，因为神经肽 Y 能够促进压力人群胃肠道的吸收。神经肽 Y 是一种能增加脂肪细胞中脂肪含量的激素。至今，人们比较熟悉的是它在控制食欲和食物摄取方面的功能，但它还是大脑中的一种神经递质，同时具有自主神经的功能，通过分布于脂肪组织的自主神经发挥作用。

代谢系统如同内部工厂，为随意肌和非随意肌的收缩提供能量。这一功能的发挥受皮下和肾周脂肪组织的量所调控。反馈机制一旦崩溃，脂肪组织就会在浅筋膜和肾筋膜周围过度蓄积。

反复暴露于有毒环境废物（如烟雾、大气颗粒物、食用色素、有害化学物质）之中的活有机体会受慢性压力侵害。这种压力干扰人体各系统功能的正常发挥，并产生连锁反应，影响基础代谢，导致细胞能量资源持续衰竭。

脂肪整体系统

脂肪组织是由紧密排列的脂肪细胞构成的网状结缔组织。

共分为三种类型：
— 白色脂肪，分泌能够控制食欲的瘦素，减少脂肪增加。
— 黄色脂肪，分布在脚掌，具有减震地面冲击力的作用。
— 棕色脂肪[2]，具有特定的体温调节功能，存在于所有新生的哺乳动物体内，随后在人体内消失，在冬眠的动物体内继续存在。

脂肪系统的功能

一个 70kg 重的人体内约有 12kg 的脂肪，以甘油三酯的形式进行保存。这些脂肪储备可以供应大约八周的能量需求。

脂肪的增加由脂肪细胞体积增大（肥厚性肥胖）和（或）脂肪细胞数目增多（增生性肥胖）引起。成人以肥厚性肥胖更为常见。

---

[1] 支持带并非是像韧带一样的关节稳定结构，而是深筋膜上用于联结浅筋膜的特殊结构（Stecco C., 2010）。

[2] 棕色脂肪组织中含有丰富的线粒体和少数的脂滴，分布于肾上腺、心包及颈部血管周围，参与产热（Enciclopedia Medica It., 1988）。

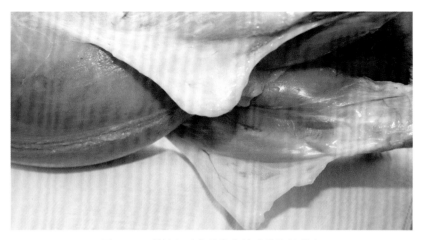

兔子通常不含皮下脂肪,被强饲后脂肪在囊中蓄积。这种脂肪囊并不位于浅筋膜和皮毛之间

图23.2   强饲兔子浅筋膜处的囊状脂肪堆积

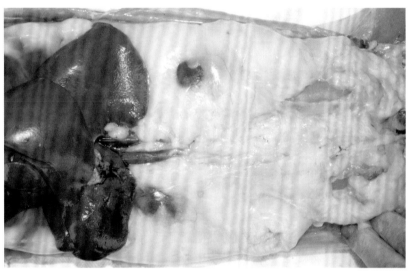

强饲兔子腹膜后的肾筋膜区有大量的脂肪堆积

图23.3   强饲兔子腹膜后的脂肪组织

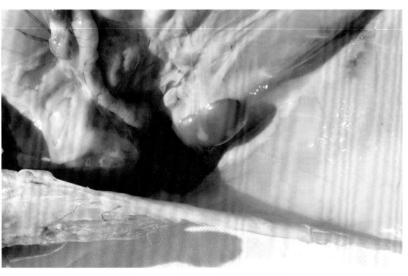

兔子的腹膜后通常没有脂肪分布,仅在肾周有少量脂肪,由被膜包裹

图23.4   正常兔子的肾和输尿管

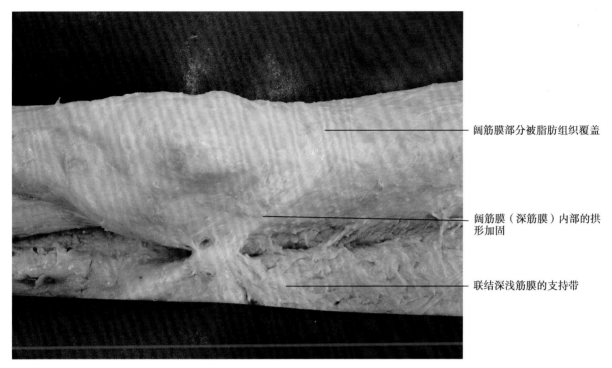

阔筋膜部分被脂肪组织覆盖

阔筋膜（深筋膜）内部的拱形加固

联结深浅筋膜的支持带

图 23.5　膝部浅筋膜附着于深筋膜

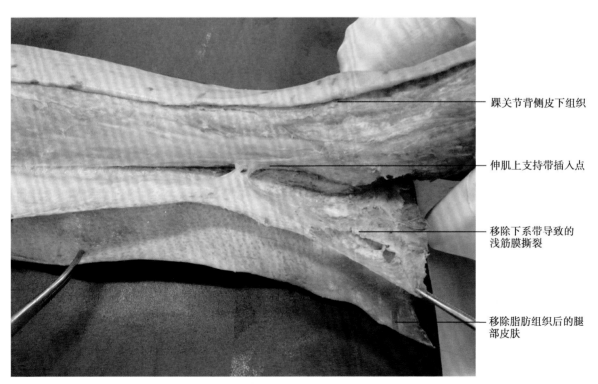

踝关节背侧皮下组织

伸肌上支持带插入点

移除下系带导致的浅筋膜撕裂

移除脂肪组织后的腿部皮肤

图 23.6　踝关节区附着于浅部伸肌支持带的浅筋膜附着点

脂肪组织能够从各类别的食物中储存能量。这就是为什么各种类型的食物，无论是由脂肪、碳水化合物还是蛋白质构成，都能够增加脂肪组织的数量（图23.7）。

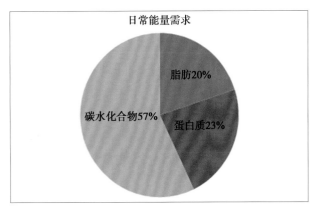

日常能量需求

脂肪20%
碳水化合物57%
蛋白质23%

图23.7 供应人体日常需求的主要营养物质

肝脏无疑是最重要的控制脂肪利用的器官。它不仅将葡萄糖转化成脂肪酸，也将脂肪酸转化成诸如胆固醇[3]等方便机体利用的物质。

肥胖可由饮食习惯不合理，摄入过多导致，也可由于下丘脑摄食中枢和饱食中枢功能低下所导致。

皮下脂肪组织在代谢过程中主要发挥存储的功能，其次才是温度调节[4]。肥胖患者感觉到寒冷的程度与体重正常的人所感受到的完全相同。原因是温度的调节与皮肤的发散功能密切相关。虽然所有的恒温动物都有皮毛或是羽毛，但并不都含有皮下脂肪组织。例如兔子被强饲后，多余的脂肪组织会沉积在脏器周围，而非皮下（图23.2，图23.3）。

身体质量指数（BMI）是最简单的测量脂肪量的方法，是由受试者身高与体重的关系所决定的。

内脏脂肪量可以通过比较腹围与第四腰椎水平的腰围来估算。

脂肪系统的功能失调

脂肪系统功能障碍可以发生在局部，也可以同时发生在机体的许多部分。

局部功能障碍包括：
— 脂肪瘤，良性脂肪瘤由许多脂肪细胞构成。
— 脂肪肉芽肿，脂肪组织内形成含油脂内容物的囊肿。
— 渐进式脂肪代谢障碍，以躯干上部和上肢皮下

脂肪大量丢失为特征。
— 转子部脂肪代谢障碍，以大腿脂肪过度堆积为特征，通常被称作鞍囊腿。
— 脂肪肉芽肿，油脂代谢缺陷导致脂类物质堆积，引起肉芽肿反应。
— 脂肪过多症[5]，脂肪在局部过度堆积。

水肿-纤维化-脂膜病变（译注：Edematous Fibrosclerotic Panniculopathy，缩写PEFS）（图23.8）和硬皮病是两个广义上与脂肪系统有关的功能障碍，将在以下篇章进行详细论述。

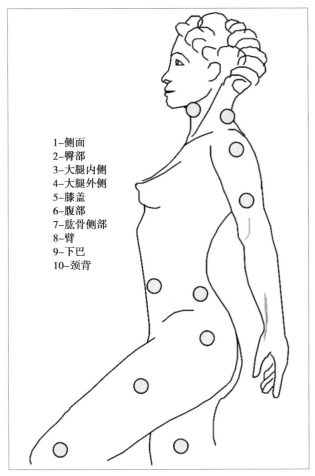

1-侧面
2-臀部
3-大腿内侧
4-大腿外侧
5-膝盖
6-腹部
7-肱骨侧部
8-臂
9-下巴
10-颈背

图23.8 十个脂膜病变分布最多的部位（按降序排列）

水肿-纤维化-脂膜病变有时候被误称作"蜂窝织炎"，可能由慢性浅静脉功能不全所导致，到后期才会累及深静脉。具体而言，水肿-纤维化-脂膜病变是由皮下微循环系统病变所导致的。毛细血管渗透性改变，细胞和血液之间的代谢紊乱，起支

---

3 饲喂不含脂肪饮食的动物发展成皮炎和生长缺陷；肝脏脂肪变性和神经功能紊乱（Manuale Merck，1990）。
4 已证实肥胖患者无产热改变（Faglia G.，1997）。

5 脂肪痛以非常柔软的脂肪瘤为特征，在成年女性中更为普遍。这类脂肪瘤无特发位置，与肌肉无力和由受压导致的周围神经病变有关（Faglia G.，1997）。

撑作用的组织和脂肪细胞出现典型变性,真皮层和皮下组织产生病变(皮肤变薄,出现黄白条纹,质软结节)。微循环的解剖改变导致毛细血管后微静脉压力增高,引发流体静压与胶体渗透压失衡。

这种失衡导致渗透液增加,一旦超出了组织的排泄能力,就会堆积在间质中形成水肿。毛细血管中包括纤维蛋白原在内的血浆蛋白排出增加。由于纤维聚合酶的作用,在毛细血管周围形成纤维带,阻碍对周围组织氧气和营养物质的供应。

风湿病中的结节性红斑[6](皮肤皮下组织炎)被划分到血管炎[7]的范畴,尽管患者多有脂肪组织改变以及常见于下肢伸肌表面的局限性多发性结节。实际上,结节性红斑可以认为是脂膜炎(皮下脂肪组织炎)伴关节疼痛、淋巴结肿大等症状。与诸如结节病、肠炎症、真菌和链球菌感染等其他疾病一同显现。

皮疹活检是皮下组织炎的典型诊断方法。

硬皮病[8](也被称作系统性硬化症)是一种系统性的真皮和皮下结缔组织炎。以小动脉和毛细血管病变、胶原增生(导致纤维化)和其他结缔组织[9]过度增生为特征。分为主要影响手足的局限性硬皮病和影响包括肌肉和内脏器官在内全身各系统的弥漫性硬皮病。

硬皮病大多以雷诺综合征(继发性雷诺病)为首发症状,以寒冷或情绪触发的血管痉挛,伴苍白(缺血阶段),进而出现发绀(缺氧阶段)和红肿(充血反应阶段)为特征。硬皮病有三个发展阶段:水肿阶段,按压不会产生凹陷;硬化阶段,组织进一步硬化及萎缩阶段。

代谢整体系统

代谢[10]包括两个基本过程(图 23.9):

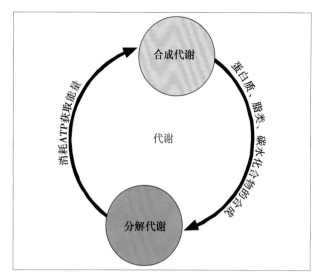

图 23.9　代谢系统的两个过程

— 吸收和同化:将小分子聚合成大分子。通过饮食或呼吸吸收碳、氧、氮、氢等元素,并转化成脂质、蛋白质和碳水化合物分子。

— 降解或分解代谢:将大分子物质转化成小分子物质的过程。以细胞呼吸为例,涉及三磷酸腺苷氧化以及释放能量和热量,是一个分解过程。

代谢是一个自主供能的封闭循环体系。合成代谢为分解代谢提供能量,以进行同化和产生新的能量。

代谢系统的功能

多种代谢途径包括:

— 基础代谢:维持重要功能的最低能量需求。

— 碳水化合物代谢:把葡萄糖转化成糖原。

— 蛋白质代谢:通过肝脏将蛋白质分解成氨基酸[11]。

— 嘌呤代谢:将核酸合成核蛋白从而获得尿酸。

脂肪消化的终产物被肠黏膜绒毛吸收与单糖(碳水化合物的基本单位)一同进入中央乳糜管,而非直接进入血管。

乳化脂肪离开中央乳糜管后与淋巴一起进入体循环。食用一餐富含脂肪的食物之后,大部分乳化脂肪会在 3 小时内沉积到包括肝脏在内的全身脂肪组织中。在身体需要能量时,脂肪组织中的脂类可以通过代谢产生能量,释放到血液中去[12]。

---

[6]　结节性红斑是一种与真皮及皮下血管相关的血管炎,呈现多发性,结节性爆发(Todesco S.,1998)。

[7]　血管炎的病理特征包括动静脉壁炎症及坏死。原发性血管炎仅影响血管容量,继发性血管炎是其他疾病的表现,如结缔组织病(Todesco S.,1998)。

[8]　风湿性结缔组织疾病,包括系统性红斑狼疮、系统性硬化症、硬皮病、皮肌炎和血管炎(Carcassi U.,1993)。

[9]　患硬皮病后,结缔组织首先在真皮和皮下组织之间的区域开始增生。在疾病的初始阶段,Ⅰ 型和 Ⅲ 型胶原纤维,纤维粘连蛋白和多糖含量增加已得到证实(Carcassi U.,1993)。

[10]　代谢包括所有发生在生物活体细胞内的能量和物理转化。能量转换包括所有食物转化成机械能和热能的化学变化(Taber C.,2007)。

[11]　肝脏在垂体的控制下产生的激素——促生长因子,促进蛋白质合成(Kent C.G.,1997)。

[12]　脂肪组织具有缓冲功能,沉淀在组织中的脂肪处于不断更新的状态。通常,一半的脂肪在 8 天内去除并由新的脂肪取代(Guyton A.C.,1980)。

代谢系统的功能失调

　　血脂异常适用于多种不同的病理现象[13]，高脂血症便是其中之一，以血脂浓度增高为临床表现，主要表现为动脉硬化。

　　其他的代谢紊乱包括：

— 脂肪代谢障碍：身体某些部位脂质减少，如脸颊（脂肪萎缩），某些部位脂肪堆积，如颈后。

— 高胆固醇血症：由低密度脂蛋白运送的血液内胆固醇含量增加。

— 酮症：脂肪酸代谢异常。

— 痛风：血中尿酸含量增高。

— 1 型糖尿病：由于胰岛 B 细胞受损（胰岛素依赖型）。

— 2 型糖尿病：血糖浓度不稳定；大约 92% 的糖尿病患者都属于该型。

　　不仅肥胖人群会出现代谢紊乱，体重低于正常值 5% 的人也可能出现问题。可能由自主原因导致，如节食。也可能由其他原因导致：激素原因，如甲状腺功能亢进症；代谢原因，如糖尿病；消化道功能障碍，如消化酶缺失，消化道蠕动改变或小肠吸收不良综合征（如不耐受乳糖、蔗糖、钙或谷类）。

脂肪-代谢整体系统的治疗

　　该系统疾病的治疗集中在躯干部以促进代谢，集中在四肢部以改善脂肪组织的一致性。

　　筋膜手法并不在于减少脂肪堆积，而在于调动真皮层和皮下组织[14]。结缔组织病是一种常见的真皮或皮下组织纤维化的病理现象，包含多种病理变化，如：雷诺病[15]、关节炎、水肿和免疫功能缺陷。

　　初发阶段的病理变化已经在前面免疫系统一章进行了专门论述，其治疗应当轻度地调动皮下组织。

　　结缔组织病的发病机制尚未明确[16]。据推测可能由体内代谢系统（细胞毒性因素）与外周脂肪沉积失衡所导致。

　　治疗包括辨认躯干上可能导致代谢功能障碍的致密点，同时治疗四肢上较致密化的象限。

　　患有结缔组织病或其他相似病变的患者常在浅筋膜已经硬化或致密化后寻求治疗。在此阶段，需要采用"拧按法"（第 21 章）和常用的皮下手法。

　　该操作可用于治疗经触诊后发现的皮下结缔组织纤维化或致密化的一切病变，并非局限于结缔组织病。

病史采集和临床数据

　　在采集病史和收集数据时，将与代谢系统功能障碍相关的症状（如高胆固醇血症、糖尿病等）和有迹象可循的脂肪系统功能障碍（如象限纤维化或硬化）都记录在评估表格中。

　　使用适当的工具（如照片）记录可见的迹象。使用痛觉计识别压力和（或）特定象限内的压力痛阈值。用皮褶卡钳（plicometro, adipometro）测量皮肤脂肪组织的弹性（图 23.10），同时从不同部位的皮肤褶皱估算脂肪含量，如肱二头肌、肱三头肌、肩胛区和髂嵴。

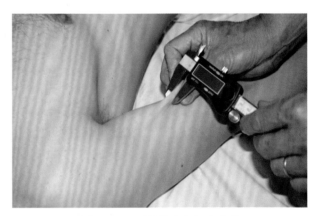

图 23.10　测量脂肪组织的弹性

假设

　　治疗师根据患者的病史和其他信息进行假设并确定躯干和四肢部需要进行触诊检查的象限。

触诊验证

　　通常情况下脂肪组织不会自发产生疼痛，因此，触诊是鉴定致密区的必要手段。

　　躯体、头部和颈部的前-内（an-me）和前-外（an-la）象限都要进行触诊以判定内部器官（甲状腺、肝脏等）参与代谢的情况（图 23.11）。

---

[13] 高脂血症患者可以出现散发性和迁移性多关节炎，普遍涉及膝盖和其他外周关节。受影响的关节发热，出现红斑和肿胀（Harrison T.R., 1995）。

[14] "未分化结缔组织病"是指体征和症状类似于全身性自身免疫性疾病，不符合结缔组织病定义的疾病，如系统性红斑狼疮、干燥综合征、类风湿关节炎等（Mosca M., 2006）。

[15] 结果表明，通过松解受限的筋膜，肌筋膜技术可能影响原发雷诺现象血管痉挛发作的持续时间和严重程度（Walton A., 2008）。

[16] 当前硬皮病的发病原因尚未明确。可能性最大的假设说，一种或多种细胞毒性因子引起血管内皮细胞病变，继而引发连续的致病阶段（Todesco S., 1998）。

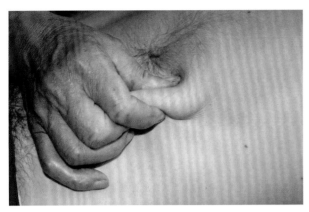

图 23.11　前 - 外 - 腰（an-la-lu）象限的触诊

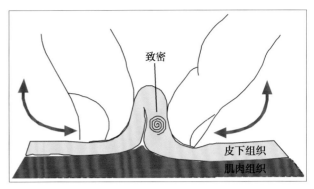

图 23.13　皮下致密点的治疗

触诊躯干后，继续进行四肢象限的检查：前 - 外 - 肱、肘、腕、指（an-la-hu/cu/ ca/di）和前 - 内 - 肱、肘、腕、指诸象限（an-me-hu/cu/ca/di）（图 23.12）。每次检查一侧肢体，询问患者感觉疼痛的象限。以同样的方法检查下肢，如果病人仅感觉腿部有沉重和硬化区域，可将触诊集中在下肢进行。关键是病人出现的不适或疼痛感与治疗师在皮下触到的致密感是否达到一致。

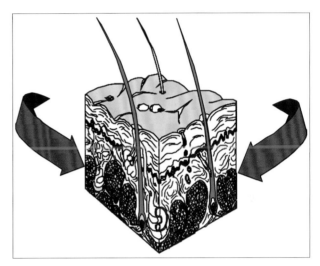

图 23.14　皮下脂肪组织，脂肪系统疾病治疗的靶组织

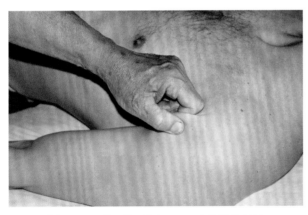

图 23.12　前 - 外 - 肱（an-la-hu）象限的触诊

如果触诊躯干和四肢前部象限没有发现痛点或纤维化区域，嘱患者翻身（俯卧）进行背部象限触诊。如果前部出现三或四个致密象限，那么首次治疗就集中在这些象限进行。

治疗

躯干和四肢治疗的操作程序相同：用手指捏住皮下组织（图 23.13），对阻力点进行操作，直到病人痛感减轻，治疗师感觉组织层之间的活动度增加。

治疗师不应进行过度挤压，而应持续进行足够久的摩擦，以增加各层之间的局部温度，改善浅筋

膜的基质（图 23.14）。该筋膜层从胶体到液态过程所需的时长与在深筋膜的操作所需的时长相近[17]。

同样，在皮下组织实施"拧按"操作三分钟有一定的难度。因此，在治疗中，可以灵活实施不同的操作。例如，用一只手的中间三个手指阻滞脂肪组织，用另一只手的大拇指在组织上进行操作（图 23.15）以调动躯干某象限中的定点。用拇指摩擦施压约 1 分钟，继而用三个手指操作 1 分钟。摩擦无需扩展至整个象限，仅集中在触诊检查发现的致密点。可以将象限分成三个区域：①近区；②中区；③远区，以便记录施术象限的具体位置。

鉴于代谢与多个不同脏器系统的功能有关，必要时也可对躯干的深筋膜进行操作。

在肢体部的治疗较为容易，因为可以用食指的指节挤压皮下组织（图 23.16）。

将手指贴附到病人的皮肤上，治疗师交替移动拳头，在浅筋膜而非深筋膜上产生摩擦和热量。

---

[17] 从 40 例腰部有单个痛点的患者来估算，改善深筋膜基质一致性所需的平均时间大约为三分二十七秒（Borgini E., 2010）。

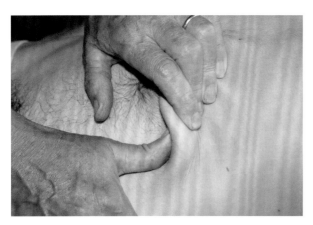

图 23.15 前 - 外 - 腰象限（quadrante an-la-lu）脂肪组织的大拇指疗法治疗

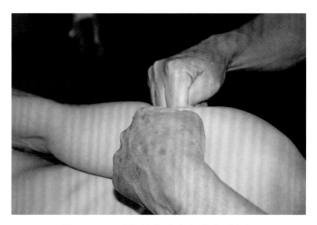

图 23.16 用指关节治疗上肢皮下组织

临床病例分析

女，53 岁，身高 155cm，体重 70kg，在每日压力最大时发作眩晕。血糖 60mg/100ml（低血糖）。

两大腿部总有重滞感和疼痛感。

两侧前 - 外 - 膝象限有轻微的水肿 - 纤维化 - 脂膜病变。推测可能与脂肪 - 代谢组织有关，并给予相应的治疗。

躯干触诊显示右侧前 - 外 - 腰（an-la-lu）象限轻微硬化。

下肢触诊显示双侧前 - 外 - 膝 2（q-an-la-ge2）象限有超敏反应。

初始治疗位于近端的右侧腰部前方象限（前 - 外 - 腰 1 象限，q-an-la-lu1），再与膝中段象限（双侧前 - 外 - 膝 2 象限相交替）。

结束治疗之后，对后部象限点进行了检查，仅右侧后 - 外 - 腰有改变。

一个月后，病人打电话告知血糖上升到 80mg/100ml（正常范围），腿部重滞感消失。

第24章
皮肤－体温调节整体系统

皮肤系统[1]由两层构成：表皮层与真皮层。这两层与皮下层[2]或皮下组织相联系。

这三层组织通过辐射、传导、对流和蒸发，不断地相互作用调节人体的体温。因此，整个皮肤系统处于与体温调节系统共生的体系中，这种组合形成了皮肤－体温调节整体系统（SCT）。

皮肤还与机体其他系统相互作用，包括：

— 淋巴免疫系统（SLI）：可阻止微生物和外来物质的入侵。

— 脂肪代谢系统（SAM）：参与尿素和乳酸的排泄以及维生素D的合成。

— 中枢神经系统（CNS）：通过外感受器或压力、震动感觉和其他外界刺激。

— 神经－心理系统（SNP）：通过脸红、分泌信息素、头发竖立和起鸡皮疙瘩表达情感。

皮肤－体温调节系统（SCT）与压力

皮肤覆盖整个身体，发挥着屏障保护作用，以防止外界侵害如感染、脱水、温度骤变等。事实上，暴露于严寒、强风环境或接触过敏性物质可诱发多种皮肤病变，如皮炎和皮肤溃疡。

为应对环境温度的变化，恒温动物通过躯体和激素两种反应来调节散热和聚热。

因此，气候改变起初会影响皮肤系统，然后会激活体温调节系统。反过来，体温调节系统通过内分泌和循环系统作用，可以保持一个恒定的体温（图24.1）。

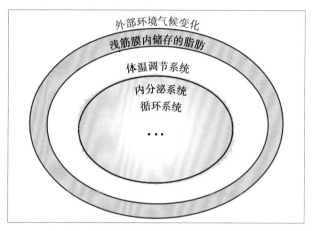

图 24.1　参与 SCT 应对压力反应的元素

身体内表面的温度变化，如发热[3]或肌肉收缩引起的温度升高，也可引起体温调节系统的变化。

当小气候调节不能保持良好状态时，身体的体温调节可能就无效了，这时会形成发热或体温过低。

在更恶劣的环境下，热应力超过了人体体温调节系统的正常工作范围，就会产生冷或者热休克状态。

皮肤和周围神经系统（PNS）

皮肤系统由表皮、真皮、皮下组织和皮肤附属器官构成。皮肤附属器官也称为表皮衍生物（图24.7）。

真皮层由来自胶原和弹性纤维形成的纤维结缔组织构成。毛囊与平滑肌纤维位于真皮层内。我们可以区分更外部的竖直的毛发和更深层柔软的毛发。汗腺和皮脂腺位于真皮层与皮下组织连接处[4]。

---

[1]　皮肤由两种截然不同的组织构成，这两种组织之间紧密相连：①表面为表皮，是一个复层鳞状上皮，95%为角质细胞；②下面为真皮，是一个普遍致密的结缔组织层，由交织的纤维束构成（Gray H., 1993）。

[2]　皮肤牢固地与深层的组织（皮下组织）相联系，皮肤具有特定的表皮衍生物，如毛发和指甲以及其他结构，如腺体。在身体的孔窍处，皮肤还继续存在于黏膜上面（Leonhardt H., 1987）。

[3]　发热引起不规则的身体体温调定（设置点）是由于自主神经系统的激活导致细胞介素1的释放和远离皮肤的血液再分配（Taber C., 2007）。

[4]　帕奇尼小体具有层状囊，它们对压缩和振动敏感。帕奇尼小体位于皮肤和皮下组织的深层（Benninghoff A., Goerttler K., 1986）。

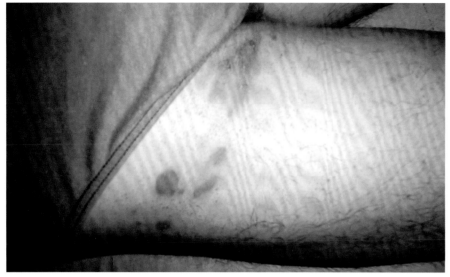

牛皮癣是一种慢性的炎症性皮肤疾病，伴有红斑、鳞屑斑。它是由表皮细胞的加速凋亡和繁殖引起的（从正常的 28 周期到 3 天）血管舒张和局部出疹

图 24.2　银屑病爆发或臀部斑片

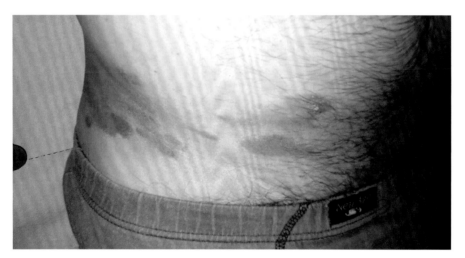

银屑病最常见的形式是斑块状银屑病。它的特点是形成四肢和躯干的盘状皮损和斑块，如在同一患者的这三张照片中可以看出

图 24.3　腰部区域的银屑斑片

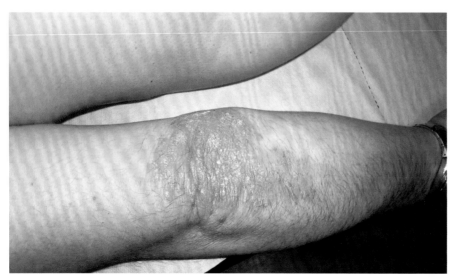

银屑病斑片可以出现在头皮、肘、手（包括指甲）、臀沟、生殖器区及膝盖髌骨区域

图 24.4　肘部典型的银屑病皮损

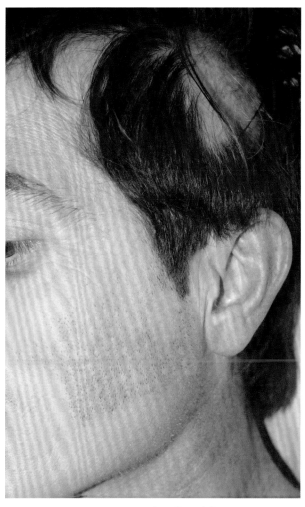

图 24.5 35 岁男性的脱发

斑秃出现在头发或胡须部位,伴有明显的边界。压力会加剧所有形式的皮肤炎症

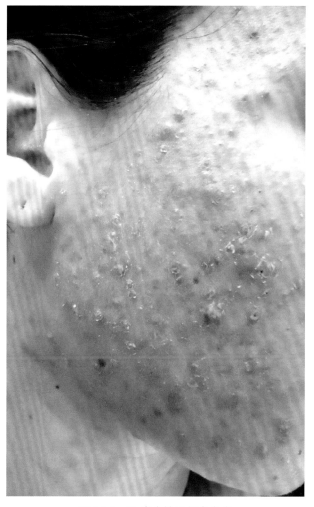

图 24.6 30 岁女性面部青春痘

痤疮是皮肤的毛囊皮脂腺的炎症性疾病。上面这张照片展示了一例丘疹性痤疮的患者。该丘疹性痤疮有局限性的炎症表现

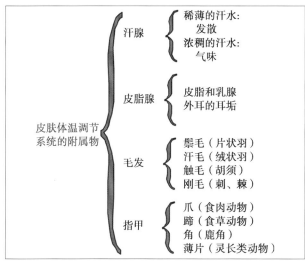

图 24.7 皮肤附件(表皮衍生物)

浅部的动脉、静脉、淋巴管和神经丛[5]也位于真皮和皮下组织之间。深部的动脉、静脉、淋巴管和神经丛位于皮下组织的深层。

皮肤是一种双屏障,它既捕获外部抗原也防止散热和内部液体的流失。它还是一个自主的防御机制,可抵抗感知到的具有潜在危害的有毒物质。

外周神经系统(PNS)具有传出神经(运动神经)和传入神经(感觉神经)。传入神经有一个成分与深筋膜联系(肌肉运动感觉),另一个成分与浅筋膜联系(皮肤的外感觉)。

---

[5] 动脉在皮肤和皮下层之间形成一个网络,分支供应毛囊和汗腺。这些分支是这个网络的一部分(乳头下丛)(Leonhardt H., 1987)。

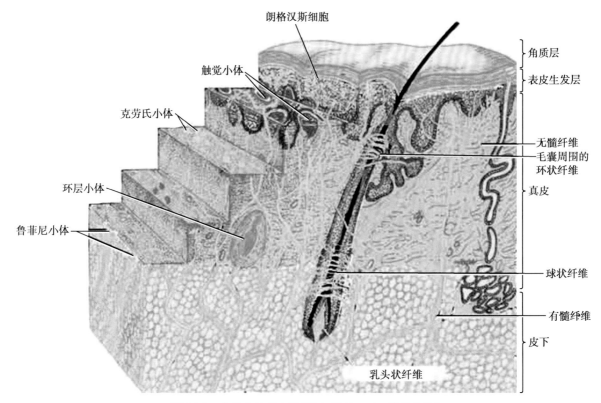

朗格汉斯细胞
触觉小体
克劳氏小体
环层小体
鲁菲尼小体
角质层
表皮生发层
无髓纤维
毛囊周围的环状纤维
真皮
球状纤维
有髓纤维
皮下
乳头状纤维

图 24.8　皮肤的神经支配（引自 V. Esposito 等的作品）

皮肤系统的功能

皮肤负责提供关于外部环境的感觉信息，合成维生素 D，排泄盐分和尿素。

皮肤对各种不同类型的外部刺激都很敏感，包括触觉、压力、热和疼痛刺激，所有这些都是由特定的皮肤神经末梢感知（图 24.8）。

图 24.8 显示了位于不同深度处的各种类型的神经末梢，但所有这些神经末梢都在真皮层。虽然解剖学教材的确描述了它们存在于皮下组织[6]，但在皮下组织层并没有描画神经小体。这种前后不一致是因为筋膜并没有被认为是可发出信号给传入神经以供神经系统参考的外周成分。但是，肌筋膜序列（myofascial sequences）可以将深筋膜的本体感受器产生的传入信息赋予方向。来自皮肤受体的感觉信息也可以为人提供地形和方向信息。

例如，与真皮接触的帕奇尼小体（图 24.9）传递浅表触觉到大脑，位于浅筋膜下的帕奇尼小体传达深部压力感觉。

这些信息在外周被感觉时就已经具备完整的信息内容，所以大脑不必分析这些信息数据，而只要记录这些信息即可。

鲁菲尼小体是另外一个代表性例子。只有当它的囊泡与囊壁胶原纤维（capsular collagen fibres）[7]在相同方向被牵拉时，鲁菲尼小体才会发放一个传入冲动。在真皮层，这些小体传送未分化的传入信号，因为鲁菲尼小体附着在没有方向性纤维的浅筋膜上，而在有特定方向的结构上会传入一个张力冲动。

感知冷热的小体具有相同的结构[8]。冷敏感小体与表皮接触，热敏感小体位于真皮。冷敏感小体，更多在外部，传递凉的感觉。例如，一滴清澈的水滴在皮肤上会瞬间传递一种清凉的感觉。

同样一滴水，只有在非常热的时候才能够刺激更深层的神经末梢并传递热的感觉。因此，不仅受体的结构决定传入神经的类型，存在于表皮、真皮和皮下组织的受体位置深度对这一过程也有作用。

---

[6] 帕奇尼小体有一个层状囊，它们对压缩和振动敏感。帕奇尼小体位于皮肤和皮下组织的深层（Benninghoff A., Goerttler K., 1986）。

[7] 鲁菲尼小体是牵拉受体。只有牵拉作用的方向同结缔组织胶囊的纤维束的方向一致时，才会激活鲁菲尼小体（Benning-hoff A., Goerttler K., 1986）。

[8] 表皮游离的神经末梢的分支有可能是冷受体。热受体的结构仍未知，一些生理数据提示它们的游离分支位于皮下真皮的深层（Ben-ninghoff A., Goerttler K., 1986）。

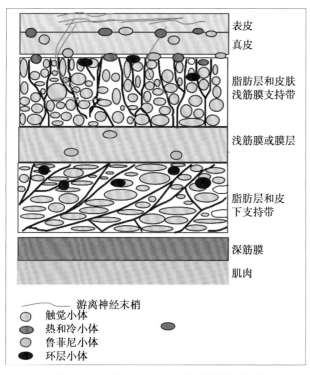

图 24.9　皮肤受体与组织激活位置的关系

不同的受体就像乐器，每个乐器发出特别的声音，但这声音会根据琴弦的长度而不同。

在人体中，每个受体传递不同的信号。这些差异是由周围结缔组织胶原纤维对受体产生拉伸和压缩的程度决定的。这种交互有助于解释人体为什么可以感知不同程度的外部温度、大气压力的变化或干湿不同的感觉。

如果浅筋膜致密，即使身体穿着很厚的衣服，热受体还是可以传递出严寒的感觉。同理，压力敏感小体可以错误地将手法操作产生的压力理解成为剧烈的疼痛感觉。当这些受体周围的组织水分增加时，这种错误感觉可以突然消失。

除了含有神经末梢的组织改变，压力感觉传入信号也可以发生在深浅筋膜之间的交界处。此时，皮肤敏感性被曲解，从而引发局部感觉异常、麻木、异常性疼痛[9]、感觉减退、麻醉、针刺感和发痒感。

皮肤系统的功能失调

由于皮肤系统与其他系统之间交互作用，皮肤可出现其他系统相关的病变。

免疫系统参与结缔组织疾病的病理过程，皮肤症状可能也会发生，例如以下情况：

— 类风湿关节炎皮下结节[10]。

— 银屑病性关节炎[11]，通常我们不能明确到底关节炎还是银屑病是主要病因。

— 皮肤红斑狼疮[12]，典型的面部红斑。

脂肪代谢系统与消化器官密切相关，由于消化功能障碍，也可以出现以下的皮肤病损伤：

— 荨麻疹，是对食用成分或药物产生的过敏反应。

— 服药后出现的药物性皮炎。

— 湿疹，伴随皮肤炎症、发红、明显瘙痒、小水疱、鳞屑和裂缝。

除了感觉异常，周围神经系统（PNS）功能障碍也可引起皮肤的改变，因为周围神经系统还介导自主神经冲动。这些皮肤改变包括：

— 牛皮癣，这体现在出现于皮神经支配的象限（图 24.10）。

— 线状苔藓，其中，丘疹排列沿一个象限成线性簇。

— 带状疱疹，由于神经节的后支炎症引起的水疱。

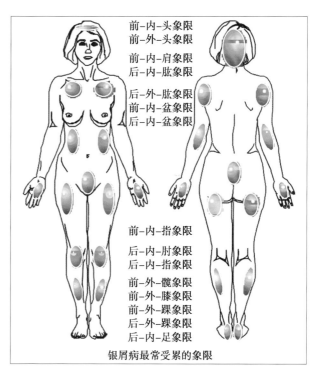

图 24.10　最常见银屑病斑片部位与浅筋膜象限之间的平行关系

9　异常性疼痛是指正常非疼痛刺激被认为是疼痛（Taber C., 2007）。

10　急性风湿性关节炎的主要皮肤损伤包括红斑、丘疹红斑和皮下结节（Carcassi U., 1993）。

11　约 20% 银屑病患者可以出现关节病变，这种病变是银屑病的严重并发症（Carcassi U., 1993）。

12　皮肤型红斑狼疮是单纯的结缔组织皮肤病，影响裸露的部位，如鼻子、脸颊和头皮等（Carcassi U., 1993）。

心理系统可以借助皮肤表达许多情感：
— 由于害怕引起皮肤苍白。
— 由于尴尬或愤怒等引起脸红。
还有很多外部原因引起的皮肤病理改变，包括：
— 皮肤感染：疥疮、头虱、念珠菌病、体癣等。
— 创伤性病变，如烧伤、创伤、挫伤、擦伤、瘀伤和血肿。

体温调节系统

体温调节是一种生物机制，可以在一定的范围内保持人体温度。

高温状况可引起动脉舒张和出汗，这有助于散热。此外，促甲状腺激素分泌（TSH）的下降，会伴随代谢率的降低和内部产热。

寒冷可以启动随意肌的收缩，导致发抖以及位于皮肤的平滑肌收缩产生鸡皮疙瘩。同时，还有促甲状腺激素、肾上腺素和其他激素分泌的增加。

体温调节系统的功能

体温调节仅存在于鸟类和哺乳动物中。这些动物体内之前存在的器官变化后发展成体温调节系统，并没有新的器官形成。

表皮衍生物（皮肤附属器官）有助于保持体内一个恒定温度。这些附属器官包括：
— 毛发和皮下组织，其具有绝缘作用。
— 汗腺有助于散热。

体温调节也需要内脏器官产生适应性变化。例如，环境刺激可诱导肝脏释放更多的葡萄糖，胸腺会干预氧和葡萄糖的消耗。自主神经系统是由下丘脑控制的[13]。自主神经系统参与所有的体温调节机制。

体温调节系统不仅包括保持体内温度恒定的机制，也包括调整身体以适应环境变化的所有机制。

事实上，对于许多动物，体温调节系统调节动物体内的脂肪蓄积，以满足它们长时间冬眠的能量需求。它还刺激其他动物，如鸟类进行长距离迁徙，以适应季节的变化。

冬眠期间，各种器官的生理功能都会进行调整。例如，土拨鼠体温从37℃下降至10℃，呼吸频率从每分钟16次到每分钟2次，心率也大幅减慢。

这些变化受到特定的激素以及筋膜的敏感性调节，筋膜的弹性变化是根据季节的变化而调节的。随着秋天的临近，筋膜被寒冷影响，诱导动物开始迁移或休眠状态。随着春天的临近，筋膜受到温暖的影响，又刺激了动物走出冬眠。

体温调节系统的功能失调

下丘脑的前侧有一个散热的中心。它由一组神经元组成，这些神经元对1～2℃的温度增加非常敏感，并且能够通过刺激体温调节的机制对这些增加做出反应。下丘脑前部的病变可引起高热。

下丘脑的后侧和外侧有一个产热中心。它是由那些受环境温度降低影响的神经元构成。这些神经元可以启动产生热和保留热的机制。

在特定情况下，如发热，下丘脑控制体温的功能可以调整到更高的水平。发热是体温调节系统对某些事件，如组织损伤或感染做出的反应。人体体温增加1℃至4℃，可引起血流改道到更深的区域，出现身体不舒服的感觉以及出汗减少和皮肤血管的收缩。

气候性疾病是指对正常大气现象（例如四季变化）以及骤然变化的大气环境（温度最小值和最大值，相对湿度，风暴）的敏感性出现改变。当大风浪来袭时，具有弹性的筋膜可对大气压力的变化做出反应，这可以使一个动物置于警戒的状态。如果筋膜被压缩，它的缩短会引起下面游离神经末梢被牵拉；从而产生关节疼痛、哮喘发作、溃疡病、神经炎、头痛及其他紊乱。

出现这些现象的原因是：筋膜是由胶原蛋白纤维组成，可以适应内部和外部温度的变化以及大气压力的改变[14]。如果筋膜是有弹性的，它可以吸收这些大气压的震荡，使动物的身体本能地去应对即将到来的应激情况。

皮肤-体温调节系统（SCT）和周围神经系统（PNS）的治疗

本书中所涉及的皮肤病症均与周围神经的卡压有关。在这种情况下，书中只探讨了这些皮肤神经的感觉部分，而没有涉及运动部分。

由于皮肤神经也可输送自主神经纤维，这些神

---

[13] 下丘脑尾部的病变会引起一定范围内的躯体恒温功能的丧失。因此，更高级的哺乳动物（通常是恒温动物）也可以成为变温动物，像低级的脊椎动物一样（Benninghoff A., Goerttler K., 1986）。

[14] 第一个气压计来自动物的胶原组织。根据气候变化，这些组织的长度也不同（Enciclopedia Medica It., 1988）。

经的任何刺激或卡压均会引发各种形式的皮炎以及浅筋膜特定象限内冷和热的异常感觉。

治疗上采用两种不同的方式：

— 手法治疗那些神经穿透深筋膜或神经走行于管道的点。

— 手法治疗特定象限内浅筋膜病变或者僵硬的皮下组织。

当患者出现皮炎时，都可以认为是自主纤维受到了刺激[15]。如反射性营养不良[16]，文献中对此病的病因和病理有记录，但是治疗通常集中在症状表现的区域，而忽略了其中神经分支被卡压的点[17]。

因此，在下面几页的插图中，我们突出了：

— 皮神经分布区域和象限区域之间的平行关系。

— 皮神经可能卡压的区域，如同 W. Hammer 在《软组织的功能检查与手治治疗》（"Functional Soft-Tissue Examination and Treat-ment by Manual Methods"2007）书中描述的。

— 筋膜手法治疗内在疾病（FMID）时的处理点和皮肤变化或感觉异常的部位。

上下肢的前部，所述外侧和内侧皮支排列如下：

— 第 12 胸椎神经外侧皮支（图 24.11）支配的前 - 外 - 髋象限。

— 股外侧皮支支配前 - 外 - 膝象限。

— 腓肠外侧皮神经支配前 - 外 - 踝象限。

— 腓浅神经支配前 - 距 - 外 - 足象限。

— 髂腹下神经的皮支支配前 - 内 - 髋象限。

— 前股神经的皮支支配前 - 内 - 膝象限。

— 隐神经支配前内 - 内 - 踝象限。

— 足底内侧神经支配前 - 内 - 趾 - 足象限。

所有这些皮神经在深筋膜和浅筋膜之间的接口处都可能受到卡压（卡压综合征）。例如，腓浅神经穿孔的深筋膜处（图 24.12）。

腓浅神经支配前 - 外 - 足象限。在这个象限，可以表现有湿疹或其他类型的皮炎或感觉异常。在这种情况下，筋膜治疗师一定不能用手法去活动这

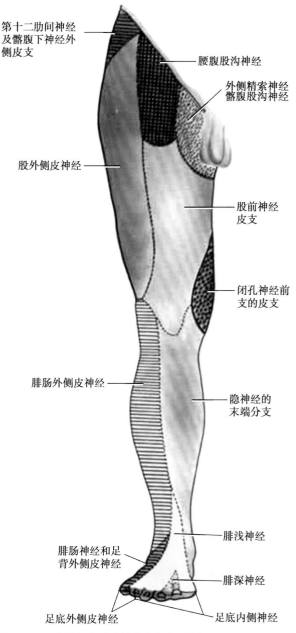

图 24.11　皮神经在下肢前部的分布（源自 G.Chiarugi, L.Bucciante, op. cit）

第十二肋间神经及髂腹下神经外侧皮支
腰腹股沟神经
外侧精索神经 髂腹股沟神经
股外侧皮神经
股前神经皮支
闭孔神经前支的皮支
腓肠外侧皮神经
隐神经的末端分支
腓浅神经
腓肠神经和足背外侧皮神经
腓深神经
足底外侧皮神经
足底内侧神经

个象限，而要追本溯源治疗近心象限的远端融合中心 CF 点（例如前 - 外 - 踝）。这个远端的 CF 是神经穿出深筋膜的位置。这点是要用深手法治疗，直到消除筋膜的致密化。有时在象限本身，就可以出现小的神经末梢的卡压。这些部位可以通过轻的"拧按"手法活动筋膜面治疗。

所有其他皮神经症状都可以采用相同的治疗原则（图 24.13）。例如，如果一个患者大腿前部出现感觉异常（感觉异常性股痛），并不意味着我们需要手法治疗前 - 外 - 膝（an-la-ge）象限。治疗应着眼于前 -

---

[15] 即使源自脊神经的分支被定义为皮神经，这些神经同时包含交感神经节后纤维，可以支配腺体及血管（Benninghoff A., Goerttler K., 1986）。

[16] 1900 年，Sudeck 发表了一篇关于炎症性骨萎缩或痛性神经营养不良的文章。1947 年，Steinbrocker 描述了与血管舒缩障碍相关的肩手综合征。反射性交感神经痛性肌萎缩的病因学和发病机制目前仍然不清楚，假说有周围神经病变、脊神经根炎、皮下组织的改变。

[17] 周围神经必须具备完好的绝缘性，因为它们的走行必须通过组织；保证在身体各部位运动时，不会受到即使是最小的影响（Benninghoff A., Goerttler K., 1986）。

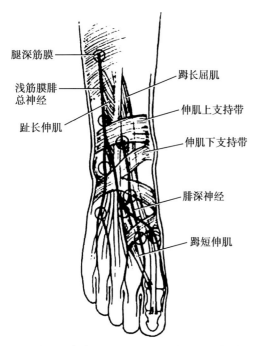

图 24.12　皮神经在前 - 外 - 足象限可能卡压的区域（出自 kind concession of W.I.Hammer，2007）

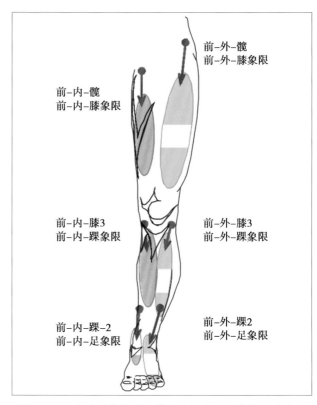

图 24.13　皮肤功能障碍和神经卡压在下肢前部的治疗点

外 - 髋（an-la-cx）的 CF，它是近端象限的远端 CF。

　　下肢的后部，外侧和内侧皮神经分支排列如下：

—　股后皮神经的一个分支（图 24.14）支配后 - 外 - 髋和后 - 外 - 膝象限。

—　腓肠神经皮支支配后 - 外 - 踝象限。

—　腓肠神经外侧皮支支配后 - 外 - 足象限。

—　闭孔神经的皮支支配后 - 内 - 膝象限。

—　内部隐神经支配后 - 内 - 踝部象限。

—　胫神经的跟骨支支配后 - 内 - 足象限。

　　每个象限都有一皮肤结构，同时还有淋巴、感受器和脂肪结构各一。

　　治疗受体和皮肤，必须记住要追溯近心点。例如，在后 - 外 - 踝象限有皮肤功能障碍，要治疗后 - 外 - 膝 2 CF 点。图 24.15 标示了小腿的后部区域，后 - 外 - 膝 2 CF 点被用红色圆圈标注，它位于腓肠肌外侧头的近端部分。供应后 - 外 - 踝（re-la-talus）象限的腓肠外侧皮神经在此点通过。在同一图中，另一个红圈标示后 - 外 - 踝 2 CF 点。这是腓肠皮神经的卡压点。此神经的卡压损伤表现在后 - 外 - 足象限的皮肤。

　　图 24.16 标示了下肢后部所有象限的近端点，这些部位可以改变自主神经支配，从而影响血液和淋巴循环。

　　躯干的脊神经有两个主要分支：后支和前支。

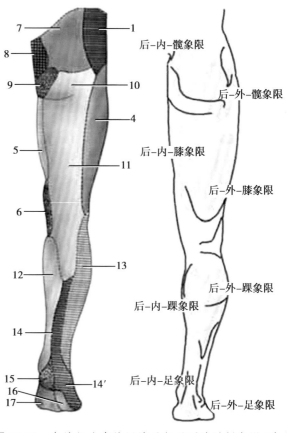

图 24.14　皮神经分布的区域平行于下肢后侧象限（出自 G.Chiarugi，L.Bucciante，op. cit）

这些分支又分成内侧支和外侧支。内侧支支配躯干后 - 内和前 - 内象限，外侧支支配后 - 外和前 - 外象限。四个末稍分支的分布与躯干象限的分布一致（图 24.17，图 24.18）。

躯干腹部或背部的感觉异常比较少见，这是因为躯干的深筋膜几乎完全由肌外膜类的筋膜组成，不像四肢是由鞘膜组成。因此，皮肤神经穿过躯干筋膜时，发生卡压不多见。仅在后 - 内 - 腰（retro-medio-lumbi）象限（图 24.18），包含有穿过胸筋膜的分支，可能代表一个皮神经的卡压点。

下面的神经形成头部的皮神经支配：

— 支配后 - 内 - 头（re-me-cp）象限的枕大神经可在后 - 头 3 CC 点位置受影响（图 24.19）。
— 耳大和枕小神经支配后 - 外 - 头（re-la-cp）象限。

三叉神经的三个分支支配面部皮肤：

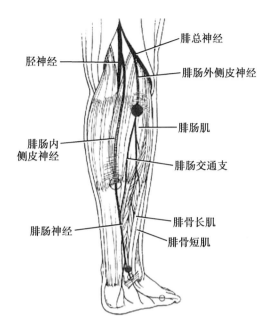

图 24.15　腓肠神经皮支卡压的两个基本点（出自 kind concession of W.I.Hammer，2007）

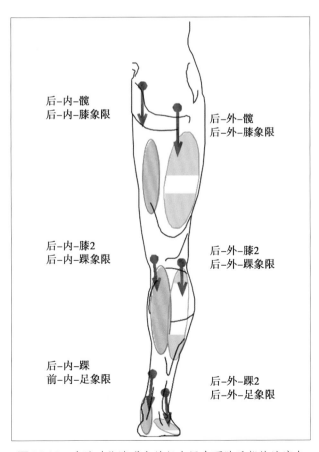

图 24.16　皮肤功能障碍和神经卡压在下肢后部的治疗点

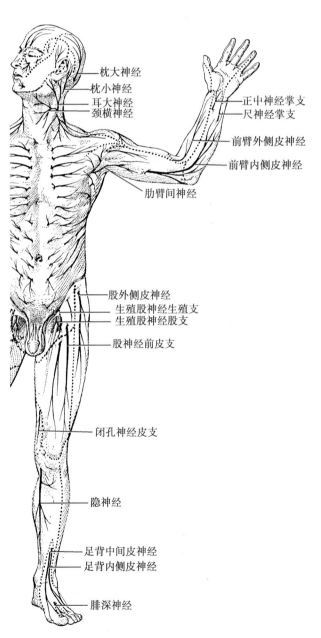

图 24.17　皮神经分布腹面观（出自 Benninghoff A., Goerttler K., op. cit）

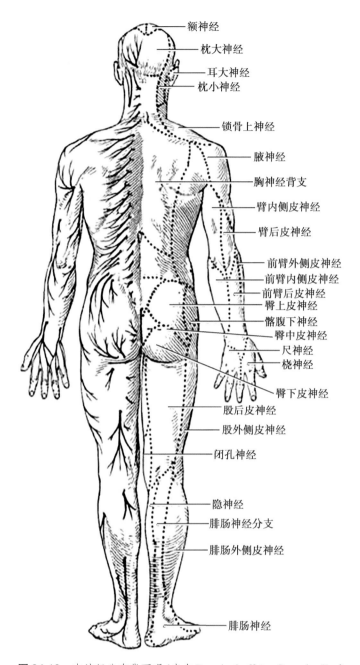

图 24.18　皮神经分布背面观（出自 Benninghoff A., Goerttler K.,）

眼神经支配前 - 内 - 头 1（ante-medio-cp 1）象限
的近端部分（1，图 24.19）。

上颌神经支配前 - 内 - 头 2（an-me-cp 2）象限的
内侧部分（2，图 24.19）。

下颌神经支配前 - 内 - 头 3（an-me-cp 3）象限的
远端部分（3，图 24.19）。

面神经的额支、颧支、下颌支支配一些小肌肉，
他们被包埋在面部的浅筋膜中。

面部的神经支配异常复杂，所以这部分治疗没
有给出特定的参考点。因此，针对不同的个体，在

前 - 内 - 头（an-me-cp）和前 - 外 - 头（an-la-cp）象限的
触诊验证很有必要。发现异常增生、结节、组织之间
滑动困难或敏感时，提示是浅筋膜的改变（图 24.20）。
"拧按法"技术可用于治疗痤疮、瘢痕粘连和其他血
管疾病如红斑痤疮、面部红斑，红血丝等。这些病
变来源部位不同，但对皮肤的活动疗法可增加局部
皮肤温度，刺激成纤维细胞产生新的胶原蛋白、透
明质酸和其他再生物质。例如痤疮时，局部温度的
增加，具有抗炎作用。温度增加有助于提高局部血
流供应，减少细菌量。

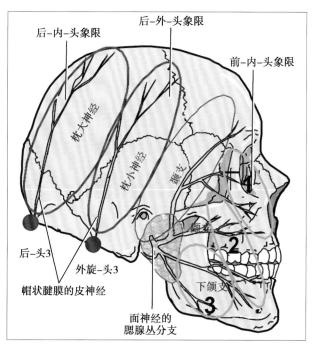

图 24.19　头部皮神经

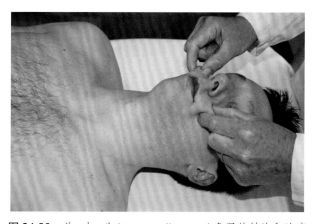

图 24.20　前 - 中 - 头（ante-me-dio-caput）象限的触诊和治疗

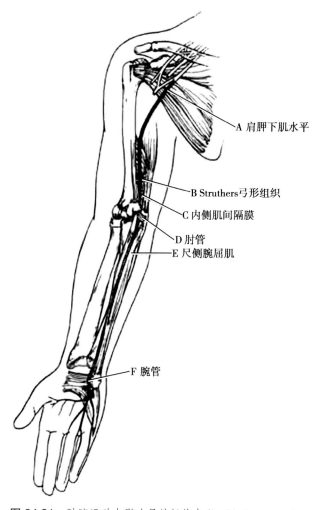

图 24.21　肘腕运动中影响尺神经的点（by kind conces-sion of W.I.Hammer，2007）

在上肢有许多区域，皮神经的分支可以被卡压。例如，尺神经在以下水平的卡压可以出现皮肤症状：
—　肩胛下肌（图 24.21，A）；过度使用这块肌肉可以形成筋膜粘连，在尺神经的末端部分出现病理信号和症状。
—　Struthers 弓形组织（B），位于内上髁以上大约 8cm，由覆盖肱三头肌的筋膜和内侧肌间隔的腱膜形成。
—　内侧肌间隔（C）。
—　肘管（D），由内侧副韧带和内侧滑车形成。
—　尺侧腕屈肌的尺骨和肱骨端（E），约在内上髁下 5cm。

—　肘管。这个水平的嵌压会导致手的尺侧和最后两个手指出现许多感觉异常和感觉迟钝。
　　第一种类型的卡压（肩胛下肌），治疗前 - 内 - 肱骨 CF 点是有效的。对于其余四个嵌压点的治疗，可以采用前 - 内 - 肘和后 - 内 - 肘的 CF。对于肘管综合征，需要治疗前 - 内 - 腕 2 的 CF 点。
　　发生在上肢前部区域的神经卡压点（图 24.22）主要有：
—　前 - 外 - 肱骨和前 - 内 - 肱的 CF 点；这些点都参与影响前 - 外 - 肘部（an-la-cu）和前 - 内 - 肘部（an-me-cu）象限。这些区域是由上臂内外侧皮神经支配的。
—　前 - 外 - 肘 2 和前 - 内 - 肘 CF 点；这些点都参与影响前 - 外 - 腕（an-la-ca）和前 - 内 - 腕（an-me-ca）象限，这些区域是由前臂外侧和内侧皮神经支配。

— 前-外-腕2和前-内-腕CF点；这些点参与
影响手外侧和内侧象限。手外侧和内侧象限由
正中神经和尺骨神经支配。

在上肢的后侧，还有一些神经在深筋膜向浅筋
膜穿出的部位被卡压[18]（图24.23），包括：

— 后-外-肱（re-la-hu）和后-内-肱（re-me-hu）的
CF；这些点都参与影响后-外-肘（re-la-cu）和
后-内-肘（re-me-cu）象限。由臂后外侧和臂
内侧皮神经支配。

— 后-外-肘（re-la-cu）和后-内-肘2（re-me-cu 2）
的CF点都参与影响后-外-腕（re-la-ca）和后-
内-腕（re-me-ca）象限，是由后外侧和前臂内
侧皮神经支配。

— 后-外-腕（re-la-ca）和后-内-腕2（re-me-ca 2）
的CF点参与影响手背的外侧和内侧象限，由
桡神经外侧支和尺神经支配。

临床病例分析

61岁男性，以下腰背痛三年寻求筋膜手法治
疗。追踪病史，患者诉说在过去两年中，他也受到
双下肢冰凉的困扰。无论在热或不热的环境下，他
都感到自己双腿有冷飕飕的感觉。腰椎和踝的活动
检查提示功能在所有方向均受限。然而，这种受限
程度与病人年龄相一致。

腰部触诊验证提示广泛但是轻微的压痛。

踝象限近端点触诊提示前-外-膝3（ante-latero-
genu 3）CF和前-内-膝3（ante- medio-genu 3）CF
双侧（神经通道点）疼痛和致密。用指关节对这四
个点交替操作。这些点特别柔软，因此用手掌放平
对整个前-内-踝（ante-medio-talus）和前-外-踝
（ante-latero-talus）象限进行治疗。患者对这种手法
操作的耐受要好得多，并能更好地放松。再回去手
法治疗以前的点（前-外-膝3，前-内-膝3），患者
的触痛得到了很大程度的减轻。在完成对这些点的
手法操作后，指导患者做了一些治疗后的动作检查。

治疗时，患者诉说腿有温暖的感觉，并且下腰
背有了更大的灵活性。因此，腰部治疗被推迟到下
一次。当一周后再次治疗，患者诉说的腿部寒冷的
感觉已经消失，但腰背依然还痛。遂决定进行更详
细的动作检查，并继续按照前面的计划治疗腰部。

---

[18] 手法已被证明在卡压综合征的治疗中是非常成功的。由于反复
　　应力、外伤、持续压力、张力、各种病理因素，诸如蜂窝缺氧、炎
　　症、水肿和最终黏附和纤维化形成、发生，软组织限制可以影响
　　外周神经正常的运动（Hammer W.I.，2007）。

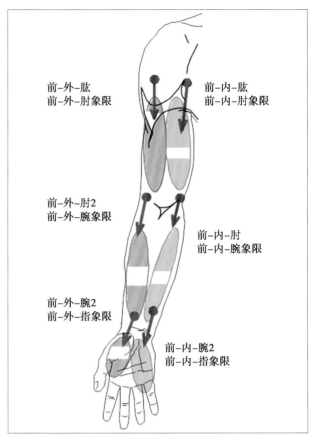

图24.22　上肢前部象限皮肤和神经功能障碍的治疗点

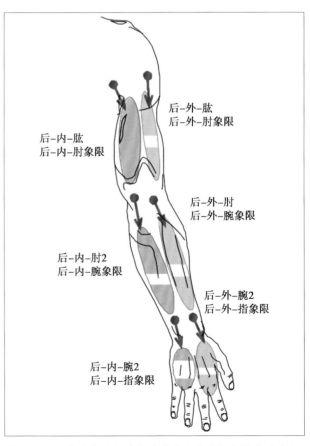

图24.23　皮肤和神经功能障碍在上肢后部象限的治疗点

第25章
神经-精神心理系统

神经系统及其各个组成部分,是人体维持和调节内环境稳定的机制中,最为迅速的一种。这个系统传递着有关体内状况(内感作用)和外部环境(经由感官和外感作用)的各种信息。基于这些信息以及躯体的本体感觉,神经系统将引发相应的行为。

内部筋膜同自主神经节和神经末梢相连,并能够影响到它们的功能。外感受器通常位于浅筋膜上,这层筋膜对于通过表情肌调节感受器官至关重要[1]。深筋膜则与本体和运动感觉密切相关。

从这个角度来看,筋膜在人体生理过程中所扮演的角色,就不再那么边缘化,而是处于相对中央的位置:

— 内部筋膜牵张,激活自主神经节。
— 肌外筋膜协调运动冲动给肌肉。
— 肌筋膜序列为本体感觉传入冲动提供有方向性的信号。
— 浅层筋膜将外部刺激编码,并将信息传递给体内的系统。

神经和精神心理系统对压力的反应

神经-精神心理系统(SPS)从三种环境接受信息:内脏或体内环境,骨骼肌肉系统以及外部环境;因此,这些环境中的任何一种(图25.1),都有可能使神经-精神心理系统感受到压力。人体对于不同种类的压力的适应,会在各个筋膜结构的变化中展示出来:

— 面部和皮肤(浅层筋膜)。
— 姿势(深筋膜)。
— 内脏功能(内部筋膜)。

在脏腑功能里,激素调节扮演着十分重要的角色。例如,婴幼儿时期遭遇的逆境压力,会永久地改写下丘脑-垂体-肾上腺轴的调控机制,影响个体对于压力刺激的应对方式,这种影响甚至持续一生。

---

[1] 很明显,在每一个孔窍周围都有两个系统,一个负责打开,另一个负责关闭。在放松的状态下,这两个系统互相平衡制约(Ruggeri V. 2003)。

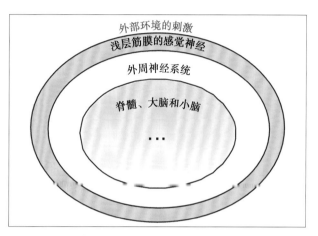

图25.1 参与神经-精神心理系统压力反应的成分

在许多动物里,精神心理系统只表现为最基本的条件反射,而在人类中间,这个系统高度进化,甚至发展至相对自主于神经系统。因此,本书将神经系统疾病,同精神心理失调疾病分开讨论。

在神经心理学中,精神过程与它们同神经系统的联系会被充分考虑到。总的来说,个体的健康或疾病状态,是外部刺激和内部感受相互作用所产生的综合结果。因此,同其他系统一样,在精神心理系统中,那些能够影响知觉和情绪的各种感受,都能够影响到浅筋膜。

中枢神经系统(CNS)

许多外周神经系统(PNS)的功能障碍已经在我们之前有关疼痛和肌肉骨骼系统的书中介绍过了(Stecco,2004;Stecco & Stecco 2009)。

一些有关感觉器官的功能障碍在探讨头部感受器序列的第18章提到,包括光感受器、机械感受器和化学感受器的脏器系统。

一些传入神经的功能障碍,比如感觉异常和皮炎,已经在涉及皮肤系统的第24章讨论过了。

现在,我们要来谈谈中枢神经系统(CNS)的功能障碍和损伤,包括脑和脊柱两个方面。

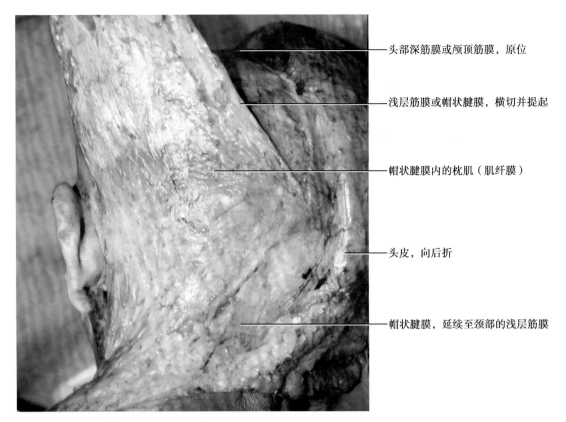

头部深筋膜或颅顶筋膜，原位

浅层筋膜或帽状腱膜，横切并提起

帽状腱膜内的枕肌（肌纤膜）

头皮，向后折

帽状腱膜，延续至颈部的浅层筋膜

图 25.2　帽状腱膜横切并提起；头部背面观

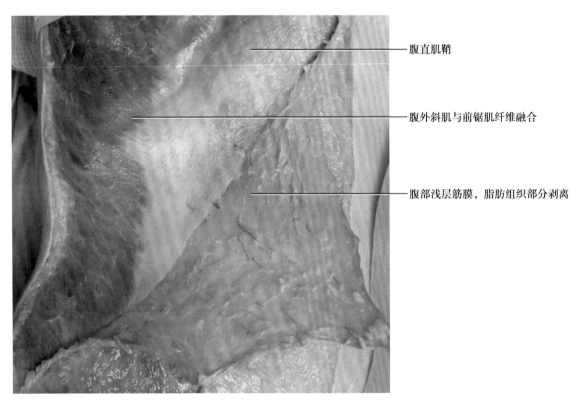

腹直肌鞘

腹外斜肌与前锯肌纤维融合

腹部浅层筋膜，脂肪组织部分剥离

图 25.3　腹部浅层筋膜，向外提起，前面观

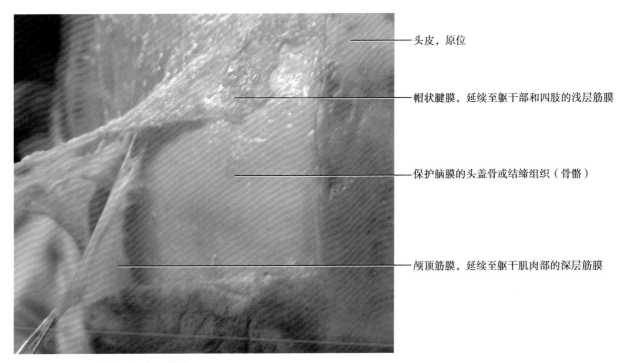

头皮，原位

帽状腱膜，延续至躯干部和四肢的浅层筋膜

保护脑膜的头盖骨或结缔组织（骨骼）

颅顶筋膜，延续至躯干肌肉部的深层筋膜

图 25.4　帽状腱膜和深层颅顶筋膜

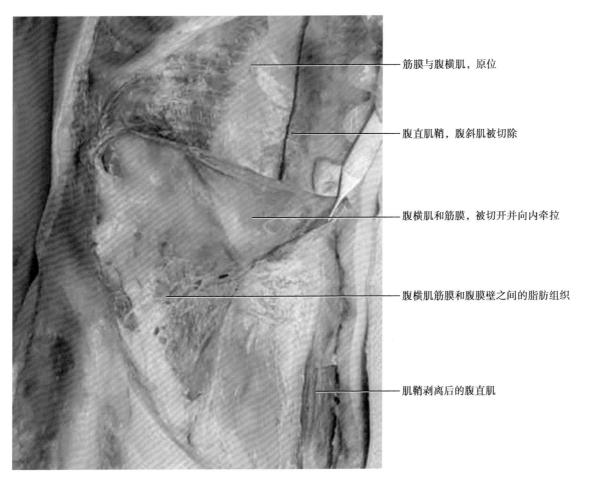

筋膜与腹横肌，原位

腹直肌鞘，腹斜肌被切除

腹横肌和筋膜，被切开并向内牵拉

腹横肌筋膜和腹膜壁之间的脂肪组织

肌鞘剥离后的腹直肌

图 25.5　腹横肌筋膜下的疏松结缔组织

中枢神经系统的功能

　　中枢神经系统位于颅骨中的这一部分,源于三部分原始脑泡[2](图25.6)。

　　在不同动物的运动和感觉能力的演化过程中,这三个脑泡分别形成了新的结构。每一部分都执行专有的功能。例如:延髓调控心跳、呼吸、血压、咳嗽、喷嚏以及其他反射活动。如果没有相应的外周感受体传送信号,中枢神经系统无法单独协调或调控这些功能。只有当这些感受器在筋膜中恰当地分布排列,才能使感受器所接受的信息进行有意义的组合与传递。

　　更重要的是,大脑里的筋膜也在演化。在鱼类里,大脑和脊柱周围包绕着单层脑膜。随着动物向更加复杂的方向演化,出现了硬脑膜和软脑膜(包括蛛网膜和软脑脊膜)。在哺乳动物和一些鸟类中,软脑脊膜由蛛网膜分化而来。硬脑膜外的脂肪组织沿着脊柱将硬脑膜和椎管[3]分开。在头盖骨中,硬脑膜与骨膜相连,中间没有任何疏松结缔组织。这种连续性可以解释外来的作用如何直接影响到头盖骨内部,很有可能通过一种多米诺式的效应机制。

中枢神经系统的功能失调

　　中枢神经系统疾病的发生和发展受到多种因素的影响。在图25.7中,每一类发病机制中只列了两类疾病作为例子。

　　在以上列出的脑损害疾病中,本书将重点探讨的是脑血管意外(CVA或中风)以及它最常见的临床后果:半身不遂。

　　半身不遂通常发生于创伤或(脑)血管损伤之后:
— 血栓形成:在一支或多支脑血管中形成血栓。
— 血管栓塞:游离气泡或脂肪粒堵塞血管。
— 大出血:脑内出血,致使意识迅速丧失。

　　半身不遂是一种运动感觉功能失调疾病,影响躯体一侧的活动,通常伴有:
— 运动功能减弱和局部麻痹。
— 改变肌紧张度。
— 联动运动(仿效性或痉挛性)。

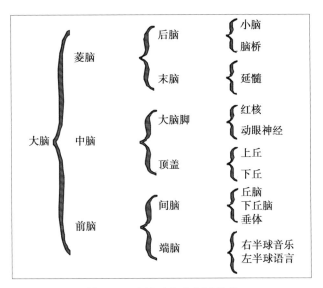

图25.6　大脑分化的渐进阶段

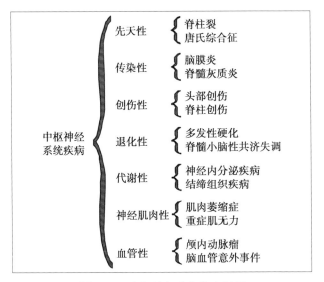

图25.7　中枢神经系统疾病概要

— 语言和皮质功能障碍。
— 知觉障碍或缺如。

　　如果脑损伤包括非优势半球的顶叶部分,患者会失去对患侧的感觉,甚至感到那部分躯体已经不属于自己(半侧空间失觉)。这些病人将无法感受到来自患侧躯体的触觉和视觉刺激。

　　如果要求半身不遂的病人做超过他们能力范围的运动,就会发生肌肉强直。

　　中风后半身不遂广义来讲可以分为三个阶段:
— 急性期,紧接脑血管意外事件之后。
— 亚急性期,包括恢复期和康复期。这个阶段可以持续几个月到五年。

---

[2]　在胚胎学中,大脑由位于脊柱前端的神经管发育而来。原脑包括三个解剖区域:后部由后脑组成,中部是中脑,前端是前脑(Kenneth V.K.,2005)。
[3]　蛛网膜同硬脑膜相隔一个脑膜下空间,内含脑脊液。在哺乳动物与一些鸟类中,硬脑膜空间将脊髓和脊膜同椎管分开。这个空间中充满了脂肪组织(Kent G.1997)。

— 慢性或永久残疾期，当症状不再改善，并且中风引起的疼痛逐渐加重。

在急性期，失去对躯干的控制，比失去对上下肢的控制，更加令患者受挫。因为失去了通常由躯干提供的近端稳定，四肢的使用也深受影响。

中枢神经系统的治疗

根据骨骼肌肉失调治疗的原理，用筋膜手法治疗对患者施加一系列刺激，可以协助半身不遂病人重新获得对躯体的控制。

这些原则包括：
— 肌筋膜（mf）单元：激活协调中心（CC）和感知中心，促进单个节段的康复。
— 肌筋膜序列：肌筋膜序列涉及三个空间维度的运动，对于重建姿势的控制十分有帮助。

肌筋膜对角线，肌筋膜对角线主要涉及运动模式，同由一个空间平面向另一个空间平面转换的过程有关。
— 肌筋膜螺旋线：同通过筋膜内胶原纤维调节姿势与复杂运动相关。

病史采集和临床数据

和其他疾病一样，在治疗前，必须先完成疾病评估表：
— 第一行（主要疼痛），记录症状最严重的患肢的信息。
— 第二行（次要疼痛），记录症状次严重的患肢的信息。
— 第一列（器官 - 筋膜单元），记录瘫痪程度较明显的躯体部位（例如肘部、腕部）。
— 第二列（部位），记录最受限的运动方向（例如后侧、外旋）。
— 第三列（体侧），记录受到影响的患侧躯体（例如右侧）。
— 第五列（病程），记录中风发生了多长时间（例如 5 天）。
— 第六列（疼痛动作），描述功能丧失的类型（软弱无力、麻痹痉挛等）。
— 第七列（疼痛程度），记录功能丧失的量度（1～10）。

更加详细的病人信息，例如患侧手抓举物体的能力，或控制患侧足的能力，可以在表中有关躯体各个局部的细分单元里，进行专门记录。

假设

有关疾病诊断的假设将引导整个治疗过程。它基于病人对于治疗的反应，而非一个事先确定好的操作流程。治疗可以每天进行一次到两次。

验证

验证对于在治疗的初步阶段衡量运动和感觉功能损伤以及在后续阶段监测康复过程，都非常有帮助。

根据脑部受损的程度，感觉丧失会涉及躯干、肩带和骨盆带、和 / 或四肢。体表的轻微触诊通常开始于躯体的象限。患者各个躯体象限所能够承受的触诊的最大限度被一一记录在相应的区间表里（见 26 章，表 26.1）。记录过程中，用一星、二星或三星来反应患者所体会到的触觉的清晰程度。哪怕是第一次就医，只要某个躯体象限的感受出现在双侧，我们都将继续进行四肢的触诊（图 25.8）。

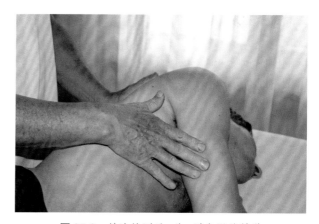

图 25.8　触诊检测后 - 外 - 肘象限的触觉

如果验证结果，比如说，强调了上臂后侧象限的感觉丧失以及手肘活动范围受限，那表明后续的治疗将针对这些躯体部位来进行。

治疗

我们在这里展示的，只是一个针对半身不遂病人的康复程序的概述。它是一个可能的思路，但还需要进一步的研究和验证。

治疗师的目标是给患者提供一个可感知的触碰，而后引起一系列有规则的运动程序反应。病人必须按照一定的姿势坐好，所要被激活的肌筋膜单元应位于抗重力的体位上。例如，如果肘后部的肌筋膜单元需要被激活，病人就必须侧卧，而不是仰卧。唯有在这个姿势下,才能够进行针对肘后部单元的协调中心(CC)点和后 - 头感知中心(CP)点进行操作(图25.9)。

一旦患者能够感受到被触碰的肌筋膜单元,这个肌筋膜单元可以同时进行被动运动,以提升运动感受力。下一步,是要求患者主动加入到运动中。初始阶段,运动会保持在三个空间平面中,一次只在一个平面上进行(图25.10)。

一旦患者感受到肘部(包括肘关节)的伸展,且能够以足够的力量进行运动,治疗就可以继续进行至手腕部位。

当患者重新获得肢体各节段的运动能力,治疗师便可以引入对于整体运动模式的激活。

半身不遂的患者中,瘫痪的上肢会倾向于前屈、内收并且内旋的姿势;因此,我们需要激活的是反向运动模式,包括后伸、外展和外旋。在侧卧位上,患者会依照指导,进行上肢的后伸、外展和外旋运动。这个运动能在外旋模式下激活肱骨、尺骨、腕骨和指骨的后 - 外对角线(图25.11)。

同样的步骤,也可以运用在针对下肢的康复训练中,来逐步激活它的功能。

对于躯体姿势的掌控能力的恢复,必须和四肢的功能恢复同步进行。当患者坐在治疗床上时,颈部和胸部的运动检查可以在三个平面上展开。导致运动不稳或恐惧的活动方向,需要进行激活。初始阶段,治疗师给予的触碰和患者的被动运动被同时运用,以激活传入通路,在较往后的阶段,主动运动被运用,以激活传出通路。

精细运动和整体姿势的恢复,是最有难度的阶段。这些运动需要支持带来协调完成。

例如,对于半身不遂的患者而言,步行时下肢三个关节的屈曲,是极其难以控制的。为了解决这个问题,患者被要求用健侧足来站立,并且用一只手来支持自身的稳定。治疗师会激活足部伸肌的支持带,并与腘窝支持带的激活交替进行,来促进足部正向活动和膝关节反向活动之间的同步协调(图25.12)。

肩 - 手综合征是最常见的慢性中风综合征。它是一种复杂区域疼痛综合征,以疼痛、自主功能紊乱、血管舒缩不稳定和肿胀为特征。

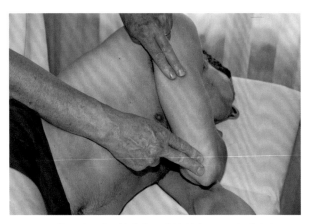

图25.9 激活后 - 肘肌筋膜单元的协调中心CC和融合中心CF

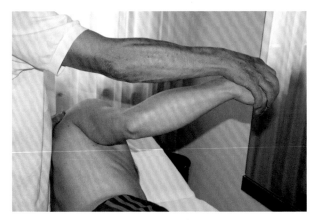

图25.11 上肢后 - 外对角线(运动模式)的抗阻收缩

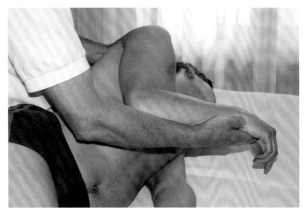

图25.10 辅助后 - 肘肌筋膜单元主动收缩

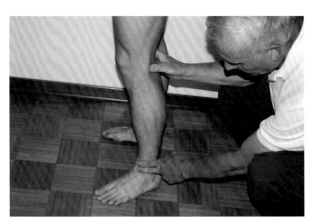

图25.12 刺激前 - 内 - 足和后 - 外 - 膝的CF点

肩和手部往往对触碰或轻微的刺激过度敏感。因此，我们建议远离敏感部位，开始最初的治疗。例如，在第一次治疗中，可以针对锁骨下神经血管束（图 25.13），而直接与症状紧密相连的区域，可以在第二次或第三次就诊时进行治疗。当运动丧失[4]时，筋膜会粘连，致密化。因此，治疗的最终目的，是帮助恢复筋膜的基质，使它能恢复到流动态中。

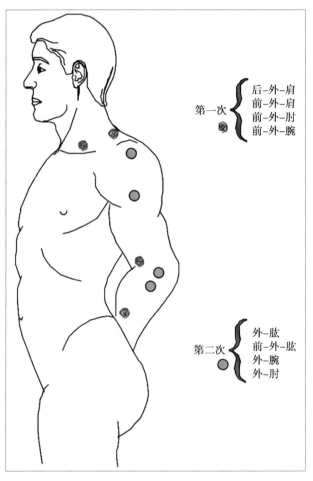

第一次 { 后 - 外 - 肩　前 - 外 - 肩　前 - 外 - 肘　前 - 外 - 腕 }

第二次 { 外 - 肱　前 - 外 - 肱　外 - 腕　外 - 肘 }

图 25.13　肌筋膜手法治疗肩手综合征可以采用的点

为了改变筋膜的状态，对于筋膜的手法治疗需要在被治疗的部位，引起局部组织的炎症反应[5]。这是因为，炎症是躯体最常用的修复机制，并且会在相应区域积累透明质酸。透明质酸能够保持筋膜基质的黏稠度，使得筋膜能够适应牵拉，并且在牵拉消失的时候，能够恢复到静息的状态（滞后作用）。

---

[4]　过度运动和运动不足，都会导致一型胶原蛋白的增高，伴随着改变细胞外基质的成形、积累和修改（Kiaer M.，2004）。

[5]　创伤过后，结缔组织的炎症反应会引发明显的症状，包括局部的红、肿、热、痛。组织损伤导致许多细胞释放组胺，继而引起毛细血管的扩张，血流量增加，所以皮肤会显得红、热（Lockhart R.D.，1978）。

精神心理系统

在人类和许多动物中，面部的表情肌，同其他的浅层筋膜结构一起，如立毛肌和毛细血管，能够表达出一系列的情绪。例如，在人类中，难为情常常导致脸红，恐惧导致面色苍白，愤怒导致心跳[6]加速等。

另外，嘴部周围的四条肌肉的收缩，可以反映一个人的情绪状态（图 25.14）：
— 宁静的人面部表情祥和，所有的面部肌肉都十分放松。
— 快乐的人通过收缩颧大肌来表达喜悦之情。
— 反感的时候，嘴角的降肌紧张。
— 悲伤或哭泣的人收缩提上唇肌。

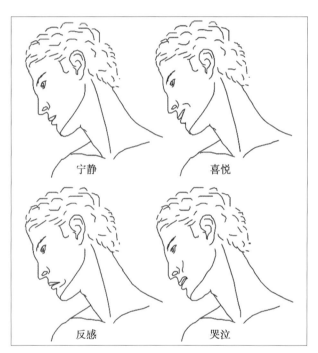

宁静　　喜悦

反感　　哭泣

图 25.14　嘴部周围的肌肉收缩，可以反映一个人的情绪或思维状态

精神心理系统的功能

首先，我们将从躯体如何协助形成意识，来分析这个系统的功能，其次，我们会探讨意识是如何影响躯体的。

---

[6]　情绪因素能够影响自主神经活动，例如压力状态下出现的心悸、脸红、哭泣、出汗、肠道蠕动增加和尿频。反过来，交感神经系统也可以影响精神心理状态；比如，饥饿和劳累会影响一个人的情绪和意识（Benninghoff A，Goettler K 1986）。

躯体形成意识

　　情绪可以通过浅层筋膜来表达，因为这些筋膜组织同精神系统的发育紧密相关。例如，浅层筋膜将人体的本体感受（运动感觉和内感受）同外感受（通过感官体会到外部世界）区分开，允许个体形成自我意识。内感受（对于体内知觉的感受）能够经由三组自主神经通路（迷走神经、膈神经、内脏神经）传达至意识层面。这些神经将冲动传出至脏腑，同时也将脏腑的神经冲动传入至脑：

—　迷走神经传导舒适（如饱足）与不快（如饥饿）的内部感受[7]。

—　内脏神经参与形成强壮（如进攻性）与衰弱（如胆怯）的感受。

—　膈神经传导的信息包括呼气短促（如在警戒状态）与呼吸平静（如在宁静状态）。这支神经不仅支配横膈的运动，它同时也联结肾上腺，参与调节可的松的释放[8]，与代谢和压力反射有关。事实上，"Phrenic"这个词用于指代横膈或横膈功能失调。而这个词根源于希腊语"Phren"，意指"精神"，用于指代精神失常的症状[9]。

　　体内的感受最终会被编码成为情绪（例如健康＝喜悦，不适＝悲伤），参与人体的情绪过程的形成。完整熟练地将自体与环境区分开来的能力，使得这一过程得以实现。可以说，浅层筋膜所介导的外感受传入系统，对于独立个体的自我意识形成十分关键。

意识状态能够影响躯体

　　通常来说，精神心理失调被认为是由患者的情绪状态导致的，并且包括一些生理失调的成分在里面。之前提到的三组自主神经（迷走神经、膈神经和内脏神经）能够将内脏感受传入脑，与此同时，在个体处于长期的精神刺激环境时，自主神经系统也能够反过来影响内脏功能。例如，长期的警戒状态会使得肾上腺处于过度活跃状态，最终会导致肾上腺功能失调。

　　精神状态不仅会影响内脏功能，同时也会影响

与这些功能相关的浅层筋膜，尤其是筋膜的传导[10]，通常表现为：

—　大量的水状汗，是由于腺交感神经的过度刺激，人体在没有体力劳动或体温调节变化时大量的出汗。

—　黏汗，由于交感神经的激活，在不处于恐惧或逃跑的应激状态下，出现黏汗。

　　这两个例子说明了，正常情况下，精神心理过程能够唤起刺激，使躯体处于相应的应激状态。然而，在病理情况下，精神心理系统仍然可以引起与外在环境或真实需求无关的刺激，从而使患者处于应激状态。

精神心理系统的功能失调

　　首先，我们会从躯体功能失调如何影响精神状态的角度，来探讨精神心理系统失调。其次，我们会讨论精神诉求与现实世界中的真实需求相脱离的情况。

生理失调影响精神状态

　　身-心失调包括轻微的神经官能症[11]。有神经官能症的患者会表现出不正常的肌肉收缩，导致焦虑或恐惧。这些过度的肌张力可能是由于患者将创伤或应激事件引起的压力转移到肌肉而引起的。

　　在女性患者中，肌张力通常累积于头颈和肩膀，而在男性中，肌张力更经常产生于下背部和盆腔（表 25.1）。胆怯内向的人，可能会将这些压力内化，深入到最深层的筋膜，而外向的，具有攻击性的人，更有可能向他们躯干的某个节段"释放"情绪上的愤怒。这一类的肌肉挛缩有些类似于定时炸弹，哪怕最轻微的导火索出现，都可能引发一系列症状。

　　患者的躯体会对任何一个微小刺激[12]产生过度应激反应，令患者深受困扰。在这些情况下，患者思维的清晰程度会受到逐步累积的肌肉挛缩的影响。

---

[7]　简单地说，愉悦舒适的感觉与自主神经系统中的副交感神经效用相关，而不适的感觉与交感神经效用有关。这可以解释为什么刺激动物的下丘脑尾端（交感神经）会引发攻击性的反应。下丘脑其他一些能引起愉悦感，满足感的区域也被定位出来，大体都处于其侧面（Benninghoff A, Goettler K, 1986）。

[8]　可的松和皮质醇（氢化可的松）是一类激素，能够调节脂类、糖类和蛋白质的代谢（Taber C. 2007）。

[9]　狂躁：一种具有暴力倾向的激越的精神状态，疯癫的、躁狂的、惊慌的（Taber C. 2007）。

[10]　皮肤血管舒张通常伴有大量出汗（由于产热导致），这一类出汗似乎是由副交感神经兴奋引起。另一方面，与皮肤血管收缩伴发的，少量黏汗（冷汗），通常是由交感神经兴奋引起的（Enciclopedia Medica It 1988）。

[11]　神经官能症：精神失调，通常表现为病人能够自知的不正常行为，但无法自我控制。神经官能症会影响情绪和人际关系，但是不影响智力（Manuila L 1992）。

[12]　患有焦虑症的病人抱怨的症状包括：心悸、战栗、头痛、眩晕、胸痛、咽喉部异物感、虚弱和呼吸困难。情绪或身体的压力都会导致焦虑发生（Chusid J.G. 1968）。

表 25.1　身心功能失调

头部	面部区域的僵硬或活动受限，包括前额、眼睑、泪腺、嘴唇、脸颊或下颌等区域，会影响情绪表达
颈部	颈部僵直，肩膀肌肉挛缩，持续的警惕状态；下垂的肩部和前屈的颈部往往暗示着内向的，顺从的性格
胸部	许多心跳呼吸节律失常，通常源于长时间持续的紧张状态，这种状态会在肌肉间形成习惯性回路，甚至在毫无缘由的情况下，也会被自主神经系统激发
腰部	腰椎旁的肌肉以及和腹壁协同工作的肌肉，在面对重要任务的时候会紧张收缩，如果无法完成这项工作，这些肌肉就会崩溃
盆部	骨盆带能够吸收被压抑的性兴奋，并且持续这种压抑，影响性欲，即使患者希望自由释放也不能够

心身失调导致与现实的失联

心身失调包括轻微的精神病[13]。在精神病患者中，精神世界与外部现实世界存在冲突。看起来似乎身体和外部环境不能沟通（表 25.2）。患者的意识不是产生思考、专注、记忆等，而是进入一种短路，破坏了大脑正常的"蠕动"功能。整个精神系统的能量，全部消耗在那些充满了矛盾的回路里，最终使得患者的思维过程同外部世界相隔离。

表 25.2　由于与真实世界失联，导致的精神失调

功能	功能失调	反常行为
专注	注意力分散	与"当下"失去联系
记忆	遗忘症	与"过去"失去联系
感知	幻觉	与感官失去联系
思考	解离	与逻辑失去联系
意识	无意识	与躯体失去联系
智力	蒙昧	与现实失去联系
情绪	冷漠	与他人失去联系
本能	迟疑	与自我和谐失去联系
意志	昏聩	与责任失去联系

不能为现实世界和自我身体建立正常的心理联结的情况，在人生中的任何时候都有可能发生，尤其当连续负性刺激在精神上压垮一个人，使他无法前行的时候。如果一个人忽略自己身体的需求，如，工作压力过大或强迫症，人的精神同身体的隔离就会发生，产生许多重复的循环思考。

---
[13]　精神病：精神失常，典型症状包括严重的人格分裂，病人的感觉、思维和行为都严重扭曲，并且病人不自知（Manuila L. et al, 1992）。

通常情况下，失眠会与心身系统功能失调一起发生。然而，失眠也出现在肌纤维痛综合征，和大多数其他系统性疾病一样。只要治疗了病因（系统功能失调），症状（失眠）就会缓解。

精神心理系统的治疗

许多运动方法（太极、瑜伽、基本躯体意识疗法、格式塔（Gestalt）、亚历山大技术、Feldenkrais、气功等）都通过肢体活动，引导患者用躯体来体会"现在和当下"，帮助患者重建与躯体的心理联结。

然而许多时候，单单肢体活动，并不足以重建感官的平衡。尤其是躯体存在一些严重的肌筋膜紧张受限的时候，或当病人无论如何也无法建立起自身和外部世界的有效联结的时候。

治疗身 - 心功能失调

在身心失调中，治疗师通常以解决肌肉挛缩为目的，从而使得躯体记忆能够持续地影响精神系统。

与其他系统的治疗相似，针对精神心理系统的治疗也遵循病史记录、诊断假设、触诊和治疗这四个步骤。

病史采集和临床数据

在评估表的第一行（主要疼痛），躯体哪个部位存在症状，患处的确切位置，自第一次病发以来已经持续多长时间，以及发作的频率，都要一一记录下来。

在记录肢体（头、指、足）的那一行，把在病发时或其他时间里，头部、手指和脚趾等身体各部位的异常感觉记录下来，也将非常有帮助。

假设

通过将躯干部位的症状同四肢的症状联系起来提出诊断假设，有助于设计更好的治疗方案。

验证

下一步是触诊，以确定需要筋膜手法治疗的协调中心（CC）和融合中心（CF）。

浅层和深层筋膜就如同一本用盲文写的书，所有的信息都可以通过触摸来"阅读"。通过触诊，治疗师能够从外部了解到这两类筋膜的状态。通常，外部触诊足以让病人意识到潜藏于层层筋膜间的过度张力，从而帮助患者从内部辨认筋膜。

治疗

治疗精神心理系统的方法，与治疗肌肉骨骼系统的方法相类似。

换句话说，肌肉挛缩导致心理冲突或身心失调[14]，需要通过对于相应筋膜的深度手法治疗来缓解。例如，位于盆腔的肌肉挛缩，导致性功能障碍，就可以用此法治疗（图25.15）。治疗师没有必要知道性功能障碍的种种细节，或理解心理冲突的潜意识来源。

治疗环节始于前腰区域的协调中心（CC）和融合中心（CF），治疗集中在最疼痛、粘连硬化最严重的点上。

而后，让患者俯卧，触诊后腰部 CC 和 CF，来治疗疼痛、致密点（图25.16）。如果病人表示在治疗中有四肢或头部的感觉异常，我们还会将触诊延伸到那些区域。

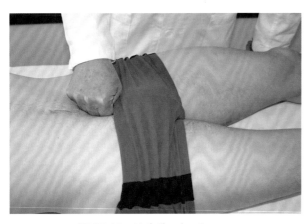

图25.15 治疗前-内-盆2 CF

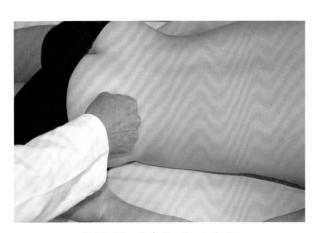

图25.16 治疗后-外-盆的 CF

---

[14] 缓解肌肉僵直不仅能够平衡情绪能量，还能够重新唤醒肢体的记忆，回到神经冲动被良好控制的状态里。放松僵直肌肉是通过患者自主意识控制和直接调节肌肉僵硬度来实现的（Lowen A 1979）。

治疗心-身功能失调

病史记录方式同身-心疾患治疗相同。

在这类疾患中，触诊并不是必要的。然而，在治疗前，治疗师必须确认患者能够承受身体接触。如果有不适的表现，我们建议触诊从背部象限开始（图25.17）。如果患者不愿意脱掉衣服，我们可能需要隔着衣服进行治疗。遇到非常内向的儿童患者时，重复轻微的触碰能够降低他们对于身体接触的抗拒。

一旦最初的接触被建立起来，治疗也就马上开始了，目标是让患者感觉到自己在康复。治疗师运用非常轻柔的手法，让患者能更容易地和外部世界建立联结。在松解每一个象限的过程中，治疗师会鼓励患者把注意力集中在他们身体的感觉上，并且口头描述出他们的感受，以此来加强患者与外界沟通和接纳的能力。

通常来说，疾病程度越重，与病人的接触就要越轻柔。

对于后-外-胸象限的手法，可以同后-外-头象限相交替（图25.18）。可以一次同时治疗两个象限，也可以只治疗躯体一侧的象限。

如果病人的症状较轻，治疗可以从前部的象限开始，这样往往会有更加直接和迅速的疗效。在这些情况下，我们通常选择前-腰象限开始治疗（图25.19）。首先，将一只手置于病人的腹腔神经丛区域，治疗师对这个区域进行轻柔的旋转按摩，并询问病人是否能够感觉到体内的温热。

浅层筋膜如同自主神经和心理系统置于体表的天线。这些筋膜能收集关于外部环境的各种信息，并将这些信息传递给躯体内部，包括温度、人体间的触碰、被接受的感觉、抑或其他感受。

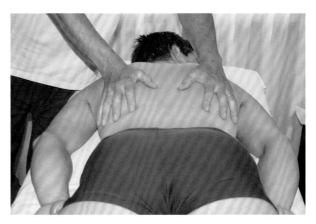

图25.17 用手掌贴近患者的皮肤，旋转式调动浅层筋膜

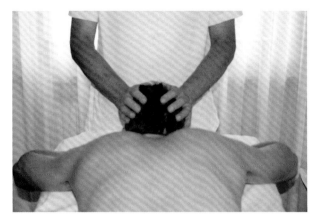

图 25.18 治疗师的手贴着患者的头皮，轻柔地调动帽状腱膜

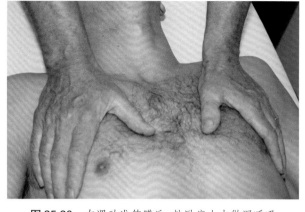

图 25.20 在调动浅筋膜后，鼓励病人去做深呼吸

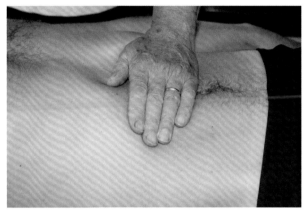

图 25.19 治疗师同时调动前 - 内 - 腰和前 - 外 - 腰象限

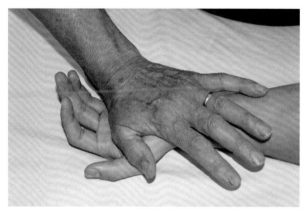

图 25.21 调动手掌或脚掌（筋膜）有助于信号传递

许多心身疾病都来源于自主神经节和浅层筋膜的沟通障碍。

由于胸膜壁层嵌入了胸壁的肌筋膜层，这个区域就在躯体的内部和外部建立了连接。

因此，可以通过深呼吸，来帮助病人交替活动某个象限。治疗师可以将手放置于病人的胸腔上，配合吸气运动与呼气运动，来帮助病人体会胸腔扩张的感觉（图 25.20）。

在心身疾患的病人身上，不仅存在着内部自主神经节和体表感受之间的脱节，甚至还会出现整个躯体感觉的缺失。通过刺激体表的不同部位，可以帮助治疗这一类的心身疾患。例如，治疗师可以同时刺激患者的左手和右手，并让患者专注在他们的感受上，体会左右两手的感觉是否有细微的差别（图 25.21）。

作为一种家庭练习，在激活浅层筋膜之后，治疗师会鼓励病人在家中继续回忆和体会那些被治疗区域的感受。

另外，为了更好地激活和唤醒那些感受，愿意合作的病人还可以做以下这些练习，每天一到两次。

1. 视觉：观察一朵花，用视觉跟踪这朵花的边缘。

2. 听觉：保持一个放松的姿势，闭上双眼，倾听四周环境发出的声音。

3. 嗅觉：选择一种特殊的气味，尝试自己用嗅觉辨别出来。

4. 味觉：品尝一杯清水，并让这种滋味渗透你的整个躯体。

5. 触觉：抚摸你的躯体，并且专注在皮肤的温热感上。

这些患者也可以尝试瑜伽、远足或其他体育活动。

临床病例分析

治疗身 - 心疾患

一个卡车司机在过去五年里一直被咽喉疼痛所困扰。疼痛每隔两个星期严重发作一次，有规律地引发心动过速和焦虑，类似惊恐发作的症状。

此病例诊断为胸区的深层筋膜的粘连僵化。如果这些筋膜不能够保持在最佳状态，它们将会影响自主神经对于心脏的调节。

通过触诊，确定前胸左侧前 - 外 - 胸 1 的粘连和致密。对这个位置深层筋膜的松解，缓解了包括疼痛、心动过速和焦虑在内的所有症状。

治疗心 - 身疾患

一名 22 岁的学生主诉：左臂和左小腿前部手套样分布的针刺感。这种感觉大约已经持续存在两个星期。

这位年轻女性表现出极度的不安，她认为自己患上了多发性硬化症。治疗从双侧前 - 中 - 肩象限的筋膜开始。在治疗中，我们要求这位女士随时告知，她双侧躯体的感觉有什么差别。而后我们绕过前 - 中 - 髋象限，对前 - 中 - 膝象限的活动能力进行对比。接着我们对上肢双侧前 - 中 - 肘象限，尤其是放松的部位，进行轻柔的活动，并鼓励病人描述出她的感受。在第一次治疗结束的时候，这位女士表示，位于她手臂与小腿部位的针扎样的异物感有所减轻。

在这个病例里，一次治疗并不足以解决所有的症状。然而，我们把这个病例写在这里，作为一个例子，希望对于治疗类似的心 - 身疾病的情形能够有所启发。

内部功能失调的筋膜手法：整体系统失调的适应证

受全身性疾病困扰的患者，他们的症状不止限于躯体的某一部位，或某一脏器系统（表 25.3）。这些不适时常遍布全身，被定义为纤维肌痛综合征，神经衰弱 / 崩溃，慢性疲劳综合征等。这类病时常被认为起源于心身失调。

精神心理失调可以说是人体的最后一样尝试，用于代偿某些导致躯体失衡的病因。例如，长期的压力会改变免疫系统，导致类风湿关节炎的发生，并且随着病程加深，这些关节炎会最终导致神经系统的病理性改变。更重要的是，长期持续的压力，会给个体带来抑郁的倾向，于是这类疾病时常会以"心身疾病"的姿态出现。

许多肌肉骨骼系统疾病与内脏功能失调疾病，都包含心身的成因，这使得我们从精神心理失调的角度去考虑内脏功能失调的筋膜手法，并且为这类病症开发出相应的治疗方案。

表 25.3 整体系统失调的适应证

系统	症状	治疗方案
SLI 淋巴 - 免疫	淋巴管性水肿，淋巴结病综合征，淋巴细胞减少症，等。类风湿关节炎，纤维肌痛综合征，等	调动淋巴结和血管所在象限
SAM 脂肪 - 代谢	糖酵解失调，蛋白质和嘌呤转换障碍，血脂障碍，脂肪过多症，结缔组织炎，等	"拧按"躯体和四肢的皮下组织
SCT 皮肤 - 体温调节	皮炎，湿疹，痛性肌萎缩，外周神经系统感觉异常，神经病变，等	患处象限的近端 CF 手法
SNC 中枢 - 神经	偏瘫，截瘫，脊柱裂，多发性硬化，癫痫，假麻痹性重症肌无力	刺激传入神经引发一个传出冲动
SPS 精神 - 心理	神经官能症 - 焦虑症，恐惧症，强迫症，等。伴有人格分裂的精神症状	放松相关节段，调和整体反应

第26章
概　况

这本书涉及很多内容，如果对这些内容都进行深度的，详细的叙述，那么这本书内容会非常丰富，但也会非常厚。此书目的是研究器官、脏器系统和整体系统的内部筋膜（图26.1）。

然而，这样一个目标没有实际应用是徒劳的。通过学习内部筋膜的解剖，我们现在对人体生理学有了更好的理解。换句话说，花时间去了解一个机器是如何运作的，这样才能更好的修理。但是，尽管我们已经尽量简化人体结构，人体仍然是一个非常复杂的机器[1]。

这个"筋膜手法治疗内部功能失调（FMID）"提供了一个基本框架，可以帮助治疗师了解内部筋膜功能障碍的定位并选用一些更合适的疗法。对于那些已经参加过FMID课程的治疗师会发现，本书只是一本指南，并没有囊括所有的新治疗方式。

在这最后一章里，主要是总结了一些辅助记忆诊疗过程中关键步骤的插图和表格，它包括：

— 两个标注骨骼肌肉系统肌筋膜单元CC点（协调中心）的解剖图（图26.2，图26.3）。

— 两个标注来自肌筋膜对角线（纵向分布）和螺旋线的（斜向分布）的CF点（融合中心）的解剖图（图26.4，图26.5）。

— 两个描述躯体前部张拉结构的点和躯体后部与内部器官 - 筋膜单元相连接的锚定点的模式图（图26.6，图26.7）。

— 两个皮肤神经支配的区域（皮节）的图（图26.8，图26.9）。并对这些插图中人体右侧和左侧的不一致进行了讨论。

— 一个皮节神经支配图（图26.10），在筋膜手法中，这与深筋膜本体感觉相关。

— 浅筋膜象限的解剖边界图（图26.11，图26.12）。

---

[1]　不同结构按大小变化的排列是生物学中一个普遍的特点。在层次结构里，每个结构的功能都参与形成更高的集体功能。在复杂器官中不同结构在不同水平的存在是典型的进化选择现象⋯发育或者生物演化过程中出现的不对称分支必须平衡，以保证新的，更高级的有序对称（Scarr G., 2010）。

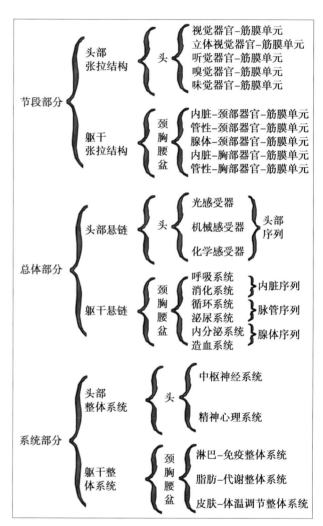

图26.1　人体器官 - 筋膜单元，系统 - 筋膜序列和整体系统概要

— FMID的主要指征，并根据疾病的分类进行了描述，以方便查找。

每个张拉结构的远端点都有诊断特征，近端点也根据部位的不同有各自的功能。

— 在颈部，近端点位于插入头部的肌筋膜；远端点位于舌骨。

— 在胸部，近端点位于肩胛带；远端点位于胸壁，控制胸部的灵活性，并对胸部内脏运动有重要的影响。

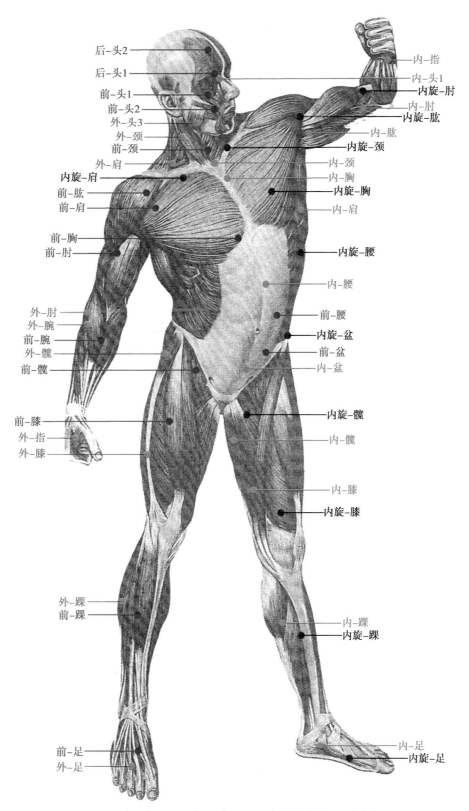

图 26.2　协调中心（CC 点），前面观（经授权转载自 3B 科学疗法）

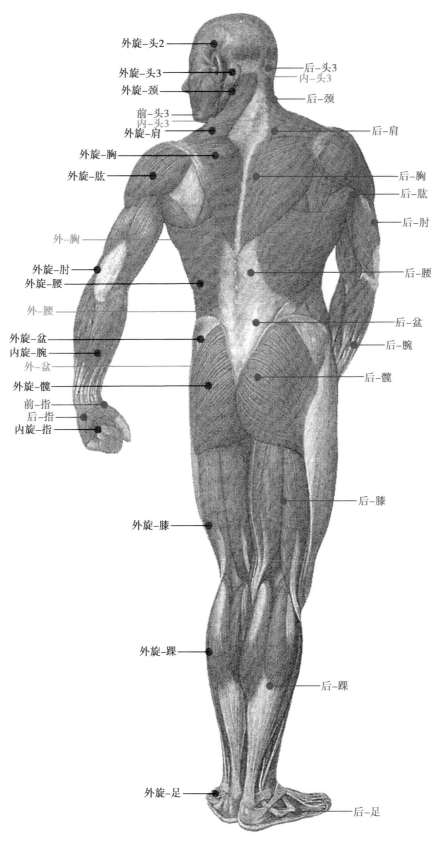

图 26.3 协调中心(CC 点),后面观(经授权转载自 3B 科学疗法)

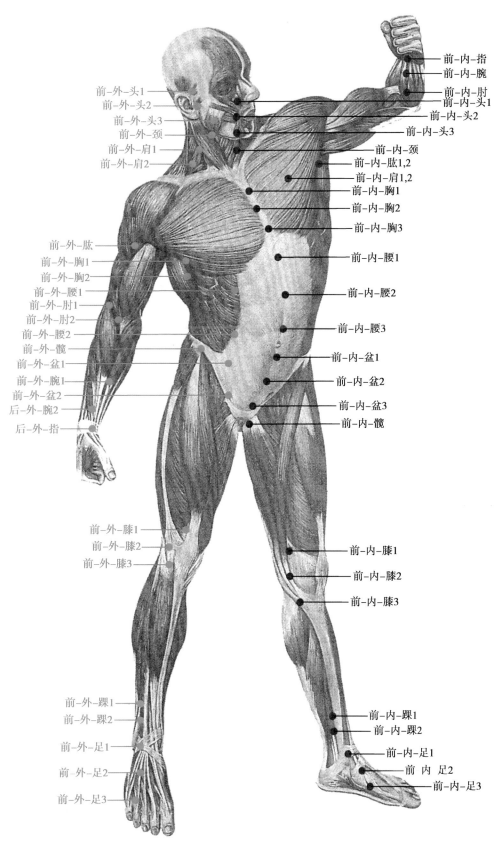

前-内-指
前-内-腕
前-内-肘
前-内-头1
前-内-头2
前-内-头3
前-外-头1
前-外-头2
前-外-头3
前-外-颈
前-外-肩1
前-外-肩2
前-内-颈
前-内-肱1,2
前-内-肩1,2
前-内-胸1
前-内-胸2
前-内-胸3
前-内-腰1
前-外-肱
前-外-胸1
前-外-胸2
前-外-腰1
前-外-肘1
前-外-肘2
前-外-腰2
前-外-髋
前-外-盆1
前-外-腕1
前-外-盆2
后-外-腕2
后-外-指
前-内-腰2
前-内-腰3
前-内-盆1
前-内-盆2
前-内-盆3
前-内-髋
前-外-膝1
前-外-膝2
前-外-膝3
前-内-膝1
前-内-膝2
前-内-膝3
前-外-踝1
前-外-踝2
前-外-足1
前-外-足2
前-外-足3
前-内-踝1
前-内-踝2
前-内-足1
前 内 足2
前-内-足3

图 26.4　融合中心（CF 点），前面观（经授权转载自 3B 科学疗法）

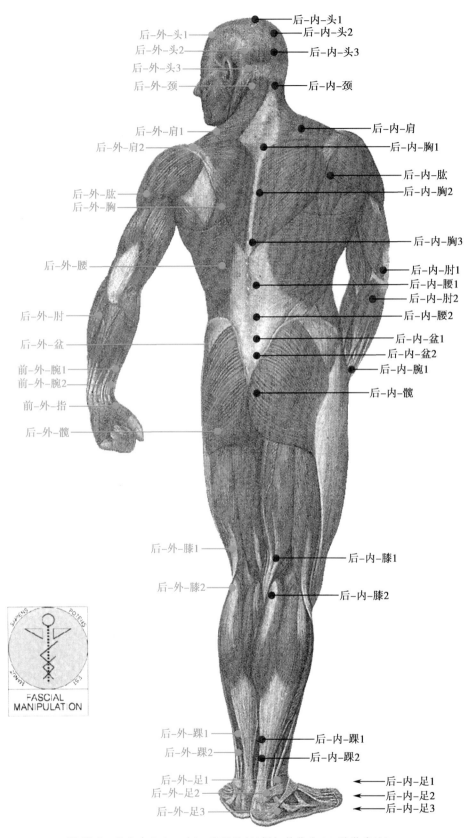

后–外–头1
后–外–头2
后–外–头3
后–外–颈

后–内–头1
后–内–头2
后–内–头3
后–内–颈

后–外–肩1
后–外–肩2

后–内–肩
后–内–胸1
后–内–肱
后–内–胸2

后–外–肱
后–外–胸

后–内–胸3

后–外–腰

后–内–肘1
后–内–腰1
后–内–肘2
后–内–腰2
后–内–盆1
后–内–盆2
后–内–腕1

后–外–肘

后–外–盆

前–外–腕1
前–外–腕2

前–外–指

后–内–髋

后–外–髋

后–外–膝1

后–内–膝1

后–外–膝2

后–内–膝2

FASCIAL
MANIPULATION

后–外–踝1
后–外–踝2

后–内–踝1
后–内–踝2

后–外–足1
后–外–足2
后–外–足3

后–内–足1
后–内–足2
后–内–足3

图 26.5 融合中心（CF 点），后面观（经授权转载自 3B 科学疗法）

躯干的器官-筋膜单元张拉结构

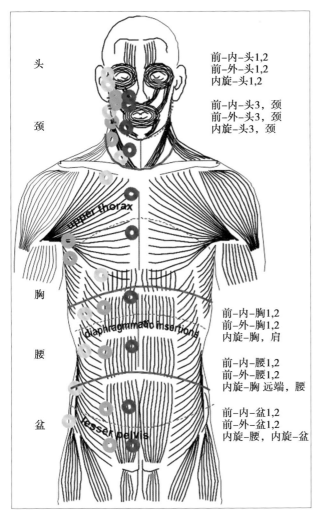

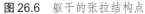

图26.6 躯干的张拉结构点

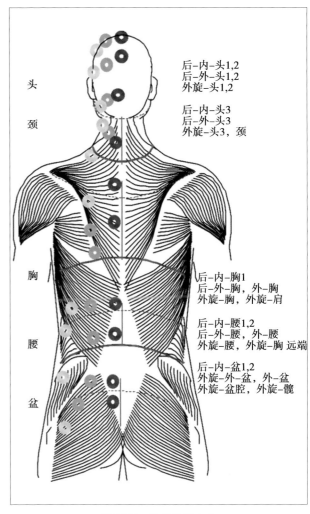

图26.7 背部的锚定点

— 在腰部,近端点位于腹部器官的横膈的附件;远端点位于腰壁,控制腰的灵活性,并对腰部内脏运动有重要的影响。

— 在骨盆,近端点控制大骨盆的肠蠕动;远端点控制小骨盆的泌尿生殖器官的功能。

节点(与三个张量点都相关的三方向点)(前后、旁侧、斜向)

— 前:前-内-胸3,前-内-腰3,前-内-盆3。

— 后:后-内-胸3(斜方肌与背阔肌的交叉点)。

在脊椎动物中,身体原本分为段或体节。在人类,这种节段分部现象仍然在肋骨和肋间肌肉之间存在。这些组织都起源于中胚层(例如巩膜和肌节)。支配皮肤的脊神经感觉纤维分支,类似于一个节段,按节分布。受特定神经支配的皮肤区叫做皮节。解剖书上认同这个术语,然而,皮节的区域(图26.10)与单一皮神经支配的区域不同(图26.8)。

皮神经的分布与浅筋膜象限相同(图26.9)。这种神经支配与外部的皮节感受器感受的触觉信息是共生的。浅筋膜的外部皮节感受器与深筋膜的本体感受器皮节是分离的。如要明确本体感受器的皮节,可以想想由椎间盘突出或者其他原因引起的神经根刺激(图26.10)而继发的感觉减退。这些刺激可能只涉及传入的本体感觉神经纤维。

所有的肌肉不止由一个肌节组成。然而,支配肌肉的神经根前支的分布与深筋膜的本体感觉皮节分布是一致的。所有的肌肉节段都由按节段分布的单一神经根控制,并形成肌节。

深筋膜(本体感觉)的神经支配与肌节重叠,而浅筋膜象限(外部感觉)则与此不同。每个肌节

皮肤和浅筋膜的神经支配，前视图

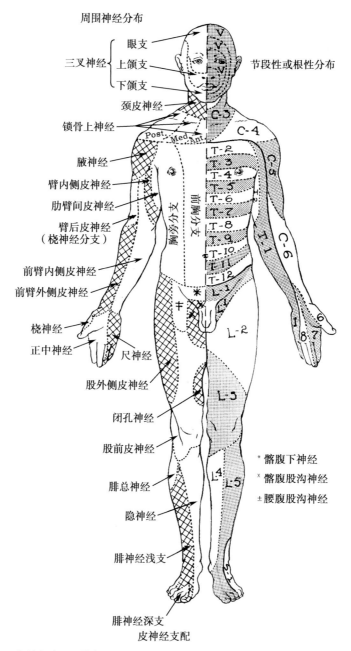

皮神经支配

图 26.8　皮神经支配（引自 Chusid JG，McDonald JJ.，Neuroanatomia correlaizonistica e neuologia funzionade，Piccin editor，1968）

对应于一个肌筋膜序列，负责协调肢体在一个特定方向上的运动。上肢的 C5 肌节对应向前运动的序列；C6 肌节对应向外侧运动序列；C7 肌节对应向后运动序列，C8 肌节对应向内侧运动序列。斜行和深层纤维（T1 肌节）与旋转运动有关。下肢的 L4 肌节对应向前运动序列；L5 肌节对应向外侧运动序列；S1 对应向后运动序列，S2 对应向内侧运动序列。复合运动或对角线运动是由两个相邻的序列同时收缩完成。例如，进行前外侧方向的运动是同时激活了 C5、C6 肌节（向前运动和向外侧运动序列）的结果。深筋膜的皮节是根据这些序列的牵拉方向来感知运动的。如果皮节被纵向牵拉，躯体会认

皮肤和浅筋膜的神经支配, 后视图

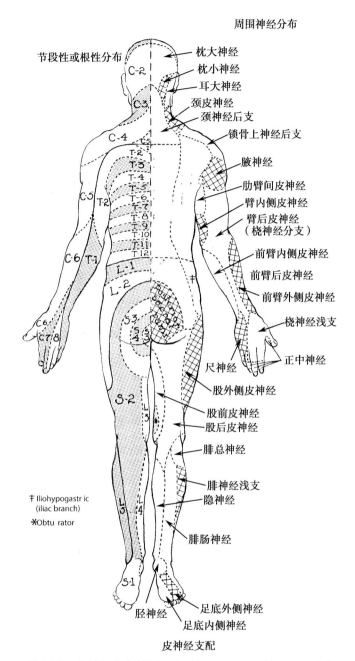

周围神经分布

节段性或根性分布

枕大神经
枕小神经
耳大神经
颈皮神经
颈神经后支
锁骨上神经后支
腋神经
肋臂间皮神经
臂内侧皮神经
臂后皮神经
（桡神经分支）
前臂内侧皮神经
前臂后皮神经
前臂外侧皮神经
桡神经浅支
正中神经
尺神经
股外侧皮神经
股前皮神经
股后皮神经
腓总神经
腓神经浅支
隐神经
腓肠神经
足底外侧神经
足底内侧神经
胫神经

† Iliohypogastric
(iliac branch)

＊Obtu rator

皮神经支配

图 26.9 皮神经分布（源自 Chusid JG, McDonald JJ., op. cit.）

为是一个特定的方向上的运动；如果中间部分被牵拉，运动感知是对角线型的运动，如果支持带被牵拉，运动感知是螺旋型。

后面的图示（图 26.13，图 26.14，图 26.15）引自于 1990 年发表意大利出版《疼痛和神经 - 肌筋膜序列》，这表明 22 年前作者 Luigi Stecco 已经认识到了这三个内部顺序的存在。作者描述了：内脏序列的筋

膜在旁侧后是如何形成的，如图 26.13；脉管序列的筋膜在人体前后轴方向是如何形成的，如图 26.14；在水平方向上的腺体序列筋膜，如图 26.15。

他认为肺和结肠的功能失调表现在躯干的外侧壁，主要是因为胸膜和结肠的筋膜的原因。并且可能，这些筋膜会影响相同部位结构的蠕动。主动脉和肾脏筋膜的功能障碍会表现在脊椎旁区域。此

深筋膜的神经支配

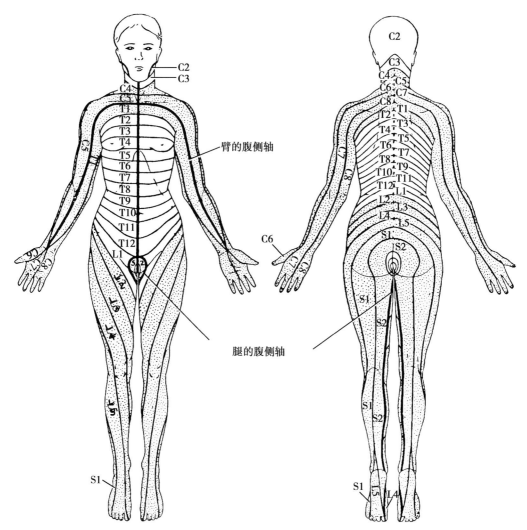

臂的腹侧轴

腿的腹侧轴

图 26.10　Keegan 描绘的皮节神经支配（引自 Chusid JG，McDonald JJ. 的作品）

外，心包和肝脏的筋膜与冠状韧带相联系。冠状韧带的痉挛所引起的疼痛绕着躯干壁扩展为一个环，在横膈的嵌入点上。

　　作者在早期的书里还强调肌肉骨骼系统，根据深层皮节的位置，阐释了每个肌筋膜序列是怎么分布的。这使得一些特定方向的动作可以刺激特定的皮节。如果筋膜变得致密，那么牵拉就无法激活正常本体感受器活动，反而会引起疼痛。

筋膜手法治疗内部功能障碍（FMID）适应证

　　筋膜手法可以治疗的众多功能障碍列成了长长

的名单（表 26.4），这可能会引起一些困惑。治疗师可能会问，"筋膜手法怎么可能治疗所有这些功能障碍呢？"

　　FMID 用于治疗各种各样的障碍，因为它考虑了器官和内部系统的活动。治疗的目的旨在消除外部支持壁和内部器官之间存在的任何限制。

　　这里列出的疾病与世界卫生组织（WHO）建议的针灸治疗疾病范围是相同的。针灸一般不用于血液疾病，可能因为针灸在人类使用血液化验之前数千年就已经开始使用了。尽管如此，根据这本书中提供的指导，通过使用 FMID，我们也可以治疗血液疾病并取得疗效。

浅表筋膜的象限

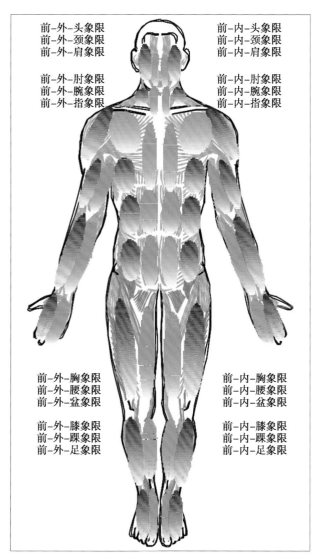

图 26.11　身体前部象限

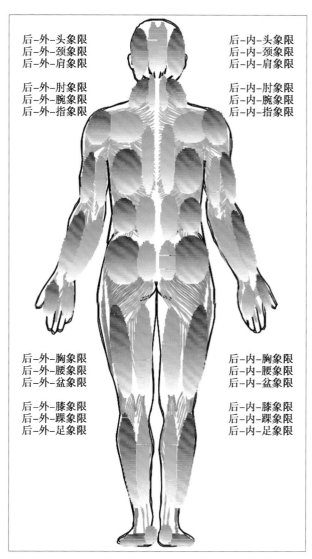

图 26.12　身体后部象限

表 26.1　浅表筋膜象限列表

头颈	躯干前部	躯干后部	下肢前部	下肢后部	上肢前部	上肢后部
前 - 内 - 头象限	前 - 内 - 肩象限	后 - 内 - 肩象限	前 - 内 - 髋象限	后 - 内 - 髋象限	前 - 内 - 肱象限	后 - 内 - 肱象限
前 - 内 - 颈象限	前 - 内 - 胸象限	后 - 内 - 胸象限	前 - 内 - 膝象限	后 - 内 - 膝象限	前 - 内 - 肘象限	后 - 内 - 肘象限
前 - 外 - 头象限	前 - 内 - 腰象限	后 - 内 - 腰象限	前 - 内 - 踝象限	后 - 内 - 踝象限	前 - 内 - 腕象限	后 - 内 - 腕象限
前 - 外 - 颈象限	前 - 内 - 盆象限	后 - 内 - 盆象限	前 - 内 - 足象限	后 - 内 - 足象限	前 - 内 - 指象限	后 - 内 - 指象限
后 - 内 - 头象限	前 - 外 - 肩象限	后 - 外 - 肩象限	前 - 外 - 髋象限	后 - 外 - 髋象限	前 - 外 - 肱象限	后 - 外 - 肱象限
后 - 内 - 颈象限	前 - 外 - 胸象限	后 - 外 - 胸象限	前 - 外 - 膝象限	后 - 外 - 膝象限	前 - 外 - 肘象限	后 - 外 - 肘象限
后 - 外 - 头象限	前 - 外 - 腰象限	后 - 外 - 腰象限	前 - 外 - 踝象限	后 - 外 - 踝象限	前 - 外 - 腕象限	后 - 外 - 腕象限
后 - 外 - 颈象限	前 - 外 - 盆象限	后 - 外 - 盆象限	前 - 外 - 足象限	后 - 外 - 足象限	前 - 外 - 指象限	后 - 外 - 指象限

内部功能紊乱的第一个假说

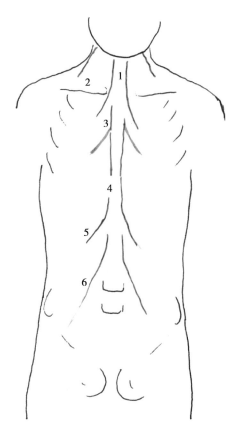

图 26.13　内脏序列

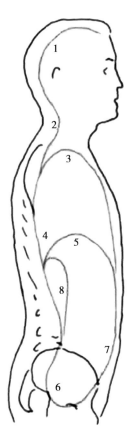

图 26.14　脉管序列

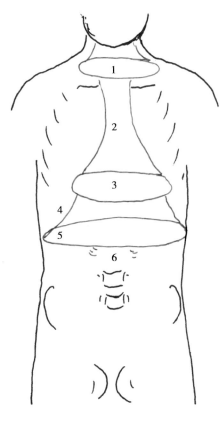

图 26.15　腺体序列

表26.2　浅筋膜前象限边界

象限	上下边界	内外边界
前 - 内 - 头象限	眼眶下缘，下颌骨下缘	鼻子，上颌骨和下颌骨中线、颧弓外缘
前 - 外 - 头象限	颞下区，下颌侧缘	颧弓外源，耳廓（耳）前缘
前 - 内 - 颈象限	下颌骨的下缘，胸锁关节上缘	颈部白线，胸锁乳突肌前缘
前 - 外 - 颈象限	下颌骨外缘，锁骨上缘	胸锁乳突肌前缘，胸锁乳突肌后缘
前 - 内 - 胸象限	胸骨柄下缘，剑突上缘	胸骨中线，乳头横线
前 - 外 - 胸象限	前锯肌前缘，腹外斜肌上缘	乳头横线，腋中线
前 - 内 - 腰象限	下面的肋骨缘及剑突骨，脐线的内侧部分	从剑突至脐的白线，腹直肌鞘的内侧缘
前 - 外 - 腰象限	肋骨架下缘的下外侧部，脐线的内侧部分	腹直肌鞘外侧缘，腋中线
前 - 内 - 盆象限	脐线内侧部分，耻骨上缘	从剑突至脐的白线，腹直肌鞘内侧缘
前 - 外 - 盆象限	脐线外侧部分，腹股沟韧带上缘	腹直肌鞘外缘，阔筋膜张肌前缘
前 - 内 - 髋象限	耻骨下缘，Scarpa 三角顶点	股薄肌鞘，缝匠肌鞘内缘
前 - 外 - 髋象限	腹股沟韧带下缘，阔筋膜张肌肌腱结合处	缝匠肌鞘外缘，阔筋膜张肌外缘
前 - 内 - 膝象限	股三角顶点，膝关节的内侧边缘	股薄肌鞘，股直肌鞘
前 - 外 - 膝象限	阔筋膜张肌肌腱结合处，膝关节外侧缘	股直肌鞘，阔筋膜张肌的肌髂胫束
前 - 内 - 踝象限	膝关节内侧缘，内踝上缘	比目鱼肌前缘前内侧缘，胫骨前缘
前 - 外 - 踝象限	膝关节外侧缘外踝上缘	胫骨前缘，腓长肌鞘
前 - 内 - 足象限	从伸肌的下内侧支持带到第一和第二趾的上方	从足踇趾外展肌鞘到足背中线

象限	上下边界	内外边界
前-外-足象限	从伸肌的下内侧支持带到第三,第四,和五趾上方	从足背中线到第五跖骨
前-内-肩象限	从锁骨下缘到乳头横线	从胸骨柄(胸骨)外侧缘至胸大肌外侧缘
前-外-肩象限	斜方肌前缘,锁骨上外侧缘	斜角肌筋膜,肩缝内侧缘
前-内-肱象限	肩峰前缘,腋窝	胸大肌,乳头横线,腋中线
前-外-肱象限	肩峰外缘,三角肌肌腱上外侧缘	三角肌和胸大肌间沟,位于三角肌前后部分的中间位置
前-内-肘象限	三角肌肌腱下缘,肘窝横线的前内侧部	肌间隔膜内侧部,位于肱二头肌,内外前臂的中间位置
前-外-肘象限	三角肌肌腱下缘,肘窝横线的前外侧部	在肱二头肌,内外前臂的中间位置、肌间隔膜内侧部外侧部
前-内-腕象限	肘窝横线前内侧部,腕横线前内侧部	尺侧腕屈肌肌鞘,掌长肌鞘和肌腱
前-外-腕象限	肘窝横线前外侧部,腕横线前外侧部	掌长肌鞘和肌腱,肱桡肌肌腱前缘
前-内-指象限	腕横线前内侧部,第三、第四和第五手指尖	在小鱼际隆起的顶部,中指屈肌腱
前-外-指象限	腕横线的前外侧部分,第一和第二指尖	中指屈肌腱,鱼际隆起的顶部

表 26.3 浅表筋膜后象限边界

象限	上、下边界	内外边界
后-内-头象限	眼眶上缘内侧部,枕骨下缘	头盖骨中线,额前隆起
后-外-头象限	眼眶上缘外侧部,乳突下缘	额前隆起,耳廓的后缘
后-内-颈象限	枕骨下缘,第七颈椎水平线	项韧带线,背最长肌颈部外侧缘
后-外-颈象限	乳突下缘,肩胛骨上角	背最长肌颈部外侧缘,斜方肌外缘
后-内-胸象限	第一胸椎水平横线,第十一胸椎水平横线	胸段棘上韧带,竖脊肌肌肉部
后-内-胸象限	肩胛骨内侧缘,第十一根肋骨下缘下部	竖脊肌外侧缘,腋中线
后-内-腰象限	第十一胸椎水平横线,髂腰韧带	腰椎棘上韧带,腰部竖脊肌肌肉部
后-内-腰象限	第十一肋骨下缘,髂骨上缘	腰部竖脊肌外侧缘,腋中线
后-内-盆象限	髂腰韧带,骶尾韧带	骶棘上韧带,骶髂韧带
后-外-盆象限	髂腰韧带,梨状肌上缘	骶髂韧带,股骨大转子和臀小肌
后-内-髋象限	骶尾韧带,臀大肌下、内侧缘	尾骨,骶结节韧带的内侧缘
后-外-髋象限	梨状肌下缘,臀大肌下、外侧缘	骶结节韧带外侧缘,股骨大转子
后-内-膝象限	臀大肌下、内侧缘,腘窝内侧缘	股薄肌鞘后缘,股二头肌内侧缘
后-外-膝象限	臀大肌下、外侧缘,腘窝外侧缘	股二头肌内侧缘,髂胫束后缘
后-内-踝象限	腘窝内侧缘,内踝后缘	比目鱼肌前、内侧缘,分割腓肠肌两个头的垂直线
后-外-踝象限	腘窝外侧缘,外踝后缘	分割腓肠肌两个头的垂直线,腓肠肌腔
后-内-足象限	从内踝后面到整个足底	从拇展肌腔到小指展肌腔
后-外-足象限	从外踝后面到第五趾端	从最小的小指展肌腔到第五跖骨背
后-内-肩象限	后锯肌上缘,后锯肌下缘	1~3胸椎棘上韧带,冈上窝内缘
后-外-肩象限	肩胛骨冈上窝前缘,肩胛冈上缘	冈上窝内侧缘、外侧缘
后-内-肱象限	肩胛岗下缘,肩胛下角	肩胛骨内侧缘,肱三头肌近端肌腱
后-外-肱象限	肩峰后缘,三角肌远端肌腱	三角肌后缘,位于三角肌前部和后部的中间
后-内-肘象限	三角肌肌腱下缘,肱骨内上髁上缘	内侧肌间隔,位于肱三头肌中间
后-外-肘象限	三角肌肌腱后缘,肱骨外上髁上缘	位于肱三头肌中间,外侧肌间隔
后-内-腕象限	肱骨内上髁下缘,尺侧后腕横线	从尺骨后缘到尺侧腕伸肌内侧缘
后-外-腕象限	外上髁下缘,桡侧后腕横线	尺侧腕伸肌鞘外缘,桡侧腕伸肌鞘
后-内-指象限	背部的尺侧腕横线,第三、第四和第五手指上面	第五掌骨,第三掌骨
后-外-指象限	背部的桡侧腕横线,第一和第二指上面	第三掌骨,鱼际隆起外侧缘

表 26.4 筋膜手法治疗内部功能障碍的适应证（按专业分类）

变态反应疾病	鼻炎、荨麻疹、食物过敏、哮喘、过敏性皮炎
疼痛类疾病	头痛、神经痛、神经炎、弥漫性疼痛、尾骨痛
血管疾病	水肿、静脉曲张、由于乳房切除术和切除淋巴结引起的淋巴水肿
心脏疾病	心律不齐、动脉硬化性心脏病、高血压、心动过速、心动过缓
外科疾病	肠道功能紊乱、胆结石、溃疡、腹股沟疝
皮肤病	粉刺、神经性皮炎、湿疹、带状疱疹、牛皮癣、疣、烧烫伤
血液疾病	白血球减少症、白细胞增多、红细胞减少、红细胞增多、血小板减少症、血小板增多
内分泌疾病	高血脂、高血糖症、甲状腺功能减退、慢性疲劳、神经衰弱
物理治疗科疾病	卒中后遗症、颞下颌关节功能紊乱、轻瘫、复杂的疼痛综合征
内科疾病	胃和十二指肠溃疡、急性或慢性肠胃炎、胃下垂、结肠炎
神经科疾病	面部麻痹症、中风、癫痫、手脚发麻、感觉异常、纤维瘤
眼科学	结膜炎斜视、青少年近视、睑腺炎、青光眼、白内障
妇产科疾病	月经过多、痛经、卵巢炎症、不孕、阴道炎
耳鼻咽喉科疾病	咽炎、鼻窦炎、口腔炎、腮腺炎、耳鸣、言语障碍、吞咽困难、牙龈炎
呼吸科疾病	支气管炎、鼻炎、鼻窦炎、肺炎、支气管哮喘、咽炎、扁桃体炎
精神病	神经官能症、精神源性失音、抑郁、恐惧、焦虑、烦躁、失眠
风湿病	类风湿性关节炎、硬皮病、红斑狼疮
泌尿科疾病	尿床、尿失禁、肾盂肾炎、前列腺肥大、膀胱炎、前列腺炎

通过实践，许多正骨医师[2]发现通过软组织手法治疗的早期干预可以阻止很多内部功能障碍发展成病理状态。

在我们采用筋膜手法治疗肌肉骨骼系统疾病的早期，虽然治疗重点是肌肉筋膜，但是我们观察到很多内在问题得到改善。现在这一针对内脏器官的特别方法建立了一种信念，即筋膜手法治疗内部功能障碍（FMID）可以帮助许多有内脏、脉管和腺体失调的患者。

---

[2] 内脏手法被用于发现并解决全身性的问题，它通过激活人体自身的天然作用机制去改善器官的功能，同时驱散压力的消极影响，通过结缔组织附件加强和提高肌肉骨骼系统的机动性，影响新陈代谢（Barral j. P., 1998）。

结　语

大约十年前，在筋膜手法治疗内部功能障碍（FMID，也称为筋膜操作课程第Ⅲ级）的首期课程上，初次介绍了本书中提出的创新理念。最初的这些直觉性思路，包括器官 - 筋膜单元、系统 - 筋膜序列和整体系统，经证明既不够充分、也无法变成可应用的操作方法，不能在临床应用上达到学员的期望值。

很明显，其实际应用的部分需要加以改进。于是我们以批判的精神做了各种尝试以建立新的应用规范。

新规范的建立经历了无数次的反复，好像奥德修斯故事中彭妮洛佩编织的寿衣（古希腊神话，比喻不能完成的工作，译者注）。对于一个病人适用的规范并不一定会在下位患者身上得到确认。经过六年的临床试验，一些治疗规范、定义和 FMID 新的课程内容最终确定下来。即本书中提出的这些规范。在第二次课程之后，只有少数学生尝试应用这些规范，效果是立竿见影的。而其他人对用这些规范治疗内部功能障碍的可能性依然有些怀疑，他们继续将筋膜手法仅限于治疗骨骼肌肉功能障碍。

在筋膜操作第Ⅲ级课程中（FMID）的治疗点，和Ⅰ级、Ⅱ级课程所用的治疗点是相同的，只是现在被用来治疗内部功能障碍。那些已经在应用筋膜手法的学员不须再去学习新的治疗点，而只需将他们已经知道的那些点以不同的方式联系应用而已。

我个人的愿望，是让医生、物理治疗师、正骨医生（OD）、整脊师、牙医、兽医、心理医师或者其他已经在骨骼肌肉系统应用筋膜手法的健康行业专业人员，可以通过阅读本书阔宽他们的视野。我也希望本书能帮助应付身体出现的各种功能障碍的挑战。

本书的另一个目的，是为研究人员提供新的实验思路[1]。我们关于筋膜手法和自主神经系统之间相互作用的推论，已经引生出就治疗筋膜中所获得的临床效果提供进一步解释的必要性。但是，我们清楚地知道，这些直觉性的推论需要进一步的研究和探讨。

---

[1]　一个正式的科学模型，最重要的方面不在于它是正确的还是错误的；他们都是错误的。相反，一个模型或概念的主要价值，在于它能够为实验开创思路（Stephen H.Scott，2008）。

术　语

Adventitia: External connective tissue layer of an artery or an organ (e.g. tunica adventitia)

外膜: 动脉或器官的外部结缔组织层（如外膜）。

Aponeurosis: Flat tendon arranged in continuity with fibres of the large muscle; role of force transmission

腱膜: 与大肌肉纤维相续连接的扁平肌腱；力传递作用。

Apparatus: Group of organs united by a fascia that coordinates their functions; apparatus are situated in the head or in the internal body cavities

脏器系统: 由某一有功能协调作用的筋膜所联结的器官组。系统位于头部或在体腔之内。

Apparatus, chemoreceptor: Group of organs and nerve endings in the head that react to chemical stimuli (taste and olfaction)

化学感受器系统: 对化学刺激（味道和嗅觉）产生反应的器官组和头部神经末梢。

Apparatus, mechanoreceptor: Group of organs and nerve endings in the head that react to mechanical stimuli (hearing and statokinesis)

机械感受器系统: 对机械刺激（听觉和动态平衡）产生反应的器官组和头部神经末梢。

Apparatus, photoreceptor: Group of organs and nerve endings in the head that react to light (vision and stereognosis)

光感受器系统: 对光（视觉和立体觉）产生反应的器官组和头部神经末梢。

Capsule: Membranous structure consisting of dense collagenic tissue that surrounds an organ (e.g. thyroid capsule)

包膜/囊: 某一器官周围由致密胶原组织所构成的膜结构（如甲状腺包膜）。

Catenary: A curve formed by the force of gravity on a perfectly flexible, uniformly dense, inextensible 'cable' suspended from each of two ends

悬链: 自两端因重力作用悬垂下来的曲线形索缆，具有适当的灵活性、均匀的密度和不可延伸性。

Diaphragm, pelvic: Superior and inferior fascia of the levatorani and coccygeal muscles

盆腔隔: 提肛肌和尾骨肌的上、下筋膜。

Diaphragm, urogenital: Triangular fascia of the perineum situated between the ischiopubic muscles and the urethral sphincters

泌尿生殖隔: 位于坐骨耻骨肌和尿道括约肌之间的会阴三角形筋膜。

Fascia, aponeurotic: Fascia formed by two or three layers of parallel collagen fibres. Each layer is separated by loose connective tissue

腱膜筋膜: 由两层或三层平行胶原纤维形成的筋膜。每一层都是由疏松结缔组织相分离。

Fascia, deep: Muscular fascia that can be either aponeurotic or thinner and elastic, like the epimysial fascia

深筋膜: 肌肉筋膜，可以是腱膜或更薄和有弹性的筋膜，如肌外膜筋膜。

Fascia, epimysial: External connective tissue sheath surrounding the muscles; continuous with the perimysium

肌外膜筋膜: 围绕肌肉的外部结缔组织鞘；与肌束膜相连续。

Fascia, insertional: Fascia that allows a muscle or an organ to anchor itself to surrounding structures

嵌入筋膜: 允许某一肌肉或器官锚定到周围结构的筋膜。

Fascia, internal: Fascia formed by collagen, elastic, and reticular fibres that unite with the internal organs

内部筋膜: 由胶原纤维、弹性纤维和网状纤维形成的与内脏器官相连的筋膜。

Fascia, investing: Fascia that contains a muscle or an internal organ (term that substitutes 'visceral fascia')

封套筋膜: 包裹于肌肉或内脏器官的筋膜（内脏筋膜 'visceral fascia' 的替换词）。

Fascia, parietal: Insertional fascia that unites with the trunk wall (e.g. parietal peritoneum and parietal pleura)

壁层筋膜: 与躯干内壁相连的嵌入筋膜（例如：壁层腹膜、壁层胸膜）。

Fascia, pelvic: Fasciae of the pelvic diaphragm that surround the viscera and adhere to the iliopsoas muscles

盆腔筋膜: 围绕内脏并附着于髂腰肌的骨盆隔筋膜。

Fascia, pretracheal: Fascia that surrounds the infrahyoid muscles and continues in the carotid sheath

气管前筋膜：围绕在舌骨下肌群并延续到颈动脉鞘的筋膜。

Fascia, prevesical: Fascia positioned between the transversalis fascia, the umbilicovesidal fascia and the pubis

膀胱前筋膜：位于横筋膜、脐筋膜、筋膜和耻骨之间的筋膜。

Fascia, supericial: Membranous layer of the subcutaneous tissue; this term includes all of the hypodermis

浅筋膜：皮下组织的膜层；该术语包括所有的皮下组织。

Fascia, supericial of the perineum: Membranous layer of subcutaneous tissue in the urogenital region(also known as Golles' fascia)that continues anteriorly with the abdominal fascia of Gamper and Scarpa

会阴浅筋膜：在泌尿生殖区域的皮下组织膜层（也称为Golles' 筋膜），向前与腹壁浅筋膜的浅层（Camper）及深层（Scarpa）筋膜相延续。

Fascia, umbilicovesical: Layer of fascia extending from the medial umbilical ligament to the fascia surrounding the urinary bladder

脐膀胱筋膜：从脐内侧韧带延伸至包绕膀胱筋膜的筋膜层。

Fascia, visceral: Internal fascia that unites with the walls of the viscera(＝investing fascia)

内脏筋膜：与内脏器官壁相连的内部筋膜（＝封套筋膜）。

Fasciae, in parallel: Fasciae arranged side by side(e.g. deepcrural fascia and the epimysial fascia)

平行筋膜：并行排列的筋膜（如深筋膜和肌外膜）。

Fasciae, in series: Fasciae arranged one after the other(e.g. fascia of the oblique muscles on the right and left)

系列筋膜：一个接一个排列的筋膜（如斜肌左右的筋膜）。

Internistic: Neologism that indicates organs located internally and that do not belong to the musculoskeletal

内部的：新词—指位于身体内部、但不属于肌骨系统的器官。

Lamina: A broad thin layer of flat tissue, also called membrane(e.g. the pterygoid plate that gives attachment to the pterygoid muscles is a lamina)

薄层：宽而薄的扁平组织，又称膜（如附着于翼外肌的翼突板）。

Membrane: Layer of tissue that divides an organ or lines a mucosa(e.g. serous membrane, synovial membrane)

膜：将内脏器官分隔或附着于黏膜的组织层（如浆膜、滑膜）。

Mobility: Physiological possibility of an organ to move in response to external forces such as breathing, mobilisation, or movement

机动性：某一内脏器官对外力（诸如呼吸、移动或运动）做出运动反应的生理可能性。

Motility: Property of an organ to move spontaneously, also called peristalsis

自动性：某一内脏器官自发运动的特性，也称为蠕动性。

Organ fascial unit: Group of organs, glands or vessels that are united by a speciic fascia, which coordinates the activity of the group

器官筋膜单元：由特定的筋膜所联接的内脏器官、腺体或脉管的组合。该筋膜可协调组合内的活动。

Organ fascial unit, glandular: Group of glands that interact in order to manage the release of their secretions

腺体器官筋膜单元：为了调控分泌物的释放而相互作用的腺体的组合。

Organ fascial unit, vascular: Group of synergic organs that carry out one of the functions of blood circulation

管性器官筋膜单元：协同完成某一血液循环功能的内脏器官组合。

Organ-fascial unit, visceral: Group of synergic organs that carry out one of the functions required for assimilation

内脏器官 - 筋膜单元：协同完成某一消化功能之需要的内脏器官组合。

Peristalsis: Involuntary sequential movement of internal organs caused by smooth muscles

蠕动：由平滑肌造成的内部器官非自主性的连续运动。

Piezoelectric: Production of electric current by application of pressure, in particular to quartz crystal

压电：施加压力特别是在石英晶体而产生电流。

Quadrant: One of the four regions into which the hypodermis is divided in the limbs and in each body half

象限：皮下组织在四肢和身体各半区之间所划分的四个区域之一。

Semiconductor: Solid crystalline substances that have an electrical conductivity between that of a conductor and an insulator

半导体：在导体和绝缘体之间具有电传导性的固体结晶物质。

Septum: Connective tissue membrane that divides two cavities or two soft masses(e.g. the atrial septum of the heart, intermuscular septum)

隔膜：分隔开两个腔室或两个软结构的结缔组织膜（例如心脏的心房间隔、肌间隔）。

Septum, intermuscular: Connective tissue septum that separates two muscles or groups of muscles

肌间隔: 分隔开两块肌肉或两组肌群的结缔组织膜。

Septum, rectovesical: Fascial layer that extends from the perineal body to the peritoneum, passing between the rectum and the prostate

直肠膀胱隔: 从会阴体延伸到腹膜的筋膜层,其间穿过直肠与前列腺之间。

Septum, scrotal: Membrane consisting of connective tissue and smooth muscles(dartos)that divide the scrotum into two sacs

阴囊隔: 由结缔组织和平滑肌(阴囊肉膜)组成的、将阴囊划分成两个囊的隔膜。

Septum transversum: Mesodermic soft tissue mass that gives origin to the pericardial fascia, the central tendon of the diaphragm, Glisson's capsule of the liver, etc.

横膈: 中胚层的软组织物,心包筋膜、横膈的中央腱膜、肝包膜等,即源于此。

Sequence, glandular: Fasciae derived from the septum transversum that connect with the endocrine glands

腺体序列: 源自与内分泌腺相连的横膈的筋膜。

Sequence, visceral: Fasciae of the coelomic cavity that divide into visceral and parietal pleura and peritoneum

内脏序列: 包括脏层和壁层胸、腹膜在内的体腔内筋膜。

Sequence vascular: Fasciae mostly retroperitoneal that relate to the vessels and the urinary apparatus

脉管序列: 大多与血管和泌尿系统相关的腹膜后腔筋膜。

Serous: Membrane consisting in a collagenic lamina and an epithelium that forms the pleura and the peritoneum

浆膜: 由一个胶原薄层和上皮层所构成的筋膜,形成胸膜和腹膜。

Sheath: Fascia that covers or contains viscera, vessels and glands

鞘: 覆盖或包含内脏、管性组织和腺体的筋膜。

Stratum: A horizontal layer of material, especially one of several parallel layers arranged one on top of another.

层: 材料的一个水平层,尤指上下叠加排列的几个平行层之一。

System: Correlated body structures that are diffused throughout the body

整体系统: 遍布于全身互相关联的身体结构。

System, extramural: Part of the autonomic nervous system formed by ganglia and plexuses located in the internal insertional fasciae

壁外神经系统: 由位于内部嵌入筋膜的神经节和神经丛所形成的自主神经系统的一部分。

System, lymphatic: System that is, in part, united to the circulatory and haematopoietic apparatus and in part to the immune system

淋巴系统: 这是一部分与循环系统和造血系统相联,另一部分和免疫系统相联的系统。

System, nervous: Complexity of nerve structures(central, peripheral, autonomic)that preside over stimulation and perception of the body

神经系统: 负责身体的刺激和感觉的神经结构(中枢神经、外周神经、自主神经)的复合体。

System, psychogenic: All that which constitutes the mind with its thought processes and dysfunctions

精神心理系统: 所有构成心灵活动的思维过程和功能障碍的系统。

Tensile structure: Lightweight, elastic fabric membrane with a supporting skeleton made up of tension cables suspended from lateral rigid structures

张拉结构: 由悬挂于侧方刚性结构的张力索支架和轻盈的弹性纤维膜组成的结构。

Tensile structure, lumbar: Abdominal wall formed by the external muscles anchored to the ribs anteriorly and to posterior anchorage points

腰部张拉结构: 向前固定在肋骨,向后附着在锚定点的腹壁外部肌肉。

Tensor, external membrane: Tensors of the elastic fabric membrane; in the human body = the longitudinal, transverse and oblique muscle ibres

外膜张量: 弹性纤维膜的张量;在人体内＝纵向,横向和斜向肌纤维。

Tensor, distal: External cables of a catenary; in the human body they are formed by the diagonals of the limbs

远端张量: 一条悬链的外部缆线;在人体是由四肢对角线形成。

Toldt's fascia: Lateral continuation of Treitz's fascia, situated posterior to the body of the pancreas; also known as retropancreatic fascia

Toldt 筋膜: Treitz 筋膜(位于胰头后方)的横向延续,位于胰腺体的后方,也称为胰腺后筋膜。

Tunica: lnternal or external membrane of some organs(e.g. tunica mucosa of the uterus, tunica fibrosa of the kidney, etc.)

被膜: 某些内脏器官的内部或外部膜层(如子宫黏膜、肾纤维膜等)。

Tunica albuginea: white, lucid ibrous membrane that surrouds the two corpora cavernosa

白膜: 白色的透明纤维膜,包绕这两个阴茎海绵体。

参 考 文 献

Adamo S., Comoglio P. et al. Istologia, Piccin ed. Padova 2006.

Anderson R.L. & Beard C. The Levator AponeurosisAttachments and Their Clinical Significance Arch Ophthalmol. 1977; 95(8):1437-1441.

Baldissera F. Fisiologia e biofisica medica Poletto ed. Milano 1996.

Barral J.P., Mercier P. Manipolazione Viscerale 1, 2, Castello ed. Milano 1998.

Basmajian J.V. Anatomia regionale del Grant, ed. Liviana, Padova 1984.

Bassotti G. et al. Colonic regular contractile frequency patterns in irritable bowel syndrome: the 'spastic colon' revisited. Eur J Gastroenterol Hepatol. 2004 Jun;16(6):613-7.

Benninghoff G. Trattato di anatomia umana, Piccin ed. Padova 1986.

Borgini E, Stecco A, Day AJ, Stecco C. How much time is required to modify a fascial fibrosis? J Bodyw Mov Ther. 2010 Oct;14(4):318-25.

Bortolami R., Callegari E., Beghelli V. Anatomia e fisiologia degli animali domestici. Edagricole, Bologna, 2004.

Butler D.S., Phty B. The Sensitive Nervous System, Adelaide, Australia, Noigroup Pulications; 2000.

Carcassi U. Trattato di Reumatologia, Editrice Universo, Roma, 1993.

Chang L. et al. Sensation of bloating and visible abdominal distension in patients with irritable bowel syndrome. Am J Gastroenterol. 2001 Dec;96(12):3341-7.

Chiarugi G., Bucciante L. Istituzioni di Anatomia dell'uomo. Vallardi-Piccin, Padova 1975.

Conquillat M. Osteopatia viscerale, Marrapese ed. Roma 1989.

Day JA, Stecco C, Stecco A. Application of Fascial Manipulation technique in chronic shoulder pain--anatomical basis and clinical implications. J Bodyw Mov Ther. 2009 Apr;13(2):128-35.

Dong-Gyun H. The other mechanism of muscular referred pain: The "connective tissue" theory, Medical Hypotheses 73 (2009) 292-295.

Enciclopedia Medica Italiana, editore UTET, Torino 1988.

Esposito V. et al. Anatomia Umana, Piccin Nuova Libraria, Padova, 2010.

Eto T., Kato J., Kitamura K. Regulation of production and secretion of adrenomedullin in the cardiovascular system. Regul Pept. 2003 Apr 15;112(1-3):61-9.

Faglia G. Malattie del sistema endocrino e del metabolismo. Mc Graw-Hill, Milano, 1997.

Farber JP. et al. Pulmonary receptor discharge and expiratory muscle activity. Respir Physiol. 1982 Feb;47(2):219-29.

Fazzari I. Anatomia Umana Sistematica, UTET, Torino, 1972.

Fiel T., Hermandez R.M., Diego M., Schanberg S., Kuhn C. Cortisol decreases and serotonin and dopamine increase following massage therapy. International Journal of Neuroscience 115, 1397-1413, 2005.

Findley W., Schleip R. Fascia Research, Elsevier GmbH. Munich, 2007.

Freeman K.T., Koewler N,J. et al. A Fracture Pain Model in the Rat. Anesthesiology, V 108, No. 3, Mar. 2008.

Gasper W,J. et al. Lung transplantation in patients with connective tissue disorders and esophageal dysmotility. Dis Esophagus, 2008 May 2.

Gray H. Anatomia, Ed. Zanichelli, Bologna 1993.

Guyton A,C. Fisiologia umana. Piccin Editore, Padova, 1980.

Hammer W. Functional Soft-Tissue Examination and Treatment by Manual Methods. Jones and Bartlett Pub. 2007.

Hammer W. Genitofemoral entrapment using intergrative fascial release. Chiropr Tech, Vol 10, n° 4, Novem, 1998.

Harding G., Yelland M. Back, chest and abdominal pain - is it spinal referred pain Aust Fam Physician. 2007 Jun;36(6):422-3, 425, 427-9.

Hardy Katie, Pollard H. The organisation of the stress response, and its relevance to chiropractors a commentary. Chiropr. Osteopat. 2006, 14: 25.

Harrison T.R. et al. Principi di medicina interna. McGraw Hill, Milano, 1995.

Hedley G. Notes on visceral adhesions as fascial pathology. J Bodyw Mov Ther. 2010 Jul;14(3):255-61.

Hermann H.C. Atlante di agopuntura, Hoepli editore, Milano, 1999.

Kakizaki H., Zako M., Miyaishi O., Nakano T., Asamoto K., Iwaki M. The lacrimal canaliculus and sac bordered by the Horner's muscle form the functional lacrimal drainage system. Ophthalmology. 2005 Apr;112(4):710-6.

Kandel E.R. ,Schwartz J.H., Jessell T.M. Principi di Neuroscienze, 2° edizione, ed. Ambrosiana, Milano 1994

Kawamutsu T., Serisawa M. Historical notes on anatomy

of the transversalis fascia. Kaibogaku, 1997, oct; 72(5): 425-31.

Kenneth V.K. Vertebrati, McGraw-Hill, Milano, 2005

Kent C.G. Anatomia comparata dei vertebrati. Ed. Piccin, Padova, 1997.

Kjaer M. Role of extracellular matrix in adaptation of tendon and skeletal muscle to mechanical loading. Physiol Rev. 2004 Apr;84(2):649-98.

Krüger K., Lechtermann A., Fobker M., Völker K., Mooren F.C. Exercise-induced redistribution of T lymphocytes is regulated by adrenergic mechanisms. Brain Behav Immun. 2008 Mar;22(3):324-38.

Langevin H.M., Stevens-Tuttle D., Fox J.R., Badger G.J., Bouffard N.A., Krag M.H., Wu J., Henry S.M. Ultrasound evidence of altered lumbar connective tissue structure in human subjects with chronic low back pain. BMC Musculoskelet Disord. 2009 Dec 3;10:151.

Langevin H.M. Potential role of fascia in chronic musculosckeletal pain, Integrative Pain medicine, Humana press, 2008.

Leonhardt H. Anatomia umana, Splancnologia, Ed. Ambrosiana, Milano, 1987.

Lindsay M. Fascia, Clinical Applications for Health and Human Performance, Cengage Learning., 2008.

Liptan G.L. Fascia : a missing link in our understanding of the pathology of fibromyalgia. Journal of Bodywork and MT, 2010, 14, 3-12.

Lockhart R.D., Hamilton G.F., Fyfe F.W. Anatomia del corpo umano, ed. Ambrosiana, Milano 1978.

Lower A. Il linguaggio del corpo, Feltrinelli editore, Milano, 1979.

Lüdtke F.E. et al. Myogenic basis of motility in the pyloric region of human and canine stomachs. Dig Dis. 1991;9(6):414-31.

Macchi V. et al. (2007) Musculocutaneous nerve: histotopographic study and clinical implications. Clin. Anat. 20: 400-406.

Maheshwar A.A., Kim E.Y., Pensak M.L., Keller J.T. Roof of the parapharyngeal space: defining its boundaries and clinical implications. Ann Otol Rhinol Laryngol. 2004 Apr;113(4):283-8.

Mazzocchi G., Nussdorfer G. Anatomia funzionale del sistema nervoso, ed Cortina, Padova, 1996.

McCombe D., Brown., Slavin J., Morrison W.A. The histochemical structure of the deep fascia and its structural response to surgery. J Hand Surg Br. 2001 Apr;26(2):89-97.

McDonald J.J., Chusid J.D. Neuroanatomia Correlazionistica e Neurologia Funzionale. Piccin ed, Padova, 1968.

Mislin H. Active contractility of the lymphangion and coordination of lymphangion chains. Experientia. 1976;32(7):820-2.

Monesi V, Istologia, Piccin, Padova, 1997.

Natsis K., Paraskevas G., Papaziogas B., Agiabasis A. "Pes anserinus" of the right phrenic nerve innervating the serous membrane of the liver: a case report (anatomical study) Morphologie. 2004 Dec;88(283):203-5.

Pedrelli A., Stecco C., Day J.A. Treating patellar tendinopathy with Fascial Manipulation. J Bodyw Mov Ther. 2009 Jan;13(1):73-80.

Picelli A., Ledro G., Turrina A., Stecco C., Santilli V., Smania N. Effects of myofascial technique in patients with subacute whiplash associated disorders: a pilot study. Eur J Phys Rehabil Med. 2011 Jul 28.

Platzer W. Apparato locomotore. Ambrosiana ed. Milano, 1979.

Quaglia A. Senta. Il sistema Simpatico in agopuntura cinese. Ed. Cortina. Torino, 1976.

Ren J.L. et al. Effect of increased intra-abdominal pressure on peristalsis in feline esophagus. Am J Physiol. 1991 Sep;261(3 Pt 1) :417-25.

Riggs Art, Deep Tissue Massage: a Visual Guide to techniques. North Atlantic Books, 2007.

Rigoni M. Lombalgie e Disturbi dell'intestino: possibile correlazione e prescrizione d'esercizio. Tesi, Università Padova, 2009.

Romer P. Anatomia Comparata dei Vertebrati. Edi. Medicina-Salute, 1996.

Rossi J.M., Dunn N.R., Hogan B.L., Zaret K.S. Distinct mesodermal signals, including BMPs from the septum transversum mesenchyme, are required in combination for hepatogenesis from the endoderm. Genes Dev; 15(15):1998-2009. Aug 1, 2001.

Vezio Ruggeri, Semeiotica di processi psicofisiologici e psicosomatici. Il Pensieo scientifico ed. 2003.

Sadler T.W. Langman's Medical Embryology, Piccin ed, 1990.

Salvadori M. Perché gli edifici stanno in piedi. Bompiani ed. 1998.

Scarr G. Simple geometry in complex organisms. J Bodyw Mov Ther. 2010 Oct;14(4):424-44.

Schleip R., Vleeming A., Lehmann-Horn F., Klingler W. A hypothesis of chronic back pain: ligament subfailure injuries lead to muscle control dysfunction". Eur Spine J. 2007 Oct;16(10):1733-5.

Schultz R.L., Feitis R. The Endless Web, Nord Atlantic B, Berkeley, 1996.

Simmons L., Sharma N., Baron J.C., Pomeroy V.M. Motor imagery to enhance recovery after subcortical stroke: who might benefit, daily dose, and potential effects. Neurorehabil Neural Repair. 2008 Sep-Oct;22(5):458-67.

Simmons R., Dambra C., Lobarinas E., Stocking C., Salvi R. Head, Neck, and. Eye Movements That Modulate Tinnitus. Semin Hear. 2008 Nov;29(4):361-370.

Song G., Ju Y., Shen X., Luo Q., Shi Y., Qin J. Mechanical stretch promotes proliferation of rat bone marrow mesenchymal stem cells. Colloids Surf B Biointerfaces. 2007 Aug 1;58(2):271-7.

Spaeth M. et al. Increase of collagen IV in skeletal muscole of fibromyalgia patiens. Journal of Muscu-loskeletal Pain, 12, 9, 2005.

Stecco A., Masiero S., Macchi V., Stecco C., Porzionato A., De Caro R. The pectoral fascia: anatomical and histological study. J Bodyw Mov Ther. 2009 Jul;13(3):255-61.

Stecco A., Stecco C., Macchi V., Porzionato A., Ferraro

C., Masiero S., De Caro R. RMI study and clinical correlations of ankle retinacula damage and outcomes of ankle sprain. Surg Radiol Anat. 14, Jann. 2011.

Stecco C., Macchi V., Porzionato A., Morra A., Parenti A., Stecco A., Delmas V., De Caro R. The ankle retinacula: morphological evidence of the proprioceptive role of the fascial system. Cells Tissues Organs. 2010;192(3):200-10.

Stecco L. Fascial Manipulation for musculoskeletal pain. Piccin Nuova Libraria. Padova, 2004.

Stecco L. Fascial Manipulation, Practical part. Piccin Nuova Libraria, Padova, 2009.

Stecco L. Il dolore e le sequenze neuro-mio-fasciali, Palermo, IPSA, 1991.

Stedman's Medical Dictionary, 26th ed. Williams &W. Baltimore, 1995.

Stefanelli A. Anatomia comparata. Ed dell'Ateneo, Roma 1968.

Taber, Dizionario Medico Enciclopedico, Delfino editore, Roma, 2007.

Tesh K.M., Dunn J.S., Evans J.H. The abdominal muscles and vertebral stability. Spine. 1987 Jun;12(5):501-8.

Tesh K.M., Shaw J.D., Evans J.H. The abdominal muscles and vertebral stability. Spine, vol.12 n. 5, 1987, pp 501-508.

Testut L., Jacob O. Trattato di anatomia topografica. UTET, Firenze, 1987.

Travell J.G., Simons D.G. Dolore muscolare, Ghedini ed, Milano, 1998.

Trommer P.R., Gellman M.B. Trigger point syndrome. Rheumatism. 1952 Jul; 8 (3):67-80.

Urquhart D.M., Barker P. et al. Regional morphology of the trnasversus abdominis and obliquus internus and externus abdominis muscles. Clinical Biomech. Vol.20, 3, 2005, 233-241.

Volga B. et al. Effects of massage on fat mass. J Eur Acad Dermatol Venereol. Jul, 13, 2009.

Wheater P.R. Istologia e anatomia microscopica, Ed. Ambrosiana, Milano, 1994.

Walton A. Efficacy of myofascial release techniques in the treatment of primary Raynaud's phenomenon. J Bodyw Mov Ther. 2008 Jul;12(3):274-80. Epub 2008 Mar 5.

Wolfe F. The Epidemiology of Fibromyalgia, Journal fo Musculoskeletal Pain, vol 1 n 2\4 1993.

Yelland M.J. Back, chest and abdominal pain. How good are spinal signs at identifying musculoskeletal causes of back, chest or abdominal pain? Aust Fam Physician. 2001 Sep;30(9):908-12.

译 者 简 介

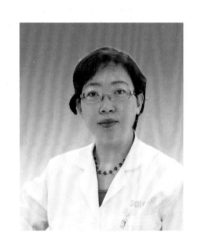

关玲

博士，中国人民解放军总医院（301 医院）针灸科主任，主任医师、教授。中国中医药研究促进会非药物疗法分会会长，解放军中医药学会针灸专业委员会主任委员。出版专著：《针灸基本功》《谢锡亮划经点穴》（DVD）《解剖列车》（第三版主译）

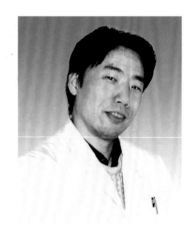

宋淳

原北京积水潭医院中医骨科医生，现为加拿大英属哥伦比亚省注册高级中医师，从事针灸、推拿治疗软组织损伤二十余年。

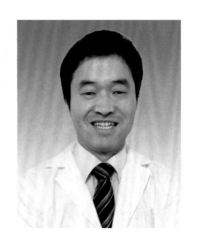

周科华

临床医学硕士、物理治疗学博士、美国纽约州执业针灸师，发表针灸和物理治疗方面 SCI 论文近30 篇。

55检